U0313149

编 委 会

主　　编：袁　勇

副　主　编：贺　婷　洪伊敏

名誉副主编：（按姓氏笔画排序）

李斌飞　陈伟强　陈　晓　袁润强　郭小玲　蓝怀仁

编　　委：（按姓氏笔画排序）

马永奥　王凤丽　王亚娜　孔晓红　石芷玮　石淑霞

全文烯　刘　甜　李东纯　李淑芳　何雨薇　何　颖

陈佩诗　林子健　明诗滢　练康潮　钟瑞祺　袁　音

袁嫣翠　黄文艳　黄欣婷　韩振龙

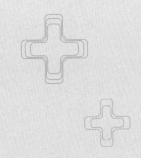

医院运营管理实践
基于运营助理员模式的医院精细化运营管理

袁 勇◎主编

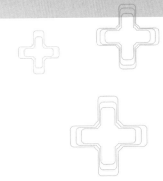

暨南大学出版社
JINAN UNIVERSITY PRESS

中国·广州

图书在版编目（CIP）数据

医院运营管理实践：基于运营助理员模式的医院精细化运营管理/袁勇主编. —广州：
暨南大学出版社，2023.12
ISBN 978 - 7 - 5668 - 3860 - 5

Ⅰ.①医…　Ⅱ.①袁…　Ⅲ.①医院—运营管理—研究—中国　Ⅳ.①R197.322

中国国家版本馆 CIP 数据核字（2023）第 240938 号

医院运营管理实践——基于运营助理员模式的医院精细化运营管理
YIYUAN YUNYING GUANLI SHIJIAN——JIYU YUNYING ZHULIYUAN MOSHI DE YIYUAN JINGXIHUA YUNYING GUANLI
主　编：袁　勇

出 版 人：阳　翼
责任编辑：冯　琳　詹建林　林　琼
责任校对：孙劭贤　潘舒凡　陈皓琳
责任印制：周一丹　郑玉婷

出版发行：暨南大学出版社（511443）
电　　话：总编室（8620）37332601
　　　　　营销部（8620）37332680　37332681　37332682　37332683
传　　真：（8620）37332660（办公室）　37332684（营销部）
网　　址：http://www.jnupress.com
排　　版：广州尚文数码科技有限公司
印　　刷：广州市友盛彩印有限公司
开　　本：787mm×1092mm　1/16
印　　张：37.25
字　　数：696 千
版　　次：2023 年 12 月第 1 版
印　　次：2023 年 12 月第 1 次
定　　价：160.00 元

（暨大版图书如有印装质量问题，请与出版社总编室联系调换）

前　言

　　乘着公立医院高质量发展的东风，踔厉笃行，守正创新，全国各地坚持以新发展理念为引领，统筹推进改革与高质量发展，以人民健康为中心，加强公立医院运营管理，提升医院精细化管理水平工作不断向纵深推进。各地医疗机构持续开展"公立医疗机构经济管理年"活动，通过积极推动"以业财融合为重点的运营管理建设，助力提高医疗服务质量、提升资源配置效率效益"。

　　深入落实《关于加强公立医院运营管理的指导意见》（国卫财务发〔2020〕27号），各公立医疗机构陆续建立起运营管理工作体系，但在实际操作过程中仍然面临许多困难，如医疗机构应通过何种方式强化经济管理队伍建设，充实医院运营管理人才队伍力量；如何建立起全面的医院运营管理工作内容体系及具体运行机制，规范、高效地开展院内运营管理工作；如何完善运营助理员的培养、晋升等管理机制，提高运营助理员干事创业的主观能动性等，有效地推动运营助理员工作的开展，发挥其岗位价值，避免运营助理员岗位虚设或无疾而终，值得广大医院管理者思考。

　　中山市人民医院是中山市内规模最大、综合实力最强的综合性"三级甲等医院"，有编制床位2 000张。根据《2022年我国卫生健康事业发展统计公报》的相关数据，截至2022年末，在全国医疗卫生机构中，三级医院共3 523所，其中较多与中山市人民医院办院规模相近，因此这些医院在运行过程中可能会面临相似的运营问题或困境。中山市人民医院于2016年率先成立运营管理部，2017年引入首批运营助理员，经过7年的实践，现已总结出一套包括组织架构搭建、人员遴选及培训管理、工作内容及流程、运行机制全系列的运营助理员工作体系。多方运营数据证明，该体系有效地提升了医院运营管理效率和质量，为公立医院运营"破局"提供了一条新的实践思路。

从医院运营管理工作实践经验出发，本书分为九章，分别从医院管理、现代医院发展的挑战与机遇、医院运营管理及运营管理模式、信息化建设支撑作用、运营数据治理及应用、绩效评价支撑作用、专科运营分析与应用案例，以及流程优化与资源配置应用案例等角度，阐述了中山市人民医院基于运营助理员模式，在医院精细化运营管理方面的相关做法。希望总结和分享有关运营助理员工作体系化建设和管理的经验供同行参考。

2023 年 12 月

CONTENTS 目录

前　言 1

第一章　医院管理 1
　　第一节　我国医院的发展进程 1
　　第二节　我国医院的特性及管理工作 2
　　第三节　医院管理政策环境 10
　　第四节　现代医院管理总结 19

第二章　现代医院发展的挑战与机遇 26
　　第一节　医院的生存挑战 26
　　第二节　医院的发展机遇 37

第三章　医院运营管理的发展 46
　　第一节　运营管理 46
　　第二节　医院运营管理 48

第四章　医院运营管理模式 58
　　第一节　国外医院运营管理模式 58
　　第二节　国内医院运营管理模式 69
　　第三节　中山市人民医院运营管理模式 80
　　第四节　中山市人民医院运营助理员建设经验 84

第五章　信息化建设对医院运营管理的支撑 101
　　第一节　信息化建设对医院（运营）管理的意义 101
　　第二节　医院信息化建设的主要内容 105

第六章　大数据时代下医院运营数据治理及应用 ·················· 126

　　第一节　精细化管理驱动医院数据管理模式转型 ·············· 126

　　第二节　数据治理 ·· 130

　　第三节　医院数据管理的组织体系建设 ······················ 136

　　第四节　医院数据中心的建设 ································ 140

　　第五节　医院运营管理指标体系的搭建 ······················ 146

　　第六节　医院运营数据监测平台的搭建 ······················ 154

　　第七节　医院数据挖掘系统的建设 ·························· 168

　　第八节　医院数据质量管理 ·································· 185

第七章　医院绩效评价对医院运营管理的支撑 ·················· 195

　　第一节　绩效管理在医院精细化运营管理中的作用 ············ 195

　　第二节　绩效评价体系的建设 ································ 204

　　第三节　绩效核算与薪酬管理 ································ 221

　　第四节　绩效评价体系的运行机制 ·························· 244

第八章　医院专科运营分析与应用案例 ························ 250

　　第一节　工作效率分析 ······································ 250

　　第二节　医保病种分析 ······································ 269

　　第三节　医疗质量分析 ······································ 275

　　第四节　经济运营分析 ······································ 280

　　第五节　患者满意度分析 ···································· 285

　　第六节　亚专业建设分析 ···································· 290

　　第七节　学科发展分析 ······································ 294

　　第八节　设备效益分析 ······································ 299

　　第九节　项目成本分析 ······································ 305

　　第十节　专科运营分析工作的管理与发展展望 ················ 313

第九章 医院服务流程优化与资源配置的应用案例 …………………… 350

第一节 医院服务流程优化 ……………………………………… 350

第二节 诊疗全流程数据监测体系建设 ……………………… 364

第三节 就诊—服务流程优化 ………………………………… 413

第四节 医疗资源配置 ………………………………………… 453

第五节 医疗空间资源的配置与优化 ………………………… 460

第六节 床位资源配置与管理 ………………………………… 481

第七节 手术室资源配置的管理与优化 ……………………… 499

结 语 …………………………………………………………… 514

附录 中山市人民医院指标集 …………………………………… 516

参考文献 ………………………………………………………… 583

第一章

医 院 管 理

第一节　我国医院的发展进程

自新中国成立以来，在外部环境、国家体制和实际国情的影响下，我国的医院发展取得了显著成果。与国外的医院管理模式（例如美国）相比，我国的医院管理注重公益性和社会责任，医疗资源相对集中。中国的医疗改革旨在解决医疗资源分配不均、医疗服务质量等问题，这些努力为推进我国医疗体系的发展和增进人民的健康福祉做出了重要贡献。

（一）外部环境

新中国成立之初，我国医院发展面临着巨大的挑战。经济基础薄弱、医疗资源匮乏、卫生设施落后，严重制约了医院的发展。随着改革开放深入推进，医院发展的外部环境发生了巨大变化。国家经济快速发展、科技进步、社会保障体系建设加强等，为医院提供了充足的资源和技术支持。

（二）国家体制和实际国情

我国的医院管理体制经历了不断的改革和完善。在新中国成立初期，医院主要由国家垂直管理，医疗资源分配相对集中。随着改革的推进，医院管理体制逐渐向市场化方向发展，医院获得了更大的管理自主权。然而，由于人口众多、地区发展不平衡等实际国情，医院的发展仍然面临一些挑战。

（三）中国医疗改革进程及原因分析

基本医疗保险制度建立：中国医疗改革的第一个重要进程是建立基本医疗保险制度。开启这一进程的原因主要是医疗费用过高、医疗保障不完善。基本医疗保险制度的建立旨在提供广泛的医疗保障，降低患者的医疗费用负担。

医疗机构改革：医疗机构改革是中国医疗改革的重要一环。改革的原因之一是医院管理体制不够灵活，导致医疗资源分配不均衡。医疗机构改革旨在推动医院管理体制的转变，加强医院的自主权和责任感，提高医院的运营效率和服务质量。

医疗服务质量提升：医疗服务质量的提升是医疗改革的重要目标之一。为了改善医疗服务质量不稳定、患者就医体验不佳的状况，医疗改革加强了对医疗服务质量的监管，推动医院加强质量管理、提升医疗技术水平，并加强患者权益保护。

药品价格和采购改革：药品价格过高、采购制度不规范是中国医疗改革中的一个重要问题。为了解决这个问题，医疗改革推动了药品价格的合理化，加强了对药品市场的监管，推动医院采购制度的改革，降低药品价格，提高药品采购的透明度和效率。

基层医疗卫生机构建设：基层医疗卫生机构在保障基本医疗服务、提供健康管理等方面起着重要作用。然而，过去基层医疗卫生机构发展滞后，服务能力不足。医疗改革注重加强对基层医疗卫生机构的支持，提升其服务能力，使其提供更便捷、更贴近居民的医疗服务。

医患关系改善：医患关系紧张是中国医疗改革面临的重要问题之一。患者不信任医生，医生承受着巨大的工作压力。医疗改革致力于改善医患关系，加强患者权益保护，提高医生的职业尊严，加强医患沟通，建立和谐的医患关系。

第二节 我国医院的特性及管理工作

一、医院的性质与功能定位

医院作为医疗服务的重要组成部分，具有多重性质和功能定位，不同性质的医院在目标和经营模式上有所差异。

（一）医院的性质

（1）生产性：医院作为一种生产性机构，以提供医疗服务为主要经济活动，通过提供医疗服务获取经济效益。生产性医院的经营目标是实现经济效益和盈利，同时提供高质量的医疗服务。

（2）保障性：医院作为医疗保障系统的重要组成部分，承担着保障社会成员医疗需求的职责。保障性医院的主要任务是提供医疗保障服务，保障参保人员的基本医疗需求，并协调医疗资源的合理配置。

（3）经营性：医院作为一种经营性机构，具有独立的经营决策权和盈利目标。经营性医院通过市场化运作，追求经济效益最大化，并为患者提供多样化、高品质的医疗服务。

（二）医院的功能定位

（1）医疗功能：医院的首要功能是提供医疗服务，包括诊断、治疗、手术、康复等，以满足患者的健康需求。医疗功能是医院的核心职责，包括基层医疗机构的常见病、多发病诊治，以及综合医院的复杂疾病诊断和治疗。

（2）教育功能：医院作为医学教育的重要场所，承担着培养医学人才的使命。医院提供临床教学和实习基地，为医学生和实习生提供实践机会，培养医疗专业人才。医院的教育功能包括开展临床教学，培养医学生、住院医师和研究生，提供继续教育和培训项目，促进医学知识和技能的传承与发展。

（3）科研功能：医院在医学科研领域扮演着重要角色。医院具备开展基础医学、临床医学和转化医学研究的条件，通过开展科研项目、临床试验和学术交流，推动医学科学的进步和医疗技术的创新。科研功能的发展有助于提高医院的学术声誉和医疗水平。

医疗功能是医院的核心职责，教育和科研功能则在人才培养和学术创新方面发挥重要作用。医院的不同性质和功能定位共同构成了其在社会中的重要地位，为提供医疗保障、促进医学发展和推动健康社会的进步做出贡献。

二、医院工作的特点

医院作为医疗服务机构，具有一些独特的工作特点：

（1）高度专业化。医院工作具有高度专业性和技术性。医院聚集了各种医疗专业人员，包括医生、护士、技术人员等。这些专业人员通过长时间的学习和培训，掌握了丰富的医学知识和专业技能，特别是医生能够进行精准的诊断和治疗是至关重要的。

（2）多学科协作。医院工作通常需要不同学科的医疗专业人员进行协作。例如，在手术过程中，可能需要外科医生、麻醉师、护士、放射科医生等多个学科的专业人员共同合作。多学科协作能够提供综合性的医疗服务，确保患者得到全面和优质的医疗护理。

（3）高度责任感与抗压能力。医院工作具有高度的责任感和压力。医疗专业人员需要对患者的生命和健康承担重大责任，需要做出准确的诊断和有效的治疗。同时，医院工作具有压力大、时间长等特点，要求医疗人员具备良好的心理素质和抗压能力。

（4）强调团队合作。医院工作强调团队合作。不同职业的医疗专业人员需要密切合作，形成高效的工作团队。团队合作能够提高工作效率，减少错误和疏漏，保证患者得到最佳的医疗结果。

（5）面对复杂疾病和挑战。医院工作中，医疗专业人员经常面对各种复杂的疾病和医疗挑战。患者的病情多种多样，医疗专业人员需要具备丰富的临床经验和判断能力，能够应对各种不同的情况和变化。

（6）患者至上。医院工作以患者为中心，强调患者的需求和权益。医疗专业人员需要倾听患者的意见，为患者提供尽可能好的医疗服务。医院工作应注重人文关怀，为病患提供温暖、安全和信任感，使患者能有更好的心态去战胜病痛。

（7）不间断性。医院工作需要保持不间断性。疾病和医疗需求不会因为时间、节假日或天气等因素而停止。医院需要 24 小时提供医疗服务，无论是紧急情况还是日常门诊，医疗专业人员须随时准备应对患者的需求。

（8）风险管理与安全控制。医院工作需要严格的风险管理和安全控制。医院内存在一定的医疗风险，如手术风险、药物治疗风险等。医疗专业人员需要严格遵循操作规范和流程，确保医疗过程的安全性和可靠性，最大限度地降低风险。

（9）追求科学创新。医院工作鼓励科学创新。医疗专业人员需要不断学习和更新医学知识，跟随医学科技的进步，探索新的治疗方法和技术，为患者提供更先进的医疗服务。

（10）注重医疗质量与绩效评估。医院工作注重医疗质量与绩效评估。医疗质量是医院工作的核心，需要确保医疗过程和结果的安全、有效和高质量。医院会定期进行绩效评估和质量控制，以提高医疗服务的水平和效果。

总的来说，医院工作具有高度专业性、责任感和压力，要求医疗专业人员具备广泛的医学知识和技能，注重团队合作，追求优质医疗质量和科学创新。

三、医院管理工作的内容与特点

（一）医院管理工作的内容

医院管理工作的内容具体包括以下几个方面：

1. 组织结构及人力资源管理

医院管理工作涉及医院的组织结构和层级安排。通常，医院会设立管理层、临床部门、后勤部门等，形成相对完整的组织架构。不同部门会有明确的职责分工和协作关系。

医院管理工作涉及人力资源的招聘、培训、考核和激励等方面。医院需要吸引、选拔和留住优秀的医疗人才，通过培训提升专业能力，通过考核评估绩效，以及通过激励机制激发工作动力。

2. 财务管理及医疗质量管理与安全控制

医院管理工作包括财务管理，涉及预算编制、费用控制、收入管理和财务报告等方面。医院需要合理分配和管理财务资源，确保经济效益和财务健康。

医院管理工作重视医疗质量管理与安全控制。医院需要制定和实施质量管理体系，监测和评估医疗质量，防范和控制医疗风险，确保患者的安全和满意度。

3. 设备设施及医疗信息管理

医院管理工作包括设备与设施的管理和维护。医院需要保障医疗设备的正常运行，制订周期性维护效果核查计划，开展设备三级维护计划，建立健全的设备维修档案，定期维修和保养设备，以满足医疗服务的需求。

医院管理工作涉及医疗信息的收集、存储和管理。医院需要建立和维护信息系统，确保医疗信息的安全和隐私保护，并能够提供及时、准确的医疗信息支持决策和管理。

4. 绩效评估、改进及患者关系管理

医院管理工作包括绩效评估和改进。医院需要制定绩效指标和评估体系，定期评估医疗绩效和管理效果，发现问题和不足，并采取措施进行改进和优化。

医院管理工作注重患者关系管理。医院需要建立和维护良好的患者关系，包括建立沟通渠道、回应患者的需求和意见，提供温暖、人性化的医疗服务，增强患者的满意度和信任感。

5. 医疗风险管理及知识管理与科研支持

医院管理工作需要进行医疗风险管理，包括风险评估、风险控制和事故应急处理。医院需要建立医疗事故报告和处理机制，及时处理医疗纠纷，减少医疗事故的发生，保障患者的安全。

医院管理工作需要进行知识管理与科研支持。医院可以建立知识库和数据库，收集和整理医学文献和研究成果，供医疗专业人员参考和学习。同时，医院可以支持和促进科研活动，鼓励医疗专业人员参与科研项目和学术交流，推动医学科学的进步。

6. 市场营销及合法合规管理

医院管理工作包括市场营销和公共关系。医院需要进行市场调研，了解患者需求和竞争状况，制定市场营销策略，提升医院知名度和品牌形象。同时，医院需要与社会各界建立良好的公共关系，促进医院与社会的互动和合作。

医院管理工作需要遵守相关法律法规和规章制度，进行法律与合规管理。医院需要建立合规制度和程序，确保医院的经营和管理符合法律要求，保护患者的权益和医疗安全。

7. 紧急事件管理

医院管理工作需要应对紧急事件。医院需要制定紧急事件应急预案，培训医疗人员的应急能力，提供紧急医疗救治和危机管理，确保在突发事件中能够有效应对和保障患者的生命安全。

综上所述，医院管理工作的内容非常广泛，涉及组织架构、人力资源、财务管理、质量管理、设备管理、信息管理等多个方面。医院管理工作的特点包括多学科协作、高度专业化、风险控制、合法合规、患者导向和持续改进等。医院管理工作需要管理者具备广泛的知识和技能，同时注重团队协作和沟通，以提供高质量、安全可靠的医疗服务。

（二）医院管理工作的特点

医院管理工作的特点具体包括以下几个方面：

（1）多学科协作及高度专业化。医院是一个涵盖多学科的综合性机构，各个学科之间需要紧密合作。医院管理工作需要协调各个学科的工作，促进信息共享和协同作业，提高医疗服务的综合性和连续性。且医院管理工作需要管理者具备医疗专业知识和管理技能，他们需要了解医疗领域的最新发展和技术进步，同时具备管理团队和资源的能力，以保证医院的运营和发展。

（2）风险控制及合法合规。医院管理工作需要重视风险控制。医院是一个高风险的工作环境，涉及诊断、治疗、手术等各个环节，存在一定的医疗风险。管理者需要制定风险评估和控制措施，确保医疗安全和患者的权益。医院管理工作需要严格遵守法律法规和规章制度。医疗行业有一系列的法律法规和政策要求，管理者需要确保医院的运营和管理符合相关法律要求，保护患者权益和医疗安全。

（3）患者导向及持续改进。医院管理工作的核心是服务患者的健康和福祉。管理者需要以患者为中心，关注患者需求和体验，提供优质的医疗服务和人性化的关怀。医院管理工作需要持续改进。医疗领域不断发展和变化，管理者需要学习最新的管理理念和技术，推动医院的创新和改进，提高医疗服务的质量和效率。

（4）管理决策信息化管理。医院管理工作需要做出各种决策。管理者需要收集和分析医疗数据、人力资源信息、财务情况等，以支持决策制定。医院管理决策涉及资源配置、战略规划、制度制定等多个层面。随着信息技术的发展，医院管理工作越来越依赖信息化管理系统。管理者需要了解和运用信息技术，建立和维护医院的信息化管理平台，提高工作效率和信息安全性。

（5）紧急事件响应与团队协作和沟通。医院管理工作需要具备紧急事件响应能力。医院是一个面临各种突发事件的环境，如自然灾害、传染病暴发等。管理者需要制定应急预案，组织紧急救治和资源调配，保障患者的安全和医疗服务的连续性。所有管理工作需要团队协作和良好的沟通能力。管理者需要与各个部门和岗位进行有效的沟通和协调，建立良好的工作关系，推动工作的顺利进行。

（6）市场营销和公共关系。医院管理工作需要进行市场营销和处理公共关系。管理者需要制定市场推广策略，提升医院的知名度和声誉。同时，与社会各界建立良好的公共关系，促进医院与社会的互动和合作。

（7）绩效评估与改进。医院管理工作需要进行绩效评估和改进。管理者需要建立绩效评估体系，对医疗质量、经济效益、患者满意度等进行评估和监测。根据评估结果，采取措施进行改进和优化。

（8）持续教育与培训。医院管理工作需要进行持续教育和培训。管理者需要不断学习和更新管理知识与技能，以适应医疗行业的发展和变化。同时，医院管理团队也需要接受培训，提升管理水平和能力。

（9）社会责任和公益事业。医院作为社会公益机构，管理工作需要承担社会责任和推动公益事业。管理者需要积极参与社会公益活动，关注弱势群体的健康需求，推动医疗服务的普惠性和可及性。

（10）创新与发展。医院管理工作需要鼓励创新和发展。管理者需要推动医院的创新项目和科研活动，引进先进的医疗技术和管理理念，不断提升医院的竞争力和服务水平。管理者需要与行业内外的专家和机构合作，推动医院的科学研究和技术创新。

总之，医院管理工作的内容和特点非常广泛和复杂。医院管理者需要具备医疗专业知识和管理技能，同时注重团队协作、风险控制、合法合规、患者导向和持续改进等方面。通过科学的管理和有效的决策，医院管理者能够提高医院的综合竞争力，为患者提供高质量、安全可靠的医疗服务。

四、医院战略管理

医院战略管理是医院管理中的重要组成部分，它涉及医院的长远发展和整体规划。医院战略管理的目标是医院制订长期发展计划的基础，需要从市场需求、医疗服务、技术创新等多个方面进行综合考虑，以实现医院的长期可持续发展。下面是医院战略管理中常见的几个要素。

1. 明确愿景与使命

愿景是对医院未来的长期发展方向和目标的描述，是医院的理想状态。使命是医院存在的根本目的和职责，表达了医院为患者和社会提供医疗服务的宗旨。通过明确愿景和使命，医院能够形成共同的目标和价值观，指导战略的制定和实施。

2. 分析外部环境

外部环境分析是战略管理的重要步骤之一，它包括对政策法规、经济、社会文化、科技和竞争等方面的分析。通过了解外部环境的变化和趋势，医院能够把握机遇，应对挑战，并在制定战略时做出明智的决策。

3. 分析内部资源与能力

医院需要对自身的资源和能力进行评估和分析。这包括人力资源、设备设施、技术水平、财务状况、品牌形象等方面的评估和分析。通过了解医院的优势和劣势，医院能够制定合理的战略，发挥自身优势，改进劣势，并建立核心竞争力。

4. 确定战略目标

在医院战略管理中，确定战略目标是关键一步。战略目标应该是可量化、具体和可实现的，同时要与医院的愿景和使命相一致。战略目标可以涉及医疗质量、患者满意度、市场份额、财务收入等方面，既要考虑短期目标，也要考虑长期发展。

5. 制定发展战略

发展战略是医院战略管理的核心。它涉及选择适合医院发展的道路和方法，包括市场扩张、合作与联盟、技术创新、品牌建设等方面。医院需要根据自身的实际情况和外部环境选择适合的发展战略。以下是几种常见的发展战略：

（1）市场导向战略：医院通过市场研究和分析，确定目标市场和受众群体，并制定相应的市场推广策略，以增加市场份额和提高竞争力。

（2）差异化战略：医院通过提供独特的医疗服务、优质的患者体验或专业的医疗技术，与竞争对手区分开来，建立自身的竞争优势。

（3）合作与联盟战略：医院与其他医疗机构、研究机构、保险公司等建立合作伙伴关系或联盟，共同开展项目合作、资源共享、技术交流等，实现互利共赢。

（4）技术创新战略：医院通过引进先进的医疗设备、推广新技术、开展科研与创新，提高医院的技术水平和服务质量，满足患者的需求。

（5）区域扩张战略：医院通过在不同地区建立分支机构或合作医疗中心，扩大服务范围，提供更广泛的医疗服务，实现规模经济效益。

（6）品牌建设战略：医院通过塑造独特的品牌形象、提高品牌知名度和美誉度，增强患者的信任和忠诚度，扩大市场影响力。

6. 实施战略与绩效评估

医院制定的战略需要有效地实施，并进行绩效评估。这包括资源配置、组织变革、人力培养等方面的工作。同时，医院需要建立战略绩效评估体系，监测战略目标的实现情况，及时调整和优化战略。

7. 持续改进与创新

医院战略管理是一个动态的过程，需要持续改进和创新。医院管理者应不断关注外部环境的变化和患者需求的演变，积极寻求改进的机会，并引领医院进行创新，以适应时代发展的要求。

通过明确愿景与使命、分析外部环境和内部资源、确定战略目标、制定发展战略，并有效地实施和评估，医院能够实现长期可持续的发展。医院管理者需要具备战略思维和决策能力，同时要善于与团队合作、灵活应对变化、关注患者需求和质量安全，以及不断追求创新和改进。通过科学的战略管理，医院才能够在竞争激烈的医疗市场中脱颖而出，为患者提供优质的医疗服务，实现可持续发展。

第三节　医院管理政策环境

医院管理政策环境在中国的医院发展历程中起着重要的作用。从 1949 年到 2009 年，我国的卫生体制改革政策经历了多次重要的变革和调整，旨在提高医疗服务的质量、优化患者的医疗体验，并推动医院管理水平的提升。然而，在这一时期，由于各种因素的影响，医院管理仍面临着一些挑战，包括资源分配不均、医疗服务质量参差不齐、医患关系紧张等。医院管理者需要持续关注政策变化和患者需求，积极引导医院管理和服务创新，提高医院的管理水平和服务质量。

2009 年以后，我国继续推进医院管理改革和卫生体制改革，不断完善相关政策和法规，进一步推动医院管理的现代化和规范化。这些政策和改革的推进，为医院管理提供了更加有力的支持和指导，为患者提供更好的医疗服务和健康保障。

一、1949—2009 年的卫生体制改革政策和与医院管理相关的政策方针或文件

（一）卫生体制改革政策

1. 社会主义革命和建设时期（1949—1977 年）

1949 年新中国成立后，医疗资源国有化，实行免费医疗制度，重点解决城市和农村的医疗服务不平衡问题。

1958—1960 年的"大跃进"和 1966—1976 年的"文化大革命"严重冲击了卫生系统，使医院管理和服务质量遭受严重损害。

2. 改革开放时期（1978—2009 年）

1978 年，中国开始实行改革开放政策，卫生体制改革也取得了一系列进展。

1980 年，提出了将农村卫生站改造为农村合作医疗社区卫生服务中心，促进基层卫生服务的发展。

1985 年，提出了建立卫生和计划生育委员会领导下的医疗机构管理体制，实行分级管理。

1988 年，发布了《关于扩大医疗卫生服务有关问题的意见》，提出了改革医疗体制、加强医院管理和提高服务质量的目标。

1992 年，发布了《医院工作制度》，规范了医院的管理和工作服务质量。

2000 年，发布了《关于城镇医疗机构分类管理的实施意见》。

2001 年，发布了《关于实行病人选择医生促进医疗机构内部改革的意见》。

2002 年，发布了《医疗机构病例管理规定的通知》。

2003 年，发布了《突发公共卫生事件应急条例》。

2004 年，发布了《处方管理办法（试行）》。

2005 年，发布了《关于卫生监督体系建设的若干规定》。

2006 年，发布了《医院感染管理办法》。

2007 年，发布了《关于开展创建"平安医院"活动的意见》。

2008 年，发布了《卫生部关于医疗机构审批管理的若干规定》。

2009 年，发布了《关于开展创建"平安医院"活动的意见》。

（二）　与医院管理相关的政策方针或文件

1. 优质医疗资源配置

1996 年，卫生部发布了《城市医疗卫生机构设置管理办法》。在医院管理中，优质医疗资源的合理配置是至关重要的。

2. 医院管理与运营

1988 年，卫生部发布了《医疗卫生机构管理办法》，明确了医疗机构的管理体制和职责，要求医院加强组织架构、人员管理、财务管理和信息化建设等方面的工作。

1992 年，卫生部发布了《医疗机构分类管理暂行办法》，将医疗机构划分为三个等级，要求医院按照等级的要求提供医疗服务，并加强内部管理和质量控制。

2003 年，卫生部发布了《医院管理条例》，对医院的组织结构、人员管理、质量控制、服务流程、安全管理等方面做出了详细规定。

2009 年，国家卫生健康委员会发布了《医疗机构绩效考核办法》，对医院的绩效评估和考核进行了规范，促进医院提高服务质量和效率。

3. 质量管理与安全保障

1998 年，卫生部发布了《医疗质量管理办法》，要求医院建立健全质量管理体系，加强对医疗过程和结果的监测和评估，提高医疗质量。

2003 年，卫生部发布了《医疗纠纷处理办法》，规定了医疗纠纷的处理程序和责任追究，保障患者的合法权益。

2005 年，国家卫生健康委员会发布了《医疗事故处理办法》，明确了医疗事故的处理程序和责任追究，促进医院加强医疗安全管理和事故预防。

4. 信息化建设与电子医疗

2006 年，国家卫生健康委员会发布了《国家基本药物制度实施方案》，要求医院实施电子医疗记录系统，推进医院信息化建设。

2009 年，国家卫生健康委员会发布了《医疗信息化管理办法》，规定了医院信息化建设的目标、内容和要求，加强医院信息化管理和数据安全。

总结起来，1949—2009 年，中国的卫生体制改革、医院管理相关的政策方针或文件的制定和实施为医院管理的发展奠定了基础。这些政策方针或文件的出台和推进，对于提高医院的管理水平、优化医疗资源配置、提升医疗服务质量、加强质量管理与安全保障、推进信息化建设与电子医疗都起到了积极的作用。然而，医院管理仍面临一些挑战，需要持续关注和改进。随着时代的发展，中国的医院管理改革继续推进，为患者提供更好的医疗服务和健康保障。

二、2009 年深化医药卫生体制改革政策

2009 年，我国深化医药卫生体制改革迈出了重要的一步。在这一年，我国政府发布了一系列政策文件，旨在优化医疗资源配置、改善医疗服务质量、加强医院管理和促进公平可及的医疗保障。

（一）卫生体制改革政策及问题和挑战

1. 卫生体制改革政策

（1）基本医疗保险制度改革。

实施全民基本医疗保险制度：2009 年，我国政府决定在全国范围内建立全民基本医疗保险制度，以提供基本的医疗保障。这项改革旨在扩大医疗保险覆盖面，降低患者医疗费用负担，使更多人能够享受到基本医疗保险的保障。

（2）医疗服务价格改革。

药品价格改革：针对药品价格虚高的问题，政府出台政策，推动药品价格的合理调整。通过药品价格改革，降低了药品价格，减轻了患者的负担。

医疗服务价格改革：政府对医疗服务价格进行了调整和规范，制定了合理

的医疗服务价格标准，以确保医疗服务的合理收费和公平性。

（3）医疗机构改革。

强化医疗机构绩效管理：为了提高医疗机构的管理水平和服务质量，政府要求医疗机构建立科学的绩效考核机制，通过对医疗机构的绩效进行评估，促进医疗机构提高服务效率和质量。

加强公立医院改革：政府提出要深化公立医院改革，推动公立医院实行科学的管理制度和运营机制，改善医疗服务质量，提高患者满意度。

（4）基层医疗卫生服务体系建设。

发展社区卫生服务：政府加大对社区卫生服务的支持力度，推动社区卫生服务中心的建设和发展，提供基本医疗、预防保健和健康教育等服务，提高基层医疗卫生服务的能力和质量。

（5）医药产业改革。

加强药品监管：政府要求加强对药品的质量监管和药品生产企业的管理，严厉打击假冒伪劣药品和不合格药品的生产和销售行为，保障患者用药的安全性和有效性。

推进药品流通改革：政府鼓励药品流通企业进行合并和重组，促进流通企业规范经营，提高药品流通效率，降低药品流通环节的成本，使药品价格更加合理和透明。

（6）信息化建设。

推广电子医疗记录系统：政府鼓励医疗机构推广和应用电子医疗记录系统，实现医疗信息的电子化、共享化和可追溯化，提高医疗服务的效率和质量。

建设国家卫生信息平台：政府提出建设国家卫生信息平台，整合医疗资源和卫生信息，实现卫生信息的互联互通，为决策者提供准确的医疗数据支持。

（7）医疗质量和纠纷调解。

加强医疗质量和安全管理：政府要求医疗机构建立健全医疗质量和安全管理制度，加强医疗过程的监控和评估，提高医疗质量和安全水平。

强化医疗纠纷调解机制：政府推动建立医患纠纷调解机构和机制，通过调解和解决医患纠纷，维护医患关系的稳定和和谐。

这些政策的出台和实施，为深化医药卫生体制改革提供了有力的政策支持和指导。通过基本医疗保险制度改革，优化医疗资源配置，加强医疗机构改革，推动基层医疗卫生服务体系建设，加强药品监管和药品流通改革，推进信息化建设，以及加强医疗质量和安全管理，中国的医药卫生体制得到了进一步的完善和提升。

2. 问题和挑战

需要指出的是，医药卫生体制改革是一个复杂而长期的过程，仍面临着一些问题和挑战：

（1）资金投入不足。医药卫生体制改革需要大量的资金支持，但在实际执行过程中，政府的财政投入仍然不足。医疗资源的合理配置、医疗机构改革和基层医疗卫生服务体系建设等都需要充足的财政支持，以保证改革顺利进行和取得实质性成效。

（2）医疗资源分配不均。中国医疗资源的分布仍然存在不均衡的问题，城乡之间、地区之间的差距较大。一些发达地区和大城市拥有较多的优质医疗资源，而一些贫困地区和农村地区则面临医疗资源匮乏的挑战。在医药卫生体制改革中，需要进一步加强医疗资源的配置和调整，以保障全民的基本医疗需求。

（3）医疗服务质量和安全仍存在问题。尽管医疗质量和安全管理得到了强化，但在实际执行中仍然存在一些问题。医疗事故和医疗纠纷时有发生，医患关系紧张。为了提高医疗服务质量和安全水平，需要加强医疗机构的规范化管理，加强医务人员的培训和素质，加强医患沟通和协调，构建和谐的医患关系。

（4）医疗保险制度改革难度大。全民基本医疗保险制度的建立和运行面临一系列的挑战。保险基金的筹集和管理、保险覆盖范围的确定、医保支付方式的优化等问题都需要解决。此外，医保政策的调整和协调也需要与药品价格改革、医疗服务价格改革等相互配合，确保医保制度的可行性和可持续性。

（5）制度和管理体系改革需要时间。医药卫生体制改革是一个系统工程，需要涉及多个方面的改革和调整。医院管理、药品监管、信息化建设等都需要建立健全的制度和管理体系，并与其他政策相互配合。这需要时间和经验的积累，以及各方的共同努力。

（二）医院管理相关的政策方针或文件

2009年是中国医疗卫生体制改革的重要一年，也是医院管理领域政策方针和文件发布的关键时期。以下是2009年与医院管理相关的主要政策方针或文件：

1. 卫生部《关于深化医院综合改革加强医院管理工作的指导意见》

这一指导意见的出台旨在深化医院综合改革，加强医院管理工作，提高医疗服务质量和效率。指导意见要求医院建立健全现代化的管理制度和运营机制，推动医院内部管理的规范化、科学化和人性化。指导意见还强调了医院绩效评价和激励机制的建立，以激发医务人员的积极性和创造性。

2．卫生部《关于做好公立医院管理体制改革试点工作的通知》

这一通知的发布旨在推动公立医院管理体制改革试点工作，通过改革提高公立医院的管理水平和服务质量。通知要求各地积极探索公立医院的改革模式，推行市场化运作机制，强化医院内部的规范化管理和绩效评价。通知还提出了推动公立医院薪酬制度改革、加强医疗质量和安全管理、推广信息化建设等具体任务。

3．国务院办公厅《关于印发国家公立医院绩效考核办法的通知》

这一通知的发布旨在规范国家公立医院绩效考核工作，促进医院内部管理和服务质量的提升。通知明确了公立医院绩效考核的指标体系和考核方法，包括医疗质量、医疗安全、服务态度、管理效能等方面。通知要求各级卫生行政部门组织实施医院绩效考核，将考核结果作为医院绩效评价和激励的重要依据。

4．卫生部办公厅《关于进一步加强医院感染管理工作的通知》

这一通知的发布旨在加强医院感染管理工作，保障医疗服务的安全性和质量。通知要求医院建立健全感染控制管理制度，包括感染监测、感染预防、感染控制和感染处理等方面。通知强调了医院感染管理的责任落实和相关人员的培训要求，提出了加强感染监测和报告、加强感染预防和控制、加强医院环境清洁和消毒等具体要求。

5．国务院办公厅《关于进一步做好医疗纠纷调解工作的意见》

这一文件的发布旨在加强医疗纠纷调解工作，维护医患关系的稳定和和谐。文件要求建立医患纠纷调解机构和机制，推动医患纠纷通过调解解决，减少诉讼纠纷的发生。文件强调了医疗机构和医务人员的责任和义务，倡导医患之间的沟通和协商，推动建立医疗事故救济制度。

6．卫生部《关于加强医疗机构用人管理工作的指导意见》

这一指导意见的出台旨在加强医疗机构用人管理，提高医务人员的工作积极性和专业水平。指导意见要求医疗机构建立健全用人管理制度，完善人员招聘、培训、评价和激励机制。指导意见强调了医务人员的职业道德和专业素养，要求医务人员积极参与继续教育和专业培训，提高医疗服务质量。

这些政策方针和文件的发布，对医院管理工作起到了重要的引导和推动作用。通过加强医院综合改革、推动市场化运作、规范绩效考核、加强感染管理、做好医疗纠纷调解、加强用人管理等方面的工作，医院管理水平得到了提升，医疗服务质量和安全得到了保障。然而，仍需进一步完善和落实这些政策措施，解决医院管理中存在的问题，确保医院管理的科学化、规范化和高效化。

三、近五年国家关于现代医院管理制度的政策文件分析

（一）政策文件

表 1-1　近五年国家关于现代医院管理制度的政策文件

发文机关	文件名
国家发展改革委等四部门	《关于印发〈区域医疗中心建设试点工作方案〉的通知》（发改社会〔2019〕1670 号）
国家卫生健康委办公厅	《关于印发有关病种临床路径（2019 年版）的通知》（国卫办医函〔2019〕933 号）
国家卫生健康委办公厅	《关于采集二级和三级公立医院 2019 年度绩效考核数据有关工作的通知》（国卫办医函〔2020〕438 号）
国家卫生健康委医政医管局	《关于报送 2020 年电子病历系统应用水平分级评价数据的函》（国卫医医疗便函〔2020〕132 号）
国务院办公厅	《关于推动公立医院高质量发展的意见》（国办发〔2021〕18 号）
北京市医疗保障局等三部门	《关于新增及动态调整部分医疗服务价格项目的通知》（京医保发〔2023〕12 号）

（二）近五年来国家对医院管理的政策覆盖范围及重点

近年来，国家对医院管理的政策覆盖范围广泛，重点关注医疗质量安全、医院绩效评估、医疗服务规范、医疗信息化等方面。以下是对近五年来国家对医院管理的政策覆盖范围及重点的具体分析。

（1）医疗质量安全。国家强调医院管理中的医疗质量安全，制定了一系列政策和标准，包括医疗质量管理规范、医院不良事件报告制度等。这些政策要求医院建立健全质量管理体系，加强医疗过程和结果的监测与评估，提高医疗服务的质量和安全水平。

（2）医院绩效评估。国家提倡对医院的绩效进行评估，以推动医院管理的改进和提升。相关政策要求医院建立科学的绩效评价指标体系，开展绩效评估工作，对医院的临床质量、服务质量、经济效益等方面进行评估，为医院管理决策提供依据。

（3）医疗服务规范。国家出台了一系列医疗服务规范，涵盖了临床操作规范、诊疗规范、护理规范等，旨在规范医疗行为，提高医疗服务的规范化水平，保障患者的权益和安全。

（4）医疗信息化。国家倡导医疗信息化的发展，推动医院实施电子病历系统、医院信息管理系统等。政策要求医院加强医疗信息的采集、管理和共享，促进医疗资源的合理配置和信息的交流与协同，提高医院管理的效率和质量。

（5）医院综合改革。国家在医院管理方面进行综合改革，包括医院分类管理、医保支付方式改革、医院薪酬制度改革等。这些改革旨在优化医院管理体制，提高医院的服务能力和效率，推动医院可持续发展。

（6）医院安全管理。国家对医院安全管理提出要求，包括加强医院设施设备的安全监控、加强医院环境卫生管理等。

（7）医疗费用管理。国家对医院管理中的医疗费用进行管理和监控，推行医疗价格改革、医疗服务价格透明化等措施，减轻医疗费用对患者的负担，提高医疗服务的公平性和可及性。

（8）人才培养与管理。国家关注医院管理人才的培养和管理，制定了相关政策，加强医院管理人员的培训和专业能力的提升，推动医院管理人才队伍的建设和发展。

专业化培训与发展：医院管理政策鼓励医疗机构为医生、护士和其他医护人员提供专业化培训和发展机会，包括进修学习、专业认证、技能培训和学术研究等，以确保医务人员掌握最新的医疗知识和技术，提高诊断和治疗水平，增强团队合作能力，从而提升医院的整体素质和服务水平。

绩效评估与激励机制：医院管理政策鼓励医疗机构建立科学有效的绩效评估和激励机制。通过定期的绩效评估，医院可以客观评估医务人员的工作表现，并基于评估结果提供适当的激励和奖励措施，如薪酬激励、晋升机会和专业发展支持。

领导力与管理培训：医院管理政策强调医疗机构管理人员的领导力和管理能力的重要性。因此，医院管理政策鼓励医疗机构提供领导力和管理培训，以培养管理人员的管理能力和技巧。这样的培训可以帮助管理人员有效地组织和领导团队，优化资源分配和决策，以实现医院的战略目标。

员工福利与关怀：医院管理政策倡导医疗机构为医务人员提供良好的员工福利和关怀，包括提供合理的薪酬福利、良好的工作环境、职业发展机会、健康保障，使其实现工作与生活的平衡。通过提供良好的员工福利，医院可以留住优秀人才，并吸引更多高素质的医务人员加入。

团队协作与沟通：医院管理政策强调团队协作和良好的沟通。医疗机构应该建立鼓励协作和沟通的工作氛围，促进医务人员之间的合作和信息交流。这有助于提高工作效率、减少错误和改善患者体验。

（9）创新与科技应用。国家鼓励医院管理中的创新和科技应用，支持医院引进和应用先进的医疗设备、信息技术等，提升医院管理水平和服务质量。

电子健康记录（EHR）：电子健康记录系统取代了传统的纸质病历，使医院能够更高效地管理患者信息。这些系统使医生能够更快地查看患者的病历和检查结果，提供准确的诊断和治疗方案。

远程医疗：通过远程医疗技术，医院可以提供远程诊断和治疗，以满足偏远地区和无法亲临医院的患者的需求。远程医疗利用视频会议和远程监测设备，使医生能够远程诊断疾病、开具处方和提供咨询服务。

数据分析与人工智能（AI）：医院管理者可以利用数据分析和人工智能技术来提取有价值的信息，以优化医院运营。通过分析大量的患者数据和医疗记录，医院可以预测疾病暴发、优化资源分配，并提供个性化的医疗护理。

虚拟现实（VR）和增强现实（AR）：VR 和 AR 技术在医院管理中被广泛应用。医学学生可以通过 VR 技术进行模拟手术和实践，医生可以通过 AR 技术在手术中获取实时的解剖结构信息，从而提高手术的精确性和安全性。

自动化与机器人技术：医院管理中的自动化和机器人技术可以提高效率并减少人为错误。例如，自动化药房系统可以自动配药，减少药品错配的发生；机器人在手术中可以执行精细操作，并减少术后并发症的风险。

科技支持的医疗设备：现代医院利用先进的医疗设备来提供更好的医疗服务。例如，高级影像设备（如 MRI 和 CT 扫描仪）可以提供更准确的诊断结果。生命支持系统和监测设备可以实时监测患者的健康状况。

（10）区域协同与合作。国家鼓励医院进行区域协同与合作，推动医院间的资源共享、优势互补，提高医疗服务的整体水平和效率。

区域网络建设：医院管理政策鼓励医疗机构在特定地区建立紧密的合作网络，包括综合医院、专科医院、诊所、社区卫生中心等。这种网络可以共享资源、优化医疗服务的安排，并提供跨医疗机构的无缝转诊和合作。

信息共享与互联互通：为了实现区域协同与合作，医院管理政策鼓励医疗机构建立信息共享平台，以便及时、准确地共享患者的医疗信息、检查结果、病历和处方。通过信息互联互通，医生可以更好地了解患者的病情，并做出更好的治疗决策。

资源整合与分工合作：区域协同与合作鼓励医疗机构在资源利用上实现优

化。不同医疗机构可以根据各自的专长和资源配置实现分工合作，避免资源的重复建设和浪费。例如，某些医院可以专注于高级医疗技术和手术，而其他医院则提供基础医疗和常规检查。

跨机构培训与教育：为了提高医疗质量和专业水平，医院管理政策鼓励医疗机构之间开展跨机构的培训与教育合作。医生和护理人员可以共享专业知识、技术经验和最佳实践，通过定期的培训和学术交流活动不断提升自己的专业水平。

跨界合作与研究：医院管理政策鼓励医疗机构与学术机构、科研机构和生物医药企业等开展跨界合作与研究。这种合作可以促进科学研究的创新，推动新技术的应用和转化，并加速药物研发和医疗技术的进步。

总体而言，近年来国家对医院管理的政策覆盖范围广泛，重点关注医疗质量安全、医院绩效评估、医疗服务规范、医疗信息化等方面。这些政策的出台旨在提高医院的管理水平和服务质量，推动医院可持续发展，并为患者提供更好的医疗服务和保障。

第四节　现代医院管理总结

现代医院管理是一个综合性、系统性的领域，涉及医院组织结构、人力资源管理、质量控制、信息技术应用、资金管理等方面。

（一）医院组织结构与管理体系

1. 医院组织结构

医院组织结构是指医院内部各级部门和岗位之间的关系和职责分工。一个科学合理的组织结构能够促进医院内部的沟通和协作，确保医院各项工作有序进行。医院的组织结构通常包括以下几个层次：

高层领导：包括医院书记、院长、副院长和各级部门主管。他们负责医院整体的管理和决策，制定医院的发展战略和政策。

行政部门：包括人力资源、财务、行政等部门，负责医院的日常行政管理和支持服务。

医疗部门：包括各科室、门诊、住院部等，负责医疗服务的提供和管理。

护理部门：包括护士站、护理科，负责患者的护理工作等。

后勤部门：包括供应与采购、设备维护、环境卫生等部门，负责医院的后勤保障和设施管理。

2. 医院管理体系

医院管理体系是指为实现医院的目标和使命而建立的一套管理机制和制度。一个科学有效的管理体系能够提高医院的管理效能和决策水平。常见的管理体系包括：

管理制度：医院制定并落实各项管理制度，如人事管理制度、财务管理制度、行政管理制度等，明确工作流程和责任分工。

绩效考核：医院建立绩效考核体系，对医务人员和各部门进行绩效评估，激励员工提供优质医疗服务和开展管理工作。

决策机制：医院建立科学决策机制，通过各级会议、领导讨论和专业委员会等形式，进行重大事项的决策和协调。

沟通与协作：医院鼓励部门间的沟通和协作，建立跨部门的工作小组和联席会议，解决问题和推动项目进展。

信息化应用：医院借助信息技术，建立医院管理信息系统，实现信息的共享与流动，提高管理决策的科学性和准确性。

3. 部门职责与协作

医院组织结构中的各个部门应明确自身的职责和任务，并与其他部门进行有效的协作。具体包括：

行政部门：负责医院的行政管理、人力资源管理、财务管理和办公事务管理等工作。他们与医疗部门协作，确保医院的资源配置和服务质量。

医疗部门：各科室和医疗服务部门负责医疗服务的提供和管理。他们与行政部门和护理部门协作，确保医疗服务的专业性和高效性。

护理部门：负责患者的护理工作和护理质量的管理。他们与医疗部门紧密协作，提供全面的患者护理服务。

后勤部门：包括供应与采购、设备维护、环境卫生等部门，为医院提供必要的物资和设施支持。他们与其他部门协作，确保医院的正常运行。

4. 组织架构的优化与调整

医院应定期进行组织架构的优化和调整，以适应医疗服务的发展和变化。随着医疗技术的进步、医院规模的扩大以及患者需求的变化，医院组织结构需要灵活调整。这包括对部门设置、岗位职责和人员编制等方面进行评估和调整，以提高工作效率和医疗质量。

（二）人力资源管理

（1）招聘、培养和管理医疗人才，注重医务人员的专业素质和职业道德。

（2）建立完善的绩效考核体系，激励医务人员提供优质医疗服务。

（3）加强医务人员的职业培训和继续教育，提升他们的专业水平和技能。

（三）质量管理与安全控制

现代医院质量管理与安全控制是保障患者安全、提高医疗质量的重要方面。

1. 临床路径管理

临床路径是指根据特定疾病或手术的治疗流程，制订标准化的医疗方案和行动计划。通过临床路径管理，医院可以规范和优化医疗流程，提高医疗效果和效率。具体包括：制定标准化的临床路径，明确每个阶段的治疗措施、药物使用和检查项目；提供全程协调与管理，包括医疗团队的协作、病情监测和患者教育等；根据实际情况进行路径调整和优化，确保最佳的医疗结果。

2. 质量评估与审核

医院进行质量评估与审核是持续改进的重要环节。通过评估和审核，医院可以及时发现问题，采取措施改进医疗质量。具体包括：设立质量管理部门，负责质量评估和审核工作；定期进行内部质量评估和外部质量审核，如医疗服务质量评价、医疗技术评估等；进行医疗事故和医疗纠纷的调查和处理，确保患者权益和安全。

3. 药品和医疗器械的质量控制

药品和医疗器械的质量控制是保障患者用药安全和设备可靠性的重要措施。具体包括：建立药品采购、存储和使用的规范，确保药品质量符合要求；实施药物管理制度，包括药物配送、药品核对和药物不良反应的监测与报告；对医疗器械进行严格的选择和验收，定期进行维护和检修。

4. 医疗安全和风险管理

医疗安全和风险管理是预防和减少医疗事故和意外事件发生的重要措施。具体包括：建立医疗安全管理制度，包括事故报告与处理、风险评估与控制等；开展医疗事故的调查与分析，识别事故原因并制定改进措施；进行医疗风险评估，识别潜在的风险因素，并采取相应措施进行风险控制；加强患者安全意识和教育，提供安全用药和手术操作指导。

5. 感染控制与预防

医院感染控制与预防是保护患者和医务人员免受感染的重要措施。具体包括：建立感染控制委员会和感染控制团队，负责制订感染控制方案并进行培训；严格执行手卫生和消毒措施，确保医疗环境的清洁和消毒；加强感染监测与报告，及时发现和控制感染疫情。

6. 患者安全教育和参与

医院鼓励患者积极参与医疗过程，提高患者的安全意识和自我保护能力。具体包括：提供患者安全教育和指导，包括用药安全、疾病管理等；建立患者安全委员会，听取患者的意见和建议，并进行相关改进；加强医患沟通，提供清晰的医疗信息和知情同意。

7. 质量改进和持续改进

医院推动质量改进和持续改进是确保医疗质量不断提升的重要举措。具体包括：建立质量改进团队和项目，制定质量改进计划和目标；使用质量管理工具和方法，如 PDCA 循环、六西格玛等，推动质量改进活动；开展持续教育和培训，提升医务人员的专业水平和质量意识。

（四）信息技术应用

信息技术的应用在现代医院管理中发挥着重要的作用，可以提高工作效率，提供信息共享和决策支持。以下是现代医院管理中信息技术的具体应用。

1. 电子病历系统

电子病历系统是将患者的医疗信息电子化存储和管理的系统。它可以实现病历数据的快速检索、共享和传输，提高医生的工作效率和减少纸质病历的使用。同时，电子病历系统也可以提供决策支持工具，帮助医生做出准确的诊断和治疗方案。

2. 医院信息管理系统

医院信息管理系统是将医院各个部门的信息整合到一个系统中，实现信息的共享和协同工作。它包括人力资源管理、财务管理、物资管理、设备管理等多个模块，可提高医院的管理效率和资源利用率。

3. 医疗设备管理系统

医疗设备管理系统用于管理医院的各类医疗设备，包括设备的采购、维护、维修和库存管理等。此管理系统可以提高设备的利用率、降低维修成本，并确保设备的正常运行和患者的安全。

4. 医院药品管理系统

医院药品管理系统用于管理医院的药品采购、库存、配发和使用等环节。它可以帮助医院实现药品的自动化管理，减少药品误用和浪费，确保药品的安全和质量。

5. 医院质量管理系统

医院质量管理系统用于监控和评估医院的各项质量指标和关键绩效指标。它可以收集和分析患者满意度、医疗质量指标、不良事件报告等数据，帮助医院进行质量改进和持续改进。

6. 移动医疗应用

移动医疗应用是将医疗服务和管理延伸到移动终端的应用程序。通过移动医疗应用，患者可以随时随地预约挂号、查询检查结果、咨询医生等。医务人员也可以利用移动医疗应用进行远程会诊、远程监护和移动办公等。

7. 数据分析与决策支持

数据分析与决策支持是医院管理信息技术的重要组成部分之一。通过数据分析技术，医院可以对大量的医疗数据进行挖掘和分析，提取有用的信息并辅助管理决策。具体应用包括：

统计分析：利用统计学方法对医院的各项数据进行分析，例如患者人数、疾病发病率、医疗费用等，以了解医院的运行情况和趋势。

数据挖掘：通过数据挖掘技术，发现隐藏在大数据中的规律和关联性，为医院的决策提供参考。例如，通过分析患者的就诊记录和病历数据，可以发现疾病的高发季节和高风险群体。

预测分析：利用预测模型和算法，对未来的医院运行情况进行预测，帮助医院做出合理的资源配置和决策。例如，预测某一科室的患者数量和需求，以确定合理的人员编制和设备投入。

决策支持系统：基于医院的数据和分析结果，构建决策支持系统，为医院管理层提供决策建议和方案。例如，通过模拟分析和方案比较，帮助医院选择合适的投资项目或政策措施。

（五）资金管理与经济效益

（1）建立健全财务管理制度和费用控制机制，提高医院的财务透明度和经济效益。

（2）推进医保制度改革，优化医保支付机制和医疗服务定价，实现医患利益的平衡。

（3）积极发展多元化的医疗服务模式，拓宽医院的收入渠道。

（六）环境与设施管理

现代医院管理中的环境与设施管理是确保医院安全、舒适和高效运行的重要方面。它包括医院建筑环境、设施设备的规划、运营和维护等方面。以下是现代医院管理中环境与设施管理的具体内容。

1. 医院建筑与布局规划

确保医院建筑的合理布局，使各科室之间的距离和关系合理，方便医务人员和患者的流动。考虑到医院的功能需求和人流量，合理规划各个科室、手术室、急救室、住院部等区域的位置和面积。

2. 设施设备管理

进行设施设备的采购、安装、验收和入库管理，确保设施设备符合医疗需求和安全标准。制订设施设备的维护计划，定期进行设施设备的检修和维护，确保设施设备的正常运行和使用寿命。建立设施设备档案，包括设施设备的使用说明书、维修记录和保养计划等，方便管理和追溯。

3. 环境卫生管理

制定医院环境卫生管理制度，确保医院内外环境的卫生和整洁。定期进行环境卫生检查和消毒工作，包括清洁病房、办公区域、公共区域等。建立废弃物管理制度，包括医疗废弃物、生活垃圾和化学废弃物的分类、收集和处理方法。

4. 安全管理

制定医院安全管理制度，包括火灾防控、电气安全、消防设备使用等方面的规定和要求。定期进行安全隐患排查和风险评估，确保医院的安全设施和措施符合要求。加强安全意识教育和培训，包括员工的安全知识、应急预案和逃生演练等。

5. 资源管理

管理医院的物资资源，包括药品、耗材、医疗器械等的采购、配送、库存和使用。建立物资管理系统，实现物资的自动化管理，提高物资的利用率和效率。进行物资的定期盘点和更新，确保物资的合理供应和库存管理。

（七）患者关系与沟通

建立患者导向的服务理念，提供以患者为中心的医疗服务。加强患者权益保护，建立投诉处理和纠纷调解机制。提供清晰、准确的医疗信息和沟通渠道，促进医患沟通和理解。

（八）国际化合作与交流

积极参与国际医疗合作与交流，吸收国际先进的管理经验和技术。建立国际医疗质量认证体系，提升医院的国际竞争力。开展国际医疗服务，吸引外国患者就医，促进医疗旅游发展。

（九）制度评估与改进

定期进行现代医院管理制度的评估和审查，发现问题并进行改进。加强医院绩效评价和质量指标监测，持续提升医院管理水平。建立学习型组织，鼓励医院管理人员不断学习和创新。

总体而言，现代医院管理的目标是提供高质量、安全、高效的医疗服务，关注患者需求、人员素质和科技应用。这需要政府、医疗机构、医务人员和患者共同努力，持续推进现代医院管理制度的完善与实施，以不断提升医疗质量和医院综合竞争力。

第二章
现代医院发展的挑战与机遇

第一节　医院的生存挑战

一、医疗卫生体制改革

（一）我国医疗卫生体制改革的发展历程概述

1985 年发布的《关于卫生工作改革若干政策问题的报告》标志着我国第一次医疗改革的开始，提高医疗效率、加快促进医疗卫生多元化的格局成为改革的主题，但是，因为侧重提高效率，忽略了卫生健康事业的公益属性，使得具有高度的正外部性与公共物品特征的公共卫生服务出现了供给相对短缺的现象。

2003 年，突如其来的非典型肺炎疫情暴露出我国公共卫生体系和医疗卫生事业的短板，医疗的公平性和综合性成为改革的重点方向，全面推进医疗卫生体制改革成为必然。2003 年 5 月，国务院颁布《突发公共卫生事件应急条例》，开启了我国应对突发公共卫生事件向制度化探索的进程，大力完善公共卫生预警监测系统，投入大量资金促进完善公共卫生体系和各级疾病预防控制中心机构建设，并进一步完善了四级疾病预防控制体系。2008 年，卫生部启动了"健康中国 2020"战略研究，推动公共卫生体系的重构与大规模建设，加强常规医疗卫生和应急医疗卫生的均衡、结合，重点在于完善和强化公共卫生领域建设，重视发挥社区在基层防治和公共卫生中的重要作用，完善应对突发重大公共卫生事件的组织、协调机制，但并未对医疗卫生体制开展实质性改革。

2009 年中共中央、国务院发布《关于深化医药卫生体制改革的意见》，指出五项重点改革：推进基本医疗保障制度建设；初步建立国家基本药物制度；健全基层医疗卫生服务体系；促进基本公共卫生服务均等化；推进公立医院改革试点。2016 年《"健康中国 2030"规划纲要》发布，提出了健康中国建设的目标和任务，同年，药品耗材集中采购、医保支付方式改革也进入了深化改革和试点阶段，并取得了显著成效。在这一时期内，党和政府对医疗卫生体制进行整合、完善，改革思路具有系统性、战略性和公益性。

　　2019 年底，新冠疫情暴发，国家医保局先后发布《"两个确保"全力开展疫情应对与救治保障》和《关于做好新型冠状病毒感染的肺炎疫情医疗保障的通知》，确保患者不因费用问题影响就医，确保收治医院不因支付政策影响救治。同时，在疫情防控中发挥重要作用的中医药防治和"互联网＋"医疗也为后疫情时代卫生健康治理提供了具有战略意义的思路。2020 年 3 月 5 日，正值新冠疫情防控的关键时期，中共中央、国务院《关于深化医疗保障制度改革的意见》发布，明确了我国将继续坚持制度自信，加快建立多层次医疗保障体系，促进全社会共建共治共享。后疫情时代的卫生健康治理是以建设卫生健康共同体为目标进行深化改革的高质量发展阶段。

（二）全面深化医疗卫生体制改革的必要性

　　我国从计划经济体制向市场经济体制转轨以及在市场经济体制发展的过程中，经济体制的不同特征和经济发展的不同阶段决定了我国卫生改革在各阶段面临的主要问题和矛盾，也决定了医疗卫生事业的发展必须顺应市场经济发展的必然性。随着中国特色社会主义进入新时代，各项事业进入高质量发展阶段，我国卫生健康治理的主要矛盾转变为人民群众日益增长的高质量卫生健康服务需求和不平衡不充分的卫生健康发展之间的矛盾。

　　全面深化医疗卫生体制改革，促进中国特色社会主义公共卫生事业的快速发展，有效解决人民的生命健康保障问题，加快健康中国行动的实施，是国家极其重视的一项人民健康保障工作。当前，我国的医疗卫生领域还存在着一定的困难与矛盾，而这也是深化医疗卫生体制改革的动机与原因。一方面卫生资源配置不合理，城乡存在差距。在现行的医疗卫生体制下，城市中的大型医院集中配置了绝大多数的高质量医疗卫生设备和医护人员，这在一定程度上吸引了大量的常见疾病、多发性疾病患者问诊，导致门诊治疗人满为患，而就诊方便且成本低廉的乡镇卫生院和社区卫生机构却极少有患者前往。另一方面"看病难、看病贵"问题始终存在。公立医院被赋予显著的公益性，意在提供福利化的医疗服务，保障绝大多数人民群众的健康，但是面临着人工成本的上涨以及私立医院的挤压，公立医院想要在夹缝中寻求突破，举步维艰。公立医院改革是一项长期且艰巨复杂的系统工程，当前还存在一些比较突出的矛盾和问题，公立医院逐利机制有待破除，外部治理和内部管理水平有待提升，符合行业特点的人事薪酬制度有待健全，结构布局有待优化，合理的就医秩序还未形成，人民群众就医负担依然较重，迫切需要通过体制机制改革逐步加以解决，全面深化医疗卫生体制改革势在必行。

习近平在中国共产党第十九次全国代表大会上指出："深化医药卫生体制改革，全面建立中国特色基本医疗卫生制度、医疗保障制度和优质高效的医疗卫生服务体系，健全现代医院管理制度。加强基层医疗卫生服务体系和全科医生队伍建设。全面取消以药养医，健全药品供应保障制度。"[①] 这次报告为公立医院全面深化体制改革指明了方向，确立了未来发展的道路。

（三）新医改环境下公立医院面临的挑战

（1）面临医院经营成果实绩考核的挑战。公立医院承担着基础医学研究和提供基本医疗服务的社会责任，即要承担起社会保障中的基本医疗保险定点医院任务，承担相应的社会卫生工作义务，执行政府对居民基本医疗实施的按成本收费的标准。

（2）面临类似的市场竞争者，如近年来雨后春笋般涌现的私立医疗机构，其拥有先进的管理技术、大力引进优秀人才、投入雄厚资金，对公立医院的挑战日益重大。政府为了防止医疗服务垄断行为，强化医疗竞争、激励、制约机制，积极鼓励民办医疗机构进入医疗市场，以此提升国有公立医院医疗、核算管理水平和运行效率，此举有着重要的意义。国有公立医院承担了大部分社会保障中的基本医疗保险定点医疗任务，同时，国家对公立医院的收费标准、收费项目实行严格控制管理、按成本收费的策略。在这种局面之下，拥有先进的技术、现代化的设备、实行科学管理、具备雄厚资金的医院，在市场生存竞争中就会获得更多的高技术人才，从而获得更多医疗市场份额，进而获得更多的经济效益和社会效益。

（3）面临着参保患者自行挑选医疗服务单位（医院）的挑战。新医改由参保患者挑选医疗服务单位（医院）的模式，既满足了广大人民群众卫生健康的需求，同时也避免了医疗机构发生过度治疗、盲目收费、以获利为唯一目的的医疗导向。而国有公立医院在此竞争中具有一定的优势，精湛先进的医疗技术、

---

① 决胜全面建成小康社会　夺取新时代中国特色社会主义伟大胜利：在中国共产党第十九次全国代表大会上的报告单行本［M］. 北京：人民出版社，2017.

优质的医疗护理服务、标准合理的收费，使其成为参保企事业单位和广大医保患者、保险公司的优先选择。

（4）面临政府行政监管机构和民间监管团体监督的双重挑战。新医改下，将实行公立医院"管办分开"的政策。"管办分开"是将医院的经营管理权交由管理专家构成的管理队伍，逐步替代原来的由医学专家构成的管理队伍，克服有可能由于专业不对口所带来的管理低效率和决策失误，把医学上有造诣的专家从行政和管理事务中解脱出来，充分发挥人才的专业优势。注重改变并不是不谈效益、不要竞争，因为国有公立医院的所有权仍然是国家和全体人民，"管办分开"将促使非营利性国有公立医院内部和外部的监督更加具体透明、更加具有法律效力。各种外部监督会促进医院提升治理水平，强化管理能力。外部监督包括患者监督、行业监督、审计监督、传媒监督和公众监督。随着新医改的不断推进和完善，外部监督机制会更加趋向法治化、规范化，进一步促使国有公立医院从内部建立起行之有效的监督机制，从而保证医院向健康的方向发展。

（四）新医改环境下公立医院的可持续发展对策

（1）增强市场意识，拓展生存与发展空间。新医改实行后，医院必须增强市场意识，系统分析、研究市场多角度需要，精准定位真正的目标市场，才能继续保持和扩大市场占有率。要在竞争夹缝中求得生存，医院必须在保证提供基本医疗服务的前提下，同时积极开发医疗保险未给付的特需医疗保健服务，才能满足不同层次人群的医疗保险需求，以此增加医院收入，补偿基本医疗服务收入的不足。

（2）增强质量意识，保证竞争基础。医院必须增强质量意识、加强全面质量管理，才能在竞争中立于不败之地。一是要注重基础质量。对全员强化质量教育，树立质量兴院意识，加强职业道德教育和法制教育，加强全员基本功训练，强化"三基三严"，使医务人员自觉高标准、高质量执行规章制度，培养严谨的工作作风，保证医疗质量。二是要注重环节质量。狠抓"三级查房""三查七对"等基本制度的落实，加强重点科室、重要环节、重危病人的医疗安全防范。三是重视终末质量的形成。如病历质量的内涵要求和有效控制，切实提高医疗质量。四是处理好质量与合理行医、质量与适宜技术的关系，明确高质量并不一定意味着高精尖。应注重合适的服务，即能用普通药，则不用贵重药；能用国产药，则不用进口药；能用一般仪器诊断，则不用特殊检查。避免过度用药、过度检查，把治疗控制在合适的范围之内，过犹不及，适合的就是最好的。

（3）增强科技意识，提高技术水平。科学技术是第一生产力，是医院建设发展的基础。市场竞争的核心是科技实力的竞争，也是医院在市场竞争中赖以生存和发展的关键，要积极采取措施提高技术水平，做到"院有重点，科有特色，人有专长"，"人无我有，人有我优，人优我精"，以扩大医院知名度，吸引更多的患者，增强医院竞争实力。

（4）增强服务意识，提供优质服务。医院精湛的专业技术、优质的服务流程、优良的诊疗环境、合理的检查和治疗、严格符合国家标准的收费政策，都是获得患者满意的决定性因素，是医院在对手众多的竞争中脱颖而出的重要手段。医院要切实转变观念，树立以患者为中心的思想，坚持以患者的需要和利益作为医院工作的出发点和归宿。医院必须规范服务行为，努力改善服务态度，增加服务内容，简化服务流程，优化服务结构，提高服务质量，确保医疗安全，提高服务效率，合理服务收费，美化就医环境，为病人提供包括医疗品质和服务品质在内的多方面优质服务，尽量做到医院服务"他人好，我更好"。

（5）增强效益意识，加强经营管理。新医改后，政府和社会对医院的监督力度都会相应地大幅度加强，从而遏制医院以高度消耗医疗资源为代价获取有限局部利益的行为。医院的生存发展要求经营必须讲效益，实施社会医疗保险制度要求医院必须从降低成本中增加收入，从降低病人的医疗费用中谋求效益。因此，医院管理者必须从全局和战略的高度对医院进行合理的经营，实行低耗、高效的集约化管理，取得最佳的综合效益。

（6）增强公关意识，营造良好的外部环境。新医改后，医院经济收入下降是必然趋势，原因是医疗服务付费方式发生根本变化，尽管医院为了适应新医改的需要，不断挖掘内部潜力，尽量整合院内资源，开源节流，但仅有这点还是不够的，为了保证医院经济持续增长，保证新医改顺利进行，还需要持续营造与内在环境相配套的外部环境。医院必须重视公共关系：一是树立好医院形象，强化自身约束机制，坚持优质服务，廉洁行医，坚持职业道德教育和考核。二是注重宣传自我，医院要利用各种机会，广泛宣传医改新政策和医院新举措，这样既稳定了病源，又使人民群众理解、配合参与新医改，形成新的合力；同时向上级表明医院现状和困难，争取各级政府、物价、财政等部门的理解支持，理顺医疗服务价格，合理增加政府投入，减轻医院经济压力，完善医疗补偿机制，保证医院经济收入稳定和事业向前发展。

二、卫生保健观念改变

（一）从新冠疫情暴发引起的思考

新冠疫情给全人类的生命健康带来了严重威胁，普通民众的健康权益受到最多的损害。因此，竭尽全力控制疫情全球蔓延，尽可能保障普通民众的生命健康，推动社会经济高质量发展，是真正为民众考虑的政府的当务之急。面对这场史无前例的重大突发公共卫生事件，世界各国都受到多角度、多维度、多层次的不同程度的政治、经济冲击。没有任何一个国家能在此次全球疫情中独善其身，退一步就是万丈深渊，世界各国必须坚持携手合作，共同面对新冠疫情，用实际行动构建人类卫生健康共同体。此外也要在全球公共卫生治理领域避免利己主义的狭隘视野，坚持多边主义与协商对话，以携手互助、协商共赢的精神全面加强公共卫生治理的国际合作，只有这样才能取得人类疫情防控阻击战的最终胜利，才能真正构建人类卫生健康共同体。

在抗击新冠疫情的斗争中，我国的社会主义制度与国家治理体系体现出了显著的制度优势。但与此同时，在疫情实时信息发布、医疗卫生战略物资储备、相关制度政策保障以及社会力量动员等领域还存在着不同程度上的漏洞与不足。习近平要求："要针对这次应对疫情中暴露出的明显短板，总结经验、吸取教训，提高应对突发重大公共卫生事件的能力和水平。"[①] 首先是要健全与发展突发性公共卫生事件的发现、报告与发布的制度体系。其次是要在政府主导的前提下，充分调动社会力量与社会资源，共同应对大型突发性公共卫生事件。最后是全面提升基层公共卫生治理能力，建立完善的基层公共卫生服务体系。

（二）转变卫生保健观念，构建人类卫生健康共同体

随着社会的发展和人民生活水平的不断提高，健康问题已经成为社会的热点。经济的发展和人口的增长使得城市人口急剧增加，导致环境污染，食品安全和药物安全等问题日益突出，威胁着人类的健康。为了提高全民素质和生活质量，促进全面建设小康社会的进程，我国政府提出了"以人为本""以人为核心"和"健康第一""预防为主"等方针政策。随着人们对健康问题认识的不

---

① 习近平. 在统筹推进新冠肺炎疫情防控和经济社会发展工作部署会议上的讲话［N］. 人民日报，2020 - 02 - 24（02）.

断深入，医学模式也正在由生物医学模式向生物—心理—社会医学模式转变。所以医务人员也必须转变观念，在医院工作中注重培养患者良好的卫生保健习惯，在生活中养成良好的卫生习惯，从而提高全民健康水平。

三、竞争力与经营模式

（一）公立医院核心竞争力

公立医院的核心竞争力是指能够使医院在某一领域实现可持续竞争优势的一系列互补技能和认知的组合，它保证医院一项或多项关键业务达到业内一流水平，是医院竞争优势的主要来源和价值增长的重要保证。医院核心竞争力是公立医院发展的根本，是医院可持续发展的基础。

医院要在竞争中求生存，首先就要以患者为中心，满足患者的需求，让患者满意。医院管理中的"以人为本"理念是指要重视人在组织中的作用，强调尊重人、关心人、理解人、激励人、培养人。医院是一个特殊的服务机构，在为患者提供医疗服务时，既要尊重患者的人格和权利，又要通过提供优质的医疗服务使患者获得较好的就医体验。医院通过实施以患者为中心的服务理念，改进服务流程，建立有效的沟通机制，加强与患者、家属及其他医护人员的交流，保证医疗质量；通过提供优质、高效、低耗和安全方便的医疗卫生服务，让患者真正感受到公立医院不仅是治疗疾病的地方，还是关心人、爱护人和帮助人的地方。

实施科技兴院战略，增强自主创新能力。科技创新是公立医院发展的不竭动力，只有通过科技创新才能提高医院的核心竞争力。在经济全球化的背景下，公立医院必须加强科技创新能力建设，促进科技进步与经济发展相协调，充分发挥科技对医院发展的支撑作用，积极打造核心竞争力。一要建立科研激励机制。公立医院应根据自身实际制定出切实可行的科研激励措施，让科研人员从思想上认识到只有坚持创新才能取得好的成果和效益。二要强化医疗技术人才培养。公立医院应大力引进、培养和使用人才，通过各种渠道吸引高层次医学人才。三要加强学术交流，促进技术进步。公立医院应加强与国内外知名医院、科研机构等的学术交流合作，加强学科建设和重点专科建设。

加强人才队伍建设，提高医院核心竞争力。医疗是一项知识性和技术型的服务行业，具有强烈的人才依赖性。在当今医疗市场竞争日益激烈的形势下，医院要想在竞争中立于不败之地，就必须重视人才队伍建设，以提高医院的核心竞争力。首先要做好人才引进工作。医院要本着"重能力、重贡献、重实绩"的原则，有计划地引进优秀人才。其次是重视对现有人才的培养和使用，既要重视技术上的培养和提高，又要重视技术上的更新与发展。要通过开展业务技术"大练兵""大比武"等活动，提高医院员工的综合素质和业务水平。再次是合理配置人力资源。应根据医院发展规划，合理配置人力资源，把医务人员配置在最能发挥其才干和潜力的岗位上。最后是要完善内部激励机制。建立公平、公正、公开、有效的内部竞争机制，营造一个公平竞争、共同发展的良好环境。通过合理有效地利用激励机制，提高员工积极性、主动性和创造性。

加大对基础设施建设投入力度，创造良好的医疗环境。基础设施建设是医院可持续发展的基本保障，在当今信息时代，没有信息化就没有现代化，现代化医院必须把基础设施建设放在突出位置。近年来，国家不断加大对医疗卫生事业的投入，使医院硬件设施有了很大改善，但仍难以满足医院业务发展的需要。一方面，医院要加强基础设施建设。例如，加强手术室、供应室、急诊抢救室等临床医技科室和病房建设；加强急救设备、药品的配备和管理；加强实验室建设，提高检测水平；建立院内感染控制体系，改善就医环境等。另一方面，要改善医疗服务条件。例如，加强临床检验中心建设，引进先进仪器设备，提高检验质量；加大人才培养力度，提高人员素质和技术水平等。只有具备良好的基础设施条件才能为患者创造良好的医疗环境，为患者提供安全、有效、便捷的医疗服务和优质的医疗质量。

加强社会沟通与协调，树立良好的医院形象。良好的社会形象是医院的无形资产，也是医院在社会上生存发展的一种竞争力。一家有着良好形象的医院，才会有人来看病，才能得到患者的信赖和支持，才会吸引更多的患者前来就医。因此，要建立与社会的沟通和协调机制，加强与政府、媒体、社区、社区组织、居民等社会各方面的沟通与协调工作，努力化解各种矛盾和纠纷，最大限度地争取社会各界对医院工作的支持和理解。同时要充分发挥新闻媒体的作用，加强正面宣传报道，使之成为医院对外宣传的窗口和医院形象的代言人。同时要利用好各种传播媒介，如报纸、电视、网络等工具进行宣传报道。通过全方位宣传报道，提高医院在社会上的知名度和美誉度，以获得社会各界对医院工作的理解、信任和支持。

（二）保持医院核心竞争力的重要手段

随着我国社会主义市场经济体制的建立和发展，医院作为公益性事业单位，也要适应市场竞争的要求，通过调整自身的组织结构、创新经营管理模式、引进人才来提高医院核心竞争力。以下从六个方面来论述保持医院核心竞争力的重要手段。

（1）转变经营理念，加强学习型组织建设。学习型组织是一种新的管理模式，是对传统管理模式的突破和超越，它强调组织成员以学习为工作基础，把学习作为持续不断的行为，通过不断的学习和创造，促进组织成员知识技能的更新、创新、转化和提高，进而提高组织的核心竞争力。随着科学技术的飞速发展，人们对健康的需求日益增长。因此，医院应建立学习型组织，通过不断学习、交流和总结经验来提高员工自身素质和业务水平。一方面，医院应利用各种机会为员工创造培训和学习条件，制定学习计划和激励措施，使员工不断地掌握新知识、新技术、新理念。另一方面，医院应建立一套合理的培训考核机制，对员工进行考核和培训，以此提高员工的业务素质和整体水平。

（2）强化医院文化建设。医院文化是一种以价值观为核心，以精神为支撑，以行为规范为表现形式的群体意识。它能有效地提升医院的形象和品牌价值，增强医院的凝聚力和向心力，有助于促进医院各项工作的开展。目前，我国医疗市场竞争日趋激烈，医院之间的竞争已不再是单纯的医疗技术和服务质量之争，而是由医疗技术、服务质量、技术创新、管理水平等诸多方面构成的综合实力之争。只有加强医院文化建设，提升医院软实力，才能更好地适应市场经济发展需要。医院文化是医院管理理念、价值观和行为规范的综合体，良好的医院文化能营造一个和谐的环境，它不仅能给人以精神上的动力和鼓舞，而且能激发人的创造力。因此，加强医院文化建设对提高医院核心竞争力具有重要意义。

（3）加强人才队伍建设。人才是医院发展的基础，也是医院核心竞争力的根本。医院应根据自身条件，合理配置人才资源，大力引进急需的专业人才。通过培训提高现有人员的素质，改善知识结构。有针对性地培训新进人员，帮助他们尽快适应医院环境和岗位要求，以最快的速度进入角色，并不断提高工作能力。同时医院还要积极创造条件，通过各种途径引进优秀人才，形成一支精干、高效、稳定的人才队伍。医院应根据不同岗位、不同层次人员的实际情况和要求，制订出相应的培训计划，不断提高业务技术水平和管理能力。要通过各种形式和方法培养职工的学习意识和学习能力，不断提高职工队伍的整体素质。通过建立有效的激励机制，充分调动职工的积极性、主动性和创造性。要建立科学合理的竞争机制和考核评价体系，以保持良好的内部环境和外部竞争优势。

（4）加强医疗质量管理。医院的核心竞争力是在医疗服务过程中形成的一种不可替代的功能和价值。因此，要想在激烈的市场竞争中保持优势地位，必须提高医疗质量。一方面要加强医务人员职业道德教育和医德医风建设。建立和完善医务人员的岗位责任制，做到"以病人为中心"，将质量与服务意识放在首位。另一方面要加强医疗质量管理制度建设。建立健全各项规章制度，并严格执行落实。认真执行各项操作规程和医疗规章制度，严把"三前"关、"三查"关和"三个一"关。建立医疗质量控制体系，配备必要的检测仪器、设备和器械等，并对仪器设备进行定期维护保养，使其始终处于良好的工作状态。定期组织医疗质量检查评比活动，对检查出的问题及时进行整改，并将结果记入医疗质量考核档案中，以促进各项规章制度的落实。

（5）加强技术创新和科研创新。技术创新和科研创新是一个国家或地区医学科学发展的动力，是提升医院核心竞争力的重要手段。在当今国际市场竞争中，技术创新和科研创新不仅是增强医院核心竞争力的主要手段，也是医院发展的主要方向。由于医学科学领域具有高技术含量、高风险、高投入等特点，因此医院应将技术创新和科研创新作为医院发展的主要方向，并把这两方面作为医院发展的重中之重，加大经费投入力度，保证科研和技术创新工作有充分的经费保证。在此基础上，注重人才引进和培养，通过开展学术交流活动、引进人才等措施，努力提高医务人员的整体素质。同时，还要加大对科研工作的管理力度，使之成为医院发展的主要动力。

（6）建立科学合理的激励机制。医院要想在激烈的市场竞争中立于不败之地，就必须重视人才培养，建立科学合理的激励机制。医院要给员工创造一个良好的工作环境，为员工提供足够的学习机会、成长空间和施展才能的舞台，使他们能够在医院里感受到自己被重视、被尊重，从而发挥出最大的工作积极性。同时，要建立完善的激励机制，根据不同人员的需求制定相应的激励措施。比如对具有专业知识和技术水平高、掌握先进医疗技术、有奉献精神和团队合作精神的员工给予表彰和奖励；对具有一定工作能力但不善于沟通、人际关系紧张、工作责任心不强、缺乏团队精神和奉献精神的员工给予批评和处罚；对工作业绩不佳、责任心差、不能胜任本职工作或经考核不合格的员工予以辞退等。

（三）建立现代医院新的经营模式

现代医院的经营模式是通过医疗技术与经营管理的有机结合，形成独特的核心竞争力。医院应以社会效益和经济效益为目标，兼顾社会效益和经济效益；充分发挥医院的规模优势，不断扩大规模，以满足社会对医疗卫生服务的需求；

建立科学合理的运行机制，不断提高医疗技术水平和管理水平。建立现代医院新的经营模式，需要做到以下几个方面：

1. 改变"以药养医"的发展模式，建立科学补偿机制

在新医改政策中，医院的补偿机制是其中的一个重要环节，同时也是医院经营的核心内容。在新医改政策实施以后，医院需要采取多元化的补偿机制来实现自身的可持续发展。具体来说，就是需要改变之前"以药养医""以检查养医"等为主要形式的补偿机制，采取多元化的补偿机制来实现自身的可持续发展。首先，需要将药品加价纳入医院的收费系统当中，从而让医疗服务价格得到有效的提升；其次，在进行医疗服务项目定价的时候，需要将其定价标准进行适当的提高；最后，要建立起医保药品支付制度，以此来推动医院医疗费用合理地增长。通过上述措施和方法来实现自身可持续发展目标，从而提高医院的服务质量和经济效益。此外，还需要重视药品价格控制工作。在药品价格控制过程中，需要坚持以公立医院为主体的原则。

2. 完善财务管理制度，加强成本核算

公立医院要想在新医改的环境下生存，就必须强化成本意识。公立医院作为国家医疗体系的重要组成部分，其发展状况直接关系到整个国家医疗卫生事业的发展。随着我国经济水平的不断提高，人们对于医疗服务质量的要求也在逐渐提高，因此，公立医院必须改变以往那种以消耗大量医疗资源为代价来提升医疗水平的做法，通过降低医疗成本来实现自身经济效益的最大化。在新医改环境下，公立医院应该根据国家制定的相关政策以及自身实际情况来制定相关管理制度，通过对管理制度进行不断的完善和调整，使得自身能够真正地落实好新医改政策，从而降低在医疗服务中的成本支出。成本控制是医院财务管理中的重要内容，同时也是新医改政策所要求的重要内容。在医院内部加强对成本控制的认识，能够有效地提升医院财务管理的质量，有效地提升公立医院在医疗市场中的竞争力，从而促进公立医院在医疗市场中获得更多的经济效益。另外，成本控制是一个持续不断的过程，公立医院需要在日常工作中不断地进行成本控制，从而提高医院对成本控制的重视程度。只有通过加强对成本控制的认识和理解，才能够有效地提升在医疗市场中的竞争力。

3. 提高医疗质量，降低医疗费用

医院管理的中心环节是提高医疗质量，降低医疗费用。医院应通过建立科学合理的管理机制，加强对医疗质量的管理，不断提高医疗技术水平和服务水平，在医疗过程中加强医患沟通，减少患者的不安全感，为患者提供安全、有

效、经济、方便的医疗服务。建立科学合理的检查、检验方法，控制检查和检验的项目范围、项目顺序、检查时间和项目费用等，尽可能减少不必要的重复检查，提高检查率。制订合理的治疗方案，避免过度治疗或过度用药。同时应降低药品费用。药品费用占医院全部支出的比例较大，要通过优化药品结构和加强临床用药管理来降低药品费用。提高医院的服务水平，为患者提供优质服务，从而降低患者的就医成本。

4. 加强医院文化建设，建立符合新时期发展的营销体系

医院文化是现代医院管理的重要组成部分，是一种软实力。医院文化建设包括价值观念、道德规范、行为准则、管理模式、群体意识等方面的建设，是医院综合素质的重要体现。在激烈的市场竞争中，医院只有树立起自己独特的价值观、经营理念和良好形象，才能在激烈的市场竞争中立于不败之地。因此，医院应高度重视文化建设，使全体员工树立正确的价值观、人生观和荣辱观，都能为自己的行为负责。在加强精神文明建设的同时，也要加强业务技术建设，努力提高医疗服务质量，并把社会效益放在首位。医院在发展中应树立正确的义利观和诚信观。我们可以从"诚""信"两个字入手来分析和理解。"诚"是指以真心对患者；"信"是指对患者有信心，能解决患者遇到的各种问题。医院要在建立良好形象的同时，大力开展医德医风教育，强化医务人员职业道德意识和纪律观念。

第二节 医院的发展机遇

医疗机构是指从事疾病诊断和治疗活动的卫生机构，以救死扶伤、防病治病、为公民的健康服务为宗旨。近年来，国家大力扶持医疗机构的发展，鼓励多种形式兴办医疗机构，优化多元办医格局。2019 年 6 月，国家卫生健康委等多部门发布《关于促进社会办医持续健康规范发展的意见》，进一步完善政策措施，加大对社会办医的鼓励扶持和促进规范发展的力度；2023 年 2 月，国资委等部门印发《支持国有企业办医疗机构高质量发展工作方案》，加快推动作为我国医疗卫生服务体系的重要组成部分的国有企业办医疗机构高质量发展。

按机构类型划分，医院、卫生院是我国医疗机构的主要形式，其中，公立医院更是我国医疗服务体系的主体。2021 年 6 月国务院办公厅印发的《关于推动公立医院高质量发展的意见》（国办发〔2021〕18 号）和后续印发的《公立医院高质量发展促进行动（2021—2025 年）》（国卫医发〔2021〕27 号），将深

化医药卫生体制改革工作推向新的高潮，在我国全面向高质量发展新阶段迈进的特殊时期对公立医院改革发展提出新要求，明确公立医院已经到了从"量的积累"转向"质的提升"的关键期，必须把发展的着力点放到提升质量和效率上。

一、现代医院的发展机遇

（一）现代医院的缘起

现代医院的建立与工业革命的发展密不可分。社会经济领域的剧烈变革、城市化的发展，以及临床医学本身的重大发展，不仅使得社会生产被集中组织起来，病人的身体作为临床研究、治疗的对象也被集中于医院空间中。医院空间的主要职能从收容、隔离逐渐转变为了治疗、教学和研究。医院成为临床医学实践的重要场所，并成为国家管理公共卫生健康的重要机构。

作为中国特色基本医疗卫生制度，以及全面深化公立医院综合改革工作的重要工作部署，2017 年 7 月，国务院办公厅印发《关于建立现代医院管理制度的指导意见》（国办发〔2017〕67 号），明确坚持以人民健康为中心，坚持公立医院的公益性，理顺举办机制和管理机制，坚持政事分开、管办分开，推动医院治理体系和管理能力现代化，从完善医院管理制度、建立健全医院治理体系和加强医院党的建设三个方面全面推进现代医院管理制度建设。

（二）医院规模扩张与优化布局

随着我国社会经济水平发展，人民生活水平提高和人口老龄化加速，人民群众对健康的需求也持续快速增长，2021 年全国卫生总费用约为 75 593.6 亿元，占 GDP 的比例为 6.5%。相应地在医疗资源的布局上，医疗卫生服务体系不断健全，医院的数量与规模扩张明显。

根据《2022 中国卫生健康统计年鉴》《2021 年我国卫生健康事业发展统计公报》《2012 年我国卫生和计划生育事业发展统计公报》，至 2021 年末，我国共有 36 570 家医院，2012 年是 23 170 家，1950 年则是 2 803 家。按床位数分，2021 年末 800 张及以上床位医院 2 164 家（占 5.9%），2012 年末 1 059 家（占4.6%），数量增长一倍余。医疗服务量方面，在全国各级医疗卫生机构中，2021 年医院总诊疗量 38.8 亿人次（占 45.8%），入院总量 20 149 万人次（占81.5%）；2012 年医院总诊疗量 25.4 亿人次（占 36.9%），入院总量 12 727 万人次（占 71.5%）（见表 2-1）。

表 2-1　医院数量与规模扩张情况

机构类别	机构数/家		诊疗人次数/亿人次		入院人次数/万人次	
	2021 年	2012 年	2021 年	2012 年	2021 年	2012 年
总计	—	—	84.7	68.9	24 726	17 812
医院	36 570	23 170	38.8	25.4	20 149	12 727
800 张及以上床位医院	2 164	1 059	—	—	—	—

为积极有效应对复杂严峻的公共卫生安全形势，更好满足人民日益增长的医疗卫生服务需求，解决供给侧医疗卫生服务体系结构性问题，促进优质医疗资源扩容和区域均衡布局，建设中国特色优质高效的医疗卫生服务体系，国家大力推动公立医院高质量发展，鼓励建设申报国家医学中心、区域医疗中心等重大基地，同步在地区稳步推进城市医疗联合体建设和县域医共体建设。

结合近年来的新型城镇化、人口老龄化发展趋势，合理布局各级各类医疗卫生机构、明确功能定位势在必行。具体措施包括在城市地区网格化布局由市级医院、区级医院、社区卫生服务机构、护理院、专业康复机构、安宁疗护机构等组成的医疗联合体。一方面，随着分级诊疗的深入推进，各地积极倡导市级医院以业务合作、人才培养、技术支持等为纽带，加强与区级医院的分工协作，探索区级医院与社区卫生服务机构一体化管理等多种形式，建立更加完善连续通畅的双向转诊服务路径。另一方面，完善老年健康服务体系建设作为新时代卫生健康工作的重要组成部分，各地区纷纷深化养老机构与综合医院老年医学科、护理院、康复疗养机构、安宁疗护机构等合理布局，加快推进形成资源共享、机制衔接、功能优化的老年人健康服务网络。

（三）建设健康中国

党和国家历来高度重视人民健康。2023 年，在第 76 届世界卫生大会上，我国发言人表示中国践行人类命运共同体理念，一直用实际行动推动发展中国家人人健康，促进健康公平可及。为推进健康中国建设，提高人民健康水平，2016 年中共中央、国务院印发《"健康中国 2030"规划纲要》，2019 年制定《健康中国行动（2019—2030 年）》。其中主要目标之一是要大幅提升健康服务能力，建立优质高效的整合型医疗卫生服务体系和完善的全民健身公共服务体系，进一步完善健康保障体系，健康科技创新整体实力位居世界前列，健康服务质量和水平明显提高，健康服务业总规模到 2030 年达到 16 万亿元。

发展健康产业，优化多元办医格局，催生健康新产业、新业态、新模式。至 2021 年末，我国民营医院已达 24 766 家（占 68%），较 2012 年增长 153%。有"管"有"放"让医疗卫生领域市场活力不断增强，多元化办医成规模、上水平不断推进。800 张及以上床位的民营医院从 2012 年 27 家增加到 2021 年 169 家。2021 年民营医院总诊疗人次数达到 6.13 亿，较 2012 年增长 142%。

（四）危机与变革

随着工业化、城镇化、人口老龄化发展及生态环境、生活行为方式变化，不仅全球人口的疾病谱发生重大改变，突发公共卫生事件也给维护和促进人民健康带来一系列新的挑战。但总体而言，自改革开放以来，我国在健康领域仍旧取得了突飞猛进的进展与成就，医学技术的发展实现飞跃，医疗服务模式加速创新发展。

从循证医学到精准医学再到数字医学，医学领域科学研究深度和广度不断拓展，3D 打印、AI、机器人、大数据等新技术应用日新月异，质子重离子放射治疗技术等抗癌新手段取得进展，以及药械创新成果显著等一系列的发展，为广大人民群众提供了安全、有效和普惠的医疗保障，带来更为实际的福利。

新冠疫情防控期间，我国不断加强医疗卫生服务体系建设，提升重大疫情救治能力，构建更加科学有序的就医环境。特别是充分利用信息化支撑，大力发展"互联网＋医疗健康"，加快推进医疗机构数字化、智能化转型，完善远程医疗服务流程，充分发挥互联网医疗服务的积极作用，提升医疗卫生服务均等化水平，改善群众就医感受，让就医体验更加便捷舒心。

二、三级公立医院的发展机遇

（一）功能定位

根据 1989 年卫生部发布的《医院分级管理办法（试行）》，医院按功能、任务的不同划分为一、二、三级，三级医院的定位是向几个地区提供高水平专科性医疗卫生服务和执行高等教学、科研任务的区域性以上的医院。1994 年卫生部下发《医疗机构基本标准（试行）》，明确规定了各级各类医疗机构执业必须达到的最低标准。

为全面深化医药卫生体制改革，积极稳妥推进公立医院改革，2011 年卫生部印发《医院评审暂行办法》，并发布《三级综合医院评审标准实施细则》（2011 年版），一直到最新的《三级医院评审标准》（2022 年版），评审标准在围绕"医疗质量安全"这条主线之外，始终强调三级医院要落实功能定位，具体包括坚持公益性，承担急危重症和疑难疾病的诊疗、紧急医疗救援与紧急救治、促进医疗资源下沉等政府法律规定完成的任务和要求等方面内容。

根据《2012 年我国卫生和计划生育事业发展统计公报》《2021 年我国卫生健康事业发展统计公报》，近十余年来，三级医院的数量逐年增加，2021 年全国三级医院 3 275 家，比 2012 年末增加 1 651 家，增长一倍多。2021 年末，三级医院占医院总数的 9%，但在医疗服务量方面，三级医院总诊疗量 22.3 亿人次，在全部医院中占比 57.5%，三级医院入院总量 11 246 万人次，占比 55.8%（见表 2 - 2）。

表 2 - 2　三级医院数量与规模扩张情况

机构类别	机构数/家		诊疗人次数/亿人次		入院人次数/万人次	
	2021 年	2012 年	2021 年	2012 年	2021 年	2012 年
医院	36 570	23 170	38.8	25.4	20 149	12 727
医院中：三级医院	3 275	1 624	22.3	10.9	11 246	4 726

2019 年，国务院办公厅发布《关于加强三级公立医院绩效考核工作的意见》（国办发〔2019〕4 号），逐步在全国启动三级公立医院绩效考核工作。至 2021 年末，全国 3 275 家三级医院中共 2 706 家三级公立医院参加 2021 年度的国家绩效考核，紧跟其"指挥棒"，落实发展和改革的各项要求，考核指标分为医疗质量、运营效率、持续发展、满意度评价等四个板块。

根据《2022 中国卫生健康统计年鉴》数据分析，2021 年三级公立医院平均总收入 97 640.6 万元。针对三级公立医院巨大的资产和经济规模，为进一步提高经济活动科学化、精细化管理水平，降低经济运行的压力，2017 年 5 月，国家卫计委、财政部、中医药管理局联合印发了《关于加快推进三级公立医院建立总会计师制度的意见》（国卫财务发〔2017〕31 号），国务院办公厅同年发布的《关于建立现代医院管理制度的指导意见》（国办发〔2017〕67 号）中要求三级公立医院应设置总会计师岗位，全面推进三级公立医院建立总会计师制度，协助加强医院经济和运营工作。为进一步提升医院精细化运营管理水平，卫生健康委、中医药管理局于 2020 年印发《关于加强公立医院运营管理的指导意见》（国卫财务发〔2020〕27 号），旨在积极应对医院运营的挑战，号召公立医院向强化内部管理要效益，努力提高医院运营管理科学化、规范化、精细化、信息化水平，以推动公立医院高质量发展。同时提出在持续加强运营管理工作方面，三级公立医院应做表率。

（二）高质量发展趋势：专科、科研与教学

学科建设是三级公立医院的发展核心，专科发展将带动医院整体诊疗能力和水平提升。根据《关于印发公立医院高质量发展促进行动（2021—2025 年）的通知》（国卫医发〔2021〕27 号），国家将重点打造一批高水平公立医院网络和临床重点专科群。三级公立医院不仅在创建国家、省级医疗中心和高水平医院等项目上是中坚力量，有力推进加快优质医疗资源扩容和区域均衡布局，而且在建设国家临床重点专科和打造国内外一流水平的优势专科方面也是领头羊。三级公立医院立足于满足重大疾病临床诊疗需求，加大与高等院校、科研机构合作力度，探索多学科交叉融合，引领医疗技术快速发展。

2023 年，国家卫生健康委发布《关于推动临床专科能力建设的指导意见》（国卫医政发〔2023〕22 号），将临床专科能力建设作为医院建设发展的根本任务，作为服务患者的重要基础，以及引领公立医院高质量发展的重要内容。落实医疗机构专科能力建设主体责任，要求科学制订临床专科发展规划，夯实基础学科和平台学科能力，谋划打造优势专科和特色专科。强调三级综合医院要全面提升内科、外科、妇产科、儿科、急诊、精神科等人民群众就诊需求高、就诊量大的基础学科服务能力，满足人民群众基本看病就医需求；强化麻醉、影像、检验、重症、病理等平台学科的专业技术水平，提升平台学科医疗服务支撑作用。三级医疗机构要优化临床专科布局，确定优先建设发展的方向，牵头在辖区内构建系统连续、功能互补的临床专科群，形成覆盖本辖区疾病谱主要疾病和重大疾病的三级医院临床专科服务网。

推进医学技术创新是公立医院高质量发展的题中之义。面向科技前沿与重大科学问题，加强基础和临床研究，强化科研攻关，推动科技成果转化，需要三级公立医院积极引领，提升科研创新能力。立足高水平医院建设，广东省打造高水平医院体系任务之一即打造高水平临床科研平台。加快建设国家和省重点实验室、临床医学研究中心，打造临床样本资源库和健康研究大数据库，建设高水平医学实验动物中心、临床试验研究中心、临床专病研究所等。积极争取国家科研立项等科研奖励，支持高水平医院医务人员参与国家和省级学术团体。

在医学教育方面，根据《国务院办公厅关于加快医学教育创新发展的指导意见》（国办发〔2020〕34 号），深化医教协同，强化医院教学和人才培养职能，重要举措之一即夯实高校附属医院医学人才培养主阵地，推进并规范高校与医院的医教研合作，理顺高等学校附属医院管理体制机制，加快公立医院高质量人才队伍建设。

（三）现代医院管理制度与对外合作新模式探索

建立权责清晰、管理科学、治理完善、运行高效、监督有力的现代医院管理制度，要从健全医院决策机制出发，不仅包括全面加强公立医院党的建设，把党的领导融入公立医院治理结构，规范党委会会议和院长办公会议决策机制和议事规则，从内部管理角度规范治理机制和强化运行效率；还指明了向外拓展探索新的治理结构的新方向，创新医联体合作模式，在加强技术、人才、管理各方面的合作之外，探索在资产多元化、实行托管的医院或医疗联合体之间合作建设理事会。通过顶层法人治理结构的改革，进一步激发公立医院运行发展的活力，探索建设紧密型城市医疗集团和县域医共体为载体的高水平公立医院网络，搭建与人民群众健康需求相匹配、上下联动、区域协同、医防融合、中西医并重、优质高效的公立医院体系。

在国际化卫生健康交流合作方面，我国实施全球卫生战略，积极参与国际卫生合作，共建人类卫生健康共同体。一是持续向发展中国家派遣医疗队员，至2023年中国援外医疗队派遣60周年，跨越国界打通生命之路，搭建中外友谊的桥梁。二是在建设一批国家医学中心、区域医疗中心、高水平医院过程中，着力打造高端医学人才团队，支持大力培养和引进海内外高层次医学人才，积极开展出访交流活动，参与国际学术前沿问题研究和讨论。许多医院设置国际交流合作部门，积极开展交流活动，开辟对外交流渠道，加深与海外医院的合作关系。三是粤港澳大湾区继续加深医疗卫生领域的合作，香港大学深圳医院由深圳市政府投资，引进香港大学现代化管理模式，开启合作办医新模式；广州基层社区推广形成以港式全科为中心的专科转诊机制；跨境医疗融合加速，如港澳医师跨境执业行医、港澳居民异地医保结算等，粤港澳大湾区卫生健康一体化进程加速推进。

立足全球视野，谋划建设一流，我国全方位融入全球医疗体系，公立医院以多渠道、高层次、实质性的国际合作与交流推动高质量发展，带动我国医学人才和医疗机构以更加开放的姿态走向世界，为构建人类卫生健康共同体贡献中国力量。

三、三明医改模式的启示

深入学习三明医改经验。2021年3月，习近平总书记在福建省三明市考察调研时对医药卫生体制改革做出重要指示，强调要均衡布局优质医疗资源，做到大病重病在本省就能解决,一般的病在市县解决,头疼脑热在乡镇、村里解决;指出三明医改效果是好的,改革经验是有价值的,值得各地因地制宜借鉴。2022年,三明医改已走过10年历程,从医药、医保、医疗"三医联动"改革,到改革公立医院薪酬制度,医院院长、书记、总会计师实行总额控制下的目标年薪制,进一步重新设定医生绩效考核体系,提高医疗服务费,将医务工作者收入与药品耗材和检查脱钩,以"腾笼换鸟"的方式动态理顺了医疗服务价格,逐步优化了医院收入结构。再到"3.0"的三明医改,以健康为中心,构建健康管护组织体系,推动责任共担、利益共享和医疗资源下沉,实现"预防为主,防治结合"的目标,与政府办医责任体系、医疗保障体系、健康绩效考评体系共同构成新时代健康保障体系,是对人民至上、生命至上、健康至上精神的实践探索。

三明市通过一系列举措斩断医药领域利益链,打掉洗钱、回扣、促销、贿赂黑幕等灰色收入渠道,让药品、医生回归治病救人本位,去掉创收动机,用制度托起白衣天使的翅膀,实现医药、医保、医疗"三医联动",逐步破解"看病贵"问题,获得了"药价下降、医务人员收入增加、医保扭亏为盈"三赢。通过构建市县两级医联体体系,推进紧密型医联体建设,医联体牵头单位统筹医保基金和公共卫生资金使用,实行医保基金"总额付费、超支不补、结余留用"制度,有效推动医疗资源下沉和分级诊疗落到实处。

目前,全国各地正深入学习三明医改"人民至上、敢为人先"的精神和改革整体联动、完善医改经济政策等核心经验,通过加大三明医改经验推广力度、开展药品耗材集中带量采购工作、推进医疗服务价格改革、推进医保支付方式改革、深化公立医院人事薪酬制度改革、加强综合监管等举措,因地制宜推广三明医改经验。

广东省中山市自2010年起住院医疗费用开始实行总额控制下按病种分值付费的支付方式;2016年实施医疗服务价格改革,取消药品及医用耗材加成,降低大型医用设备检查治疗和检验项目价格,并通过调整医疗服务价格进行补偿;2017年开始试点推行日间手术,将符合条件的日间手术术前检验检查费用纳入住院报销范围;2018年实行公立医院薪酬制度改革试点方案,探索实行院长年薪制,动态确定公立医院绩效工资水平,建立绩效工资水平调控机制和核增机制;2019年全市三级医院落实总会计师制度;2021年出台《中山市构建高质量医疗卫生服务体系实施方案》(中府函〔2021〕147号),以高水平医院、区域中心医院和基层医疗服务提升为"三驾马车",形成市级三甲、区域三级(三甲)、镇街基层机构等三级结构新格局,创建"登高峰、建高地、强基层"的整合型医疗卫生服务体系。

　　中山市扎实推广三明医改经验，坚持政府办医责任，加大财政投入保障。2022年，中山市全年卫生健康预算安排39.43亿元，同比增长27.89%；卫生健康财政支出40.38亿元，同比增长2.5%，其中公立医院支出3.94亿元、基层医疗卫生机构支出3.15亿元。设立公立医院高质量发展专项资金，重点支持高水平医院、区域中心医院改革发展，将"六项投入"均纳入财政保障。引导公立医院进一步落实功能定位，提高医疗服务质量和效率，保障人民群众健康，2019年在广东省卫生健康委员会公布的全省公立医院绩效评价结果中，中山市人民医院位居全省地级市三级综合医院第一，古镇人民医院、东凤人民医院分别位居全省二级公立医院第一和第七，中山市成为全省公立医院绩效评价成效最为突出的地级市。持续推进分级诊疗制度建设，按照三级综合医院、镇街各级医院和社区卫生服务机构"三位一体、统筹布局、紧密融合、联动发展"总体思路，以市级三大医院和区域中心医院牵头构建紧密型医联体，有市人民医院紧密型医联体（黄圃人民医院、南朗医院），市中医院医联体（沙溪隆都医院、板芙医院），市骨科医院与市内外36家医院结成的大湾区骨科医院联盟等。全市组建专科联盟14个，设立市三大医院镇街名医工作室12个。

第三章

医院运营管理的发展

第一节　运营管理

运营管理（Operations Management）是系统地研究企业如何将有限的资源投入企业活动中去，以实现既定的战略目标。运营管理是一个复杂的系统，它由组织、流程、信息和技术等组成。与其他管理活动相比，其具有以下特点：①具有高度的复杂性；②范围广泛、目标明确、内容具体；③具有目标的层次性；④具有结构的层次性。基于此，运营管理就是围绕着企业资源配置问题而展开的一系列活动，具体包括战略规划、经营决策和业务运作三个层面。

一、运营管理的定义

运营管理是一种管理活动，它的目的是通过资源的合理配置和利用，使企业在一定时期内达到一定的经济效益。运营管理包括战略规划、经营决策、业务运作三个层面，是从企业战略和目标出发，以资源配置为中心，通过组织结构设计、流程设计、信息系统设计等手段，将企业有限的资源投入企业经营活动中去，以实现既定的战略目标。运营管理是一种综合管理，其特征在于：①将企业的战略规划和经营决策落实到具体的业务活动中；②在业务活动中广泛运用信息技术；③对业务活动进行持续的监控与反馈；④以目标为导向，而不是以职能为导向。

在运营管理实践中，首先要对组织架构进行调整优化，通过改变组织架构来提升运营效率；其次是运用科学有效的方法来保证组织架构实现其既定目标；最后是对流程进行梳理优化。运营管理是一门应用科学，其核心是通过系统思考、流程再造、模式创新等手段来解决管理问题。运营管理是一个动态的过程，其核心在于"通过科学有效的方法"，而这种科学有效的方法就是运营管理的理论和工具。本章所述医院运营管理，是一种将医院业务活动进行分析、设计、计划、执行、控制和评价以实现经营目标的系统活动。

二、运营管理诞生的背景

工业经济时代，由于产品和服务的标准化，企业只需要关心如何生产更多的产品，如何将产品销售出去，而无须关心生产过程中的成本控制、质量管理等问题。这就使得企业经营更加容易，企业管理更加简单。

随着科学技术的进步，企业之间的竞争越来越激烈，企业生存和发展的环境也发生了很大的变化。由于市场竞争和技术进步使得产品和服务的成本不断下降，企业之间的竞争从原来的规模经济转变为现在的规模不经济，要想生存下来并发展壮大，企业就必须将有限的资源集中投入能带来更高效益的业务领域中去。

三、运营管理的对象

运营管理的对象主要包括企业的产品、服务和资源，其中产品是运营管理的核心对象，也是运营管理工作开展的基础。服务是企业的生存和发展之本，服务质量对企业竞争力的影响很大。资源则是企业经营活动的物质基础，对企业生产经营活动产生重要影响，企业资源包括人力、物力、财力等。

运营管理对这些资源进行了有效的配置和利用，使得企业在一定时期内获得了一定的经济效益。但是，如果资源配置不合理或者管理不善，也会造成不必要的浪费或损失。因此，必须在保证产品和服务质量的前提下，通过对资源进行合理的配置和利用来实现企业经营效益最大化。

四、运营管理的目标

运营管理的目标是通过对资源的合理配置和利用来提高企业的经营效益，实现企业的可持续发展。它包含三个层次：①增加经济效益，即在保证产品和服务质量的前提下，使企业在一定时期内获得更多的经济效益；②提高顾客满意度，即通过合理的流程设计和信息技术，为顾客提供优质服务，使企业获得更大的顾客满意度；③降低成本，即通过有效的组织管理和技术手段，优化业务流程，降低经营成本，提高资源利用率。因此，运营管理是一个综合的过程，它涉及组织结构、流程设计、信息技术应用等方面。运营管理的最终目标是使企业在激烈的市场竞争中获得更大的效益。

五、运营管理的范围

运营管理的范围很广泛，它主要涉及企业战略规划、经营决策、业务运作三个层面的管理工作。其中，战略规划主要包括企业的经营目标、发展战略等，这是企业运营管理的核心。经营决策是根据企业战略和目标，制定相应的经营策略，这是运营管理的关键。业务运作主要指企业生产和销售等日常经营活动中所进行的计划、组织、协调和控制等工作。运营管理是将战略规划和经营决策落实到具体业务活动中的一种综合性的管理过程，它需要通过组织结构设计、流程设计、信息技术应用等手段来实现。

第二节　医院运营管理

一、医院运营管理的概念

运营管理在卫生系统中的应用是医院根据自身的功能定位、战略规划和业务发展目标，运用科学的管理工具和方法，对医院资源配置、流程再造和运营模式进行有效管理和持续优化的过程。

（1）在医院自身发展层面，伴随着国内医疗行业进入高质量发展阶段和国家对公立医院改革的深入推进，公立医院在运营管理方面面临着诸多挑战，其中包括：①医疗质量、安全、效率与运营管理水平仍有待进一步提升；②公立医院经济运行压力不断加大，部分公立医院经济运行面临严峻挑战；③医疗资源分配不均与利用效率不高问题并存。

（2）在外部环境层面，医疗行业竞争日益加剧。一方面是医保支付方式改革政策持续推进；另一方面是公立医院运营管理难度不断加大。医疗市场需求的多样化、个性化、小众化发展趋势也使得医疗服务供给和患者需求之间产生难以平衡的矛盾。

医院运营管理（Hospital Operations Management，HOM）指的是在医疗服务

提供过程中，通过有效整合和充分利用医院的内部资源，以提高投入产出活动的效率、效益和效果为目标的管理过程。

医院运营管理者根据医院工作和发展的客观规律，运用运营管理的理论和方法，对医院的人力、财务、物资、信息和时间等资源进行计划、组织、协调和控制，以充分发挥系统整体运行功能，实现资源配置的最优化和综合效益的最大化，满足患者对医疗服务的需求。通过对运营活动的有效管理，医院能够提供更高质量的医疗服务，从而为患者带来更好的医疗体验。医院运营管理的目标是建立和管理一个系统，以在正确的时间和地点为人群提供正确的专业服务，并以尽可能低的社会成本，让医院能够长久地、良性地、持续地发展壮大。

二、医院运营管理的发展历程

（一）全球医院运营管理的发展历程

全球医院运营管理经历了四个不同的发展阶段，每个阶段都有其特点和挑战。尽管各个发展阶段的研究内容有所差异，但它们并不是完全独立的，因为每个阶段都涉及内容方面的交叉，同时也反映了后一阶段在前一阶段基础上的延续和演化。

1. 第一阶段（19世纪末至20世纪初）

在20世纪之前的欧美国家，宗教组织垄断了医疗机构的主导地位，而政府和医生自行设立的医疗机构所占比例微乎其微。随着社会经济的不断发展，特别是医学科学的不断进步，医疗服务已经从以疾病为中心的单一模式转变为以患者健康为核心的全面服务模式。在这个过程中，医院经历了一个从附属于国家机构向独立经营的阶段变化。在此时间段内，医疗机构的投资者和医生自身扮演着管理者的角色，他们的管理方式主要依赖于自身的经验，缺乏系统性和科学性。

2. 第二阶段（20世纪初至60年代）

在20世纪初，随着科学管理思想的不断演进和成熟，学者们开始探索管理方法，以提高医疗服务的效率和质量。在此情形下，一些学者开始聚焦于医院管理领域中应用的最新技术、工艺和手段。一方面，医护人员已经开始发表文章，详细阐述了遵循规定的程序进行手术可以显著提高手术效率和质量。另一方面，一些医疗机构也正在研究如何改进传统外科手术流程。在此基础上，一些医师开始探索运用最新的技术和设备，以优化手术流程。医生们还利用信息技术改进手术室内的工作环境，使患者得到更加舒适、安全、便捷的诊疗体验。吉尔布雷斯在医疗服务领域运用科学的管理方法，通过对手术过程进行摄影和动作分析，提高手术的效率和质量。

3. 第三阶段（20世纪60年代至80年代）

随着第三次科技革命的开展，医疗服务的环境发生了翻天覆地的变化，同时，运营管理理论也得到了快速的发展，运筹学和统计学等方法在解决军事和生产企业管理问题方面发挥了巨大的作用，这些理论和方法逐渐被推广到医疗服务业的管理中。然而，医疗服务系统规模庞大、结构复杂，因此需要进行更加深入的研究。

4. 第四阶段（20世纪80年代至今）

随着科技的蓬勃发展和对各种管理理论的深入探究，医疗服务业中的运营管理进入一个快速而全面系统发展的全新境界。在这种背景下，医院的运营管理工作面临着一系列前所未有的机遇与挑战，如何更好地实现自身价值成为摆在每个管理者面前急需解决的问题之一。随着新的运营管理理论的不断涌现，医院运营管理的研究领域逐渐形成一个相对完备的体系，这不仅促进了研究内容的深入挖掘，同时也为医院的运营管理提供全新的思路和方向。

（二）国内医院运营管理的发展历程

国内医院运营管理经历了四个不同的发展阶段，每个阶段都呈现出其特点和优势。随着医疗市场的开放和竞争日益激烈，我国各医疗机构开始重视运营管理工作。医疗机构在改革开放的大潮中获得了蓬勃发展，其发展速度更是突飞猛进，成为中国医疗事业的重要支柱。在各级政府及有关部门的大力支持下，我国医疗卫生事业获得了显著的进步，基本解决了广大民众的就医难题。为了缓解医疗供需矛盾，国家采取了多元化、多层次、多形式和多渠道的办医策略，从而为私人和社会团体提供了创办医疗机构的机会，同时，部队、企事业单位的医疗机构也向社会敞开了大门。这些都极大地调动了全社会开办医疗机构的积极性，呈现出一派繁荣景象。随着经济改革的不断深入，我国开始逐步构建以公有制经济为主体、多种所有制经济共同发展的基本经济制度，并出台了一系列法规政策以鼓励各类投资兴办医疗机构。这使原本十分有限的卫生资源得到合理分配，为医疗机构的蓬勃发展注入了新的活力，在缓解医疗供需矛盾、满足人民群众不同层次的医疗需求方面扮演着至关重要的角色。在此之前，中国的医疗卫生系统主要由政府直接监管，而医院的运营和管理也由政府承担着相应的职责。这种模式虽然能够有效地保证医疗质量，却制约着卫生事业的健康可持续发展。在计划经济时期，由于计划经济体制的束缚，军队的卫生工作一直处于一种封闭的状态，缺乏与市场经济的融合，从而导致医院缺乏生机和活力。改革开放后，我国对医疗卫生体制进行了一系列重大调整，使之逐步适应社会主义市场经济体制。随着经济改革的不断推进，医疗卫生体系正在逐步向市场化、社会化的方向转型，医院的运营管理也在逐步从政府主导向社会化主导的方向演进。

1. 第一阶段（20世纪80年代至90年代初）

1982年1月12日，我国首次颁布了《全国医院工作条例》，这是我国首个实现全国医院管理一体化的法令，它对于保障人民健康和促进卫生事业发展具有重要意义。该条例明确规定了各项工作的制度化、常规化、规格化等要求，并重点提出了若干医院现代化建设的方向性问题，充分反映了我国社会主义医院的基本特点。同时，该条例还吸收了国外医院管理的先进经验，强调从病人出发，重视医疗质量，加强医院质量管理，为现代化的发展道路开启了新的篇章。1994年2月26日，卫生部颁布了《医疗机构管理条例》，自1994年9月1日起施行。这是我国卫生法治建设中的一个重要里程碑，是社会主义市场经济条件下加强医疗机构监管的一项重大举措。该条例共分为七章五十五条，确立了国家对医疗机构实施统一监督管理的基本原则，并建立了法律制度，对医疗机构的规划布局、设置审批、执业登记、执业活动管理以及定期评审等方面进行规范。对于违反这些规定的行为，国家制定了相应的法律制裁措施，以维护法治秩序。条例在规范医疗服务行为方面起到了积极作用。该条例确立了医院的管理架构和职责分工，为规范医院运营管理打下了坚实的基础。在医疗改革中，政府加大了财政投入，加大了对公立医疗机构的监管力度。随着时间的推移，医院的运营管理逐渐朝着市场化和企业化的方向发展，引入了现代化的管理理念和技术，从而建立了一个现代化的管理体系和运营模式。

2. 第二阶段（20世纪90年代末至21世纪初）

1997年1月15日，中共中央、国务院颁布了《国务院关于卫生改革与发展的决定》，旨在促进卫生领域的进一步繁荣和发展。在这一政策指引下，全国各地掀起了一场前所未有的大讨论，医疗卫生机构的改革进入一个关键时期。我国的卫生改革和发展已经确立了一系列重要的政治方针，同时也明确了新时期卫生工作的奋斗目标，这为深化卫生改革开创了全新的局面，并为创造优越的条件奠定了坚实的基础。2000 年 2 月，有关单位发布了《关于城镇医药卫生体制改革的指导意见》，该文件为我国医疗卫生事业的管理体制改革提供了重要的指导方向，进一步加速了改革进程。这标志着我国新一轮医疗卫生体制改革全面启动。为了适应社会主义市场经济的要求，改革目标在于构建一个全面的城市医疗卫生系统，以推动卫生机构和医药行业的健康发展，从而为广大民众提供价格合理、品质卓越的医疗服务，提高人民的身体健康水平。经过几年来的实践，我国的医疗卫生事业有了很大发展，医疗机构数量不断增加。随着时间的推移，医院的运营管理正逐渐向以绩效为导向的管理模式转变，医院开始注重提升医疗质量和服务水平，以达到提高经济效益和社会效益的目的。

3. 第三阶段（21 世纪初至 10 年代初）

2009 年中共中央、国务院《关于深化医药卫生体制改革的意见》（中发〔2009〕6 号）明确提出要建立高效规范的医药卫生机构运营机制，强化基层医疗卫生机构、公共卫生机构和公立医院绩效考核。加强和完善基层医疗卫生机构的内部管理，建立以服务质量为核心、以岗位责任和绩效为基础的考核与激励机制，以确保公平和效率的长期稳定。在此背景下，如何构建科学合理的医疗机构综合评价指标体系成为该阶段医院管理者亟待解决的课题之一。《"十二五"期间深化医药卫生体制改革规划暨实施方案》（国发〔2012〕11 号）强调了建立科学的医疗机构分类评价机制的重要性。在此背景下，如何构建合理有效的医院综合绩效评价体系成为该阶段我国卫生行政主管部门面临的重要课题之一。《中共中央关于全面深化改革若干重大问题的决定》中，对公立医院改革的加速、政府责任的落实以及建立科学的医疗绩效评价机制做出了周密的部署。

4. 第四阶段（21 世纪 10 年代末至 20 年代初）

2015 年 12 月 10 日，有关部门发布《关于加强公立医疗卫生机构绩效评价的指导意见》。我国公立医疗卫生机构的绩效评价范围和评价原则在该意见中得到了明确的界定。为了提高公立医疗卫生机构的管理和服务效率，该意见要求各级各类公立医疗卫生机构建立全面有效的绩效评价体系，并将其纳入政府绩效考核范围。根据公立医疗卫生机构的性质，针对公立医院、基层医疗卫生机构、专业公共卫生机构以及卫生计生监督执法机构，制定了相应的绩效评估标准，并对不同类型医疗机构提出了具体要求，这标志着我国公立医疗卫生机构绩效管理进入新阶段。公立医疗卫生机构的绩效评价工作思路在目标原则、绩效评价主体、绩效评价指标体系、绩效评价标准、绩效评价程序、绩效评价结果应用与信息公开、组织保障等七个方面得到了明确阐述。习近平总书记 2016 年 8 月 19 日在全国卫生与健康大会上的讲话中指出，应抓好现代医院管理制度的建设，促进医院管理模式与运行方式的转变；要加快推进公立医院综合改革试点，建立健全管办分离制度，落实政府投入责任，完善法人治理结构。为了提升医院管理的科学化、精细化、信息化水平，规范医疗行为，不断提高服务能力和运行效率，我们需要不断探索创新，以达到更高的管理水平。这是对我国当前医院管理改革工作的新要求。2017 年国务院办公厅《关于建立现代医院管理制度的指导意见》（国办发〔2017〕67 号）指出，应努力实现社会效益和运行效率有机统一，使医院治理体系与管理能力现代化。

2020 年，为了贯彻相关文件的要求，促进公立医院高质量发展，加快管理模式与运行方式的转变，进一步提升医院运营管理水平，国家卫生健康委、财政部、医保局联合发布了《关于加强公立医院运营管理的指导意见》（国卫财务发〔2020〕27 号）。这是我国首次对公立医院运营管理工作做出全面部署与安排，是新时代下深化医疗体制改革的重要举措之一。我国医院的运营管理正朝着规范化、透明化、科学化的方向迈进，这一意见的发布为医院的可持续发展提供了强有力的支持。

三、医院运营管理的发展趋势

在很长一段时期，中国医疗机构依靠规模扩大、硬件堆积来增加自身的影响力，在此背景下，传统的医院运营管理是属于"经验式""粗放式"的惯性管理思维。惯性管理直接导致了医院医疗效率低下、医疗资源内耗。而随着医疗改革的深化，医疗卫生行业发生了很大的变化：一是对规模扩张行为的约束，推行合理分级诊疗模式；二是建立科学的医保偿付机制，扭转以药补医的局面；三是鼓励社会办医，允许多点执业。医改背景使医疗行业的竞争渐趋白热化，外部环境对医院管理提出了新的要求；而医院自身为了实现具有核心竞争力的战略目标，也要求医院管理由粗放式向精细化转变，由随意性向制度化转变，方能实现可持续发展。

现代医院运营管理的发展趋势是由"人治"向"法治"转变，由以"人"为核心的粗放式和经验式的管理向制度化的精细管理转变，是以建立科学组织架构、规范业务流程、整合资源利用为手段，以提高服务质量和效率为目标，以病人需求为最终核心的管理模式的搭建。精细化运营管理的理念有以下几方面：

（1）是一种目标管理。医院为组织成员描述一个可及的共同愿景，所有成员在这个共同愿景下，细化、明确任务的分解、落实，明晰实施步骤的具体要求，为共同的目标而奋斗。

（2）是一种管理文化。医院的目标是全体员工能全面学习和培养精细化管理文化意识，将与时俱进的观念植入日常管理工作的方方面面中，员工的思想和行为受到了潜移默化的影响，逐渐演变成员工之间的一种自觉与自愿的行动。

（3）是一种系统管理。医院任何一个部门都是多系统协作下的组织，精细化管理需要对不同环境、部门、环节进行统一协调和统筹，注重整个系统的管理过程。

（4）是一种规范化管理。医院对每一项管理目标的追求，都要精准落实在制度上，严格遵守各种行业规范和准则，将内容规范化、制度清晰化、过程具体化，以达到精细化管理的要求。

（5）是一种持续管理。事物的发展是一个动态变化的过程，医疗行业在不断发展和演变，医疗政策也在持续调整和优化。在这个过程中，医院的管理也需要与时俱进，根据新状况、新问题、新要求不断做出适应性修正和调整，以达到持续管理、持续发展的要求。

四、医院运营管理的对象

（1）从资源角度出发，医院是一个资源导向型的服务性组织。医院资源是指医院中提供医疗卫生服务的生产要素的总称，通常包括人员、资金、床位、医疗设施及装备、知识技能信息等。因此，从资源角度出发，医院运营管理即对上述对象的统筹优化管理。

（2）从医院运营角度出发，医院的运营就是临床、医技、医辅等业务科室的运营，医院的运营管理就是常态化关注科室运营发展情况，有效指导医疗业务科室提升运营效率，强化教学、科研、预防、后勤服务等工作的制度管理和成本管控。

（3）从流程管理角度出发，医院将运营活动各环节的人、财、物、技术通过流程管理有机结合，形成统一的管理体系。医院运营管理就是综合运用系统思维统筹优化管理流程，实现流程管理系统化、科学化、规范化和智能化。

五、医院运营管理的内容

医院运营管理主要关注医院日常业务和医疗服务的情况，并要求根据临床情况实时反馈、实时调整，以提升运营质量和运营效率。从医院的具体经营活动角度，医院运营管理涵盖的方面包罗万象，主要涉及战略、财务、绩效、信息等多方面关系，具体包括如医院运营管理策略、医院精细化运营管理体系建设、流程管理、医院资源配置与调度、医院绩效考核评价与薪酬管理等，以及人工智能的疾病诊断、医疗行为辅助决策等。由于医院运营管理的内涵和外延仍在不断发展，结合当前主要研究范畴，本书从不同的经营层面，将医院运营管理的主要内容归纳如下：

（1）在战略层面，具体分为医院运营战略分析和医院运营管理体系建设（如组织方式构建、运营团队建设、运营模式选择等）。

（2）在系统和流程设计层面，具体分为医院服务流程（如门诊服务流程、临床科室服务流程、医技科室服务流程、手术室服务流程、后勤服务流程等）优化和医院资源配置与调度（如医院人力资源配置与调度、医院空间资源配置与调度、医院设备资源配置与调度、医院床位资源配置与调度、医院供应链管理等）优化。

（3）在计划、组织与控制层面，分为医院各项具体经营活动的计划、组织与质量控制。

（4）在持续改进层面，分为医院绩效考核与评价、医院绩效薪酬和医院精细化运营。

（5）在其他层面，分为辅助医疗决策与疾病预防、科室综合评价、结合新技术与多院区协同的运营管理。从经营活动的战略层面，医院战略分析为医院运营管理明确方向，医院运营管理的体系构建则为医院运营管理战略服务。从经营活动的系统和流程设计层面，通过对有限的医院资源进行合理有效的分配，可确保所有患者能在合适的时间、合适的地点获得合适的诊疗服务，提高服务效率和服务质量，以实现服务价值最大化。从经营活动的计划、组织与控制层面，医院运营管理涉及医院各项具体经营活动的计划、组织与质量控制。从经营活动的持续改进层面，医院运营管理可通过绩效改善、持续质量改进、精细化管理等途径对经营活动持续改进。此外，随着新兴技术在医疗领域的融入应用以及卫生发展新趋势，医院运营管理还涉及辅助疾病诊断与预防医院院区和科室综合评价等多个方面。

六、医院运营管理的目的

（一）强化学科建设（院中院、分院、学科结构布局）

在公立医院朝着高质量发展不断前进之时，一个设计合理、运行高效的学科建设规划方案对于实现运营管理目标至关重要。一直以来，国内公立医院学科建设在整合学科资源、精进学科能力、打造医院品牌上发挥了重要作用，但学科群也面临着发展不均衡、融合程度有待提升、学科能力下沉有限等挑战。事实上，大多数医院在学科建设中常常面临将学科和医疗技术、项目画等号，学科合作有待改善，学科运营能力有待加强，科研转化的反哺作用不充分等困难。

为了助力公立医院稳固学科建设规划，实现高质量发展，可以通过制定科室发展策略，并以绩效考核的方式确定年度工作重点和目标追踪方案。

首先，运用学科评价模型对医院学科开展综合评价，实现分阶段、分梯次发展。在资源有限的情况下，以医院的战略发展目标为指导，通过综合评估医院学科发展的技术突破可行性、市场吸引力和内部可行性，确定医院学科发展优先次序。其中，技术突破可行性考虑学科集群相关技术或者专科技术突破情况，评估转变学科发展模式或领先发展的可行性。市场吸引力主要考虑市场规模大小、市场规模增速和学科辐射半径内竞争情况等因素。内部可行性基于学科技术成熟度、服务量和人才成熟度等因素。

其次，测算财务业务目标。结合医院各学科当年整体住院情况和门诊情况，考虑政策动态变化和人口统计学、疾病谱变化等因素，预估医院未来各亚专科出院量及年复合增长率、门诊量及年复合增长率，从而进行医院未来的收入预估。

最后，分析关键举措和落地措施。以医院科室人力资源配置为例，首先是人员配置数量分析。统筹考虑卫生行业对科室人力资源配置的各类要求（如等级评审要求、区域医疗中心要求、各级临床重点学科评审要求等）、科室资源综合利用程度（如床位使用效率、设备使用效率等），匡算适宜人员规模。根据科室发展目标，运用作业成本法对科室人员数量需求进一步细化。利用医疗行业特色的岗位胜任力模型，分析科室各亚专科现有人员情况和人员梯队情况，分别盘点各亚专科学科带头人、中坚骨干力量和基础人才情况，从而梳理出医院学科对人力资源的要求，明确各学科对应的战略要点、关键人才、薪酬激励和培训发展。

（二）减少运营管理成本

医院在运行过程中，将产生大量的医疗成本、物资成本、人工成本和其他直接成本。同时，还涉及患者负担的众多社会间接成本。因此，通过科学的运营管理，可实现降低成本、减轻患者费用负担、为医院获得最大的社会效益和经济效益的目标。

（三）提升服务质量和满意度

医院服务质量的影响因素众多，而患者满意度是患者对医疗服务的认知、态度及情绪的反应，因此，提升医院的服务质量和患者满意度是一项复合工程。医院运营管理可在医院战略以及具体经营活动的计划、组织、质量控制的过程中追求医院服务质量和患者满意度的提升。

（四）优化资源配置

根据医院资源的特点合理配置资源，实现供需在一定限度下的动态平衡，是医院资源配置的基本要求，而充分调控有限的医院资源，对各项医院资源实施优化重组，实现医疗服务效率和效益最大化，是医院资源配置的终极目标。医院资源如何合理配置及有效利用，是确保医疗服务水平和能力不断提高及保证医院永续经营的重要课题，也是医院运营管理的主要旋律。

（五）改善医院绩效水平

随着国家公立医院绩效考核对"运营效率"的关注，医院核心业务工作与运营管理工作深度融合，医院将更加着眼于将现代管理理念、方法和技术融入运营管理的各个领域、层级和环节，坚持高质量发展和内涵建设，将运营管理转化为价值创造，有效改善医院绩效水平。

第四章

医院运营管理模式

第一节　国外医院运营管理模式

美国医疗管理者学会（American College of Healthcare Executives，ACHE）提出的七大基本原则为医院管理提供了重要的指导。这些原则强调了以患者为中心的关注、团队协作、不断改进、医疗安全、有效的沟通和信息共享、管理效率以及全员参与。这些原则有助于确保医院提供高质量的医疗服务。国外医院管理采用了多种模式，包括非营利性和营利性医院。非营利性医院强调社会责任感，而营利性医院更关注市场竞争和利润最大化，这些不同的模式在管理目标和方法上存在差异。现代管理工具在国外医院管理中得到广泛应用，包括财务管理、项目管理、流程管理和绩效评估等。信息化技术，如电子病历和医院信息系统，使管理效率和医疗服务质量得到提高。

国外的医院运营管理模式多样化，不同国家和地区会采用不同的方法和策略来管理医疗机构。以下是一些国外医院运营管理模式的常见类型：

（1）国家医疗服务制度。在许多国家，特别是欧洲国家，存在国家医疗服务制度。在这种模式下，医疗服务由政府提供和资助，患者可以获得免费或低成本的医疗保健。政府负责医院的运营和管理，医院员工通常是公立部门的员工。

（2）医院集团。一些国家采用医院集团模式，将多家医院组合在一起，以实现资源共享和协同合作。这些医院集团可以由政府管理，也可以是私营部门的组织。集团模式有助于提高效率、资源利用率和医疗服务的质量。

（3）私立医疗机构。许多国家拥有私立医疗机构，它们通常由私营部门或营利性组织经营。这些医疗机构以盈利为目标，通常提供高品质的医疗服务，但费用可能较高。

（4）医疗保险制度。一些国家采用医疗保险制度，患者需要购买医疗保险来获得医疗服务。医疗保险公司通常与医疗提供者签订协议，支付患者的医疗费用。在这种模式下，医院可以是私营或公立的。

（5）公立医院和私立医院并存。许多国家存在公立医院和私立医院并存的情况。患者可以根据自己的需求来选择就诊医院。这种模式有助于提供多样化的医疗选择。

（6）分级医疗体系。一些国家采用分级医疗体系，将医疗服务分为初级、中级和高级医疗水平。患者根据病情严重程度和需要在不同级别的医疗机构之间接受治疗。

（7）集成医疗模式。一些国家采用集成医疗模式，强调整合不同的医疗服务，包括医院、诊所、长期护理、家庭保健等，以提供更全面的医疗护理和卫生服务。

国外的医院运营管理模式因国家、文化、政策和经济条件的不同而各异。这些模式的共同目标是提供高质量、可及和可持续的医疗服务，同时保护患者的权益和提高医疗保健系统的效率。不同模式各有优势和挑战，需要根据具体情况选择和不断改进。

一、美国医院运营管理模式

1. 董事会制度

（1）权力构成：董事会制度由董事会、首席执行官（CEO）、首席医疗官（CMO）组成。这三者形成了一个稳定平衡的"正三角结构"，共同管理医院的运营和决策。

（2）董事会的职责：董事会作为医院的最高权力机构，承担了多项关键职责。

①制定医院整体经营发展战略，确保医院在激烈的市场竞争中取得成功。

②聘任和考评首席执行官（通常是医院院长，这是医院的首席管理者）。

③审批并监督各项上报计划，包括财务预算、战略计划和政策变更。董事会审批医院的财务预算，监督资金的分配，以确保医院有足够的资源来提供高质量的医疗服务。

④定期召开院务会，讨论和决定医院的重大事务和政策。这些会议提供了一个平台，以深入探讨医院的管理和运营问题。

⑤董事会确保医院遵守所有适用的法律、法规和规章条例，并制定内部政

策和程序，以确保医疗服务的合规性和质量。

（3）董事会下设委员会：为了更好地履行职责，董事会通常下设不同的委员会。

①管理委员会：管理委员会通常包括财务管理委员会和质量管理委员会等，负责监督特定领域的管理和运营，例如财务和医疗质量。

②执行委员会：执行委员会包括医疗执行委员会和行政执行委员会，主要负责执行院务会审议通过的决策和计划。医疗执行委员会关注临床实践，而行政执行委员会关注管理和运营。

（4）首席执行官和首席医疗官。

①首席执行官：通常是医院院长，是医院的首席管理者，负责医院的日常运营管理工作，包括人力资源、财务、战略规划等。他们领导各种管理委员会，确保医院的各个方面运行顺利。

②首席医疗官：是医师团体的负责人，负责协调和管理医院的临床项目。角色是将临床实践与管理决策相结合，以提供高质量的医疗护理。职责包括确保医疗实践的质量和安全性，以及卫生服务的改进。

（5）三者之间的平衡。

董事会、首席执行官和首席医疗官之间的关系通常是平等和协调的。这种平衡关系有助于确保医院的管理和运营能够充分考虑到患者需求、质量和财务的稳健。

首席执行官和首席医疗官通常协同工作，以确保医院在临床实践和管理方面取得成功。他们的合作有助于医院提供卓越的医疗护理。董事会的监督和批准确保了整个管理结构的透明度和负责性，以满足社区的需求和期望。

这种董事会制度在美国医院管理中非常常见，它强调了管理层的透明度、负责性和多方面的监督，以确保医院提供高质量、安全的医疗护理，在经济上运作良好，并在市场竞争中取得成功。这种平衡的管理结构有助于医院在各个层面上做出明智的决策，以满足患者需求和社区期望。

2. 个案管理运营模式

美国医院运营管理模式中的个案管理运营模式（Case Management）是一种关注患者个体病例的管理方法，其目标是提供高质量的医疗服务，同时有效控制医疗资源的使用。个案管理运营模式通常由医院运营管理委员会负责，按照以患者为中心的核心理念，由个案管理师（Case Manager，CM）主导。

个案管理师在这一模式中起着关键作用。他们被视为医院不同职能和业务部门之间的"中转站"，负责协调患者的医疗护理，确保医院能够提供连贯、高质量的护理服务，在控制医疗成本的同时提供高度个性化的医疗服务。

（1）个案管理师的主要职责包括整理和汇总个案病例，定期分析医疗资源的使用情况，发现问题并及时与不同部门进行沟通和反馈。协调不同学科的医疗资源，以确保在控制成本的前提下提供综合和连续的医疗服务。

（2）个案管理师的工作机制可概括为"E – A – P – A – C – D"模式，其中各个步骤代表了关键的工作阶段。

①E（Engagement，建立联系）：从患者入院第一天开始，向患者及家属介绍自己及工作内容，评估患者的医疗情况和需求，确定需要的医疗资源，建立一种相互信赖的关系。

②A（Assessment，综合评估）：对患者的情况进行全面评估，包括身体健康、心理状况、住院期间需求、康复预期、社会支持、经济条件等。

③P（Planning，计划制度）：制订个案的医疗护理计划，确保满足患者的需求。

④A（Accessing Resources，获取资源）：厘清需求代表患者与医疗团队、家庭成员和其他关键利益相关者进行沟通和协调。

⑤C（Coordination，协作整合）：协调和整合不同学科的医疗照护资源，以提供连贯性的护理，全程跟踪、动态优化。

⑥D（Disengagement，结束总结）：患者得到有效照护后，所有健康相关的目标完成，可结束个案管理干预关系，归纳个案，分析总结，记录和跟踪患者的医疗信息和进展，确保医疗护理的连续性和适时性。

个案管理运营模式在美国医院管理中起着至关重要的作用，它有助于医院提供高质量的医疗护理，同时确保资源的有效使用。这个模式将患者置于中心地位，强调整合和协调，以满足患者的个性化需求，也有助于医院在质量和成本方面取得平衡。

3."医生 + 管理者"运营模式

美国医院运营管理模式中的"医生 + 管理者"运营模式是一种注重医疗服务和管理结合的创新方法，将医生的临床专业知识与管理者的管理技能相结合，旨在提高医院科室的管理效率、医疗质量和资源利用率。

（1）临床科室经理的角色。

①专业背景：临床科室经理通常是临床科室中的医务人员，通常具有 MBA 等管理学位，拥有临床专业知识和管理知识的双重背景。这使他们能够在医疗领域中发挥领导和管理的作用。

②行政管理：临床科室经理负责处理科室的行政管理事务，包括预算管理、

资源分配、运营规划、员工招聘和培训等。他们的目标是提高科室的效率和质量，确保患者获得高质量的医疗护理。

③协调与沟通：临床科室经理在不同科室之间扮演协调和沟通的角色，打破了科室之间的沟通壁垒。他们与职能部门、其他临床科室和医技科室进行信息交流，以确保协调一致的医疗护理服务。

（2）不同类型的临床科室经理。

①临床绩效经理：这一类经理主要关注科室的财务表现。他们进行盈利分析和成本核算，以确保科室的运营符合成本效益原则，努力提高科室的财务稳健性，同时保持高质量的医疗护理。

②临床管理经理：这一类经理主要关注科室与其他部门之间的信息交流和协调。他们致力于打破科室之间以及科室与职能部门之间的沟通壁垒，以确保患者得到协调一致的医疗服务，帮助科室与其他部门合作，以提高医疗护理的综合性。

（3）目标和优势。

这一模式的主要目标是提高医院的管理效率、医疗质量和资源利用率。通过将医生与管理者相结合，科室能够更好地处理行政事务，使医生更专注于患者护理。临床科室经理有助于科室在财务和运营方面取得平衡，同时提供高质量的医疗护理。他们的双重背景使之能够理解医疗护理的特殊性，同时具备管理技能，有助于科室实现更好的绩效。

（4）全球范围的应用。

这一模式在美国、欧洲、澳大利亚等西方国家和地区的医院中广泛应用，在不同国家和医疗体系中都取得了成功，帮助医院提高了管理效率和医疗质量。

（5）绩效评估和改进。

医院通常对临床科室经理的绩效进行定期评估，以确保他们达到管理和医疗护理方面的目标。这包括财务绩效、患者满意度、资源利用效率等方面的评估。

总的来说，"医生＋管理者"运营模式通过整合医疗专业知识和管理技能，提高了医院科室的管理效率和医疗质量。这个模式的成功在于将医生与管理者相结合，使医院能够更好地应对复杂的医疗环境和管理挑战，强调了协作、患者导向和成本效益，为患者提供高质量的医疗服务。

二、英国医院运营管理模式

英国的新型自治医院集团（Foundation Trust）是英国国家卫生服务体系（National Health Service，NHS）改革的一部分，其运营机制和监督管理体系为英国医疗体系引入了更多的灵活性和自主性，旨在提高医院运营效率、增加透明度、鼓励创新，并更好地满足公众的健康需求。

（1）概念介绍。

新型自治医院集团是一种新的医疗机构模式，于 20 世纪 90 年代中期推出，旨在改善医院管理机制，鼓励公立医院申请成为更为自治和独立的医疗组织。在此之前，英国传统的医院管理机制为事业部制，由政府控制，而新型自治医院集团试图赋予医院更大的自主权和责任，以提高效率和服务质量。

（2）运营机制。

新型自治医院集团由多家医院重组而成，其最高决策机构是理事会（Board of Directors）。理事会由理事长（Chairman）和非执行理事（Board Members）组成。理事会的主要职责包括选择和任免医院的首席执行官、制定医院的长期发展战略、进行成本效益分析等。理事会的成员通常包括专业人士、医疗专家、财务专家和公共利益代表。

（3）监督管理。

政府对新型自治医院集团的监管是由两个部门来完成的。监管会（Monitor）主要负责监督新型自治医院集团的财务状况，确保其履行作为公共医疗服务部门的义务。监管会还监督医院的经济运作，以确保资源的有效使用。监管会也鼓励竞争，并确保医院在效率和经济可行性方面保持高标准。

医疗质量委员会（Care Quality Commission，CQC）主要负责监管新型自治医院集团在医疗质量和安全方面是否达到行业标准。其对医院的医疗标准、患者安全和护理质量进行评估和监督。

新型自治医院集团是英国 NHS 改革的一部分，旨在提高医疗服务的效率和质量。它通过赋予医院更大的自主权和责任，以及建立独立的监管机构来实现这一目标。这一模式旨在保持公立医疗服务的基础，同时鼓励创新和改进，以更好地满足患者的需求。

三、日本医院运营管理模式

日本的医院运营管理模式在经济体制、领导体制、人事制度、医疗服务和医疗保险方面都具有其特点。

（1）经济体制。

日本实行的是政府主导型市场经济，既具有市场经济的特点，政府又对宏观经济进行有效的调控和监管。医院在这一体制下通常由不同的机构管理，包括国立医院、地方公立医院、社团和私立医院。私立医院占据了医院总数的64.1%、床位数的39.6%。在医院领导体制和管理中，政府扮演了重要角色，政府对医疗机构运营的监督和规范，确保医疗服务的质量和可及性。

（2）领导体制。

日本医院的领导体制通常由院长、副院长、诊疗部部长、事务部部长和护理部部长等组成。院长和副院长必须是医师，他们负责制定医院的整体战略和方向。院长负责医院的全面工作，制定医院的大政方针，而副院长协助院长工作或担任诊疗部部长。诊疗部部长负责协调和管理医疗护理服务；事务部部长负责医院的日常管理，包括人力资源和行政事务；护理部部长负责全院的护理管理工作，实施垂直管理。

（3）人事制度。

日本医院的人事制度强调了专业技术的考试和学历资历审查，以确保医疗人员的质量。医生需要经过临床培训5年才能独立从事诊疗工作。此外，医院明确规定医疗技术人员和行政人员的退休年龄，医疗技术人员为65周岁，行政人员为60周岁。

（4）医疗服务和医疗保险。

日本实行全民医疗制度，对大部分患者支付医疗费用的一部分。医院要接受政府、兴办者和保险公司的领导和影响。这种医疗制度有助于确保患者能够获得医疗护理，同时也影响了医院的经济管理。

日本的医院运营管理模式在市场经济体制和医疗保险制度的影响下，强调质量、专业知识和以患者为中心的医疗服务，建立了独特的领导体制和人事制度。政府、医生和管理者共同合作，确保医院能够为患者提供高效、高质量的医疗护理。

四、法国医院运营管理模式

法国医院运营管理模式在政府干预和社会保障制度的影响下形成了自身的特点。

（1）经济体制。

法国在经济体制上实行的是政府指导的"混合市场经济模式"，充分体现法国特色的市场运作机制，政府允许自由定价。政府对某些关键领域进行干预和监管，包括医疗服务、药品定价等。同时，法国允许自由定价，但受到一定的政府管制，以确保价格的合理性。

（2）社会保障体系。

法国建立了全面的社会保障体系，覆盖医疗、养老、工伤、职业病、生育、残疾、死亡等多个领域。这个体系为法国居民提供了各种福利，包括医疗保险。医疗保险覆盖了大部分医疗费用，使法国居民能够获得高质量的医疗服务，而不必担心高昂的医疗费用。

（3）医院管理体制。

法国的医院管理体制基于社会保障制度，旨在服务病人和提供便利的医疗服务。公立医院主要服务低收入居民，私立医院则通常接纳高收入家庭的患者。医院按照类型分为地区大学医院、省级中心医院、地方医院、专科医院和急诊医院等。

（4）领导结构。

法国的医院领导结构包括院长、副院长、科室主任和各种委员会。院长负责医院的全面管理，副院长负责不同领域的管理，科室主任负责科室的医疗、护理、教育和科研工作。医院设有多个委员会，用于协调、咨询和监督医院的运营。

（5）护理服务。

法国的医院注重护理服务，实施包括分级分段护理制度在内的护理模式。护理部门在医院中扮演关键角色，确保患者获得全面的护理和照顾。

（6）公立和私立医院。

法国的医疗体系分为公立医院和私立医院。法国的公立医院主要面向社会保障体系的受益人，其运营经费主要来自社保组织和公共救济金的补助。而私立医院通常服务高收入患者，他们通常有更多的自主权，可以自主决定价格和服务范围。这种分工体现了法国医疗服务的多样性和平衡性。

法国的医院管理模式是社会福利型的，政府在医疗领域扮演重要角色，同时也鼓励自由竞争和私人医疗服务提供者的存在，旨在平衡政府干预和自由市场竞争，以确保医疗服务的可及性、质量和效率。法国的医疗体系在全球范围内备受瞩目，因其社会保障制度和高质量的医疗服务而闻名。

五、德国医院运营管理模式

德国的医院运营管理模式是一种混合市场经济模式，结合了市场经济原则和社会保障制度。

（1）社会保障体系。

德国建立了广泛的社会保障体系，包括医疗、养老、工伤、职业病、生育等各个领域。医疗保险是其中之一，由社会保险机构管理和资助，几乎所有德国居民都必须参加法定医疗保险。这种制度确保了绝大多数人能够获得医疗服务，而不必担心高昂的医疗费用。

（2）医院种类。

德国的医院体系包括公立医院、社团医院和私人医院。公立医院主要由政府资助，提供医疗服务给社会保险受益人；社团医院由宗教、慈善团体或基金会管理；私人医院则由私人投资经营。这种多元化的体系确保了医疗机构的多样性和竞争。

（3）医院管理结构。

德国医院的管理结构采用了"三驾马车"式结构，包括行政院长、医疗院长和护理院长。这三位院长共同负责医院的日常运营和管理，负责医院的不同领域，分别管理医院的行政、医疗和护理方面的事务，确保医院的全面运营。

①行政院长。行政院长是医院的领导者和最高决策者，负责医院的整体经营管理、人事、基建规划、物资供应、财务管理以及院内协调。他们通常是具备经济学、管理学或法学等背景的专业人士。

②医疗院长。医疗院长负责医生的临床工作，包括医疗技术、药房管理、医学教育、科研以及与医生的协调。医疗院长通常是经验丰富的医生，还需要接受医院管理和卫生经济等领域的硕士课程教育。

③护理院长。护理院长负责医院护理的组织和领导，确保患者获得全面的护理和照顾。护理院长通常需要接受医院管理强化教育。

（4）区域医院服务体系。

德国的医疗体系建立了"区域医院服务体系"，根据服务人口数划分了社区服务医院、跨社区服务医院、中心医院和特级医院等四个层次。这个体系有助于根据不同地区的需求提供医疗服务，确保医疗资源的合理分配。

（5）精细的管理培训。

院长的任职资格和培训要求非常高，包括经济学、管理学和卫生经济等领域的硕士课程。院长的任职需要董事会的考核和绩效评估。

德国的医院运营管理模式在社会保障制度的支持下，通过多元化的医院体系和精细的管理结构，确保了高质量的医疗服务和广泛的覆盖面。这种模式融合了市场经济和社会福利的元素，旨在平衡竞争和公益，以满足不同人群的医疗需求。

六、俄罗斯医院运营管理模式

俄罗斯的医院运营管理模式在经济转轨过程中经历了一系列的变革和调整，是一个在市场经济转型过程中逐渐演变的体系。

（1）经济体制转轨。

俄罗斯在20世纪末经历了从计划经济向市场经济的转型。这一转变对医疗体系和医院管理产生了深远的影响，从行政型实报实销医疗费用的公费医疗制度逐步转向市场型保障体系。

（2）院长负责制和科主任负责制。

俄罗斯的医院管理采用了院长负责制和科主任负责制。院长通常由医生担任，负责医院整体的管理、决策和战略规划。各临床科室的科主任则负责具体科室的运营和管理，包括病房、手术室、门诊等，他们负责协调科室的运营和医疗服务的提供，反映了对科室的全面负责。

（3）副院长体系。

院长通常下设若干副院长，分管不同领域的事务，例如医务、行政等。比如医务副院长可能负责医疗服务质量和临床实践，而行政副院长可能负责人事、财务和设施管理。这些副院长在医院内担任关键职务，负责各自领域的运营和协调，协助院长推动医院的各项工作。

（4）政治党派的减少。

过去，政治党派在医院管理中起到重要作用，但现在已不再是决定医院领导体系的主要因素。医院管理更多地依赖于专业医生和管理者的能力和经验。

（5）医院工会的作用。

医院工会在俄罗斯仍然发挥较大的作用，代表医院员工的利益，提出工资和福利等方面的要求，并与医院管理层协商，在劳工事务和待遇方面发挥影响力。

（6）资金来源多样化。

俄罗斯的医院经费来源正在逐步多样化。除了国家预算拨款外，医院还可以通过其他渠道和形式获得经费，这反映了医疗体系向市场化方向发展的趋势。

俄罗斯的医院运营管理模式正经历着变革，以适应市场经济的要求。尽管俄罗斯的医院管理模式在经历了若干转变后仍然相对严格，但在经济转型和社会变革的影响下，医疗体系和医院管理仍在不断发展和改进，以适应新的社会和经济环境。这一模式的发展趋势包括更多的市场元素和多元化的资金来源，以提供更广泛的医疗服务和提高医疗质量。

七、新加坡医院运营管理模式

新加坡的医院运营管理模式是一种在政府宏观调控下，结合市场经济特点和高度重视社会保障的模式。

（1）政府宏观调控。

新加坡采用政府宏观调控的市场经济模式，政府在医疗保障和卫生领域发挥关键作用。政府通过制定法律法规、政策和计划来引导医疗体系的运作，以确保医疗服务的普及和质量。

（2）社会保障体系。

新加坡高度重视社会保障，包括住房、医疗保险、老年人的养老金等。医疗保障制度包括保健储蓄、医疗保险和医疗福利基金等措施，旨在确保人民享有良好的医疗保健服务。政府通过法律要求雇员将月工资的一部分存入保健储蓄，以供住院时使用，并设立医疗福利基金来帮助贫困户。

（3）医院类别。

新加坡的医院分为国家津贴医院和私立医院两种。国家津贴医院受到政府资助，政府对其收费标准进行定价。病房分 A、B1、B2、C 级四等，政府对不同等级的病房提供不同程度的补贴。私立医院则以提供高水平的医疗护理服务和高品质的环境为特点，通常雇佣私人专科医师。

（4）医院管理体制。

医院管理采用了一种企业化的管理模式，类似于私营企业。医院的行政总监（通常是非医务人员的企业管理专家）全权负责医院的日常运营管理，包括人事、财务、设施管理等。医务委员会和医院筹划委员会分别由临床主管和行政主管负责，以确保医疗服务和医院运营的协调。

（5）重组计划。

为了提高公立医院的管理效率和质量，政府实施了医院重组计划。根据这一计划，卫生部直属的公立医院被转变为私人有限公司的管理体制，政府仍然拥有医院的股权，但医院的管理方式更接近私人企业。这一改革有助于提高医院的服务水平和效率，同时也控制了医疗费用的增长。

（6）全科医生培训。

新加坡政府鼓励培养全科医生，规定医生总数的40%必须接受全科医生培训。这一政策有助于提供更全面的医疗服务，减少专科医生的比例。

（7）医疗费用控制。

为了控制医疗费用的上涨，政府明确规定哪些医疗费用可以报销。例如，先天性心脏病和遗传病手术治疗、出国医诊、分娩和人工流产、辅助生育和节育手术、艾滋病、自杀抢救、戒毒戒酒、美容手术等费用通常不被医疗保险支付。

新加坡的医院运营管理模式是一个兼顾市场经济和社会保障的体系，政府通过宏观调控、社会保障体系和医院重组等措施，确保了医疗服务的质量和可及性，同时也在提高医院效率和控制医疗费用方面取得了显著进展。这一模式在医疗体系的可持续发展和社会保障方面提供了有益的经验。

第二节 国内医院运营管理模式

一、台湾长庚医院

长庚医院采取"医管分工合治"的组织结构，医疗专业技术人员负责提升医疗专业水平，专业管理幕僚负责经营管理和效率改进。在以这套组织结构为基础的运作模式下，长庚医院在经营管理上高度集权，在医疗专业上高度分权，两者共同追求医院合理化运营的新格局。

长庚医院在台湾地区无论是医疗水平、科研力量以及管理水平都位于前列，其发展环境与大陆医院所遇到的问题有相似的地方，因此长庚医院的一些管理理念及制度值得借鉴。

（一）权力层级

从业务面看，长庚医疗体系由上至下至少有六层权力层级，依次为董事会、决策委员会、行政中心、各附设医院院区层、各一级临床医学部、各二级临床科室与医技辅助科室。前三权力层级为体系领导层，第四权利层级为院区管理层，第五、六及以下层级为科部业务层。

1. 体系领导层

（1）董事会。

董事会作为长庚医疗体系的最高决策机关，监督法人运作及重大事项的决策审议；负责长庚医疗财团法人旗下附设医疗机构或其他附设机构负责人的选聘和解聘；审核附设医疗机构或其他附设机构的业务计划、财务与业务报告及重要章程等。

董事会成员由台塑企业及核心关系企业负责人、各院区院长等十几位组成，董事长由董事互选产生，为长庚医疗财团法人的法定代理人。

（2）决策委员会。

决策委员会是董事会的高级专业技术幕僚，是仅次于董事会的体系决策与领导机构，协助董事会研究审议重要决策与发展方针，依据董事会决议监督各附设院区及其他机构的执行。

决策委员会的正副主任委员由董事长派任，下设多个专业医务委员会。各医务委员会主席由决策委员会主任任命，并对其负责与报告。

（3）行政中心。

行政中心是决策委员会下的常设执行机构，设有主任、执行长各一名，副主任两名，特别助理数名，均由董事长直接任免，为院长级以上主管，构成行政中心的领导核心。

行政中心是整个长庚医疗体系的总幕僚机构及服务部门，将重要的行政权力与共同性的行政事务集中到体系层面。行政中心作为医疗决策委员会的常设机构，不仅对发挥决策委员会的功能起到坚强的支持、协助与保障，更对整个长庚医疗体系的行政管理工作起着领导与统筹作用，因此成为长庚医疗体系的"神经中枢"。

2. 院区管理层

各附设医院实行院长负责制，由院长领导、统筹本院区的医疗、教学、科研及运营。院长相当于职业经理人，但更侧重于医疗业务方面。为更好地协助院长工作，在院区层设有院务委员会、管理部与经营管理组，前者类似于医疗专业方面的院长幕僚，以任务编制组的方式开展运作；后者分别作为行政、经管方面的院长幕僚，管理部同事充当行政事务总管的角色。

（1）院区管理部。

院区管理部作为院长的行政幕僚与院区行政事务总管，具有极高的地位。以林口总院的管理部为例，内设幕僚组（相当于管理部办公室）、医事行政组、安全卫生组、感染管制组等专业团队，负责院区医疗行政、感染控制、安全卫生等方面的医疗制度拟定、业务稽核、异常检讨与管理改善等。

幕僚组负责院区文宣媒体、涉外联络接待、跨部门工作检讨及协调、院区工作计划汇总、法务处理医疗纠纷或医疗事故的案件协商、院长或副院长的秘书工作，同时还协助儿童医学中心的医、教、研与质量推展及全院区的医疗质量与病人安全推动工作的规划与执行监控。

医事行政组业务面较广，类似于院区行政事务工作的总办公室，负责如医院评鉴事务办理、门诊排诊、门诊表制作、病床使用率的监控检讨、院长信箱与专线意见反映处理、外宾参访、医疗作业分析、就医事宜公开、病人及员工满意度调查、科主任考核、新进人员岗前培训、院区各项监控指标的规划等。

管理部对医疗业务没有直接指挥权，但有沟通、协调、审核、稽核等管理权限，可见院区管理部对于院区的作用不亚于行政中心对于整个体系的价值。但是，管理部副主任由行政中心派驻，使得管理部在院区与行政中心之间架起了桥梁，起到承上启下的作用。

（2）院级主管的权限。

从体系整体来看，院区层类似于中高层管理，它围绕体系的整体战略目标，结合本院所处的内外环境特点，拟定医院的规划方向与目标，协调上下层的关系，管控、落实本院区下设各医疗学部、科系对体系目标的执行，并为科部业务的发展提供指导与支持。院长级主管的自主权有限，如新建扩建工程、投资决策案，已确定的工程项目的发包改包，固定资产的更新、减损、转售、报废等均有严格的金额限制，超限则需上报体系层核定。医院的整体规划、中长期发展方向及目标、年度预算均要经过董事会审查，董事长核批后才能确定。员工薪酬调整、年终奖金方案、人员编制设（修）订、超编人员增补等均由体系领导层核定。基层护理、医技、行政类人员的任用、院区内人员的调任、院区内基层主管的晋升等则由院长级主管核定。

3．科部业务层

为提高经济效率，参照台塑关系企业事业部制度，建立临床科室责任经营，称为分科经营制度，类似于大陆公立医疗机构 20 世纪 80 年代以来的院科两级核算。

分科经营，即由科主任主导经营、统筹负责科内的医疗、教学与科研，内部称其为"医、教、研一体化"，科室独立核算。为配合科主任经营与科内行政事务的处理，各临床、医技科室均配有管理学专业的运营助理员与行政助理，协助部、科相关事务与运营发展。

分科经营制度的建立，把经营权交给科主任，并通过配备相应的职能人员，使临床、医技业务科室内部形成一定的自主组织管理架构，院区层和体系层则通过每月分科损益表等监管科室经营绩效，并综合科内医、教、研发展成果对部、科主任予以考评。

（二）集权与分权

长庚从最初的单体医院扩张到跨地区的多院体医疗服务体系，一方面，可靠性与组织效率成为长庚医疗体系战略发展的重要目标，集权与纵向联系成为实施管控的有力举措；另一方面，体系规模的扩张和层级的增多对决策效率、行动的灵活性带来挑战。调动员工的主人翁意识，使其自主、自觉地投身到实现体系目标的活动中去，更是长庚保持活力的关键。总而言之，长庚医疗体系呈现行政管理事务集权化、临床运营业务分权化的特点。

1. 行政管理事务的集权

（1）行政中心的源起。

行政中心是行政管理事务集权化的代表机构，它的前身是于 1983 年 10 月 5 日成立的医务管理中心，在此之前，长庚医疗体系拥有台北与林口两家医院，但实质上是一体两院。因此，最先的高层管理架构为院长在董事会下面，并设有各类医务委员会与院长室。医务委员会相当于医务专业幕僚，院长室相当于经营管理专业幕僚和行政事务领导机构，为院长服务。随后，基隆与高雄长庚医院开始规划筹备。长庚医院院体增多且分散各地，面临如何强化"生命共同体"，实现体系上下行动步调统一，横向附设医院间的协同等问题。内外环境的变化要求组织管理架构顺势而变。

因此，在各附设医院之上建立医务管理中心，目的主要有五点：①运筹帷幄，应对重大的环境变革；②整合与善用有限资源、提高效率；③规划各分支机构或各部门权责，并确保行动的一致性；④组织的协调、控制、考核与改善；⑤有助于达成体系的总体目标。

为了顺应台塑企业的快速扩张与多角化经营的战略需要，统一全企业管理制度、统筹全企业整体资源、集中处理共同事务，达到强化全企业经营管理效能的目的，台塑总管理处于 1968 年成立。台塑总管理处由专业管理幕僚与共同事务幕僚两大类部门构成，前者即为总经理室，后者包括秘书室、法律事务室、财务部、采购部、发包中心、营建部等多个部、组、室。

（2）行政中心的组织机构。

行政中心与台塑总管理处又略有不同，后者在台塑关系企业中相当于"总公司"，它具有集职务权力与专家权力于一体的领导地位，总管理处内部，尤其是总经理室中的高级人员，大多是行业内的资深人士或权威。因此一个台塑总管理处就已经集合了技术专家与管理人员。但在医疗行业，技术专家是医务专业人员，是医疗服务的运营核心，他们大都不太愿意随着管理职务的上升而彻底放弃一线的医疗业务工作。因此，长庚医疗体系在体系领导层面，设置了集合医务专业权威人士的决策委员会，而行政中心是决策委员会的常设机构，是体系经管面的高级专业幕僚与行政共通性事务的统筹执行单位。由此，行政中心特设两大类部门——职能部门与直属部门。

职能部门又称为专业幕僚机构，是行政中心的中心。其设有多个部组，包括人力资源发展部、医疗咨询管理部、医务管理部、经营管理总组、财务管理组、护理组等；多位特别助理各分管若干职能部组。

直属部门又称为共通事务机构。为利于资源的统筹利用、整体协调监管与事务的专精以及人力的精简，对各附设医院中共同的行政事务加以整合，统一集中由行政中心的直属部门负责，共设有 14 个部处，根据附设医疗机构所处地理位置不同，共设有 6 个工务处；另有供应处、信息管理处、会计处、药剂部、中医药学部、医检教研究部、社会服务处与仪器处。

2. 建制管理与行政作业的分权

体系行政管理事务集权化的代表是行政中心的设置，而其内部两类部门的设计则是"政策制定"与"政策执行"两权分离的体现。职能部门相当于"政策制定"机构，直属部门与各附设医院则相当于"政策执行"部门。绝大多数医疗机构的行政管理部门是各自制定管理制度、各自执行。因而，长庚行政中心将"政策制定"部门从日常的行政事务工作中剥离出来，聚焦制度的制定、制度执行的推展与考查审核及制度的改善与修订。制度制定不合理是制定部门的责任，影响其绩效的考核与奖惩，因此"政策制定"部门有责任且有动力在制定"妥善合理"的制度上下功夫，并通过制度的考查与审核，评估制度成效和问题。

此外，"政策执行"部门严格依规行事，并欢迎向"政策制定"部门提出现有制度的不合理之处与修改建议，建议一旦被采纳则同样给予嘉奖。在长庚医疗体系内部，行政管理部门每年均会对员工进行满意度调查，通过一线制度执行员工的反馈来了解员工对各项规章制度的评价与意见。因此，两权分立与配套的激励使得权力双方互相制衡。"政策制定"部门统一制定制度，对整体机构目标负责，避免部门立规，制度制定更客观公正；而配套的激励措施，增强了"政策制定"部门做制度考核与项目改善的积极性，从而增强制度的执行力。

3. 临床运营业务的分权

（1）院区层。

从长庚医疗体系行政管理事务的集权化可以清楚地感受到体系对整体管控、稳定性、可靠性的追求，以及对资源整合、有效利用、全局一体化的考虑。但为了确保医疗核心业务的执行与推展，临床运营业务则采取权力下放至院区与科部的原则，这不仅体现在分科经营制度的建立，也表现在院区层面对于与临床运营业务相关的行政处室的独立设置，如直属设置的管理处与医疗事务处。

管理处为后勤、总务、工会的集合，主要负责本院的车辆管理、警卫管理、食堂管理、员工福利、环境卫生和院区非医用空间的开发营运管理等。医疗事务处主要负责病案管理、预约和出入院等医疗流程事务管理、欠款催缴以及保健事务处理，是门诊办公室、住院部、病案室、医保办相关工作的集合。这两个部门所负责的行政管理业务在各院区间虽有共通之处，但独立设置，这样能更灵活地满足各院区内外部环境的独特需求。

（2）科部层。

科部层的组织架构与运作以林口总院的牙科部为例加以说明。林口总院统一管辖台北、林口、桃园、基隆长庚纪念医院，故牙科部是跨四个院区的牙科系的整合。牙科部设主任1名、副主任2名，下设基隆牙科、颅颜矫正牙科系、儿童牙科系、口腔外科系、牙周病科系，以及台北/林口/桃园一般牙科系，在颅颜矫正、儿童等二级牙科系下又根据院区分成台北、林口与桃园牙科。

牙科部主任除统筹负责本科部医、教、研与运营绩效外，主要还承担涉外（如医学会、医师公会、医策会、健保局等与本科部业务运营需要相关的单位）业务、督导教学与研究。因科部运营需要，下设5个功能分组：运营发展组、研究发展组、教学组、健保监控组、技工室品质监控组。其中，运营发展组、健保监控组、技工室品质监控组由其中一位副部主任负责，成员则是各科（系）主任；研究发展组、教学组由另一位副部主任负责，成员为部内指派的具有教学与研究热忱的主治医师。各次级牙科系设立科系主任，如儿童牙科系主任，统管台北、林口与桃园的儿童牙科，主要起到横向教学、研究与临床业务方面的协调整合。院区科主任，如台北儿童牙科主任，则纵向专责本院区儿童牙科的临床服务与发展，向上对儿童牙科系主任报告与负责。为了配合部系主任的运营与行政工作的需要，长庚医疗体系另配置运营助理员与行政助理分工协助主任。

由此发现，从科部的组织架构与运作来看，其为典型的事业部式的组织形态。由上至下形成的三级组织管理架构，是一种以次级专科分类、兼顾地区分布的组织结构。不言而喻，这样分科的好处在于尊重专业差异与充分授权，便于协调整合院区间同类资源。

（3）细分专科。

细分专科是指在同一医院内，将次级专科的科室进一步分为一科、二科，典型的例子是长庚的心脏内科。

1991年，为了扩大专科规模、提高工作效率，将心脏内科一分为二，但此举一出就先后受到来自医院内外的批评与反对。内部反对的原因是一拆为二会伤及原有心脏内科的完整性，还有可能导致每一科的临床研究个案减半，从而影响学术研究的竞争力，而且对学生、实习医生、住院医师的教学也会造成困难。外部批评的理由是分科是长庚医院利润导向的结果，违背非营利性医院的医学伦理。然而，原有的心脏内科在当年底仍被分为一科、二科。两个心脏内科在业务特色上各有侧重，在服务模式上也略有不同。心脏二科采用的是团队服务模式，住院病人轮流由两位主治医师带领研究员、住院医师来照顾，四位主治医师每月轮流一次，每次由一位资深主治医师搭配另一位年轻主治医师。此外，原本服务于单体心脏内科的研究部门（如心脏电理学研究室）与功能性科室（如心超室等）也进行了类似的调整。细分专科的成效在三个月后便开始显现，月营业额增长迅速且规模均超过了原有专科，业务量较分科前翻了几倍。

（三）专业化分工

1. 各类人员结构

长庚医疗体系中，主治医师约占全院人数的9%，住院医师约占5%，护理人员约占40%，医技人员（包括药剂师、检验师、物理治疗师、放射技师、牙科/眼科/血液透析室/超声波室等科室的技师）约占17%，行政人员比例高达17%，其他人员（包括其他技术人员、研究助理等）约占12%。这与大陆绝大部分的公立三级综合性医院相比有明显差异。根据相关调查，大陆公立三级综合性医院中，医师约占全院人数的30%，多的占比将近40%，为长庚医师比例的2.0～2.6倍；行政与工勤人员约占10%。

2. 专业分工

医师是最昂贵，更是最宝贵的资源，应该用在最能发挥价值、产生效益的工作中去，但医院运营业务庞杂，医师的时间、精力有限。因此"解放"医师是关键，即把医师从烦琐且耽误、消耗他们时间和精力，却不能充分发挥他们自身价值的工作中解放出来；然后则是让医师"绽放"，激励与提升他们的能力，让他们把有限的时间、精力投注到核心能力发展中去。

为了实现"解放"医师，长庚采取了三个步骤：第一，对传统的与医师有关的所有工作内容进行细致的分析，并根据工作内容的技术性、可替代性、对医师成长的价值等因素进行拆分；第二，对拆分后的各类工作或工序进行分类与组合，精简出只能由医师完成的关键工作或工序，或对医师个人成长最有价值的内容；第三，在前两点的基础上，为医师配备各方面、不同技术等级的人员，协助、分担或与医师组成工作团队，共同进行医疗服务、教学科研等工作。对医师而言，形成关键工作精简集中、配套工作分工协同的局面。

具体来说，一线医疗服务层面上，长庚医疗体系打造主治医师首诊负责制下的七位一体的医疗照护团队，其中包括住院医师、专科护理师、临床药师、营养师、个案管理师、社工及一般护理人员。

学术科研工作上，院区的医研部配有科研助理，目前林口总院约有800名约聘科研助理，医师可根据科研项目需要申请配备，用项目经费支付科研助理薪酬。

行政事务上，如医师参与国内外学术会议，需要办理相应手续，订购机票、火车票，安排住宿等；或资料影印、常规性文书的拟定等，则由配备的行政助理办理。

而对于部、科系主任而言，还有一项非常重要的任务，即科内经营绩效的提升与科室业务的发展，对此，长庚特为各科配备了具有大学本科及以上学历的经管专业人员（如工商管理、企业管理、医务管理等学科背景），这类人员称为运营助理员，简称专科经理，作为经管幕僚协助科主任。

（四）运营助理员

运营助理员制度的设立是企业化管理渗透入医院的重要抓手，它将传统的单由医师运营的模式转变为医、管分工合治的新局面，促发了台湾对卫生管理、医务管理学科建设与人才培养的重视。

而长庚作为该制度的先行者，经过三十多年的发展完善，在运营助理员的角色定位、教育培训、工作内容等各方面都是业内典范。长庚培养出来的员工即使离开长庚，也能将在长庚习得的医务管理本领应用于其他医疗机构。

1. 运营助理员的功能

（1）平衡"机构目标"与"科室目标"，协助医疗主管规划推动各项医疗发展计划及管理事务。

（2）协助医疗主管（部、科系主任）分担专科行政事务工作，使医疗主管能全力投入医疗专业，有效经营管理科室。

（3）协助行政中心及相关主管及时掌握一线动态。

（4）作为体系、院方与各医务专科之间沟通的桥梁。

2. 运营助理员的职责

运营助理员的工作职责涉及经营分析、绩效管理、人事管理、医疗事务、设备管理、资材管理、空间规划、策略联盟、环境安全、项目改善、其他业务等。

根据专科规模与服务量，通常情况下，一名运营助理员负责一个或多个科室，并会承担部分院区统筹性的经营管理事务，如院区类数据的统计、健保数据的统计分析、药品批价事务分析等。

3. 运营助理员的工作内容

运营助理员的工作内容主要包括科常规行政事务（如每月科内绩效奖金的核算、科内人员招募/考勤/调薪/考核等）、横向与纵向的沟通（横向与各医技、行政职能部门之间的沟通，纵向与院区、体系之间的沟通），以及各类工作检讨。工作检讨大致分两大类：例行性的工作检讨和项目类的工作检讨。

（1）例行性的工作检讨。

①每月根据本医疗专科的年度工作计划拟订月度工作执行计划。

②每月底要对专科的经营状况、医疗服务量、医疗服务质量、健保给付状况、自费诊疗服务发展状况以及专科发生或反映的各类事项制作动态月报表。月报表中除罗列客观指标数据外，还需要对未达标或是表现突出的指标予以说明与成因分析，而后向科主任、院区经营管理组与体系经营管理总组呈报。

③每个季度需要对本专科的季度经营状况进行重点分析，并运用鱼骨图（又称因果分析图）进行可视化的分析展示，说明本科室在医疗经营各方面目标的执行情况、达标率，分析主要存在的问题。

④每年的工作计划与总结，内容涉及健保业务规划、自费业务推广、专科经营与成本检讨、空间设备改善、特色医疗建立、作业流程简化、服务水平提升以及年度各类项目改善成果。

（2）项目类的工作检讨。

项目类的工作检讨所涉及的面更广，一般事先确立一个专题，进行深入细致的检讨分析，如专门针对科室的经营管理改善、作业流程改善、效率提升、医师费分配检讨、器械设备更新检讨、服务专项投资效益分析或评估、科室特殊作业信息化规划、科室发展特色服务规划、科内行政人力效益与优化方案、某临床诊疗中心的空间与动线规划等。

从工作职责与内容来看，运营助理员好似全能人才，除了经管类的专业技能外，工作涉及面还有医疗服务、作业流程、空间规划、专业设备等。通常情况下，他们是项目的联络人、协调人、资料的收集人、检讨文书的撰稿人，他们需要密切会同科主任、医师、相关专业技术人员等，不断沟通咨询，是这一系列知识网络的连接点，并运用聪明才智对其进行整理、归纳、梳理与提炼，形成报告后呈核科主任等各级领导，作为他们决策的参考依据。

二、四川华西医院

21 世纪的第一个十年，国内公立医院掀起了史无前例的规模扩张潮。当部门和科室的数量剧增，大部分医院管理者会碰到纵向部门之间协同越来越弱、彼此单打独斗严重阻碍医院整体化管理这一共性难题。华西医院也同国内其他医院一样，组织结构采用传统的纵向管理，即根据职能把医院分成若干个管理单元，运行过程中每个人逐级对上负责，同时高层逐级向下传递任务和指令。这种结构有职责分明、易于指挥的优点，但是缺点也很明显，各部门人员只熟悉本部门的业务内容，平时也只基于部门内部事务思考发展，当部门设置逐渐变多，忽视部际沟通的现象日趋严重。这种现象不可小觑，各部门/科室独来独往，有些"跨界"的院内事务便无人理睬。

为增强横向协同，时任华西医院院长石应康主张两个策略，其中一个是推行"大部制"，即整合临床服务部门。由此，2003 年往后的几年里，华西医院相继组建实验医学中心、影像中心、呼吸睡眠中心、康复理疗中心等多个跨学科业务单元。此做法既有利于管理者全盘思考管理，也顺应国内外的学科整合趋势，同时还消除小管理单元分散运作的种种弊端。另外一个策略便是组建"运营管理部"，将台湾长庚医院的做法"华西化"。

（一）运营管理部的作用

（1）推动临床机构之间以及与职能部门之间的横向沟通。

（2）担纲自下而上的反馈者。

（3）扮演医院"发展改革委"的角色，发现问题并组织各部门协同改革。

运营管理部之于医院运行彰显出两大功用：第一，与纵向的职能部门相互协同，通过提供决策依据促进医院精细化管理；第二，形成自下而上的反馈，过去医院管理只能依赖于纵向的职能部门，所有信息都是自上而下，院领导布置了工作，对科室/部门的执行良莠却无从具体了解，现在运营管理部的运营助理员和科秘书每周递交一次报告，详细汇报各科室/部门的落实情况。

（二）运营管理部的具体职能

（1）是隶属于医院、服务于科室的横向、枢纽式运营管理团队。

（2）是医院资源配置评估与建议、后效评价与反馈的实施者，通过强化人力、设备、材料（药品）、空间、床位、能源等专项管理，提升医院服务效率。

（3）是医院运营的"眼睛"，及时发现院、科日常运营中的问题并予以改进，持续优化流程，体现服务意识，在院、部、科各层面建立良好的信息交流、沟通与反馈机制，以项目方式推进运营创新。

（4）是院科成本核算与控制、经营分析、绩效分配的实施者，通过后效评价及时、客观、真实地反映院科经营的成果与问题，为医院经营管理提供资料、数据和决策建议。

（三）运营管理部的组织架构

由院长直管运营管理部，部门下设运管科和经管科。运管科包括运营助理员和专科秘书，经管科包括经管办、专项助理和项目管理。

（四）运营助理员职责

（1）作为各科、各职能部门工作的延伸和执行者，在临床科室负责人和部门负责人指导下，把医院宏观发展与科室发展有机结合起来，主动进行科室之间的协调、交流和互动。

（2）协助临床科室负责人进行科室日常管理，促使医院的各种政令及工作布置在科室得到充分贯彻和实施。

（3）按时完成科室运营管理相关的各项常规工作，如科室基本资料的维护更新、各科医疗组主要效率指标报表的整理分析、反映科室运行情况的相关指标整理分析、10万元以上设备使用情况分析等，并逐渐加强临床科室的经营损益情况分析，及时与经管科就科室的业务情况、损益情况和管理情况进行沟通讨论，协助经管科完成各科的绩效考核。

（4）按时完成相关临床科室资源配置的评估及论证，如人力评估、设备投资效益分析、单项成本分析等。

（5）全面熟悉科室运营状况，充分运用各种沟通技巧及时收集、整理并汇报科室运行中的各种信息，深入调研科室在运营过程中需要跨口、跨部门、跨科室沟通、协调、互动的问题，分析原因，必要时形成专题调研报告提交部门。

（6）督促、指导并协助专科秘书完成相应工作，负责所属科室秘书的考核。

（7）积极参与医院整改项目，协助完成各相关项目资料收集、整理、分析及推进实施。

（8）及时完成各项由部门指定的相对固定的专项工作，必要时报负责人审核。

（9）遵守劳动纪律、服从工作安排，完成各种临时交办的事项。

第三节 中山市人民医院运营管理模式

一、运营管理委员会

（一）成立背景

公立医院是我国医疗卫生服务体系的主体，聚集了大量的优势医疗资源，在卫生服务体系中起着支持、支撑和引领作用。从产权组成机构、投资和运营机制、功能设置上来看，公立医院都必须体现国有资本的意志，作为医疗卫生服务体系的重要组成部分，履行政府在医疗卫生服务方面的职责。

公立医院的本质属性表现为公益性、非营利性和医疗服务性，这意味着公立医院要坚持以公益性为导向、以社会效益优先，承担向全民提供基本医疗服务，维护促进健康公平的职责。改革开放后，伴随计划经济结束与"扩大企业自主权""放权让利"向医疗卫生领域的扩展，公立医院本质属性与逐利倾向之间的矛盾愈加明显，成为深化公立医院改革要解决的重要问题。

2009年，中共中央、国务院《关于深化医药卫生体制改革的意见》明确提出要在强化公立医院公益性的基础上，推进公立医院管理体制改革，建立规范的公立医院运行机制，落实公立医院政府补助政策，推进公立医院改革试点。

2010 年初，《关于公立医院改革试点的指导意见》出台，进一步要求推进体制机制创新，改善医院管理，提高服务水平，从完善公立医院综合改革顶层设计出发，以改革试点为突破口，将实践中比较成熟的改革经验和行之有效的改革举措及时上升到制度层面，形成"腾笼换鸟"的改革思路和"腾空间、调结构、保衔接"的改革路径。随后公立医院综合改革全面推开，截至 2017 年 9 月底，全国所有公立医院取消实行多年的药品加成政策，初步建立新的运行机制，取得重大阶段性成效。从 2018 年开始，公立医院改革进入巩固深化阶段，将改革的目标确立为建立现代医院管理制度，同时继续巩固破除"以药补医"成果，持续深化公立医院综合改革。

中山市在实行同步取消药品与医用耗材加成后，公立医院需直接按药品及医用耗材的实际进价收费，此举对公立医院的运营管理提出了新要求。财政补贴、药品加成补贴和服务收费补贴是公立医院传统的收入渠道，但中山市实施医疗服务价格调整政策之后，公立医院补偿转变为政府补助和服务收费两个渠道，这增加了公立医院的财政压力。因此，中山市人民医院进行了运营管理方面的改革并推出了相应措施。

（二）成立目的

随着国家医药卫生体制改革不断深化，医院的发展面临着新的机遇和挑战，如何使医院高质量发展成为每位管理者深入思考的问题。成立医院运营管理委员会，可汇聚专业领域人才，形成专家团队，群策群力更好地满足医院运营发展需要，对提高医院经济活动精细化管理水平、强化内部控制、提高运营效益起到重要推动作用。

（三）组织架构

主任委员：党委书记、院长。

副主任委员：总会计师及院领导。

秘书：运营管理部主任、财务部主任。

委员：办公室主任、医务部主任、护理部主任、科教部主任、药学部主任、审计部主任、医保部主任、感染管理部主任、人力资源部主任等。

下设运营管理委员会工作办公室，挂靠在运营管理部。

主任：运营管理部主任。

副主任：财务部主任、运营管理科科长。

成员：统计室主任、运营管理部运营助理员等。

（四）工作职责

（1）学习研究医疗政策，审议评估政策变化对行业、医院、学科经济运行的影响，把握医院及学科运营方向。

（2）根据院班子确定的医院发展规划，推动科室策略管理工作，审议评估科室策略规划。

（3）审议医院绩效分配办法，按规范的流程通过绩效分配办法。评估绩效分配办法的公平性，及其对调动员工积极性、吸引人才的效果。在成本精细化管理基础上，实现开源节流、增收节支。

（4）审议评估人力资源、床位资源、装备资源、空间资源、信息资源的利用情况报告，促进资源合理配置、有效整合及合理利用，实现开源节流、增收节支，为院领导决策提供参考。

（5）审议评估医院跨学科优化流程项目方案，提升服务品质，改善病人就医体验，促进流程优化。

（6）学习了解国内外运营管理先进经验，把握运营管理进展，收集科室经济运行中亟待解决的问题，提出建议措施，形成方案，报办公会审定。

二、运营管理部

（一）部门职责

在医院总体发展战略及目标指导下拟订医院经济管理方案；评估论证医院资源配置及跟踪使用情况，定期分析科室经济报表，并反馈及改进；在医院确定的绩效分配原则下，完成院、科及个人的绩效评估与考核，建立和完善公平、公正、高效的激励机制；执行医院成本及预算管理制度，做好各科室经营成本控制的指导工作，加强成本控制，减少不合理成本支出，降低运营消耗；定期对人力、设备、材料、药品、空间、床位、能源、工作量、工作效率等专项进行横纵向分析，发现、反馈和解决问题。

（二）部门架构

运营管理部下设经营管理科、运营管理科、统计室三个二级科室，实现核算、运营、统计统一管理。

1. 经营管理科工作职责

经营管理科的主要工作为执行财经核算制度、院务会的有关决定及医院核算方案，做好全院技术劳务效益工资的核算工作；做好各核算科室经营成本控制的指导工作，尽量减少不合理成本支出；完成各核算科室的收支结余表和各类动态报表的编制和上报工作；对全院每月经营核算情况进行分析上报，对科室经营过程中的有关问题提出相关建议；了解科室经营核算情况，及时解决科室有关核算问题，做好经济核算工作中有关问题的查询、解释工作；依据财务管理规定及医院的经营运作和总体规划，提出技术劳务效益工资核算建设性意见和方案。

2. 运营管理科工作职责

运营管理科的主要工作有运营数据分析、资源配置分析及流程优化等，运营助理员负责按月对各临床科室的运营情况进行分析，分别从经济运营、工作效率、医疗质量、医保管理、患者满意度反馈等方面进行全面分析，通过数据变化情况找出科室运营管理的漏洞，同时反馈给科室负责人，并提出解决方案；接收和整理临床科室提出的意见和建议，组织讨论分析，协助解决及向上汇报，实现上传下达的纽带作用。

3. 统计室工作职责

统计室主要工作为根据国家《统计法》及相关法规，建立医院的统计工作制度和职责，负责医院统计调查任务，如实提供统计资料，准确及时完成统计工作，并保守机密；负责医院统计信息资料的收集、汇总、整合、分析、反馈；负责统计信息数据质量监督管理，保证医院统计信息发布准确，上报及时；配合医院管理及临床医、教、研等工作，协助提供综合统计信息服务；建立健全统计台账，做好各种统计资料的分类保管工作，逐年编制《年度统计资料汇编》，建立统计资料档案；开展医院信息化建设和数据信息利用的科学研究。

4. 运营助理员工作职责

运营助理员的职责主要是在运营管理部的统一领导下，深入临床科室掌握运营情况，对科室相关数据进行分析，持续改进科室运营质效，协助科室主任开展科室运营管理工作，让科室主任在全力投入医疗专业的同时，可以对科室实际发生的运营情况和医疗工作完成的情况有充分的掌握，确保科室运营始终围绕医院的战略目标，不断提升和改进科室的医疗水平及经营绩效；做好科室的资源配置工作，对临床科室的人力、设备、耗材、物资、空间、床位等资源配置进行评估与论证，将结果反馈给相关部门并监督执行；加强临床科室与各职能部门、后勤辅助部门以及医技科室之间的纵横联系，起沟通与协调的桥梁作用。

总体来说，运营助理员立足医院、服务临床，连接医院与临床科室，专注于运营管理、资源配置以及流程优化再造，有助于提升医院社会效益与经济效益，促进医院长足发展。

第四节　中山市人民医院运营助理员建设经验

一、岗位设置与管理

（一）设置目的

设置运营助理员的目的在于不断提升和改进科室的经营质效，保证临床科室始终围绕医院的战略目标发展，提高劳动生产率，实现资源的最大化利用。

1. 坚持公益性导向

公益性是政府开办公立医院的重要目标和内在要求，是公立医院的本质特征，是医药卫生体制改革的趋势和基本方向。中山市人民医院作为三级公立医院，必须坚持公立医院的公益性，把社会效益放在首位，注重健康公平，增强普惠性，将满足人民群众的健康需求作为出发点和立足点，着力提高医疗服务能力和运行效率，让患者花最少的钱和最短的时间享有安全、有效、高水平的医疗服务。在坚持和强化公立医院公益性，谋求医院自身科学发展方面，运营助理员发挥着重要的作用。

2. 顺应新医改政策

在医药卫生体制改革中，取消药品及医用耗材加成、调整医疗服务项目价格、实行总额控制下的按病种分值付费制度、现代化医院管理向精细化管理发展是重要内容，公立医院作为深化新医改的主力军，增强医院综合能力，提升医疗技术水平，提高整体运营效率和管理水平显得至关重要。积极引入运营助理员是医院面对新医改政策，应对运营管理外部环境变化、适应现代化医院发展要求的重要举措。

3. 落实医院精细化管理

医院管理涉及的内容多，管理流程复杂，再加上现代医院管理理念的转变和专业管理人才队伍的发展，传统的经验式管理观念和管理模式已不能满足当代现代化医院建设的需要。要全力为患者提供低价、可及、保质、保量的医疗服务，让患者在就医过程中更加安全、便捷、安心，就需要医院对资源的管理更加科学化、精细化，对医疗服务活动过程中所形成的医疗服务产品成本控制有更高的要求。为切实提升医院运营管理效能，在医疗活动管理中引入精细化管理理念和方法，进行标准化管理，优化再造流程，实现医院精细化管理，培养一批具有丰富专业管理理论和知识、掌握先进管理技巧和方法、具备较强分析解决问题能力与管理实践能力的运营助理员极其重要。

4. 实现资源最大化利用

提高劳动生产率，优化资源配置，提高资源利用效率，实现资源效益最大化，是医院的总体目标和科室主任的岗位责任目标，也是设置运营助理员的目的之一。中山市人民医院运营助理员掌握医院及专科动态，了解医院、专科资源使用效率，及时调节资源配置，使资源效益达到最大化；分担科室主任经营管理分析工作，协助科室主任规划及推动各项医疗发展计划及管理事宜，使科室主任能够全身心投入医疗专业，努力提升医疗技术与医疗质量，提高工作效率；发挥其作为医院与专科之间沟通的桥梁作用，向临床科室传达医院各项管理政策和制度，帮助科室了解医院管理动态，强化科学管理意识。运营助理员对顺利实现医院的运营战略目标有着重要的意义。

（二）设置理念

中山市人民医院设置运营助理员的理念是充分发挥专业分工优势，使医生能够集中精力提高医疗技术水准和医学研究水平。运营助理员的角色定位是实现医院的发展战略和经营目标，平衡"医院目标"与"专科目标"，协助科室主任开展科室运营管理工作，确保科室运营始终围绕医院战略目标，提升和改进科室经营绩效；协助科室解决工作需求，使医务人员有更多精力投入医疗技术的研究和发展，全心全意为患者提供医疗服务；协助行政职能科室及时掌握专科动态，同时给临床科室传达各项管理政策和制度，帮助科室落实规定，并进行监督和反馈；作为临床科室与各职能部门、后勤辅助部门及医技科室之间的沟通桥梁。

（三）岗位设置

根据医院的系统分类，分别设置内科系统、外科系统、手术麻醉重症系统、肿瘤系统、门诊系统、医技系统和特需系统的运营助理员。

（四）岗位管理

运营助理员是专业管理人员，隶属于职能科室——运营管理部，服务于临床科室，不受临床科室负责人领导。在运营管理部的统一管理和领导下，运营助理员定期制订周、月计划并按计划深入负责的临床科室了解情况，收集科室存在的问题，归类汇总后有针对性地解决问题。定期召开运营助理员例会，汇报日常事务和科室情况，交流自身经验，共同讨论问题，统一思路，解决问题。

另外，运营助理员每月需向运营管理部和临床科室负责人反馈运营数据分析、医保病种数据分析、患者满意度情况等内容，并及时向科室宣讲医院的管理政策、医院导向等，帮助科室理清思路、明确方向。

二、人员招聘与遴选

（一）岗位要求

（1）学历要求：硕士研究生以上学历。

（2）专业要求：临床医学、公共卫生与预防医学、流行病学与卫生统计、统计学、会计学、应用统计学、社会医学与卫生事业管理、公共管理、数据科学与大数据技术及相关专业。

（3）其他要求：①具有较高的政治思想觉悟，端正的态度、主动的管理意识和较好的培养潜质；②了解常用的管理工具和方法及应用场景；③熟练运用Excel、Word、PowerPoint等办公软件；④具有一定的执行力和亲和力，具备一定的组织、协调和沟通能力；⑤具有医院运营管理相关工作实习经验，或接受过系统化医院运营管理培训的人员优先考虑。

（二）发展历程

（1）筹备阶段。中山市人民医院于2016年10月成立运营管理部，2017年7月引入运营助理员。

（2）培养学习阶段。首批运营助理员参加历时长达9个月的培训，参加了院内训练、院外进修训练、规则制度与政策解读学习等，培训内容注重系统性、丰富性、时效性和务实性。

（3）成长发展阶段。2018年4月在医院临床科室全面推行专科经营工作，医院制定并下发《运营助理员工作制度》，加强运营助理员管理，规范运营助理员工作。

三、承担角色与工作机制

（一）科室与各职能部门/医院的沟通桥梁

加强临床科室与各职能部门、后勤辅助部门及医技科室之间的纵横联系，起到沟通的桥梁作用。纵向强化院领导与科主任之间的信息沟通，横向打通各个临床及行政科室之间的沟通壁垒，通过建立这种纵横交错的沟通渠道，使得信息交流的渠道更加顺畅，降低沟通成本，提高医院整体运营效率。

（二）发现问题的源头

专科数据的分析是各项工作开展的基础。运营助理员负责建立健全临床各种分析报表，完善分析指标体系。每月对科室进行的分析内容主要包括：绩效数据分析、医保病种数据分析、患者满意度调查数据分析。

1. 运营数据分析

中山市人民医院近年来运行新的绩效方案，医院的管理活动越来越依赖数据的挖掘和运用。对科室的精细化管理要求亦是如此，而运营助理员的工作之一，就是运用数据协助临床科室开展工作，将纷繁复杂的数据进行统计、归整、分析、反馈，使科室主任和员工对自身的运营情况掌握得更加充分。

运营助理员每月对科室绩效数据进行监测，形成运营分析报告，向运营管理部和科室负责人反馈。运营助理员从医院及科室管理出发，密切关注科室运营情况，统计分析如出院人次、门诊人次、手术次数、平均住院日、药品耗材使用情况、收支情况等各项指标，建立动态报表，并进行相关数据的对比分析。如果发现异常，针对相关情况进行调查和分析，及时查找原因，提出科学合理的对策建议，并进行跟踪反馈，为医院对科室以及科室对医务人员的绩效考核提供客观评价的依据，保证各科室之间、各医务人员之间公平竞争，强化科室经营管理意识，进行更加标准化、目标化的管理，提高增收节支能力，实现资源效益最大化。

2. 医保病种数据分析

伴随新医改的逐步推进，医保覆盖人群日益增加，再加上按病种分值付费的执行，医保费用问题备受关注，医院及临床科室也越来越重视医保的运营。

因此,运营助理员每月会常规进行科室医保病种数据的监测,掌握医保患者治疗情况,协助科室做好医保病种的管理。具体措施为每月运用医保结算后的数据,针对不同专科的重点病种,制作单病种动态监测表,其内容涵盖病种例数、住院天数、医保盈亏、费用结构等,并采用趋向走势、占比结构、历史数据对比等多种形式,将重点病种运营情况反馈给临床科室。若发现有异常情况,运营助理员会与科室主要负责人进行充分的沟通和调研,并将问题反映给运营管理部和科室负责人,多方协调,分析问题源头,给临床科室提出调整和优化的管理建议,进而达到医院医保精细化管理的目的。

3. 患者满意度调查数据分析

随着绩效管理体系的日渐完善和人们对医疗质量观念意识的不断增强,患者满意度成为科室服务质量的重要考核标准,也是医院服务的现实目标和最终要求。在第三方测评公司的协助下,对科室进行患者满意度考核已纳入中山市人民医院绩效评价体系之中,考核结果将会与绩效工资挂钩。

为了更好地协助临床科室实现"以医疗为中心"向"以医疗为基础、以患者为中心"的服务意识转变,充分体现当代医院人性化、一体化的服务理念,运营助理员专门针对患者满意度的结果进行归类分析,每月整理《患者满意度情况反馈表》并下发科室,对突出问题及时跟进,督促科室及时整改。

(三)解决问题的机制

运营管理部每周召开运营助理员例会,汇报日常事务和科室情况,交流自身经验,共同讨论问题,统一思路,解决问题。另外,运营助理员每月需向运营管理部和临床科室负责人反馈运营数据分析、医保病种数据分析、患者满意度调查数据分析等内容,并及时向科室宣讲医院的管理政策、医院导向等,帮助科室理清思路、明确方向。

四、工作内容与权限

(一)运营助理员工作内容

1. 运营数据监测

运营助理员在运营管理部的统一领导下,深入临床科室掌握运营情况,协助科主任开展科室运营管理工作，通过日常运营数据的监测及时发现运营中存在的问题，加强临床、医技、医辅等业务科室运营指导，常态化关注科室运营发展情况，有效指导医疗业务科室提升运营效益。

（1）绩效数据分析。

运营助理员每月会对运营数据进行收集、整理，利用图表、图形和可视化工具（如柱状图、折线图、饼图、散点图等）将数据转化为直观的形式，以便于发现数据之间的关联、趋势和异常。以运营分析报告为抓手，运用管理分析工具每月分析科室及专病医疗组的经济效益、工作效率、医疗质量、患者满意度、学科建设等维度的运营情况，通过数据同比、环比发现科室运营异常情况，将数据分析结果形成报告及时反馈给临床科室。通过数据应用、运营分析、现场反馈等方式，发现医院、专科日常运营中的问题并协助持续改进。

在每月的绩效数据分析中，运营助理员深入了解医院的运营情况，利用对比分析法发现问题，分析维度可为同比、环比、定基比等不同的对比方法，结合公式拆解法和逆推思维来分析科室运营中存在的问题并查找原因，最终形成运营分析报告反馈给临床科室，并支持决策制定和持续改进。公式拆解法是针对某项指标，用公式表现该指标的影响因素，对影响因素进行拆解，以确定影响指标变化的原因。逆推思维是一种解决问题的方法，通过逆向分析问题的结果，找出导致该结果的原因。具体步骤如下（见图4-1）：

①确定问题：明确想要解决的问题或目标。例如，科室的门诊人次下降、收入降低、患者满意度低等。

②确定关键指标：确定与问题相关的关键指标或数据。例如，门诊人次、收入、患者满意度调查结果等。

③建立关键指标的公式：通过公式拆解法，将关键指标分解为影响因素。例如，门诊人次 = 新患者数量 + 复诊患者数量，收入 = 患者人均费用 × 就诊量。

④数据分析：对收集到的数据进行分析，运用逆推思维分析问题的根本原因。对关键指标的公式进行分解，计算各个影响因素的数值，并比较实际数值与预期数值之间的差异。根据公式拆解的结果和数据分析，逆向思考导致问题的可能原因。例如，门诊人次下降可能是由于新患者数量减少或复诊率下降，门诊人次下降的数据分析可以包括患者流失率、竞争科室的就诊量增长情况、每个环节的平均等待时间等。收入降低可能是由于患者人均费用减少、就诊量减少等。患者满意度低的数据分析可以包括患者满意度调查结果、医生沟通评分、投诉数量等。

⑤查因分析：根据数据分析的结果，找出导致问题的具体原因，并进行归因。这些原因可能是单一的，也可能是多个因素相互作用的结果。门诊人次下降的具体原因可能是患者流失率增加，这可能是由于医生沟通不畅或服务态度差导致的；竞争科室的崛起也可能吸引了一部分患者；此外，就诊流程不畅和宣传推广不足也可能影响患者的就诊意愿。收入降低的具体原因可能是医疗费用调整、医保政策变化、收费项目改变等。患者满意度低的具体原因可能是医疗质量的不稳定、长时间等待、医生沟通能力不足、服务态度差等。

⑥反馈及制定改进措施：将数据分析结果形成书面报告，编写运营分析报告。报告可包括关键指标的数据分析结果、问题和原因的分析、改进措施的建议等内容。报告应具有清晰的结构和逻辑，同时提供图表和图形来支持分析和解释。运营助理员将运营分析报告及时反馈给临床科室，根据查因分析的结果，协助临床科室针对每个问题制定相应的改进措施。运营助理员通过与临床科室的管理人员和医生进行沟通，以及会议、讨论和解释报告的方式，可以促进共识形成、问题解决和改进措施的落实。

⑦实施监测与评价：建立监测和评价机制，持续监测关键指标的变化，并评价改进效果。定期进行数据分析，评价改进措施的有效性和可持续性。根据评价结果，及时调整和改进措施，以持续优化科室运营。

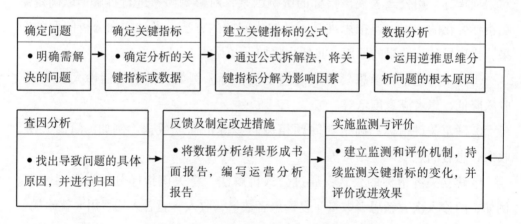

图4-1 运营助理员绩效数据分析具体步骤

运营数据分析工作流程如下（见图4-2）：

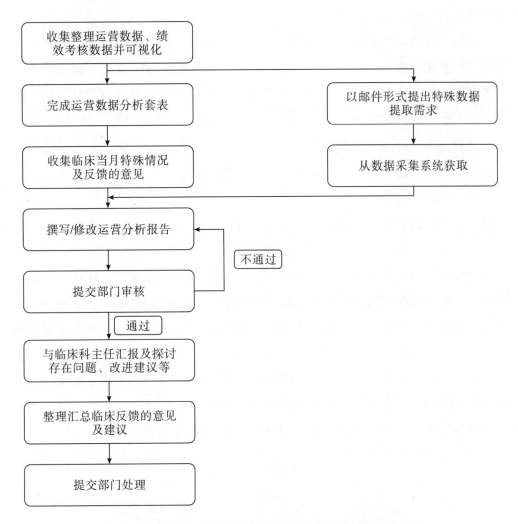

图4-2　运营助理员运营数据分析工作流程

（2）患者满意度分析。

患者满意度是指患者在门诊、住院就诊期间对医疗服务和就诊体验的整体评价和感受，反映了患者对医疗机构提供的医疗服务质量、医护人员的专业水平、医疗环节的舒适度以及医务人员和患者之间的沟通和互动等方面的满意程度。医院在第三方测评公司的协助下，每月组织开展门诊和住院患者满意度调查，对科室进行患者满意度考核并纳入绩效评价体系之中。运营助理员针对患者满意度的结果进行归类分析，每月整理患者满意度情况反馈表并分析患者提出的意见及建议，向临床科室主任、护士长反馈；如有需要，还应与相关责任科室沟通，协助临床科室解决问题。此外，运营助理员还会把每月调查得出的最喜爱医生、护士的名单及被表扬次数反馈给科室，肯定科室的服务质量，发挥激励先进、鞭策落后的作用。

运营助理员对患者满意度结果进行解读，确定满意度的高低点和问题所在，找出主要影响满意度的因素。分析患者满意度的调查数据，深度了解患者不满意的原因，属于科室层面的原因，反馈给临床科室，并跟踪改进情况；属于医院层面的原因，必要时予以立项，并全程跟进该项目的改进过程。

运营助理员会对门诊和住院患者满意度调查的各个问题的得分情况进行分析，得到得分较低的前几个问卷题目，根据低分题目所反映出的问题进行针对性整改；比较各类评分对象（门诊医生、门诊护士、住院医生、住院护士）问卷题目得分，对需重点改善医疗服务水平的评分对象进行培训；也可从各类患者意见和建议（就医流程、医生的诊疗、护士的照护、服务态度、环境设施、其他等方面）分析患者满意度情况，对各类患者意见和建议进行数量、占比统计分析，得出关键问题所在，帮助科室进行重点改进。通过分析及反馈患者满意度，运营助理员对突出问题跟进并督促科室及时整改，相关科室进行改进服务流程、优化资源配置、加强医护人员培训等，以提供更好的医疗服务体验，并提升患者的满意度和忠诚度。例如 2022 年 1—7 月，某科患者满意度反馈情况如图 4 - 3 所示。除了环境设施问题反馈占比较大，其次是护士照护问题反馈占比约 24%，其中 18% 问题为及时协助问题，6% 为护士技能问题。

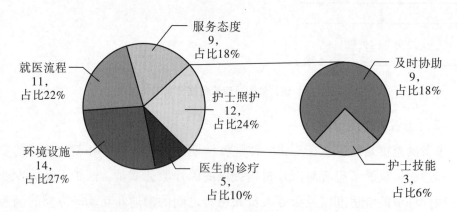

图 4 - 3   2022 年 1—7 月某科患者满意度分析

2. 各类资源配置

做好各类资源配置工作，及时合理调配资源，使得资源利用率最大化，实现医院精细化管理，进一步提升医院的运营绩效和服务质量，实现医院的可持续发展。

（1）设备评估和资源共享。

①对科室现有在用设备进行动用率计算，即设备实际使用时间与总时间的比例。根据动用率的结果，对科室使用率较低的设备采用共享管理模式，以提高设备使用率。对设备的使用情况进行更细致的分析，确定设备使用时间的高峰和低谷段，以便合理安排设备的使用时间段，避免资源浪费和闲置。

②对新申请的设备需求，临床科室提交设备需求申请表后，由运营助理员进行设备效益分析，对设备预期收入、成本、投资回报期、收益率、保本服务量、市场竞争需求、技术领先需要等因素进行总体分析论证。运营助理员还会考虑更多因素，比如设备的运营成本、维护费用、设备寿命等。通过对设备的效益进行全面评估，可以更全面地评估设备的投资回报和潜在收益，为购置申报审批提供数据支持，确保新设备的采购符合医院的经济效益和战略规划。

（2）空间规划和资源优化。

运营助理员协助部门依据医院建设规划，完成资源配置优化相关工作，对空间用途、投入、工作量评估、预期收益等方面进行全面评估，通过综合评估和论证，为医院的建设规划决策提供参考，确保资源的合理配置和最大化利用。

资源配置分析工作流程如下（见图4-4）：

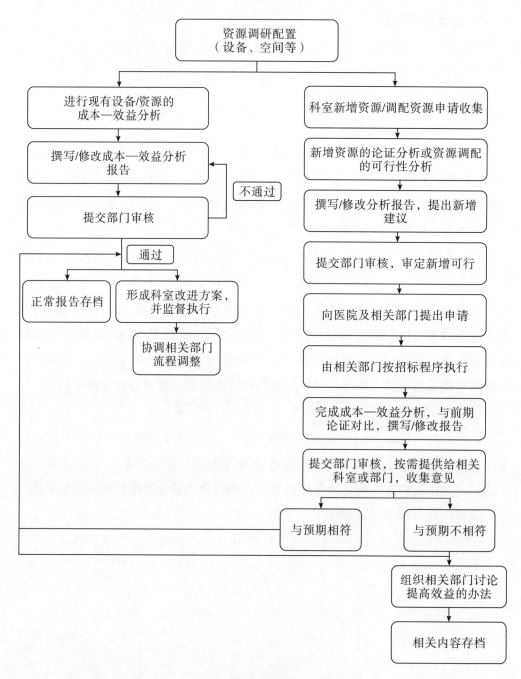

图4-4 运营助理员资源配置分析工作流程

3. 流程优化

优化运营流程相关工作，定期检查追踪院内各种流程的科学性、规范性和适应性，按照业务活动规范和内在要求顺序，从质量、风险、时间、成本等维度，运用运营管理工具对流程进行分析，分析科室内部的工作流程，通过观察、访谈和流程图绘制等方法,了解工作流程的各个环节。识别烦琐的环节、冗余的操作和延迟的节点,找出导致效率低下和服务不畅的原因并提出建议,提升流程的过程循环效率,实现流程的精细化管理。如对患者流程进行分析,通过分析患者在医院就诊过程中的数据,包括预约、登记、检查、治疗等环节,找出流程瓶颈和优化空间,提高患者就诊体验和流程效率。

4. 成本控制

加强成本控制,协助科室建立成本控制标准,减少不合理成本支出,降低运营消耗。医院对各科室耗材成本实现严格监控,对科室不计价耗材、办公用品等难以管控的物资及计价医用耗材实行成本控制基准值,建立成本控制标准,将每月领用量与基准值进行对比以评价其控制效果,并将控制效果与科室绩效挂钩。

运营助理员每月对领用耗材进行分析,发现异常的需结合科室实际情况进行分析,分析原因并向科室反馈及提出改善建议或向医院提出调整基准值,为医院绩效考核提供参考依据。

5. 沟通协调桥梁

加强临床科室与各职能部门、后勤辅助部门及医技科室之间的纵横联系,起到沟通桥梁的作用。通过建立医院部门间纵横向交叉联系,使信息反馈、沟通协调的渠道更加通畅、便捷,使得医院整体运营效率提升。

向临床科室讲解医院的各项管理政策,帮助科室了解医院的管理动态。确保科室了解相关政策的宗旨和目标,以便更好地配合和支持医院的整体运营。

协助临床科室解决工作需求,尤其是需要各职能部门或其他科室的配合时,及时沟通跟进、反馈问题进展,直到问题解决。

悉心听取临床科室对医院和各职能部门的建议与意见,并及时反馈。重视科室的反馈,及时将其转达给相关部门,促进问题的解决和改进措施的落实。

(二) 运营助理员工作权限

1. 临床科室各类基础信息与运营数据的获取权、分析权

运营助理员可收集和分析与专科经营相关的数据,包括患者数量、就诊率、手术量、费用收入等数据。使用运营管理工具和方法,对数据进行统计、分析和报告,这些数据可以用于评价专科科室的运营情况和效益,并为科室提供有针对性的建议和决策支持。

2. 临床科室资源配置需求的获取权、论证权

运营助理员可参与或负责协调专科科室的资源配置，包括人员、设备、药品和耗材等，确保专科科室有足够的资源满足日常运营需求，并根据实际情况进行资源的合理分配和调整。

3. 临床科室之间，临床科室与医技、职能、后勤部门间关系的协调权

协调科室与医技科室（如影像、实验室等）、职能部门（如护理、行政等）和后勤辅助部门（如运送、安保等）之间的协作和合作关系。解决科室与其他部门之间的沟通障碍，促进信息流动和工作协调，确保科室的顺畅运营。

4. 针对临床科室运营状况的建议权、监督整改权

分析科室运营过程中的问题和挑战，识别瓶颈和问题，提出改进建议和措施。监督改进措施的执行情况，确保问题得到及时解决和改进。与临床科室负责人和相关部门合作，帮助科室成员了解和掌握科室的运营情况，共同制订改进方案，跟踪改进的效果，进行评价和调整。也可以参与临床科室内部会议和讨论，为科室提供运营方面的专业意见和建议，共同推动医院整体运营的提升和优化，实现科室运营精细化，并提高科室的运营效率和绩效。

五、能力培养与职业发展

运营助理员需全面掌握医疗、管理、经济、财务及统计等综合知识，熟练掌握先进的运营管理方法，具备较强的分析解决问题的实践能力。随着医院运营管理精细化及加快补齐内部运营管理短板和弱项的要求，临床科室管理事务也随之复杂化、专业化，运营助理员的素质及专业能力受到了挑战，需全方位加强运营助理员的专业化培训，提高其各方面的能力。

为不断提高运营助理员的知识储备及工作能力，医院需建立运营助理员培训制度，由运营管理部组织实施。培训由入职前的一般培训与入职后的专业培训两个阶段构成，包括卫生政策培训、临床知识培训、数据分析能力培训、文书撰写及幻灯片制作能力培训、沟通与表达能力培训、工作纪律与抗压能力培训、职业发展规划。入职前的一般培训在学习理论内容的同时到临床一线进行相关实践。培训结束后组织考试，采取末位淘汰制，选择合适的人员进入运营管理部工作。入职后可通过定期邀请医院职能部门专业人员对运营助理员进行不同专业的培训，包括运营管理、医务管理、人力资源管理、医保管理、物价管理、财务管理、设备管理、物资管理等，让运营助理员逐渐了解科室内部医

教研等基本工作情况。

通过系统培训与实践，运营助理员具备了扎实的医院管理理论基础和较强的管理实践能力，也具备了医疗、财会、人力资源、设备物资、绩效、信息等方面的专业能力，为以后推进管理工作精细化打下了坚实的基础。

（一）卫生政策培训

参加卫生政策培训课程可帮助运营助理员深入了解国家和地方卫生政策的制定和实施。这包括了解相关法规、规范和指南，以及医院运营所需遵守的法律义务，比如国家和地方卫生政策的概述和原则、医疗法律法规和合规要求、监督机构和政府部门的职责和要求等。这能使运营助理员更好地理解政策的背景、目标和要求，学习及密切关注卫生政策的变化和趋势，了解政策对医院运营的影响，以便更好地应对变化并采取相应措施，确保医院运营符合政策要求。

卫生政策培训可以涵盖医疗质量管理、医院标准化认证和患者安全等方面的内容，比如质量管理的基本原理和方法、质量指标和评价工具、质量管理体系和认证要求、患者安全的重要性和原则等。了解相关政策和程序后，运营助理员可以确保医院各项实施符合要求，推动医疗质量和患者安全的持续改进。这对于医院的声誉和信誉，以及患者的满意度和信任度都至关重要。

（二）临床知识培训

运营助理员虽然不直接从事临床工作，但了解临床知识对于更好地理解及开展医院运营管理工作至关重要。参加临床知识培训课程可以增进对医疗服务的理解，帮助熟悉基本的医学概念、疾病诊断和治疗流程，以及医疗服务的各个方面。了解临床知识可以帮助运营助理员更好地与医务人员和临床部门进行沟通和协作，更好地理解和解决运营中的问题，并根据临床实践提供合适的解决方案，提供专业的支持和建议。

参加临床培训课程，学习常见疾病的诊断和治疗原则，了解常见疾病的病因、症状、诊断标准和治疗方法；了解医疗服务流程，如门诊流程、住院流程、手术流程等；了解临床质量控制要求，包括医疗错误预防、感染控制、药物管理等。每日到临床科室交班，了解交班制度的运作和流程。参加临床科室召开的一些会议，如病例讨论会、学术讲座等，可以深入了解临床工作的实际情况和需求。了解临床数据分析和研究的基本方法和应用，学习利用临床数据进行质量改进和决策支持，以提高医疗服务的效果和质量。

（三）数据分析能力培训

在医院运营管理中，数据分析能力是至关重要的。参加数据分析能力培训课程可以帮助运营助理员掌握统计工具、数据处理和数据可视化技术，以更好地理解和分析医院运营数据，基于实际数据进行决策。学习如何提取和整理数据，应用统计方法和模型进行数据分析，可以帮助其发现关键指标和趋势，提供数据驱动的决策支持。

学习使用 Excel 或其他数据分析工具，掌握数据清洗、统计分析和可视化方法，以支持运营管理相关部门制定策略、优化资源分配和改善运营流程。培训内容可包括数据提取与整理，如数据收集和清洗的基本原则和方法、数据库查询和数据提取工具的使用、数据整理和格式化的技巧；统计方法与模型，如均值、标准差、相关性等基本统计概念和方法，统计假设检验和置信区间的应用，回归分析、时间序列分析等常用的统计模型和方法；数据分析工具与技术，如 Excel 或其他数据分析工具的使用技巧，图表和仪表板的设计等数据可视化的方法和工具，数据探索和挖掘的技术和方法；数据驱动的决策支持，如数据驱动的决策制定过程和方法，利用数据分析结果进行预测和规划，数据报告和可视化的技巧。

（四）文书撰写及幻灯片制作能力培训

运营助理员需要处理各种文书工作，包括报告、会议纪要等。参加文书撰写和幻灯片制作能力培训课程可以帮助其提升书面表达能力，确保文档的准确性、清晰性和专业性。学习如何组织和编写报告，使用合适的语言和结构，以及使用图表和图像来提高可读性和理解性。了解幻灯片设计原则和技巧，可以帮助运营助理员制作专业而具有吸引力的演示文稿，以有效地传达信息和观点。

参加文书和幻灯片制作培训课程，学习撰写清晰的报告，使用合适的图表和图像来支持数据展示，并掌握幻灯片设计技巧，以制作具有视觉冲击力的演示文稿。培训内容包括文书撰写技巧，如报告结构和要素、语言使用和风格的技巧、有效的信息组织和表达方式；数据可视化和图表设计，如选择合适的图表和图像来支持数据展示、数据可视化的原则和最佳实践、使用图表和图像提高可读性和理解性；幻灯片设计原则，如幻灯片设计的基本原则和要素，使用合适的字体、颜色和布局，图片和图表的嵌入和处理技巧；演示文稿效果制作，如利用幻灯片动画和转场增强演示效果，演讲技巧和表达方式，演示文稿的流程和时间管理。

（五）沟通与表达能力培训

作为运营助理员，能与各个部门和层级的人员进行良好的沟通和协调是一项非常重要的技能。参加沟通与表达能力培训课程可以帮助其发展有效的口头和书面沟通技巧，以及良好的人际交往能力；学习如何倾听和理解他人的需求和意见，如何清晰、准确地表达自己的观点和想法，并建立积极和合作的工作关系。

参加沟通技巧培训课程，学习有效的倾听技巧、积极的非言语沟通和解决冲突的技巧，以及如何撰写清晰和专业的邮件和正式文件。培训内容包括有效倾听和理解，如积极倾听和提问技巧、非言语沟通的重要性和技巧、理解他人需求和意见的技巧；清晰准确的口头表达，如语言和语调的控制和运用、清晰表达观点和想法的技巧、谈判和演讲技巧；书面表达和文档撰写，如邮件和正式文件的撰写规范和技巧、表达信息的恰当语言和结构、写作风格及文档排版的要求；解决冲突与合作，如冲突解决和调解技巧、团队合作和共享资源的合作和协调的技巧、处理不同意见和利益冲突的方法；社交和人际交往技巧，如社交礼仪和职场礼仪、建立良好人际关系的技巧和策略、管理和处理职场关系的方法。

（六）工作纪律与抗压能力培训

从事医院运营管理工作，工作压力常常存在，良好的工作纪律和抗压能力对于保持高效和稳定的工作状态至关重要。参加工作纪律和抗压能力培训课程有利于运营助理员养成良好的工作习惯，如准时到岗、遵守规章制度、高效完成任务，掌握时间管理技巧、优化工作流程，提高工作效率，以保持积极的工作态度和良好的心理状态。

参加时间管理培训课程，运营助理员应学习如何设置目标、制订计划和优化时间利用，以提高工作效率和应对紧迫任务的能力，如目标设定和计划制订的方法和工具、任务优先级的确定和管理、实践分配和实践管理的技巧和策略。同时，参加压力管理培训课程，学习放松技巧、情绪调节和自我关怀方法，以保持稳定的心态和抵御工作压力，如压力源和影响的认知和分析，深呼吸、冥想和身体运动等放松技巧和压力缓解方法；情绪调节和自我管理的技巧，如积极思考、解决问题和应对挑战的策略。

（七）职业发展规划培训

职业发展规划对于每个职业人士都非常重要，它帮助运营助理员明确自己的职业目标并制定实现这些目标的策略。

评估自己的兴趣、技能和价值观，确定自己的优势和发展领域，了解所处行业的发展趋势和机会，制定短期和长期的职业目标，并制订相应的发展计划。寻找职业发展的机会，如参加行业研讨会、网络活动、培训课程等，并建立与行业内专业人士的联系，以获取指导和支持。

制订个人职业发展计划，包括明确的目标、所需的技能和知识，制定时间表和阶段性里程碑，以监督和评估发展进展。

参加行业相关的培训课程，抓住学习机会，与行业内的专业人士建立联系，并定期评估和调整自己的职业规划，保持灵活性，适应变化的职业环境，并准备适应新的机遇和挑战。

综上所述，医院提前规划与安排不同专业背景的运营助理员的职称晋升路径，医院内部还为他们设置了一条清晰的成长路线，不同的职级对应不同的岗位担当与薪资待遇，每级都有明确的岗位说明书。关注他们的个人发展问题与职业生涯规划，更能有效激发员工潜能与工作积极性，也能吸引院外或院内临床和其他部门更多的复合型人才充实运营助理员队伍，将运营管理的内涵向全方位、深层次拓展。建立畅通的院外院内培训通道，通过专业培训和职业发展规划，运营助理员可以不断获取外部最新的运管理念和经验，并在院内熟悉各个部门的工作，不断提升自己的能力和技能，为职业发展打下坚实的基础。持续学习和发展对于在竞争激烈的医疗行业中取得成功至关重要。

第五章

信息化建设对医院运营管理的支撑

第一节　信息化建设对医院（运营）管理的意义

一、政策推动医院信息化建设加速

　　为贯彻落实国务院办公厅《关于推动公立医院高质量发展的意见》《关于建立现代医院管理制度的指导意见》有关要求，进一步健全公立医院运营管理体系，有效推进国家卫生健康委、国家中医药管理局《关于加强公立医院运营管理的指导意见》落地实施，指导推动公立医院运营管理信息化建设，2022 年 4 月，国家卫生健康委和国家中医药管理局印发了《公立医院运营管理信息化功能指引》（以下简称《指引》）供各地参考使用。提出公立医院运营管理信息化建设应用框架及功能设计要求，涉及医教研防业务活动、综合管理、资产、运营管理决策、数据基础等 9 大类业务、163 个功能点。《指引》要求，要立足公立医院运营管理的内涵和要求，统筹规划医院信息化建设，按照系统互联、数据共享、业务协同原则，公立医院运营管理信息化需要在继承、融合和创新基础上做好工作，利用信息化手段提升医院业务活动和经济活动的管理质量。同时，面向数字化时代的发展，《指引》还关注将人工智能、大数据及物联网等新技术作为医院运营管理的重要工具与手段，将网络信息与数据安全作为医院运营管理的底线能力进行设计，加强数据资源管理和网络信息安全。

　　《指引》的发布意味着国家卫生健康委对公立医院运营管理信息化的重要性和紧迫性给予了关注和指导，意味着国家对公立医院信息化建设的重视和支持，对于提升医院管理水平、优化医疗服务质量、推动医疗资源优化配置、加强风险管理和监控，以及促进医院信息化建设的规范化和标准化具有重大的意义。

二、医院精细化运营管理内生需求需要信息化赋能

（一）运营管理体系角度划分的信息化建设

现代医院的运营管理体系是一个复杂而庞大的系统，其中包含了多个方面的业务活动和经济活动。为了满足医院精细化运营管理的内生需求，信息化建设在运营管理体系中起到了重要的作用。信息化在医院运营管理体系中的体现主要包括以下几个方面：

（1）人员管理与组织优化：医院内部的人员管理和组织优化是医院运营管理的关键一环。通过信息化系统，医院可以实现人员信息的集中管理，包括人事档案、工作安排、绩效考核等方面，提高人员管理的效率和准确性。同时，通过信息化系统对组织结构进行优化和调整，合理分配人力资源，提升工作效能。

（2）物资采购与供应链管理：医院的物资采购和供应链管理是医院经济活动的重要组成部分。信息化系统可以实现物资的数字化采购和库存管理，提高采购效率和管理精度，确保医院物资的供应和安全，降低库存成本和物资浪费。

（3）资源调配与排班管理：医疗资源的合理调配是医院高效运营的重点内容。通过信息化系统的运用，可以实现对医生、护士等医疗人员的排班管理，根据不同科室的需求和患者的就诊情况合理安排医疗资源，提高医疗服务的效率和质量。

（4）财务管理与费用控制：财务管理和费用控制是医院经济活动的核心内容。信息化系统可以实现医院财务数据的集中管理和分析，包括财务收支、费用核算、成本控制等方面，提高财务管理的准确性和透明度，帮助医院实现合理的费用控制和财务风险评估。

（二）业务活动与经济活动融会贯通

医院的业务活动和经济活动是相互关联、相互促进的。信息化在医院运营管理中的作用是促使业务活动和经济活动融会贯通，实现更高效的运营管理。

（1）业务活动优化：通过信息化系统对业务活动进行优化，包括病历管理、门诊挂号、医技检查、医嘱执行等方面。通过数字化记录和管理患者的病历和医疗信息，可以提高患者就诊体验，减少信息传递的错误和延误，加强不同科室之间的协作，提高医疗质量和疗效。

（2）经济活动高效运作：通过信息化系统对经济活动的管理和控制，可以实现医院经济活动的高效运作。包括财务流程的自动化处理、费用控制的精确监控、收支数据的实时分析等，帮助医院实现经济活动的精细化管理和风险控制。

（3）业务活动与经济活动的一体化：通过信息化系统的支持，业务活动和经济活动可以实现一体化的管理。比如，通过信息化系统将患者的就诊活动和医疗费用直接关联起来，实现医疗服务与费用的无缝对接；将医疗资源的分配和经济成本的控制进行整合，实现资源的高效利用和经济效益的最大化。

（三）数据源是数据应用的基础和核心

信息化建设在医院运营管理中的关键环节是数据的收集、存储、分析和应用。数据源是数据应用的基础和核心，对于医院精细化运营管理而言尤为重要。

（1）医疗数据的收集与整合：医院内部涉及的医疗数据包括病历数据、患者信息、医疗记录、检验结果等。通过信息化系统的支持，可以实现这些数据的自动化收集和整合，减少数据录入的重复和错误，提高数据的质量和准确性。

（2）数据的存储与管理：医院需要对大量的数据进行存储和管理。信息化系统可以提供可靠的数据存储和管理方案，包括数据库的建设和维护、数据的备份和恢复、数据的安全保护等，确保数据的完整性和可用性。

（3）数据分析与应用：通过信息化系统对医疗数据进行分析，可以发现隐藏在数据中的规律和趋势，为医院运营管理提供数据支持和决策依据。比如，通过对患者就诊数据的分析，可以对医疗资源的需求进行预测和调配；通过对财务数据的分析，可以进行费用控制和营利能力评估。

（4）数据的隐私与安全：医院的数据涉及患者的隐私和机密信息，因此数据的隐私和安全保护是信息化建设中的重要考虑因素。信息化系统需要确保数据的隐私和安全，通过权限控制、加密算法、安全审计等技术手段，保护数据不被非法获取和篡改。

医院精细化运营管理的内生需求需要信息化赋能，通过从运营管理体系角度划分信息化建设、实现业务活动与经济活动的融会贯通，以及将数据源作为数据应用的基础和核心，可以实现医院运营管理的精细化、高效化和智能化。信息化建设为医院提供了更好的管理工具和决策支持，进一步提升了医院的服务质量、效率和安全水平，推动了整个医疗行业的发展与进步。

三、医院信息化建设对医院发展具有重要促进作用

（一）工作质量

医院信息化建设在提高医疗工作质量方面发挥了不可或缺的作用。传统的纸质病历管理和医嘱执行容易出错、效率低下，而信息化建设可以通过电子病历、医嘱传输系统等方式，大幅减少医疗错误，提高诊疗质量。

（二）经济效益

信息化不仅提高了工作质量，还明显增强了医院的经济效益。通过电子化管理，医院可以更有效地进行资源分配和使用，比如药品和医疗设备的管理。通过信息化建设，医院在采购药品和医疗设备方面，引入 HRP、SPD 等系统，极大减少库存成本，同时缩短了采购周期。这些优化的结果往往表现为更高的床位周转率、更快的收费流程，从而提高医院的经济效益。

（三）运营成本

信息化建设能显著降低医院的运营成本。在传统模式下，大量的人力、物力和财力被用于琐碎的管理和运营工作。信息化可以使许多流程自动化，减少人力成本。例如，库存管理系统可以自动跟踪药品和设备的使用情况，减少浪费和滥用，从而降低成本。通过分析和解释大量数据来做出更好的决策。医院信息系统能够快速分析患者数据、资源分配和其他运营数据，以支持医院管理层做出更加合理的决策。

（四）患者服务

对于患者来说，医院信息化建设带来了显著的好处。首先，电子病历系统能让患者更方便地查阅自己的医疗记录和检查结果，加强医患沟通。其次，预约系统的电子化使得患者可以更便捷地预约诊疗服务，大大提高患者的就医体验。例如，引入信息化建设后，某大型医院通过数据分析发现，高峰就诊时间主要集中在上午8点至11点。据此，医院优化了医生和护士的排班，减少了患者的等待时间。

（五）工作效率

医院信息化建设对提升工作效率有着至关重要的影响。通过电子病历、自动化检查流程、在线医嘱等功能，医务人员能够更高效地完成工作。例如，药师不再需要手动核对处方，医生也能通过移动设备随时查阅病历，更快地做出诊断。

医院信息化建设对医院的发展有着重要的促进作用，无论是从工作质量、经济效益、运营成本、患者服务，还是从工作效率的角度看，其影响都是深远和积极的。因此，医院应全面推进信息化建设，以适应现代医疗行业的快速发展。

第二节　医院信息化建设的主要内容

一、信息化建设对医疗卫生活动的辅助

医院信息化建设的主要内容包括医疗信息采集、医疗信息管理、医疗信息交换和医疗信息利用等方面。其中，医疗信息采集是指通过各种信息技术手段，将医疗卫生服务过程中的各种医疗信息进行采集和整理，包括医生诊断、检验报告、病历记录、药物处方等信息。医疗信息管理是指通过信息技术手段，对医疗卫生服务过程中的各种医疗信息进行分类、存储、管理和维护，保证医疗信息的准确性、完整性和安全性。医疗信息交换是指通过信息技术手段，实现医疗卫生服务过程中的各种医疗信息的共享和交流，包括医院之间、医生之间、医生和患者之间等。医疗信息利用是指通过信息技术手段，将医疗卫生服务过程中的各种医疗信息进行分析、处理和利用，提高医疗卫生服务质量和效率，为医疗卫生行业的发展提供决策支持。随着科技的进步，信息化已成为医疗卫生领域改革与发展的核心力量。以下分八个方面进行深入论述。

（一）部署云化

云计算技术在医疗信息化中具有重要的意义，它为医疗行业提供了一种灵活、可扩展和安全的基础设施，能够满足医院处理、存储和共享大规模数据的需求。云计算技术的以下方面在医疗信息化中具有非凡意义。

1. 数据存储和共享

医疗行业积累了大量的患者病历、医学影像、实验数据等各种医疗数据。云计算提供了强大的存储和计算能力，可以帮助医院解决数据存储和备份的难题，并提供安全可靠的数据共享和访问服务。医生可以通过云平台随时随地访问患者的电子病历和影像资料，实现跨部门、跨医院的协同诊疗，提高医疗决策的准确性和效率。

2. 弹性计算和提高资源利用率

云计算提供了弹性计算的能力，医院可以根据实际需求灵活伸缩计算资源，避免资源浪费和成本过高的问题。特别是在面对突发性的医疗事件或大规模的数据处理需求时，云计算可以快速提供足够的计算能力，确保医疗服务的连续性和响应速度。

3. 分布式协同和远程医疗

云计算为分布式协同和远程医疗提供了技术支持。通过云平台，医生和患者可以进行远程会诊、远程监护、远程手术等，消除地域障碍，提供更为便捷和高效的医疗服务。此外，云计算还为人工智能、大数据分析等技术的应用提供基础设施，使得远程医疗可以更好地结合这些新兴技术，实现更精准的诊断和治疗。

4. 数据分析和人工智能应用

医疗行业的数据量日益增长，云计算为医疗数据的分析和挖掘提供了强大的计算能力和资源支持。医院可以利用云计算平台进行大规模的数据挖掘和机器学习，提取出有价值的医疗知识，辅助医生进行诊断、治疗和预防工作。同时，云计算还为人工智能算法的训练和部署提供了高性能的计算环境，推动医疗人工智能的发展和应用。

从发展趋势来看，云计算在医疗信息化中的应用将进一步深化和拓展。随着技术的发展和成熟，云平台的安全性、稳定性和可用性将不断提高，医疗机构对云计算的信任度也将增加。同时，更多的医院将采用云计算解决方案，包括公有云、私有云和混合云，以满足其个性化的需求和安全要求。此外，云计算与物联网、区块链等新兴技术的结合，将进一步推动医疗信息化的发展，实现医疗服务的智能化、个性化和全面化。

（二）数据集成

数据集成解决了医疗系统中多个数据源之间的隔离和割裂问题，实现了数据的流动和共享。数据集成在新时代的发展趋势如下：

1. 数据完整性和一致性

医院通常拥有多个系统和应用程序，每个应用程序可能都有自己的数据源和数据库。数据集成技术可以将这些分散的数据源整合为一个统一的数据视图，确保数据的完整性和一致性。通过数据集成，医院可以在一个平台上查看患者的完整医疗记录，避免信息的遗漏和冗余，提高数据的完整性和质量。

2. 全面的患者视图

数据集成使得医院能够构建全面的患者视图。通过集成来自不同系统的患者数据，包括电子病历、医学影像、实验室结果等，医生可以综合了解患者的健康状况和治疗历史，做出更准确的诊断和治疗决策。同时，患者也可以享受到更个性化、连续的医疗服务，无论是在同一医院内还是跨医院之间。

3. 跨部门和跨机构协同

数据集成促进了医院内部和不同医院之间的协同工作。通过数据集成，不同部门的医务人员可以共享患者数据，进行跨科室的协同诊疗和治疗计划的制订。此外，跨医院的数据集成可以实现不同医院之间的数据共享，提供连续的医疗服务和协同工作，特别是在远程医疗和会诊方面。

4. 数据分析和决策支持

数据集成为医院提供了更丰富的数据基础，使得数据分析和决策支持变得更加准确和可靠。通过将不同来源的数据整合在一起，可以进行更全面、准确的数据分析和挖掘，发现潜在的关联和规律。医院可以利用这些分析结果进行医疗决策、疾病预测、资源管理等方面的工作，提高医院的管理效率和医疗质量。

从发展趋势来看，数据集成在医疗信息化中的应用将持续扩大和深化。随着医院的数字化转型和信息系统的不断增加，数据集成的需求和重要性将更加凸显。同时，数据集成的技术和工具也在不断发展和创新，例如，基于标准化的数据交换格式、开放的 API 接口等，使得数据集成更加便捷和灵活。此外，随着人工智能和大数据分析的应用不断发展，数据集成将更多地与这些技术相结合，实现更智能、精准的医疗服务和决策支持。

（三）业务专科化

业务专科化通过将医疗业务细分为专科领域，实现了对医疗信息化系统的精细化管理和定制化开发。业务专科化在医疗信息化中具有重要促进作用。

1. 专业需求的满足

医疗行业的业务领域非常复杂，涉及各种不同的专业领域，如临床医学、医学影像、实验室检测等。业务专科化可以根据不同领域的需求特点和流程要求，量身定制信息化系统，满足专业业务的需求。例如，临床信息系统可以针对医生的诊疗工作流程进行优化，医学影像系统可以提供专门的图像解析和处理功能，实验室信息系统可以支持实验室数据的管理和分析。

2. 业务流程的优化

业务专科化可以帮助医院对业务流程进行深入的分析和优化。通过专门针对不同业务领域的信息化系统，可以精确地捕捉和模拟业务流程，并进行改进和优化。通过业务流程的优化，可以提高医疗服务的质量和效率，减少错误和重复工作，同时也提升了患者的体验和满意度。

3. 细分市场的适应性

业务专科化使得医疗信息化系统可以更好地适应细分市场的需求。在不同的医疗专业领域中，存在着各自的特殊需求和规范，例如，影像学报告系统需要满足专业的影像学要求，实验室管理系统需要满足实验室质量控制的要求。通过业务专科化，可以根据不同领域的需求进行针对性的开发和定制，提供更符合市场需求的信息化解决方案。

4. 整合和互操作性

尽管业务专科化将医疗信息化系统进行了细分，但整合和互操作性仍然是重要的目标。不同专科领域的信息化系统需要具备良好的互操作性，以实现数据的共享和流通。通过标准化的数据格式、接口和协议，不同系统可以实现数据交换和集成，提高信息的连贯性和一致性，实现整体数据的利用价值。

从发展趋势来看，业务专科化在医疗信息化中的应用将更加深入和广泛。随着医疗行业的不断发展和专业化趋势，对信息化系统的专业需求将不断增加，对业务专科化的需求也会进一步提升。同时，随着技术的进步和成熟，业务专科化的信息化系统将变得更加成熟和稳定，以满足不同专业领域的需求。此外，随着人工智能、大数据和云计算等新兴技术的应用，业务专科化的信息化系统将与这些技术相结合，实现更智能、高效的医疗服务和决策支持。

（四）临床多学科联合

临床多学科联合通过整合不同学科的临床数据和知识，促进医疗卫生领域的协同工作和跨学科的协同诊疗。医院信息化建设对临床多学科联合具有重要促进作用。

1. 提升综合诊疗效果

多学科联合可以将不同学科的专业知识和技能进行有机结合，制订更全面、准确的诊疗方案。通过医疗信息化系统，不同学科的医务人员可以共享和访问患者的综合临床数据，进行跨学科的讨论和决策。这有助于避免学科间信息孤岛的问题，促进医疗团队的协同工作，提升综合诊疗效果和改善患者的治疗结果。

2. 优化资源配置和减少重复工作

多学科联合可以实现医疗资源的优化配置和减少重复工作。通过信息化系统，医务人员可以共享和获取全面的患者信息，避免了重复收集患者数据的工作。此外，不同学科之间可以共享和调度医疗资源，避免了不必要的重复检查和治疗，提升资源的利用效率。

3. 促进知识共享和学科交叉

多学科联合可以促进知识的共享和学科间的交叉融合。通过医疗信息化系统，不同学科的医务人员可以分享自己的经验和专业知识，并从其他学科中获得新的见解和治疗方法。这有助于推动医疗科研和知识创新，提升医疗服务的质量和效果。

4. 精准医疗的实现

多学科联合在医疗信息化中对于精准医疗的实现至关重要。不同学科的医务人员可以根据患者的个体特征和疾病类型，共同制定个性化的治疗方案和预防策略。通过信息化系统，可以整合和分析大数据，应用人工智能算法进行疾病的精准预测和个体化治疗。

临床多学科联合在医疗信息化中的应用将继续深化和拓展。医疗界对于多学科联合诊疗的重要性有了更深刻的认识，推动了相关技术和标准的发展。随着医疗信息化系统的进一步普及和发展，多学科联合的数据共享和协同工作将变得更加便捷和高效。同时，随着人工智能、大数据和云计算等技术的应用，临床多学科联合将与这些技术相结合，实现更智能、精准的医疗服务和决策支持。此外，强调跨学科和综合性培训的发展趋势将进一步推动临床多学科联合在医疗信息化中的应用和发展。

（五）管理闭环化

医疗管理的闭环化是指将医疗服务的各个环节紧密相连，形成一个完整、高效的管理闭环，实现信息的无缝流动和全面管理。医疗信息化对医疗管理闭环化的促进作用如下：

1. 提升医疗服务质量

医疗管理的闭环化可以促进医疗机构内部各个部门之间的协同工作，实现信息的快速传递和共享。医疗管理人员可以实时掌握医疗流程、资源分配和患者情况等关键信息，及时调整和优化医疗服务，提升医疗服务的质量和效果。

2. 提高医疗资源的利用效率

闭环化的医疗管理可以有效管理和调度医疗资源。通过信息化系统，医疗机构能够全面了解各类资源的使用情况和需求，合理分配医生、设备、药品等医疗资源，避免资源的浪费和短缺，提高资源的利用效率，同时降低医疗成本。

3. 加强随访和患者管理

闭环化的医疗管理使得医务人员可以全程跟踪患者的诊疗过程和健康状况，实现对患者的整体管理和定期随访。通过信息化系统，医生可以掌握患者的完整病历、实验室检查结果、影像资料等，从而更好地制订个性化的治疗方案、进行疾病预防和健康管理，提高患者的治疗效果和满意度。

4. 增强隐私和信息安全保护

闭环化的医疗管理涉及大量的敏感医疗数据和个人隐私信息，因此，信息安全保护将成为重要的发展趋势。医院需要加强数据隐私保护措施、建立安全的数据传输和存储机制，确保患者个人信息的安全，并合规应对相关法律法规的要求。

随着人工智能、大数据分析和云计算等新兴技术的不断发展，医疗管理的闭环化将与这些技术相结合，实现更智能化和精细化的管理。例如，通过人工智能算法和大数据分析，可以进行医疗数据的挖掘和预测，促进医疗资源的合理调配和疾病防控策略的制定。

（六）应用智能化

医疗应用的智能化是指将人工智能、机器学习、大数据分析等技术应用于医疗信息化系统中，实现医疗服务的智能化和自动化。应用智能化具有以下优势：

1. 提升医疗决策的准确性

智能化应用可以通过分析大量的医疗数据，帮助医务人员制订更准确的诊断和治疗方案。基于机器学习和人工智能算法，可以从庞大的医学数据库中发现隐藏的关联和模式，辅助医生进行疾病的早期检测、病情预测和个体化治疗，提高医疗决策的准确性。

2. 提高医疗服务的效率与质量

智能化应用可以自动化和优化医疗流程，提高医疗服务的效率和质量。例如，利用自然语言处理和语音识别技术，可以实现电子病历的自动化记录和整理，减少医生的繁重工作量。利用预测模型和智能排程算法，可以优化手术室的排班和资源利用，提高手术效率和术后护理质量。

3. 个性化医疗的实现

应用智能化可以实现个性化的医疗服务。通过分析患者的生物特征、遗传信息、生活习惯和疾病历史，可以为患者量身定制个性化的预防、诊断和治疗方案。智能化应用还可以结合患者的实时监测数据和反馈，实现即时的健康管理和远程医疗，改善患者的体验和健康状况。

4. 深度学习和人工智能的应用

随着深度学习和人工智能技术的不断进步，其在医疗信息化中的应用将越来越广泛。深度学习算法可以对海量的医疗数据进行复杂的模式识别和分析，实现更精确的疾病诊断和预测。人工智能还可以用于医学影像分析、辅助临床决策、药物研发等领域，提升医疗服务的质量和效率。

5. 大数据分析和数据整合

应用智能化需要大量的医疗数据作为基础，因此大数据分析和数据整合成为发展趋势之一。将来，医院会继续整合临床数据、遗传数据、生命体征数据等多源数据，构建更全面、综合的医疗数据库。通过大数据分析，可以挖掘数据中的规律、趋势和风险，为医疗决策提供更可靠的依据。

6. 可穿戴设备和远程监护

随着可穿戴设备和远程监护技术的发展，智能化应用将更加注重个体的健康管理和远程医疗。通过可穿戴设备和传感器，可以实时监测患者的生理参数、运动轨迹和睡眠质量等，并将数据传输给医院进行分析和反馈。这将为患者提供更便捷的健康监测和远程医疗服务，提高疾病的预防和管理效果。

7. 隐私保护和伦理规范

智能化应用在医疗信息化中涉及大量的个人隐私信息，因此隐私保护和伦理规范将成为重要的发展方向。医院和技术提供商需要加强数据隐私和信息安全的管理，确保患者个人信息的保密性和安全性。同时，应该建立严格的伦理规范，保障智能化应用的公平性、公正性和透明性。

应用智能化借助人工智能、机器学习和大数据分析等技术，可以实现更准确、高效和个性化的医疗服务，为人们提供更好的健康管理和医疗体验。随着技术的不断进步和应用场景的拓展，智能化应用在医疗信息化中将得到进一步推广和发展。

（七）资源整合化

信息化建设促进了医疗资源的整合。医院能够通过信息系统整合内部资源，如设备、人员、药品等，实现资源的最优配置。同时，信息化还促进了医疗机构之间的合作，如远程医疗、医疗联盟等，实现资源的共享和优化。信息化建设在促进医疗资源的整合方面具有以下发展前景：

1. 提高资源利用效率

医疗资源的整合意味着将分散的资源集中起来，建立起统一的管理平台和共享机制。借助信息化系统，医院可以实现对医疗资源的全面掌握和合理调度。通过合理规划和优化资源的使用，可以避免资源的浪费和重复建设，提高资源利用的效率和经济性。

2. 跨区域医疗合作与共享

信息化建设促进了跨区域医疗资源的合作与共享。通过共享医疗信息和数据，不同地区的医院可以合作开展远程会诊、远程医疗等服务，为患者提供更广泛、更便捷的医疗资源。这样可以充分利用各地区的优质医疗资源，解决资源不均衡和供需矛盾问题，提高患者的医疗获得感和健康水平。

3. 提升医疗服务质量

资源整合可以促进医院的专业化分工和协同合作。通过信息化系统，不同医院可以共享医生、设备、数据等资源，形成协同效应，提升医疗服务的质量和水平。例如，通过专科远程会诊，患者可以获得来自全国乃至国际范围内的医生的专业意见，改善诊疗水平。

4. 实现全面诊疗与健康管理

信息化建设促进了医疗资源的整合，使得患者的病历、检查和治疗数据能够在不同医院之间共享。这样可以实现全面的诊疗和健康管理，医生可以基于完整的病史和数据对患者进行更全面、更准确的诊断和治疗，提高患者的医疗效果和生活质量。

5. 优化医疗服务布局

通过整合医疗资源，可以优化医疗服务的布局。根据医疗需求和资源分布的实际情况，可以合理规划医院、诊所、社区卫生服务中心等医疗机构的位置和规模，提供更均衡、高效的医疗服务。这样可以减少患者的就医难题，提高医疗服务的可及性和可持续性。

信息化建设对于促进医疗资源的整合具有重要的意义。通过整合医疗资源，可以提高资源利用的效率，促进跨区域医疗合作与共享，提升医疗服务质量和水平。此外，资源整合还有助于实现全面诊疗与健康管理，优化医疗服务布局，提高患者的医疗获得感和生活质量。因此，医疗领域的信息化建设与医疗资源整合密切相关，对于推动医疗行业的发展和提升医疗服务水平具有重要意义。

（八）科研平台化

医疗科研在推动医疗进步和提升临床实践中起着重要的作用，而信息化建设为医疗科研提供了强大的平台支持，体现在几个方面：

1. 强化数据采集和分析能力

信息化建设通过电子病历、医学影像、实验室检验等系统的建立和数据的集成，为医疗科研提供了海量的数据资源。研究者可以通过这些数据深入研究疾病的发生机制、病因、流行病学特征等，促进对疾病的认识和了解。此外，通过信息化系统，研究者可以实现对大规模数据的高效分析，挖掘存在的规律和相关性，为研究成果的发现和应用提供支持。

2. 加速研究成果的传播和共享

信息化建设通过建立科研管理平台、学术交流平台和数据共享平台，促进研究成果的传播和共享。研究者可以通过电子出版物、学术会议以及科研合作平台等途径，将研究成果及时、广泛地传播给同行和学术界，实现知识的共享和交流。这有助于推动多中心协作研究、大样本研究和跨学科的研究合作，提高研究的质量和影响力。

3. 促进医疗实践的转化和应用

信息化建设为医疗科研提供了强大的转化和应用平台。通过信息化系统，研究成果可以快速应用于临床实践，改变传统的试验和推广周期。例如，基于人工智能的算法可以将研究成果迅速转化为临床应用工具，提高临床决策的准确性和效果。这有助于缩短研究成果的转化过程，推动医疗技术的快速发展和应用。

4. 大数据和人工智能的应用

随着医疗信息化建设的发展，医疗科研将越来越依赖于大数据和人工智能的应用。借助大数据技术，可以整合和分析庞大的医疗数据，探索和发现更深层次的规律和模式。通过人工智能算法，可以进行复杂的数据挖掘和模拟实验，加速研究过程和成果的发现。

5. 跨学科研究和合作

随着医疗科学的不断发展，越来越多的问题需要跨学科的研究和合作来解决。信息化建设为跨学科研究提供了平台支持，医学、生物学、计算机科学等领域的研究者可以共享数据和资源，展开合作研究。这有助于促进多学科知识的交叉融合，推动创新性科研成果的发展。

6. 强化科研伦理和隐私保护

随着医疗数据的广泛应用，科研伦理和隐私保护问题愈发重要。在医疗科研中，需要加强对患者隐私的保护，遵循伦理规范进行研究。医疗机构和科研人员应加强数据安全意识和控制，确保科研过程的合法性、公正性和透明度。

7. 强调实践与研究的融合

信息化建设将加强医疗科研与临床实践的紧密融合。医学研究将更加注重解决临床实际问题和提高医疗质量，实现科研成果的实时转化和应用。同时，临床数据的积累和反馈将为科研提供更多的实践基础和创新思路。

信息化建设为医疗科研提供了强大的平台支持，具有重要的意义和发展趋势。借助信息化系统，医疗科研可以更好地收集和分析数据，加强研究成果的传播和应用，推动医疗实践的转化和应用。未来，随着技术的不断进步和研究场景的拓展，医疗科研将更加依赖大数据和人工智能的应用，注重跨学科研究和合作，强化科研伦理和隐私保护，实现科研与临床实践的融合。

二、医院管理信息系统高质量发展

医院管理信息系统（Hospital Information System，HIS）的高质量发展是医疗机构信息化建设的关键方向之一，以下将简单阐述 HIS 如何高质量发展。

（一）HIS 高质量发展所需素养

1. 信息化顶层设计和规划能力

为了实现 HIS 的高质量发展，医院必须具备信息化顶层设计和规划能力。

这包括确定系统的整体架构、功能需求和数据流程，考虑到医疗机构的特点和未来发展需求。通过顶层设计和规划，医院可以确保 HIS 的高度适应性、可扩展性和可维护性，提高系统的整体质量。

2. 自主研发能力

医院应该具备自主研发能力，不仅仅依赖于外部软件供应商。自主研发能力可以帮助医院根据自身需求进行定制化开发，满足医院特定的工作流程和管理需求。此外，自主研发能力还能够提高系统的安全性和稳定性，降低对外部供应商的依赖。

3. 超前发展理念

HIS 的高质量发展需要有具备超前发展理念的医疗卫生信息技术（Healthcare Information Technology，HIT）开发商的支持。这些开发商应该具备先进技术的研究和开发能力，致力于创新和改进医疗信息技术。他们应该密切关注行业的最新趋势和技术发展，不断提升系统的功能和性能，以满足医院不断变化的需求。

4. 注重数字资产的概念

在 HIS 的高质量发展中，需要注重数字资产的概念。数字资产包括医疗信息、病历数据、研究成果等。医院应该重视数字资产的管理、保护和价值开发，确保其安全性、可靠性和可持续性。通过有效的数字资产管理，医院可以更好地利用数据资源，支持科研工作和决策制定，促进 HIS 的高质量发展。

（二）HIS 高质量发展方向

1. 系统稳定性和可靠性

HIS 的高质量发展要求系统具备高度的稳定性和可靠性。系统应能够稳定运行，并能够处理大量的数据和用户请求。通过强化系统的容错机制、故障恢复机制和安全保护措施，确保系统的稳定性和可靠性，避免因系统故障而影响医院正常运营和为患者服务。

2. 数据安全与隐私保护

HIS 的高质量发展要求重视数据安全与隐私保护。医疗机构处理的信息包括患者的个人身份信息、病历数据和医疗记录等敏感信息，必须建立完善的数据安全管理体系，确保数据的机密性、完整性和可用性。通过控制数据访问权限、加密传输和存储、监测和预防数据泄露等措施，保护患者隐私和系统数据的安全。

3．操作界面和用户体验

HIS 的高质量发展要关注操作界面和用户体验。系统界面设计应简洁、直观，符合用户的操作习惯。通过人性化的交互设计和对用户友好的功能布局，提升用户在系统中的操作效率和使用便利性。此外，系统应提供良好的响应速度、稳定的网络连接和可靠的技术支持，以提供良好的用户体验。

4．开放性和可扩展性

HIS 的高质量发展要具备开放性和可扩展性。系统应具备良好的接口和互操作性，能与其他医疗信息系统（如 LIS、PACS 等）以及外部系统（如第三方支付、健康档案等）实现数据的交互和共享。此外，系统应具备可扩展性，能够根据医院的需求进行功能的拓展和定制化开发，以适应医院不断变化的业务需求和信息化发展的要求。

5．智能化与创新应用

HIS 的高质量发展要关注智能化与创新的应用，借助人工智能、大数据分析和机器学习等技术，实现对数据的深度挖掘和智能分析。应用智能算法提供辅助诊断、数据预测和决策支持等功能，可提高医疗服务的精准性和效率。同时，加强创新研究，探索新的应用场景和功能模块，以满足医院信息化发展的需求。

（三）HIS 高质量发展要点

1．场景化思路

场景化思路意味着根据医院内不同的业务场景和工作流程需求，定制化设计和实施 HIS，以提供更精准、高效的解决方案。通过深入了解医院的工作环境和需求，系统可以更好地适应并优化医院的业务流程，提高医疗服务的效率和质量。

2．闭环化思路

闭环化思路强调在 HIS 中实现信息的闭环流动，从数据采集、处理到应用和反馈的全过程闭环。这样可以确保医疗信息的准确性、完整性和时效性，避免信息孤岛和信息断层的问题，提升医生决策的准确性和医院管理的科学性。

3．创新和微创新思路

创新和微创新思路意味着在 HIS 的设计和实施中注重采用新的技术和方法，以推动医院信息化的发展。通过引进先进的技术，如人工智能、大数据分析、云计算等，可以提升医疗服务的智能化水平和数据驱动能力，推动医院工作和管理方式的创新。

4. 倡导开放的系统

倡导开放的系统意味着 HIS 应具备良好的接口和互操作性,能够与其他医疗信息系统和外部系统进行数据的交互和共享。这有助于打破信息孤岛,促进医疗信息的整合和流动,提高数据的可用性和利用率,促进医疗服务质量的提升。

5. 专业化思路

专业化思路强调医院在 HIS 建设过程中应依托专业团队,提供专业化的设计、实施和支持。专业团队可以深入了解医院的特点和需求,为医院量身定制解决方案,保证系统的稳定性和功能性。此外,专业团队还能提供及时的技术支持,确保系统的持续运行和优化升级。

这些思路在 HIS 的高质量建设中具有重要意义。它们有助于推动系统的定制化与优化、信息的闭环流动、技术的创新和应用、数据的共享与利用,以及专业团队的支持与服务。综合应用这些方面,医院可以实现 HIS 的高质量建设,从而提升医疗服务水平,满足医院管理和患者需求,促进医院的信息化发展。

三、信息化建设对运营/行政管理活动的辅助

(一)数据集成平台

以医院数据集成与互联互通为基础,遵循 HL7(卫生信息交换标准)、CDA(临床文档结构)、IHE(医疗机构信息集成规范)等国际标准和规范,构建数据集成平台,实现临床、运营等多元化医院业务数据资源的汇聚、存储计算与治理管控。方案基于面向服务的体系架构,为临床决策、医疗管理、科研管理、"互联网+"等医疗大数据应用提供支撑,从数据角度提升医院医疗与管理水平,支持科研创新,增强医院核心竞争力,助推医共体、精准医疗等新型业务落地。数据集成平台在医院信息化建设中扮演着重要的角色。以下是对数据集成平台在医院信息化建设中的意义、注意要点和发展趋势的概述:

数据集成平台是指将来自不同源头、不同格式和不同系统的数据进行整合和共享的技术平台。在医院信息化建设中,数据集成平台充当了数据交换、数据整合和数据共享的桥梁,有效实现了医疗数据的集中管理和协同应用,提供了全面的数据支持。数据集成平台在医院信息化建设中具有以下意义:

（1）实现数据的统一管理：数据集成平台可以将来自不同系统和部门的数据进行集中管理，避免信息孤岛和数据冗余，提高数据的准确性和一致性。

（2）支持多系统的互联互通：通过数据集成平台，医院内各个系统可以实现数据的互联互通，促进各部门之间的协同合作，提高工作效率。

（3）提供全面的数据支持：数据集成平台提供了全面的数据支持，包括患者基本信息、病历资料、检验报告、影像数据等，为医生的诊断决策和患者的医疗管理提供可靠的数据依据。

（4）加强数据安全与隐私保护：数据集成平台能够对数据进行权限控制和安全管理，确保数据的安全性和隐私保护。

在构建数据集成平台时，需要注意以下要点：

（1）确定数据集成的范围和需求：明确需要集成的数据类型、数据源和数据共享的需求，为建设数据集成平台制订明确的目标和计划。

（2）建立数据标准和规范：制定一致的数据标准和规范，包括数据格式、数据命名、数据分类等，确保不同数据源的数据能够无缝集成和共享。

（3）选择适当的集成技术和工具：根据医院的需求和现有的信息系统架构，选择适合的数据集成技术和工具，如 ETL（Extract、Transform、Load，即抽取、转换、加载）工具、API 集成等。

（4）设计良好的数据流程和工作流程：在数据集成平台中设计清晰、规范的数据流程和工作流程，确保数据的流动和处理符合医院的业务要求和流程规范。

（5）强调数据安全和隐私保护：在数据集成平台建设过程中，要重视数据的安全和隐私保护，采取相应的措施进行数据加密、权限控制和访问审计等。

综合未来发展方向，数据集成平台在医院信息化建设中的发展趋势包括以下几个方面：

（1）引入大数据和人工智能：数据集成平台将更多地融合大数据分析和人工智能技术，提供更多的智能化应用，如医学影像辅助诊断、智能决策支持等，进一步提升医疗服务的质量和效率。

（2）推动云计算和移动化应用：数据集成平台将借助云计算和移动化技术，实现更灵活、便捷的数据交换和共享，支持医院信息化的移动化和远程化发展。

（3）强调数据共享与开放：数据集成平台将更加注重数据共享和开放，与政府部门、医疗机构和医疗保险机构等进行数据互通和共享，实现全面的医疗信息互联互通。

（4）强化数据治理和质量管理：数据集成平台将重视数据治理和质量管理，

建立完善的数据管理体系，包括数据质量监控、数据生命周期管理、数据隐私保护等，提高数据的可靠性和价值。

数据集成平台在医院信息化建设中具有重要的意义和作用。通过建设高质量的数据集成平台，医院可以实现数据的统一管理和互联互通，提供全面的数据支持，以促进医院信息化水平的提升和医疗服务的优化。

（二）患者 360 视图

患者 360 视图是基于数据中心进行数据整合的展现型应用，基于 B/S 架构开发，可以嵌入任何业务系统中，包括医生站、医技系统、手麻系统等。依赖于数据中心全量数据整合的优势，临床医生通过患者统一视图，不但可以查看当次就诊记录，而且可以对患者历次就诊记录进行回顾性查看，包括门诊和住院的全部就诊记录，让医生对就诊患者的既往就诊情况有一个完整的了解，极大地提高临床医生的诊疗效率。

患者 360 视图是一种综合性的医院信息化系统，旨在实现对患者全生命周期的管理和个性化服务。该视图在医院信息化建设中具有以下意义：

（1）综合患者信息管理：患者 360 视图将患者的个人信息、病历资料、医疗记录、检验结果等整合在一起，提供全面的患者信息，为医生提供更全面的诊疗依据，提高医疗决策的准确性和效率。

（2）个性化患者服务：患者 360 视图可以根据患者的特定需求和病情信息，提供个性化的医疗服务。例如，根据患者的病历和用药情况，提供定制化的治疗方案和用药推荐。

（3）提供医患沟通渠道：患者 360 视图可以提供医患之间的在线沟通渠道，支持患者与医生的远程咨询和互动，为患者提供更便捷的医疗服务。

（4）强化医疗质量管理：患者 360 视图可以收集和分析患者的医疗数据，帮助医院进行质量管理和绩效评估，提高医疗服务的质量和安全性。

在患者 360 视图的建设过程中，需要注意以下要点：

（1）数据整合和共享：整合医院内不同部门的患者数据，确保数据的准确性和一致性，并与外部相关系统实现数据的交互和共享。

（2）数据安全与隐私保护：在患者数据的采集、存储和传输过程中，要重视数据安全和隐私保护，采取加密技术、权限控制和访问审计等措施，确保患者数据的安全性。

（3）用户界面和用户体验：设计直观、易于操作的用户界面，以提供良好的用户体验。界面应根据医务人员的工作需求和习惯进行定制化，提高工作效率和满意度。

（4）系统集成和互操作性：患者360视图应与其他医疗信息系统和相关外部系统实现数据的集成和互操作，确保患者信息的完整性和流动性。

（5）专业团队和培训支持：建设患者360视图需要组建专业团队，包括医务人员、信息技术专家和项目团队，提供持续培训和技术支持，以确保系统的有效运行和持续发展。

患者360视图在医院信息化建设中的发展趋势包括以下几个方面：

（1）强化数据分析和智能应用：患者360视图将引入更多的数据分析和智能化技术，如大数据分析、人工智能、机器学习等，提供更精确的数据分析和决策支持功能。

（2）推动移动应用和远程医疗：患者360视图将与移动技术结合，支持移动应用和远程医疗服务，为患者提供便捷的健康管理和咨询渠道。

（3）强调云计算和云平台建设：通过云计算技术，将患者360视图部署在云平台上，提供灵活、高可用性的服务，支持多医院、多地点的数据共享和协同工作。

（4）加强隐私保护和数据治理：患者360视图将进一步加强数据隐私保护和数据治理，建立健全数据管理机制，符合相关法律法规和隐私保护要求。

（5）与社区健康相结合：患者360视图将与社区健康服务结合，为患者提供全面的、综合的健康管理和服务，实现医疗服务的延伸和扩展。

患者360视图在医院信息化建设中具有重要的意义和作用。通过构建高质量的患者360视图，可以实现患者信息综合管理、个性化患者服务、医患沟通渠道和医疗质量管理，推动医院信息化水平的提升和医疗服务的优化。

（三）数据挖掘系统

医院数据挖掘系统是一个基于人工智能和机器学习技术的数据挖掘工具，可以从医院的大量数据中提取有价值的信息。这些数据包括患者的个人信息、病历、治疗记录、医疗影像数据等。医院数据挖掘系统可以帮助医院管理层和医疗专业人员更好地理解和分析医院数据，并帮助制定更有效的决策。该系统通过应用统计学、机器学习和数据分析方法，从大规模数据集中发现隐藏模式、关联规则和趋势。在医院信息化建设中，数据挖掘系统利用医疗数据中的隐含知识和信息，帮助医务人员做出准确的决策、提供个性化的医疗服务以及进行医疗质量管理和疾病预测等工作。数据挖掘系统在医院信息化建设中具有以下意义：

（1）发现知识和洞察：数据挖掘系统对大量的医疗数据进行挖掘分析，可以揭示出潜在的关联规则、趋势和模式，帮助医务人员发现和洞察新的医学知识，提高医疗决策的准确性和效率。

（2）个性化医疗服务：数据挖掘系统可以根据患者的个人特征、病历资料和医疗历史，提供个性化的医疗建议、诊断和治疗方案，帮助医务人员更好地满足患者的需求，并提高医疗服务的质量和满意度。

（3）医疗质量管理和风险评估：通过分析医疗数据，数据挖掘系统可以帮助医院实现对医疗质量的监控和评估，发现潜在的风险和质量问题，改进医疗流程和提高医疗安全性。

（4）疾病预测和流行病学研究：数据挖掘系统可以基于医疗数据，进行疾病的预测和流行病学研究，帮助医务人员及时发现疾病暴发的趋势和规律，做出相应的防控措施。

建设数据挖掘系统需要注意以下要点：

（1）数据质量和数据整合：数据挖掘系统需要建立高质量和完整的医疗数据集，确保数据的准确性、一致性和可靠性。同时，需要整合来自不同数据源的数据，如电子病历、检验报告、医嘱等，以获取更全面的信息。

（2）算法选择和模型建立：选择适当的数据挖掘算法和模型，例如聚类算法、分类算法、关联规则挖掘等，根据具体的应用场景构建有效的分析模型。

（3）隐私保护和数据安全：数据挖掘系统需要确保患者数据的隐私保护和数据安全，采取必要的安全措施，如数据加密、访问控制和权限管理，遵守相关的法律法规和隐私政策。

（4）数据可视化和结果解释：为了使医务人员更好地理解和应用数据挖掘结果，应建设数据可视化界面，以直观、可交互的方式展示分析结果，并提供相应的解释和推理支持。

数据挖掘系统在医院信息化建设中的发展趋势包括以下几个方面：

（1）强化人工智能技术：将数据挖掘系统与人工智能技术集成，如深度学习、自然语言处理等，提高系统的自动化能力和智能化水平。

（2）大数据和云计算支持：利用大数据技术和云计算平台，构建高性能、可扩展的数据挖掘系统，支持处理和分析大规模的医疗数据。

（3）实时数据分析和决策支持：数据挖掘系统将朝向实时数据分析和决策支持方向发展，实现对患者数据的快速处理和实时监测，帮助医务人员做出更及时的决策。

（4）跨机构数据共享和合作：为了提高数据挖掘的效果和能力，数据挖掘系统将趋向于跨机构的数据共享和合作，以获取更多样化、全面的数据资源。

（5）强调解释性和可信度：随着数据挖掘在医疗领域应用的增加，对结果的解释性和可信度将成为关键因素，建设数据挖掘系统时需要注重这一点。

数据挖掘系统在医院信息化建设中的意义重大。通过合理建设和应用数据挖掘系统，可以发现潜在的医学知识、提供个性化医疗服务、改进医疗质量和预测疾病等。在建设过程中，需注意数据质量、算法选择、隐私保护和结果解释等关键要点。未来，数据挖掘系统将与人工智能、大数据和云计算等技术结合，实现更智能化和实时化的医疗应用。

四、医院运营管理信息化建设与发展的政策环境

（一）政府政策支持

近年来，医院运营管理信息化建设得到了政府的大力支持。各级政府发布了一系列指导性、支持性政策，包括资金补贴、税收优惠和政府采购等，以促进医院信息化建设。

（二）法律法规环境

信息化建设在医院运营管理中起着关键作用，但也面临数据安全、隐私保护等法律挑战。因此，医院需要根据相关法律法规，如《医疗器械监督管理条例》《个人信息保护法》等，进行合规性建设。

（三）地方与中央政策对接

中央政府和地方政府在医院信息化建设方面有时会有不同的侧重点。因此，医院在信息化建设过程中需要兼顾中央和地方两级政府的政策导向，以确保项目的顺利推进。

（四）多部门联动

医院信息化建设不仅涉及卫生健康部门，还与科技、信息、财政等多个部门有关。因此，需要各部门联动，形成政策合力，以促进医院运营管理信息化的全面发展。

（五）对接国际标准与规范

随着医疗全球化的趋势，医院信息化建设需要参考和对接国际标准与规范，

以提高医疗服务的国际竞争力。

（六）政策更新与适应

医疗行业和信息技术都是快速发展的领域，政策环境也在不断变化。医院需要密切关注政策动态，及时调整信息化建设策略，以适应不断变化的外部环境。

（七）疫情影响与政策调整

新冠疫情对医疗行业带来了巨大影响，也促使政府加快医院信息化建设的步伐。例如，远程医疗、智能诊断等新型信息技术得到了更多的政策支持。

（八）社会资本的引入

除了政府支持，社会资本也在加速医院信息化建设。政府鼓励和引导社会资本参与医院运营管理信息化，通过公私合作（Public – Private Partnership, PPP）等模式，提供更多的资金和技术支持。

目前关于支持医院运营管理信息化建设的相关政策如下：

《关于印发全国公共卫生信息化建设标准与规范（试行）的通知》（国卫办规划发〔2020〕21 号）明确各级疾病预防控制中心、二级及以上医院、基层医疗卫生机构、其他公共卫生机构等的公共卫生服务和管理业务，业务范围覆盖公共卫生信息化建设和应用的主要业务服务和管理要求。

《关于深入推进"互联网＋医疗健康""五个一"服务行动的通知》（国卫规划发〔2020〕22 号）提出，持续推动"互联网＋医疗健康"便民惠民服务向纵深发展，在全行业深化"五个一"服务行动。

《关于加强卫生健康统计工作的指导意见》（国卫规划发〔2020〕16 号）指出，探索推进新兴信息技术融合应用，创新数据采集、开发、存储方式，提升统计工作智能化水平。将各业务系统分别从基层收集数据转变为统一采集、顶层交互，推进跨业务、跨机构、跨部门交换应用，从管理上减少报送频次，实现一数一源、一源多用、整合共享。

《关于加快推进卫生健康行业电子证照建设与应用的指导意见》（国卫办规划发〔2020〕17 号）强调，以卫生健康行业电子证照建设为契机，建立行业证照数据信息库，探索与全民健康信息平台、互联网医疗监管平台、行业执法监督等系统的融合应用，实现对医疗服务和执业监督重点领域的动态管理，为科学决策提供有力支撑。

《关于加强全民健康信息标准化体系建设的意见》（国卫办规划发〔2020〕14 号）指出，以标准助力创新发展、协调发展、绿色发展、开放发展、共享发展。截至 2020 年 8 月，现行有效信息标准共 227 项，基本建立了全民健康信息平台标准规范和医院信息化建设标准规范，初步形成了全民健康信息化标准体系，大力推动全民健康信息标准应用，有力支撑了卫生健康事业发展。

《关于印发全国医院上报数据统计分析指标集（试行）的通知》（国卫办规划函〔2019〕383 号）强调，为加强医院上报数据的分析和应用，建立医院上报数据的标准化分析指标体系。

《关于印发全国医院信息化建设标准与规范（试行）的通知》（国卫办规划发〔2018〕4 号）指出，为促进和规范医院信息化建设，在《医院信息平台应用功能指引》和《医院信息化建设应用技术指引》基础上，制定了《全国医院信息化建设标准与规范（试行）》，明确医院信息化建设的内容和要求。

《关于加强公立医院运营管理的指导意见》（国卫财务发〔2020〕27 号）提出，推进运营管理信息化建设。按照国家和行业已发布的医院信息化建设标准，加强医院内部运营管理信息系统建设，促进实物流、资金流、业务流、信息流四流合一；加强各个信息系统的有效对接，确保各类数据信息的规范性、完整性和有效性，支撑运营数据的统计、分析、评价、监控等利用；加强运营管理信息安全，完善信息保护技术措施和制度。

《关于印发进一步规范医疗行为促进合理医疗检查的指导意见的通知》（国卫医发〔2020〕29 号）提出，加强信息化监测和监控。运用信息化手段对医疗机构检查结果互认和资料共享情况进行实时监测，对高值高频、群众反映突出的检查项目进行实时监控，逐步实现对不合理医疗检查的自动发现、自动提醒、自动干预。对通过监测和监控发现问题突出的医疗机构提出改进要求，促进医疗机构持续提高医疗检查合理性。

《关于印发三级医院评审标准（2020 年版）的通知》（国卫医发〔2020〕26 号）强调，医院信息系统能够系统、连续、准确地采集、存储、传输、处理相关的信息，为医院管理、临床医疗和服务提供包括决策支持类的信息技术支撑，并根据国家相关规定，实现信息互联互通、交互共享。

《关于印发公立医院全面预算管理制度实施办法的通知》（国卫财务发〔2020〕30 号）提出，医院预算管理系统要与医院其他信息管理系统（HIS 系统等）有效对接，逐步实现预算系统与其他信息管理信息系统的互联互通，实现预算数据直接从信息系统汇总提取，减少人为干预。

《关于印发公立医院内部控制管理办法的通知》（国卫财务发〔2020〕31

号）强调，医院应当建立健全信息化建设管理制度，涵盖信息化建设需求分析、系统开发、升级改造、运行维护、信息安全和数据管理等方面内容。

《关于印发公立医院运营管理信息化功能指引的通知》（国卫办财务函〔2022〕126 号），提出公立医院运营管理信息化建设应用框架及功能设计要求，涉及医教研防业务活动、综合管理、资产、运营管理决策、数据基础等9 大类业务、163 个功能点。

第六章
大数据时代下医院运营数据治理及应用

第一节 精细化管理驱动医院数据管理模式转型

一、医院精细化管理

医院精细化管理是一种管理理念、一个管理系统，也是一套管理工具，是为了实现医院的管理目标，通过运用程序化、标准化、数据化和信息化的手段，组织管理医院的各个单元进行高效、精确、协作运行，促进人、财、物、技术、信息等各项资源优化整合、高效利用，以获取更高的医疗质量、更好的服务质量和更高效的运行效率，保障医院运行安全，提高医院竞争力。

医院精细化管理包含以下三个特点：

（1）全面覆盖，全过程管理。精细化管理覆盖了医院管理的各个方面和全流程，从经济管理范畴的预算、收入、支出、药品耗材管理、成本管理到各级组织和人员的绩效管理、奖金分配；从对医疗过程中规范、合规、安全的控制到管理过程中实现流程合理、资源整合、优势互补、减少浪费，均需要精细化管理的覆盖。

（2）系统化和精确化。精细化管理的本质意义在于将医院的战略和目标细化与落实，将医院的战略规划有效贯彻到每个环节并发挥作用，因此医院精细化管理首先需要将医院的战略或总目标分解成为具体的、可操作的子目标，并设置运行评价的各项指标，全面反映管理的主要内容，把模糊、笼统的管理要求分解、量化为具体的流程、责任和数据，使医院的工作可执行、可跟踪、可评价。

（3）严肃性和持续性原则。精细化管理的严肃性体现在对医院法规、制度、流程的严格执行和对相关行为、环节和结果的严格考核，动态监测，奖罚分明，避免管理的随意性。持续性在于不间断地执行、监测、改进，动态地达到制度化、程序化和规范化。

医院精细化管理内容庞杂，但按照管理流程均可概括为以下几点：

（1）精细化规划。清晰定位医院发展战略和当前管理目标，细化、量化和标准化为具体的、可执行的子目标，并落实在每个部门、每个科室、每个成员，纵向、横向全覆盖、无死角。

（2）制度化和流程化。精细化管理的核心在于实行刚性的制度，规范人的行为，强化责任落实，形成优良的执行文化。它包含权责清晰的岗位职责，规范、明晰、严格的管理制度，有序、顺畅的业务流程。

（3）精细化核算和分析。将与精细化管理过程和考核相关的信息和数据进行记录和留痕，并采用科学的统计方法，对医疗和管理过程控制、跟踪、分析，对结果进行考核，保证管理目标顺畅执行。

二、医院精细化管理产生的背景

精细化管理起源于泰勒的科学管理理论、戴明的质量管理理论和 20 世纪 50 年代日本丰田的精益生产模式，并于 20 世纪 90 年代盛行于企业管理中。在最近几年，由于我国医疗体制改革不断推向深水区，医院运营环境发生极大变化，医院开始采取大量措施实施精细化管理，实现提质增效。

（1）医保支付方式的改革。为保证医保基金的安全，建立高效的医保支付机制，实现医保体系高质量运行，2020 年，国家医保局基于一些地区对按病种分值付费的探索，印发了《区域点数法总额预算和按病种分值付费试点工作方案》，正式开展医保统筹区的区域预算总控和基于大数据按病种分值付费的改革试点工作。医保支付方式的改革对医院运营带来极大挑战，需要医院调整病种结构，发展优势学科；管控病种成本，减少相关药品、耗材的消耗和减少不必要的检查治疗，用最低的成本实现患者有效治疗和患者满意；提高病种质量，对医疗行为进行科学管理，降低并发症。

（2）取消药品耗材加成政策的实施。2017 年后，国家逐步取消公立医院药品耗材加成，压缩了公立医院的收入渠道，同时规范调整多项医疗服务价格，尤其是提高中医、病理、精神、康复、手术等体现医务人员劳动价值的项目价格，对减少的药耗收入进行补偿。该项政策可以强化公立医院的公益性、体现医务人员的劳动价值，将顺医疗服务项目之间的比价关系，规范医务人员的医疗行为，促进公立医院从规模扩张资源消耗型向质量效率型发展。但在实际运营过程中，存在政府对取消加成部分的补偿不足和医疗服务价格调整滞后等问题，对医院收益带来极大挑战。

（3）医院绩效薪酬制度的改革。建立科学合理的薪酬分配制度影响着医疗服务的供给和医务人员的积极性、服务质量。目前在公立医院薪酬改革中常用的方法有以资源为基础的相对价值比率法（RBRVS）、360度管理法、平衡计分卡法（BSC）、关键绩效指标法（KPI）、目标和关键成果法（OKR）和目标管理法（MBO）等。但不管哪种方法都是基于定量数据对科室和医务人员进行评价，涉及大量的项目工作量、效率指标、医疗质量指标、收支费用等，需要对管理的关键环节和结果进行监测和核算，体现出精细化的管理思路。

（4）公立医院发展思路转变。经过几十年的发展，公立医院结束了以规模增长为特点的高速增长时期，迎来发展的转折期。在2021年国务院办公厅《关于推动公立医院高质量发展的意见》为公立医院未来的发展方向定下总基调：从规模扩张到提质增效，运行模式从粗放管理转向精细化管理，资源配置从注重物质要素转向更加注重人才技术要素。引导公立医院加强临床专科建设、创新服务模式、推动新技术的应用，并采用信息技术为医院高质量发展提供支撑。

三、精细化管理对医院数据的要求

医院精细化管理要求对医院业务和管理过程进行全面的信息整合，精细化管理的过程也是信息流动和综合处理的过程，精细化管理能否实现，很大程度上取决于信息的质量和信息获取的效率。精细化管理要求建立起更加全面、联通、准确、快捷和多维的数据管理模式，但目前医院数据尚存在很多问题，无法满足精细化管理的需求。

（1）数据管理机制不健全。目前大多数医院仍着力于业务系统的建设，缺乏对数据开发利用的意识和管理机制，数据利用和管理的职能分散在不同部门，缺乏一个总体管理和利用数据的部门。组织机构和制度建设不完善，职能不完备，职责不清晰，在元数据、主数据、数据质量和数据标准等重点领域管理职责分散，难以保障数据标准规范的有效执行和数据质量的有效控制。

（2）各业务系统封闭割裂，难以实现信息的协同和整合利用。由于医疗流程的特殊性和复杂性，医院数据不仅分散在电子病历系统、HIS、PACS系统等多个院内业务系统中，还对接了居民健康档案、公共卫生、区域医疗等外部数据。各种系统在运行过程中进行了交互和信息的推送，但由于数据标准不统一，大量数据跨系统关联分析需要使用者进行大量的数据转化，不仅成本高昂，而且会带来信息的损失和不准确。

（3）数据标准和规范不统一。具体表现为：缺乏统一的元数据标准，不同数据进行融合关联比较困难；缺乏统一的主数据管理，患者、医生等医疗应用中的核心数据实体难以被唯一标识并实时更新；缺乏统一的数据字典，更加缺乏数据字典动态更新、维护、执行和监察的制度和流程；缺乏统一的数据模型和数据口径，数据来源多样，数据处理和统计方法不一致，无法形成统一、权威的院内数据，各种数据存在差异甚至相互矛盾，各部门对外报送的数据形形色色，既无法体现数据的严肃性和准确性，也无法进行有效的导向管理；既无法有效实现院内数据共享，也无法对数据权限和数据发布流程进行有效管理。

（4）数据质量存在缺陷。医院数据产生方式多样，既有医疗过程中自动采集的客观数据，也存在各环节人员的主观判断、书写和录入，容易产生大量的错漏、不规范、不完整，甚至包括不规范的医疗流程产生的数据逻辑错误。数据的复杂性和缺乏有效的数据治理，造成医院数据质量不高，严重制约了数据的可用性。

（5）系统的重复建设和海量数据无法有效利用并存。目前管理系统开发过程中，通常由某一个部门主导，没有考虑数据相关部门的需求，既无法实现数据共享，也出现多个系统中大量重复建设的模块。此外，数据治理需要花费大量的时间和人力，在管理机制不完善的情况下，没有一个部门有能力对全院数据统一治理，又会造成大量诊疗数据难以被利用，数据价值无法实现。

医院信息和数据是医院科学管理的基础，为了激发医院提升医疗服务效率和质量，优化资源配置，提升学科建设能力和成果转化能力，需要转变医院数据管理模式，搭建起互联互通的数据平台，打通不同系统之间的数据边界；实现数据的统一管理、科学治理，保障数据的完整性、准确性、及时性和规范性；在院内实现数据共享，为院领导、职能科室、临床科主任及医护人员等不同层级的人员均提供有效的数据参考，辅助其在运营管理、质量控制、学科建设、综合评价及科研转化等方面提供数据支持。中山市人民医院为实现强有力的数据支持，通过数据治理，建立了数据集成平台，并在数据平台的基础上衍生出运营数据监测系统、数据挖掘系统等应用型系统，辅助医院精益化管理的实施。

第二节　数据治理

一、数据治理的定义

目前国内外对数据治理的定义有广义和狭义之分。广义的理解是将数据治理定义为一套管理体系，而狭义的理解则是将数据治理作为一项技术工作。

国际数据管理协会（DAMA）认为，数据治理是对数据资产管理行使权力和控制的活动集合，包括计划、监督和执行。

国际数据治理研究所（DGI）则认为，数据治理指的是对数据相关事宜的决策制定与权力控制。具体来说，就是根据约定模型实施决策，包括实施者、实施步骤、实施时间、实施情境以及实施途径与方法。

国内也有学者认为，数据治理是对数据的全生命周期进行管理，包含数据采集、清洗、转换等传统数据集成和存储环节的工作，同时也包含数据资产目录、数据标准、数据质量、数据安全、数据开发、数据服务与应用框架的建立等。专注于建立将数据作为资产进行应用和管理的一套管理机制，目的是消除数据的不一致性，建立规范的数据应用标准，提高数据质量，实现数据内外部共享，发挥数据资产价值。

结合不同理论，我们发现，从边界上看，数据治理既涉及数据的所有权、使用权、管理权、数据安全等核心议题，也涉及数据责任和数据管理制度规范等内容；从技术上看，数据治理涉及数据采集、数据归集、数据标准、数据开发利用、数据清洗，数据传输、数据保存等；从服务架构来看，数据治理包括数据全生命周期的数据治理平台设计，如数据采集系统、数据处理系统、数据服务系统等，也包括围绕数据治理进行的规划设计、制度规范、数据标准、数据梳理等相关的一系列顶层设计工作。

二、数据治理的框架

（一）国家标准化管理委员会数据治理框架

2018 年 6 月 7 日，国家市场监督管理总局和国家标准化管理委员会发布

《中华人民共和国国家标准公告（2018 年第 9 号）》，批准《信息技术服务　治理　第 5 部分：数据治理规范》国家标准的发布实施。

该规范从顶层设计、数据治理环境、数据治理域和数据治理过程四个层面规范了数据治理活动。

顶层设计包含了与数据治理相关的战略规划、组织构建和框架设计，是数据治理实施的基础：①组织的数据战略规划要服从、服务于组织战略规划；②组织构建主要是建立数据治理组织管理体系架构、技术架构和应用架构，从技术上支撑数据的应用和服务；③框架设计包含了组织体系，明晰责任主体及权责，以支撑组织数据治理的实施。

数据治理环境包含了对内外部环境及支持因素的分析，是数据治理实施的保障，包括业务和管理的需求、决策层的支持、相关人员的技术能力和组织文化等。

数据治理域是数据治理实施的内容，包括数据标准、数据质量、数据安全、元数据管理、数据生存周期五个管理体系治理域和数据流通、数据服务、数据洞察三个数据价值治理域：①数据标准，要明确数据标准和内涵及范围，制定通用的数据规范，包含数据分类、数据类型、数据格式和编码规则等，并涉及数据标准建立的制度、机制、机构等保障措施。②数据质量，包含研发数据质量相关技术，识别数据生命周期各阶段的数据质量关键问题，构建数据质量评估框架（如准确性、完整性、一致性、可访问性、及时性、相关性和可信度等），采用定性评估、定量评估和综合评估等方面，不断优化数据质量，并建立数据质量相关管理机制。③数据安全，包含建立数据安全的目标、方针、策略及管理机构，建立数据安全分类规范，建立符合不同场景和层级的数据安全规范和保护机制，建立数据授权、访问和审计机制，构建数据安全视图，对数据应用过程中的风险予以识别，并定期开展安全审计和风险评估。④元数据管理，要明确元数据管理的范围和优先级，建立元数据库、数据字典、数据模型、数据架构及管理体系，以及创建、维护、整合、存储、分发、查询、报告和分析机制。⑤数据生命周期的管理，包含识别数据所处的阶段和现况，保证各生命周期内数据满足保密性、完整性、可用性、合法合规性的要求。⑥数据流通定义了数据开放共享、交换和交易的流通方式，保证数据的流通合法与安全，主要包括明确可流通数据的数据权属和流通方式，使用技术手段对流通数据脱敏、加密，明确数据流通参与方的权责，保证数据流通过程的可追溯。⑦数据服务要分析数据服务需求，形成数据服务目录，建立数据服务管控流程、支持流程和建立评估体系。⑧数据洞察是按照业务视角和用户视角识别出数据应用的需求，并进行数据抽取、数据清洗、数据转换、算法融合、关联分析等，得到数据洞察的结果，并构建数据洞察的管理和应用机制。

（二）中国《数据治理白皮书》数据治理框架

2014 年中国出台《数据治理白皮书》，提出数据治理的三个框架，即原则框架、范围框架和实施与评估框架。

原则框架根据战略一致、风险可控、运营合规与绩效提升四个原则，明确了数据仓库商业智能、主数据、元数据、大数据、数据架构、数据整合与开发、数据安全隐私与合理、数据质量、数据运营九个关键域的治理。

范围框架定义了数据治理的范围和任务，分为基础数据层、中间层和应用层三个层级。其中，基础数据层包含了数据架构、数据整合与开发等；中间层为保障层，包括数据安全隐私与合规、数据质量；应用层为价值创造层，包括商业智能、大数据等。

实施与评估框架展示了数据治理的方法论，包含促成因素、实施生命周期、成熟度评估与审计四个方面。

三、数据治理的成熟案例

在建设数据平台、进行数据治理的过程中，商业领域和除医疗以外的其他行业较早开始探索，形成一些优秀的管理模式，在管理机制、技术层面及应用方面为公立医院的数据管理提供借鉴和经验。

（一）某通信企业的数据管理实例

某运营商是国有大型通信骨干企业，在全国各省（市、区）、中国香港、中国澳门和美洲、欧洲等地均设有分支机构。其业务遍布全国，而前期各省、市IT 系统均自建，缺乏统一的数据标准规范，导致业务数据缺乏标准规范，各地数据相互割裂，形成数据孤岛；业务数据和基础数据种类繁多，数据质量参差不齐，影响海量数据价值的发挥。

为解决以上问题，该企业构建了从上至下的数据管理体系，从组织建设、制度建设、技术规范和数据应用功能等层面健全了数据管理机制。

（1）设立了大数据管理机构，建立两级数据保障责任体系。从 2013 年开始，该企业设立了大数据管理机构，建立了各类保障体系、流程和规章制度。其中大数据管理机构分为集团和省/专业公司两大数据保障责任体系，在集团层面设立数据管理委员会，由该委员会把握全集团的大数据发展方向、重大决策事项，并下设专业管理部门对大数据工作进行具体管理，包括制订业务产品规划、管理规范、需求统筹及对外经营管控等；各省/专业公司负责汇聚本省/专业公司的各类数据及保障数据质量。

（2）盘点数据资产。数据管理专业机构对全网数据进行深度盘点，统一各类数据标准，制定各项数据采集、传输、汇聚规范，进而输出企业数据资产目录，包括4门18类数据，对数据资产归类、分层管理。

（3）建设大数据平台，形成"五横一纵"的数据资产管理体系。根据数据建设规模的评估，进行大数据平台的集群设备选型、网络设计、基础环境准备，完成集群基础环境的部署，在此基础上搭建"五横一纵"的大数据平台数据仓库。所谓"五横"就是根据数据自下而上的流向，分为数据接入层、数据整合层、数据汇总层、数据访问层和数据应用层；所谓"一纵"就是实现数据仓库的管理和运维，实现数据仓库的统一管理和全生命周期管理。

（4）实现数据开放共享，保障数据安全使用。形成一定的大数据能力后，制定数据开放共享机制，围绕开放共享进一步梳理数据资源，制定共享开放数据目录，明确各类数据的开放共享形式和对象，编制体系化、可操作的数据开放共享管理办法，让数据开放共享工作有章可循，形成常态化的工作机制。该企业的数据共享策略可归纳为"五分一统"："五分"即分类（明确数据种类，分类开放）、分级（评估数据价值，明确开放级别）、分形（明确数据开放共享形式）、分步（评估数据需求，确定开放序列）、分权（契约开放、信用开放），"一统"即统一出口。

（5）建设综合运营体系。在数据仓库的基础上，围绕业务需求，建设了综合性运营体系，聚焦风险防控、数字营销、区域洞察、智慧运营等业务场景，不断开发迭代产品应用模型，挖掘数据价值服务业务和管理。

（6）实现数据安全保障。依据行业规范，形成"管理＋技术"的大数据安全保障体系，从数据分级分类、基础接口分级、账号和权限管理、数据操作管理、数据存储/备份、数据操作日志管理、安全审计、数据安全风险评估、数据安全应急管理等12方面制定数据安全保障体系规范，并依托数据脱敏系统、平台审计系统、出口数据审计系统和数据水印追溯等一系列安全技术工具保障管理落地，从而保障用户个人信息和关键数据的安全。

（二）某公司的数据管理实例

某公司是一家以信息通信技术基础设施和智能终端供应的全球化公司，业务范围涵盖了研发、营销、制造、供应、采购、服务等领域。该公司在发展过程中建立了众多独立的 IT 系统，形成"一类业务，一个 IT 系统"的封闭式 IT 架构，保留了多个版本的 ERP（企业资源计划）软件和各种不同类型的数据库存储环境，业务流程中存在几千个系统模块，系统间存在大量复杂的集成和嵌套。上百万张物理表、数千万个字段的数据又分别存储在上千个不同的数据库中，分享困难。为打通数据，结构性提升服务和运营效率，公司提出数字化转型的目标。为此，该公司从以下几方面重建数据管理体系。

（1）建立数据责任管理体系。在公司范围内建立一个公司级的数据管理部，代表公司制定数据管理相关的政策、流程、方法和支撑系统，制订公司数据管理的战略规划和年度计划并监控落实。建立并维护企业信息架构，监控数据质量，披露重大数据问题，建立专业任职资格管理体系。为落实公司制定的数据管理目标，在业务领域建立实体化的管理专业组织，实线向各业务领域的业务领导的最高主管（GPO）汇报，并落实其数据管理责任；虚线向数据管理部汇报，遵从公司统一的数据管理政策、流程和规则要求。同时，在数据工作的不同阶段，分场景组建了不同的虚拟数据团队，如信息架构建设工作组、数据质量执行组、元数据工作组等，保障跨领域数据工作有序开展。

（2）建立公司级的数据治理政策。数据治理政策由总裁签发，明确数据工作在公司治理体系中的地位，包含了数据管理总纲、信息架构管理政策、数据源管理政策、数据质量管理政策。数据管理总纲明确了数据治理最基本的原则，包括信息架构、数据产生、数据应用及数据质量的职责和分工，确保数据治理环境的有效构建；信息架构管理政策统一了公司的数据语言，要求关键数据应该被识别、分类、定义和标准化，数据定义在公司范围内唯一，数据标准制定考虑跨流程要求，数据资产目录必须考虑业务环节使用需求和数据分析最小颗粒度要求，信息架构驱动应用架构设计，变革项目、业务流程设计以及应用系统设计必须遵从已发布的信息架构；数据源管理政策明确了数据源建设和数据源使用方面的总体原则和要求，关键数据必须经过数据源认证，所有关键数据仅能在数据源录入、修改，全流程共享，确保数据源的统一、跨系统数据的唯一性和一致性；数据质量管理政策明确了数据在创建、维护、应用过程中的规则及质量要求，确保数据真实可靠。

（3）规范企业信息架构。以结构化的方式描述业务运作和管理决策中需要的割裂信息和关系，形成一套整体的组件规范，包括数据资产目录、数据标准、企业及数据模型和数据分布。

（4）数据底座建设实现联结共享。通过建设数据底座，将公司内外部的数据汇聚在一起，对数据进行重组和连接。其中包含了数据湖和数据主题连接两层构成，数据湖是逻辑上各类原始数据的集合，保留数据的原格式，原则上不对数据进行清洗、加工，但对多元异构数据进行整合处理，然后进行数据源的认证和数据密级的定义；通过在数据湖的基础上建立数据连接层，基于不同分析场景以及对跨领域数据的关联，经数据转化为信息。

（5）提供自助消费的数据服务。数据服务基于数据开发和发布的框架，将数据作为一种服务产品来提供，保证数据使用方不仅仅是 IT 系统人员，也包含具体业务人员，不再点对点地寻找数据来源，而是通过公共的数据服务按需获取各类数据，解决数据可供应的问题；建立数据地图，基于元数据应用，以数据搜索为核心，通过可视化方式，综合反映有关数据的来源、数量、质量、分布、标准、流向、关联关系，让用户高效地找到数据，读懂数据，解决数据可获取的问题；在数据应用上，采用"服务 + 自助"的模式，即公司总部提供统一的数据服务和分析能力组件服务，各业务部门可以根据业务需求进行灵活的数据分析消费，数据分析的方案和结果由业务部门自己完成。

（三）某公立医院的数据管理实例

某医院为大型三甲医院，在多年的信息化建设过程中建立了完善的业务系统，但由于这些系统在不同时期由不同公司承建，缺乏数据顶层设计，系统数据质量低下，各系统数据标准不统一，医院数据分析和交互存在较大障碍。为解决数据治理问题，该医院采取了如下措施：

（1）建立院级数据治理委员会。主任由院长、书记担任，委员由主要管理部门和业务科室的主任组成。其职责为制定数据治理目标和规划、审议数据治理制度规范、监督数据治理工作的落实和审议重大事项。

（2）建立数据管理规范。建立数据标准管理制度，明确规定数据标准的管理办法及相应的管理流程，包括术语、主数据、指标标准等，以及相应的数据发布流程；明确规定数据标准技术规范，如数据标准的代码、名称的命名规则、数据的系统对接方式等；建立数据质量管理规范，明确规定数据采集、审核、校验、标记、更正的管理流程，并明确不同类型数据质量的责任部门和责任人；制定数据质量技术规范，规定了不同数据质量问题的巡检和核对方法以及更正措施，当发现数据质量问题时为数据处理提供技术指引和方法；制定数据资产变更管理规范，规定医院各类生产库数据库表的变更管理、巡检办法，保障业务系统的稳定与安全。

（3）实施数据治理。统一数据标准，规范院内各类字典，编制基础数据和指标数据标准；建立主数据管理系统，通过应用系统的改造、基础数据的清理和集成改造完成主数据标准的落地；统一数据架构，保证医院信息系统应用框架的交互和数据架构的统一以及技术架构的共享；搭建了数据管理平台，实现主数据、元数据的管理，并建立数据资产管理；建立数据质量管理系统，按照行业标准和相关规则，进行数据质量规则的稽查，促进数据质量持续改进；建立数据安全保障机制，采用一系列管理工具和技术手段，规划医院数据安全保护体系。

（4）建立数据治理监督评估体系。建立数据治理平台数据评价机制和标准，进行每日数据巡检，对数据质量进行评估和打分，并生成数据质量报告，同时将数据问题以工单的形式推送给相关责任人，责任人按照数据质量技术规范进行处理，并通过移动端的数据治理小助手查看进度。

第三节　医院数据管理的组织体系建设

一、建立数据管理组织体系的必要性

当前公立医院正处于从信息化到数字化再到智能化发展转变的关键阶段，医院需要新的发展模式、管理模式和工作模式，医院业务的电子化、医疗数据的精准化、医院管理的智慧化和医院数据的协同化要求医院数据管理模式的创新，因此公立医院的数据治理委员会、大数据中心、数据管理中心等新型的管理部门应运而生。

（1）数据管理部门的成立，有助于避免以往数据分散在不同部门、不同系统的孤立状况，解决以往医院数据"不能分享""不愿分享""不敢分享"的问题，真正将数据作为医院的一类资产管理、盘活。

（2）数据管理部门的建立，有助于建立清晰的组织职权，推动数据管理部门从数据底层按照规范标准和医院管理要求对数据进行治理，从根本上解决数据孤岛和数据质量问题，改变以往各部门"各人自扫门前雪"的状况。

（3）数据的统一管理，便于从构架设计上围绕数据的采集、汇聚、存储、处理、分析、共享和应用进行专业处理，将庞杂无序的数据转化为决策、管理、科研的信息乃至知识图谱、智能化工具，实现数据全生命周期的维护，实现数据闭环管理。

（4）通过自上而下、职责清晰的数据组织体系的建立，推动医院以业务为导向、以管理为导向的数据标准的建立，数据治理的实施和辅助管理系统、科研系统等系统的应用。

（5）数据管理体系的建立不仅可以回应内部管理、医疗和科研的数据需求，还可以解决行业管理和外部监管对医院数据提出的要求。《"健康中国2030"规划纲要》作为推动健康中国建设的行动纲领，提出"建设健康信息化服务体系"的建设要求，推动健康医疗大数据的应用。通过内部数据治理，可以对标国家数据平台建设标准，融入区域健康信息平台的建设，实现数据的开放共享、深度挖掘和广泛应用。

二、中山市人民医院的数据管理模式

（一）数据管理组织体系的建设

近年来，随着国家对公立医院绩效考核的实施、等级医院评审的推行以及其他国家层面政策和对公立医院管理措施的落地，医院的精细化管理和数据的密集需求开始推动医院数据管理模式的转型，数据应用开始推动医院业务系统的升级迭代、医院数据平台的建设、数据挖掘的深度利用，以及运营数据管理平台、科研平台、数据质量控制平台等的建设和对基础数据深度利用。借力互联互通评审和电子病历评级，中山市人民医院实现医院内部数据治理，并在此过程中建立起一套成熟的管理模式（见图6-1）。

在顶层架构上，中山市人民医院成立了信息化建设与管理委员会。委员会由院领导、信息科、统计室、运营管理部、医务部、护理部、药学部等主要管理部门及部分临床科室成员构成，负责对信息化方面管理规章制度的制定，对医院信息化建设规划和资金的审议，对重大项目的可行性分析、论证和标准制定，对重大项目的评审和对信息化工作的监督。

在执行层面上，中山市人民医院的数据组织管理系统包含了数据的基础层、保障层、应用层和需求层四个层面。

信息中心负责基础层与保障层的工作，负责医院总体数据框架的搭建、数据标准的制定、数据交互规则的定义、数据质量的管理以及数据安全管理。通过数据治理，中山市人民医院建成数据中心，为数据的后续应用和不同系统间的数据交互提供高质量的数据源。

统计室负责应用层的工作，是全院应用型数据的管理部门和出口部门。负责收集各管理部门和临床科室的数据需求，将需求转化为指标、报表、模型等，编制进入医院数据集；进行指标体系的构建和指标数据的标准编制，在全院范围内推动指标的统一规划、建设、管理、共享；依托医院数据平台，建设数据应用系统、报表及数据监测模块，通过这些系统实现院内数据统一管理，分权限、分层开放；响应其他部门非常规的数据需求，进行数据提供和数据分析；对应用型数据进行全生命周期的管理、监测、质控和调整，保障医院数据质量；依托医院数据平台及数据各应用系统，对外报送数据；通过建设应用型数据，发现和监测数据源及数据中心的问题，反馈优化源头数据质量和运行流程。

运营管理部及其他管理部门、临床科室构成需求层，在落实医院管理政策、医疗质控和科研的过程中形成数据需求，并向统计室提出。统计室对各部门数据需求进行评估、响应并执行；各部门在数据使用的过程中对统计室输出的数据进一步验证和问题反馈，推进数据质量的进一步改善，形成数据开发—数据应用—数据改进的闭环。

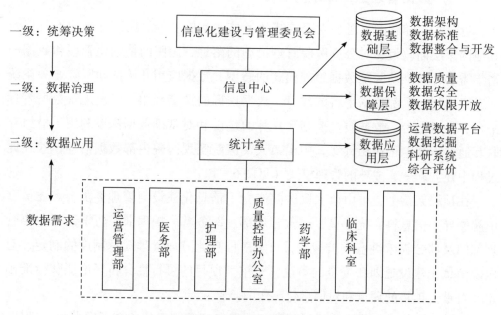

图6-1　中山市人民医院数据管理组织体系的建设

（二）数据管理制度的建设

中山市人民医院为管理数据资产，规范数据标准，保障数据安全，保证数据质量和满足医院对数据应用的需求，制定了一系列制度规范数据的管理。

《信息系统、数据分类分级管理制度》根据数据管理权限的不同，分为技术部门和归口管理部门分类管理。技术部门负责基础的数据管理，包含元数据、主数据的管理，以及数据标准、数据模型、数据采集和汇聚规则、数据清洗规则等；归口管理部门根据管理范围的不同对管辖范围内的数据标准、数据质量进行负责，如人力资源部负责人员档案、考勤数据等的管理，医务部负责电子病历数据、病案数据等的管理，护理部对医嘱执行数据进行管理，价格管理部负责对医疗收费、计费、退费等进行管理。根据数据的不同特点，将数据分为核心数据、重要数据和一般数据三个等级，不同级别数据对应不同保护措施。

《信息安全与健康医疗数据保密制度》对数据存储、数据备份、数据加密、数据脱敏、数据分权限访问、数据复原、数据运行监测、数据的内外网隔离保护等方面制定了数据安全保护制度。

为规范医院数据源的数据质量，《信息数据质量管理制度》制定了数据质量的七个标准，提出了数据质量前置预防控制、后期数据质量问题处理的管理思路。通过使用下拉框选项等方式简化录入字段，并在设置录入字段时设计了校验程序和预警手段。后期数据规定了技术巡检和数据质量反馈、收集两种方式，按照标准对数据质量进行评价，收集发现数据质量问题。并针对数据质量问题性质规定了系统改造、数据清洗以及数据规范操作培训等不同的解决方式。关于问题数据的收集，医院还制定了《信息不良事件上报制度》进行规范。为规范应用层数据质量，医院制定了《医疗质量数据收集、验证制度》，规定了所有的医疗质量指标均要严格按照国家、省出台的相关指南明确数据采集来源和统计方法，在全院范围内形成统一标准，并纳入《中山市人民医院指标集》，当统计口径和统计标准发生变化时，要及时更新，并在相关的报表和系统中做出解释说明。对系统采集数据要落实数据巡查制度，定期校验，对衍生指标运用随机抽样法、历史数据比较、横向数据比较、数据偏差分析、不同系统交叉验证等方法进行验证。

针对数据管理，《数据使用管理制度》在职责上明确了数据管理的权限，信息科提供技术指导，负责数据标准制定、人员培训、灾难恢复、数据再备份和异地备份、网络安全审计、系统再次开发及应用；归口部门负责系统数据的直接使用和管理。直接使用部门对数据的增加、修改、删除、导入、导出等进行权限分配和数据管理，其他部门属于间接使用。在数据使用方面，明确了统计室是医院信息数据的统一出口，负责提供医院临床、运营等数据，对于无法通过系统报表统计的数据申请，经统计室审批同意后，由信息科进行后台数据导出，提交统计室，由统计室负责数据的提交或发布。针对非常规数据申请，《数据申请管理办法》明确了医院数据分为敏感数据和一般数据，并规范了不同类型数据的申请流程。

针对数据发布和对外报送，制定了《对外报送数据及信息管理制度》，制定了对外报送数据清单，根据数据的重要程度实行分级管理，分为一般数据、重要数据和敏感数据。重要数据和敏感数据实行三级审核后上报，一般数据实行二级审核后上报。

第四节　医院数据中心的建设

建设数据中心的核心目的是打破不同系统之间的数据边界，统一数据规范，保证数据质量，实现数据共享，统一管理，并为后续应用层系统的搭建及数据价值转化提供基础。

医院在搭建数据中心过程中进行数据治理，可以构建出规范的数据模型和数据标准。这些规范的数据模型能为后续运营数据监测系统、医院等级评审监测、国家公立医院绩效考核监测、数据挖掘模型、综合评价系统建设及患者 360 视图、VTE（静脉血栓栓塞）管理等提供统一的标准，保障提供数据的准确性和易用性。

一、医院数据中心搭建的整体思路

医院数据中心的搭建整体分为三个步骤（见图 6-2）：

第一，将业务数据集成到数据湖。通过 1∶1 复制业务数据，抽取至操作数据存储（ODS）层，与此同时，将系统更换等原因导致的异构数据也进行集成，建立基础的数据仓库，即医院的数据湖。并在数据湖的数据集成过程中同步建立数据安全制度、数据集成规范、数据集成作业调度、接口服务管理、数据监控预警和日志管理等管理制度和规范。

第二，从数据湖到数据中心。在数据湖的基础上，通过建立数据模型、数据标准，按照标准进行数据治理，形成数据中心。

第三，在数据中心的基础上，构建应用数据存储（ADS）层，提供数据服务，转化数据价值。按照医院管理需要搭建患者 360 视图，运营数据监测系统、医院等级评审监测、国家公立医院绩效考核监测模块等，实现数据的互联互通、统一共享。

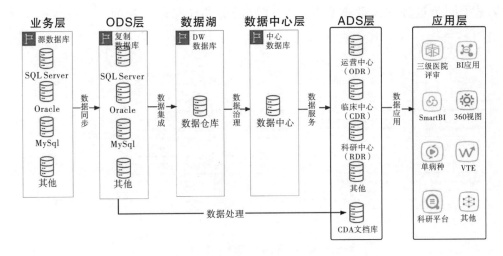

图 6-2　医院数据中心搭建的整体思路

二、通过数据湖实现医院数据汇聚

(一) 数据同步技术

针对业务数据储存在不同系统、采用不同类型数据库储存的问题，根据历史数据前置抽取和实时数据同步的不同需求，采用了不同的数据同步技术。

对于 MS SQL Server 数据库，采用数据集成工具抽取，借助 BCP & SQL Loader、SQL Developer 等工具进行大批量数据同步，也可以借助数据库镜像同步技术同步关键表；对于 Oracle 数据，则实行数据集成工具抽取、物理备份和逻辑备份、Data Guard、物化视图等方式进行数据同步，采用的方案有：物理DG + 物化视图、逻辑 DG + CDC、OGG 同步和物化视图日志。

中山市人民医院使用的 kettle 数据抽取引擎工具采用"面向流程"和"面向数据"相结合的方式，可对每个字段精细化治理，对单个字段所配置的函数进行运算。其特点是资源消耗极低，并可基于日志、时间戳和自增序列等多种方式实现增量抽取。

(二) 数据同步预警

每日凌晨通过数据集成日志（见图 6-3）自动统计源系统数据量、复制数据库数据量，对数据集成抽取数据的过程进行预警和监测，并自动生成统计报表。报表数据用于数据同步相关问题的分析，并对异常数据进行托管处理，保障数据同步过程中无数据丢失。通过数据集成日志定期查询，实现数据集成监测。

	表名	数据量	OGG表名	OGG数据量	生产库表名	源系统数据量	统计业务时间	数据统计时间	备注	中文表名
2	patient.patient_base_info	697	OGGHISDB.pi_master	697	NHIS.pi_master	697	2023/6/29	2023/6/30 14:40	业务统计时间：CREATE_TIME创建时间	患者基本信息
3	operation.operation_employee	615	OGGHISDB.bas_dispatch_people	1292	zssrmyyams.bas_dispatch_people	1292	2023/6/29	2023/6/30 14:40	业务统计时间：operaDate手术时间	手术人员
4	operation.operation_detail	49	OGGHISDB.bas_reg_opt	212	zssrmyyams.bas_reg_opt	212	2023/6/29	2023/6/30 14:40	业务统计时间：operaDate手术时间	手术明细
5	diag.patient_diagnose_mz	4105	OGGHISDB.PV_DIAG	4122	NHIS.PV_DIAG	4122	2023/7/2	2023/6/30 15:25	业务统计时间：DIAG_DATE诊断时间	门诊诊断
6	visit.outpatient_record	4038	OGGHISDB.PV_ENCOUNTER	4041	NHIS.PV_ENCOUNTER	4041	2023/7/1	2023/7/3 14:52	业务统计时间：DATE_BEGIN就诊时间	门诊就诊信息
7	visit.outpatient_record	3280	OGGHISDB.PV_ENCOUNTER	3283	NHIS.PV_ENCOUNTER	3283	2023/7/2	2023/7/3 14:56	业务统计时间：DATE_BEGIN就诊时间	门诊就诊信息
8	operation.operation_record	156	OGGHISDB.bas_reg_opt	212	zssrmyyams.bas_reg_opt	212	2023/6/29	2023/7/3 17:36	业务统计时间：operaDate手术时间	手术记录

```
select * from etl.data_error_record;
```

	record_id	database_name	source_database	error_id	schame_name	table_name	record_time	error_note
1	1	hdr	hdr	6078854	sd	patient_base_info	2023-04-19 15:54:48.662638	org.pentaho.di.core.exception.KettleDatabase
2	10010	bank	sd_bank	11057356	visit	outpatient_record	2023-04-23 09:51:05.157460	org.pentaho.di.core.exception.KettleDatabase
3	10011	bank	sd_bank	10942126	visit	outpatient_record	2023-04-23 09:51:05.157460	org.pentaho.di.core.exception.KettleDatabase
4	4	hdr	hdr	2567865	sd	patient_base_info	2023-04-21 09:39:10.977537	org.pentaho.di.core.exception.KettleDatabase
5	2	hdr	hdr	1049165	sd	patient_base_info	2023-04-21 09:39:10.977537	org.pentaho.di.core.exception.KettleDatabase
6	10012	bank	sd_bank	10972148	visit	outpatient_record	2023-04-23 09:51:05.157460	org.pentaho.di.core.exception.KettleDatabase
7	10013	bank	sd_bank	10939397	visit	outpatient_record	2023-04-23 09:51:05.157460	org.pentaho.di.core.exception.KettleDatabase
8	5494215	bank	sd_bank	1455382	cases	case_base	2023-04-27 09:47:30.903320	org.pentaho.di.core.exception.KettleDatabase
9	2148574	bank	sd_bank	6419702	visit	outpatient_record	2023-04-24 21:00:44.975597	org.pentaho.di.core.exception.KettleDatabase
10	4095664	bank	sd_bank	6472130	visit	outpatient_record	2023-04-24 23:18:58.750557	org.pentaho.di.core.exception.KettleDatabase
11	2148575	bank	sd_bank	6419703	visit	outpatient_record	2023-04-24 21:00:44.975597	org.pentaho.di.core.exception.KettleDatabase
12	10024	bank	sd_bank	3811445	visit	outpatient_record	2023-04-24 19:15:27.665462	org.pentaho.di.core.exception.KettleDatabase
13	10014	bank	sd_bank	4835982	visit	outpatient_record	2023-04-24 19:25:33.104224	org.pentaho.di.core.exception.KettleDatabase
14	10018	bank	sd_bank	4332689	visit	outpatient_record	2023-04-24 19:42:54.698346	org.pentaho.di.core.exception.KettleDatabase
15	10021	bank	sd_bank	4011591	visit	outpatient_record	2023-04-24 20:22:19.478174	org.pentaho.di.core.exception.KettleDatabase
16	10025	bank	sd_bank	3565290	visit	outpatient_record	2023-04-24 20:27:59.659397	org.pentaho.di.core.exception.KettleDatabase
17	10022	bank	sd_bank	3942210	visit	outpatient_record	2023-04-24 21:34:13.732286	org.pentaho.di.core.exception.KettleDatabase
18	10020	bank	sd_bank	4169187	visit	outpatient_record	2023-04-24 22:10:48.172357	org.pentaho.di.core.exception.KettleDatabase

图6-3 数据集成日志

（三）数据质量控制

在数据质量管理平台中设计质控规则，按照规则对数据的质量进行控制并生成质控报告（见图6-4）。

（1）数据完整性验证。校验医院制定的标准中不允许出现空值数据的规则；对单表中关联字段进行空值率校验；对多表中同类型字段和关联字段进行空值率校验。一方面，排查系统抽取数据过程中产生的问题；另一方面，查检业务系统设计和运行过程中出现的问题，反向完善原系统，推动业务系统的进一步融合。

（2）数据逻辑性验证。对流程中不同时间节点上的时间逻辑、疾病诊断与性别的逻辑、总费用与分项费用的逻辑等进行质控提醒。

（3）数据规范性验证。对表单数据格式、文本格式、日期格式、日期的精确度等进行校验，校验用于校验字典控制的字段是否有超出归一化处理后的字典值域的范围。

（4）数据的关联性验证。对不同表单之间的数据量级、病人数、金额等之间的比较不可出现较大差异，校验同一字段在不同表单之间的关联度和一致性，以及对主表和子表数据的质控。

复合规则质控	麻醉记录数据量少于主表手术记录的数据量，麻醉记录248671，手术记录353178	select count(1) as err_cnt from operation
复合规则质控	手术明细数据量少于主表手术记录的数据量，手术明细336544，手术记录353178	select count(1) as err_cnt from operation
数据有效性质控	放射学报告check_find,check_conclusion同时为空的数据有18行	with tab1 as (select '08.00.03_00001' as
数据有效性质控	内窥镜报告check_find,check_conclusion同时为空的数据有9283行	with tab1 as (select '08.00.03_00003' as
数据有效性质控	超声报告check_find,check_conclusion同时为空的数据有11行	with tab1 as (select '08.00.03_00004' as
数据有效性质控	病理报告check_find,check_conclusion同时为空的数据有17933行	with tab1 as (select '08.00.03_00005' as
数据有效性质控	其他检查报告check_find,check_conclusion同时为空的数据有158645行	with tab1 as (select '08.00.03_00006' as
数据有效性质控	住院病历 original_xml_content,original_html_content,original_txt_content,original_other_content同时为空的数据为有280行	with tab1 as (select '08.00.03_00019' as
数据有效性质控	护理数据记录 value1,value2同时为空的数据有115行	with tab1 as (select '08.00.03_00008' as
数据有效性质控	门诊病历 original_xml_content,original_html_content,original_txt_content,original_other_content同时为空的数据有152行	with tab1 as (select '08.00.03_00021' as
数据有效性质控	手术人员 oper_id,oper_code,oper_name同时为空的数据有690行	with tab1 as (select '08.00.03_00022' as
字典信息质控	内窥镜报告报告名称含有乱码，如"????????????"、"????????????+HP????"等	INSERT INTO dqc_v2.hdr_qc_normal_di
字典信息质控	住院就诊记录保险类别同一个id值"457713"对应不同的name"城镇居民基本医疗保险"、全国医保；相同的code"9"，部分有name，部分name为空	INSERT INTO dqc_v2.hdr_qc_normal_di
字典信息质控	心电报告临床诊断相同的id对应不同的code，如id="10522"，code分别为"I88.108	INSERT INTO dqc_v2.hdr_qc_normal_di
字典信息质控	心电报告 报告分类同一个id对应不同的code和name，如id="77",code分别为"0"，	INSERT INTO dqc_v2.hdr_qc_normal_di

图6-4　数据质量控制表截图

（四）形成数据湖

数据抽取至Schema数据库，并按照业务域进行存储，建立起Schema数据库与原业务库之间的数据索引关系（见图6-5），保证元数据和主数据在所有数据表中名称一致。在数据集成过程中记录数据集成完成时间、进入软件定义储存（SDS）层时间、业务数据最新更新时间、异常数据处理标识、源系统代码等，用于数据追溯。

原业务域	现表名	描述
patient（病人信息）	patient_patient_base_info	病人基本信息
	patient_patient_card_info	病人卡信息,[V1.1.2增加]
visit（就诊信息）	visit_outpatient_record	门诊就诊记录
	visit_inpat_record	住院就诊记录
	visit_inpat_baby_info	住院婴儿信息
	visit_inpat_shift_dept	住院转科记录
orders（医嘱信息）	orders_outpat_recipe	门诊处方
	orders_outpat_recipe_detail	门诊处方明细
	orders_inpat_drug_order	住院用药医嘱
	orders_inpat_undrug_order	住院非药品医嘱
fee（费用）	fee_outpat_fee	门诊费用汇总表
	fee_outpat_fee_detail	门诊费用明细表
	fee_inpat_balance	住院结算表
	fee_inpat_fee_detail	住院费用明细表
diag（诊断）	diag_patient_diagnose	病人诊断记录
allergy（过敏）	allergy_patient_allergy	病人过敏记录
emr（病历文书）	emr_inpat_medical_record	住院病历
	emr_nurse_record	护理病历
	emr_outpat_medical_record	门诊病历

索引集合

原业务域	表名	索引	索引列	
cases	cases_case_baby	case_baby__index_etl_flag	etl_flag	CREATE INDEX case_baby__index_etl_flag ON cases.ca
cases	cases_case_base	case_base_case_number_index	case_number	CREATE INDEX case_base_case_number_index ON cas
cases	cases_case_base	case_base_etl_flag_index	etl_flag	CREATE INDEX case_base_etl_flag_index ON cases.cas
cases	cases_case_diagnose	case_diagnose_case_diagnose_number_index	case_diagnose_number	CREATE INDEX case_diagnose_case_diagnose_numbe
cases	cases_case_diagnose	case_diagnose_etl_flag_index	etl_flag	CREATE INDEX case_diagnose_etl_flag_index ON case
cases	cases_case_operation	case_operation_case_operation_number_index	case_operation_number	CREATE INDEX case_operation_case_operation_numb
cases	cases_case_operation	case_operation_etl_flag_index	etl_flag	CREATE INDEX case_operation_etl_flag_index ON case
checks	checks_ecg_report	ecg_report_org_code_etl_flag_index	org_code, etl_flag	CREATE INDEX ecg_report_org_code_etl_flag_index O
checks	checks_ecg_report	ecg_report_report_number_org_code_system_code_index	report_number, org_code, system_code	CREATE INDEX ecg_report_report_number_org_code_
checks	checks_ecg_result_detail	ecg_result_detail_report_item_number_index	report_item_number	CREATE INDEX ecg_result_detail_report_item_number
checks	checks_endoscopy_report	endoscopy_report_etl_flag_index	etl_flag	CREATE INDEX endoscopy_report_etl_flag_index ON
checks	checks_endoscopy_report	endoscopy_report_org_code_report_number_system_code_index	org_code, report_number, system_code	CREATE INDEX endoscopy_report_org_code_report_n
checks	checks_other_report	other_report_etl_flag_index	etl_flag	CREATE INDEX other_report_etl_flag_index ON checks
checks	checks_other_report	other_report_org_code_system_code_report_number_index	org_code, system_code, report_number	CREATE INDEX other_report_org_code_system_code_
checks	checks_pathology_report	pathology_report_etl_flag_index	etl_flag	CREATE INDEX pathology_report_etl_flag_index ON c
checks	checks_pathology_report	pathology_report_org_code_report_number_system_code_index	org_code, report_number, system_code	CREATE INDEX pathology_report_org_code_report_nu
checks	checks_radiology_report	radiology_report_etl_flag_index	etl_flag	CREATE INDEX radiology_report_etl_flag_index ON ch
checks	checks_radiology_report	radiology_report_org_code_report_number_system_code_index	org_code, report_number, system_code	CREATE INDEX radiology_report_org_code_report_nur
checks	checks_radiology_report	radiology_report_report_number_index	report_number	CREATE INDEX radiology_report_report_number_inde
checks	checks_ultrasound_report	ultrasound_report_etl_flag_index	etl_flag	CREATE INDEX ultrasound_report_etl_flag_index ON c
checks	checks_ultrasound_report	ultrasound_report_org_code_system_code_report_number_index	org_code, system_code, report_number	CREATE INDEX ultrasound_report_org_code_system_c
diag	diag__patient_diagnose	patient_diagnose_etl_flag_index	etl_flag	CREATE INDEX patient_diagnose_etl_flag_index ON di
diag	diag_patient_diagnose	patient_diagnose_org_code_system_code_pat_diag_number_index	org_code, system_code, pat_diag_number	CREATE INDEX patient_diagnose_org_code_system_cc

图6－5 Schema数据库与业务库的数据索引

三、基于应用主题形成数据中心

在数据湖的基础上，通过医学术语、医学数据治理完成数据中心的数据治理工作（见图6－6）。

医学术语层是基于LCP（链路控制协议）的结构化服务平台对数据实行自动化归一算法，对数据智能补全和智能纠错，如通过识别身份证号码对患者年龄和地址进行补全，如填写医生姓名的字段出现不规范的工号时自动纠正为医生姓名，如通过地址信息对空缺的省市信息进行填充等。

数据治理服务层是利用企业级患者主索引（EMPI）引擎，通过数据标准化实现数据治理。包含：

（1）数据表级治理：通过制定的数据标准集和数据值域标准，对数据表进行治理。

（2）患者级治理：建设经过国家标准校验并符合医院实际业务的患者主索引服务，对所有数据表进行整合处理。

（3）数据归一治理，包括检验项目、药品、诊断等信息，并会对异常数据和乱码数据进行相关治理。

指标名称	检查内容	检查范围	示例
1、规范性	1.1 值域检查，值域关联MDM验证	含有值域的字段	性别字段 patient.patient_master_info->sex_code
	1.2 值域检查，原始字典与标准字典映射验证	存储原始字典且需要和标准值域映射的字段	药品代码字典 orders.outpat_recipe_detail->drug_id
	1.3 字段命名规范性和一致性	主要为非ETL数据，集中在基础数据字段	代码系统命名规则：[厂商简称]_系统英文简称_[版本]_标准域代码 mdm.code_system->code_sys_code
2、一致性	2.1 原始数据一致性，记录数对比，业务表按照来源系统+原始主键校验	所有ETL数据表	住院记录比对 visit.inpat_record->source_app.source_inpat_id
	2.2 原始数据字段对比，抽样记录字段全覆盖	所有ETL数据表	patient.patient_master_info
3、完整性	3.1 核心字段是否全覆盖（中电数据域标准字段）	中电数据模型核心字段	lab.lab_report_result->numerical_value
	3.2 表字段完整检查，空数据合理性	所有表	空数据不合理举例，未找到字段项，ETL错误 diag.patient_diagnose
4、正确性	4.1 重复数据校验，业务表按照来源系统+原始表主键校验	所有表	同一记录存在重复插入 orders.outpat_recipe_detail->source_app.source_detail_id
	4.2 数据合理性，有效范围	特定字段	年龄数据合理性 visit.inpat_record->age
	4.3 格式校验，固定格式字段或特定数据类型	特定字段	固定格式：身份证号、联系电话、邮编 patient.patient_master_info->id_no
5、关联性	5.1 主从表关联	存在主从关系的数据表	检验报告结果对应检验报告 lab.lab_report，lab.lab_report_result
	5.2 业务关联	存在业务关联关系的字段	检验报告关联就诊记录 lab.lab_report->visit_id
6、质量提升	6.1 脏数据处理，特殊字符，无效数据	所有ETL数据表，非值域自由文本字段数据	费用拆分金额（公费、自费、自付）都是"0" fee.outpat_fee_detail，pub_cost、own_cost、pay_cost

图6-6　数据质量检查指标解析

通过数据治理形成基于不同数据类别的数据中心，如患者信息、费用信息、病案信息等，然后在该基础上基于分析主题需要将数据再次分流，形成基于分析主题的数据池，最终搭建起数据应用层系统（见图6-7）。

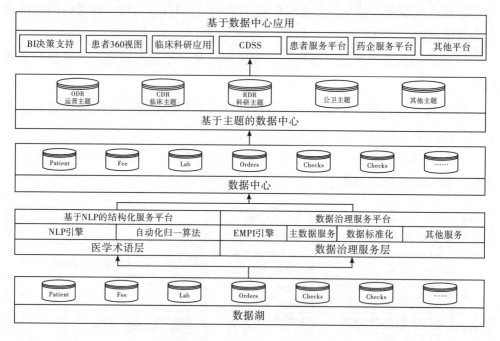

图 6-7　数据中心搭建体系

第五节　医院运营管理指标体系的搭建

一、指标及指标体系

（一）指标定义

指标是组织在经营和生产管理过程中衡量目标或事物的数据，通常包含指标名称和定义、计算单位、计算方法、维度和指标数值等要素。根据医院统计和评价工作的需要，且经过相当长而复杂的发展过程，医院统计指标已形成相对稳定的计算规则。

（二）指标分类

1. 单项指标与复合指标

单项指标及复合指标是按照指标结构进行分类，在指标计算和体系搭建过程中，对各指标及指标之间逻辑进行梳理是必要工作。

单项指标是表达业务实体量化属性的概念合集，是可以直接对单一变量的明细数据进行简单计算得到的不可进一步拆解的指标。单项指标计算规则中仅包含一个变量，稳定性高，计算公式和统计口径不易随业务管理视角频繁变化。目前反映医疗工作的主要单项指标已达数十种，涉及医疗工作数量、工作效率、工作质量等方面。如"门诊人次""实际占用床日数"等。

复合指标建立在单项指标之上，由若干个单项指标通过一定运算规则计算形成，使指标功能得到增强。复合指标较单项指标更为全面、更加综合，增强了指标的功能，具有对比分析的作用，对医院工作的评价具有明确的导向作用和度量的实际意义。如"住院患者平均住院日""病床使用率"等。

2. 结果指标、过程指标及平衡指标

结果指标、过程指标及平衡指标在用途和关注点上有所不同，但它们之间也存在一些相同点。它们都是用于评估业务运行的工具，提供了一种量化的方法来衡量和比较各种因素。它们都旨在为决策者和研究人员提供信息，以便他们做出明智的决策和改进。

结果指标是用于评估业务运行的最终结果的指标。它们提供了关于业务运行效果和成果的量化数据。结果指标可以包括各种定量和定性的度量，如数值、百分比、得分等。其目的是确定业务运行的有效性和效果。

过程指标关注业务运行的过程。它们用于评估业务运行的可行性、可靠性和执行情况。过程指标可以包括时间、成本、资源利用等方面的度量。通过监测和评估过程指标，可以确定业务运行的执行情况是否符合预期，并采取必要的措施进行改进。

平衡指标用于衡量业务运行中不同因素之间的平衡性。它们帮助评估业务运行是否在各方面保持平衡，以确保全面性和准确性。平衡指标可以包括各种关键绩效指标和权衡因素，如效益、成本、风险等。通过考虑平衡指标，可以确保业务运行在各个方面都得到适当的关注和考虑。

（三）指标与指标体系的关系

医院是一个因素相互联系、相互作用的复杂系统，从指标评价方法来说，单一统计指标只能反映复杂医院运营的某一侧面，而不能全面概括整体的综合状况。要想全面、客观地分析医院运营状况，剖析医院各业务的基本情况，不能只用几个单项指标或一两个复合指标，必须构建一套评价内容完整、指标选取科学、评价权重合理的综合评价指标体系。指标体系就是将零散的、有关联性的指标系统化地组织起来的方法。一个院内口径统一、指标计算方法动态维护、指标设置全面、各部门认可的运营指标体系，是医院科学管理的必要工具。

（四）指标体系构建的基本思路

目前国内医院的绩效管理制度以经济指标法、工作量法或平衡计分卡法为主。平衡计分卡是一种综合考核经营单位运营情况及结果的方法，平衡计分卡理念的提出者卡普兰和诺顿指出，"没有任何一项措施可以提供明确的绩效目标，或将注意力集中在业务的关键领域"。借鉴平衡计分卡的概念，医院在工作量、工作效率、医疗质量、学科建设等维度对全院及专科进行综合评价，构建综合评价指标体系。首先是科学严谨地选择符合医院发展目标的指标，在指标的选择上符合医院以患者为中心、安全、有效、及时、高效等目标。再以信息系统为支撑，打通医院各业务系统之间的屏障，实现各业务系统的关联，建立数据质量良好且完善的数据库。数据库质量关系到后续指标体现建设的效率与指标质量。在此基础上对指标进行组合计算和归类，按照医院运营需求将指标区分为一级体系、二级体系便于后续管理，由此形成一套涵盖临床、运营和以患者为中心的指标体系。这些指标能更全面地评估医院的绩效和发展，医院可以基于数据分析做出战略决策和改进措施，以持续提高医疗服务的质量和效能。

二、搭建指标体系的必要性

（1）为医院决策提供基本的数据依据。数据指标极具参考价值，一个相对全面的数据指标体系，可以让管理者在数据层面对医院的业务情况有一个比较客观的认知，使管理者对医院的业务量、工作效率、医疗质量等方面有一个整体的认识，针对发现的医院业务问题聚焦解决，助力医院精细化运营和数据化决策。

（2）为医院运营决策提供评价维度。医院战略及管理目标是医院运行的指南针，但它仅仅是一种愿景甚至一个概念，管理目标和绩效实现之间需要搭建一座数据的桥梁，将管理目标细化为可评价的指标，用一些量化的数据进行评价。指标体系既能说明某一方面的业务情况，也能通过指标之间的关系分析其互相制约、互相影响的数量关系，清晰反映医院业务客观事实，还能通过对不同要素的综合分析对医院业务现况形成一个全面的认识。

三、建立医院运营管理指标体系

（一）业务指标遴选

在运营指标选定前需明确实现医院战略、执行医院运营制度和保障医院流程顺利进行的各项指标，对这些指标类型进行遴选，保证纳入指标体系的指标的完整性、简洁性、规范性和准确性，确保指标体系的建立与医院的整体发展方向相一致。

同时医院运营管理指标体系的指标应当涵盖医院运营的全流程的指标，前期需要对医院的运营流程进行全面梳理，了解医院在各个环节中的关键节点和可能存在的问题。指标应体现出医院门诊、住院、手术、医技等多方面的业务信息，选择具有代表性、可操作性和可比性的指标。厘清指标与指标之间的关系与逻辑，如单项指标与复合指标的关系，应避免指标缺项，要满足管理者及核算人员的需求，保证内容完整；在保证指标选取全面的同时，需避免指标内涵的重复，要严格精选少量能够体现关键要素的指标；医院不同业务指标数据的定义、获取方法和分类要有明确的要求，应当严格按照规范的要求开展各专业指标数据统计工作；每项指标都必须准确体现业务需求，能够科学地反映医院运营管理工作的某一方面信息。

（二）制定指标集

由于医院业务繁杂，医院运营管理指标体系需涵盖医院运营管理指标的不同角度和不同层面，体量庞大，在指标选定的过程中，应当同步建立指标集，明确每一项指标的定义。对复合指标及复杂指标进行拆分，提高指标灵活性，便于后期指标数据核查及调整。

一个良好的指标应该具有如下特征：①可以评价某一事项的关键点；②是清晰且明确的，可以进行明确的测量；③是可获取的；④统计方法是科学的，通过指标可以获取某一方面的信息；⑤必要时提供决策的标准，如基准值、满分值、变化趋势。

指标集中应当有唯一的指标编号、指标名称、指标的计算方法、数据来源、指标口径、收集频率、指标趋势、标准值等内容。

指标集的建立要注重标准和规范。首先，为了同时符合医院外部评价的需要，保障数据的内外部使用与交换的一致性和准确性，指标的定义和统计要符合国家标准、行业标准和专业标准，涵盖数据元、数据集、值域、统计指标、指标集等。其次，为了实现医院内数据整合、业务协同和各类数据资源互通共享，医院指标需要在全院范围内形成互联、互通、共享、一致的数据机制。

目前中山市人民医院的指标集的设立主要参考了《广东省医疗机构统计报表制度》《国家三级公立医院绩效考核操作手册》《三级综合医院评审标准实施细则》《三级综合医院医疗质量管理与控制指标》等国家和广东省文件，也考虑到一些内部管理的指标要求。指标集确定各个指标的含义、数据来源、计算公式与取值方法，结合临床数据使用习惯与医院绩效考核需求，形成一套医院的指标集，以支撑指标体系建设。梳理并明确指标数据的来源及取数规则，梳理关联的单项指标与复合指标之间的关系，保证关联的指标参照统一、来源统一、定义统一、口径统一。

（三）指标体系化

在推进运营管理指标体系建设过程中，应当具备整体规划能力。医院运营管理指标涉及业务范围广，综合的绩效考核方案对科室的业务量、医疗质量都有明确的指向。指标体系的规划始终应当根据医院绩效考核方案，且服务于管理者及绩效核算人员，将同一个管理内容或者体现同一个管理思路的指标系统地整合在一起，形成一组有机关联的指标。根据对业务指标的梳理，中山市人民医院运营管理指标体系主要分为门急诊运营、住院运营、手术运营、人力资源、合理用药、并发症、医疗质量管理等主题，对一些内容庞杂的主题又进行了二级主题分类，如合理用药又细分为抗菌药物、基本药物及其他、抗肿瘤药物等二级主题。主题和指标由统计室和其他管理部门共同制定，保持与绩效考核方向的一致性。通过建立医院运营管理指标体系，医院信息共享效率大大提高，为医院运营决策提供全方位的数据服务，进一步提升医院运营管理决策效能和效率，推动医院精细化管理。

医院指标体系不是一成不变的，需要随着国家卫生发展目标和医院的运营及质控方向的变化进行持续优化和调整，确保指标体系的科学性和有效性。

定期回顾、检查指标体系科学性和有效性，识别医院实际运营与指标设计不符的情况、评估指标是否与医院运营管理目标相适配，如有需要，根据实际情况对指标及指标体系进行更新。建立实时的指标数据监控与反馈机制，及时了解数据变化情况，及时分析原因并采取相应措施，以维持指标数据的准确性和稳定性。

四、中山市人民医院的指标体系

（一）医院运营数据指标库

国务院《关于建立现代医院管理制度的指导意见》明确绩效考核要落实到科室和医务人员，对不同岗位、不同职级医务人员实行分类考核。中山市人民医院绩效评价体系设计坚持以患者为中心的原则，以对国家、省、市的政策要求以及本院战略导向进行分析为核心，以突出医院目标管控工作重点为目标，以自身发展和实际情况为基础，根据医疗质量相关指标、运营效率相关指标和社会效益相关指标进行指标归类并对指标数量进行整合精简，形成以价值医疗为导向的医院绩效评价体系。

中山市人民医院将运营数据指标库划分为不同的二级体系，包括门急诊运营、住院运营、手术运营、经济管理、特诊运营等体系，各体系中涵盖基础工作量和工作效率指标，包含全院及各专科数据，形成了定量指标体系为主、定性指标体系为辅的常态绩效评价指标库。职能科室可以通过多个维度对科室的整体情况进行综合考核，有效避免片面性评价，有助于引导科室全面可持续发展。专科通过各指标体系的数据，实时了解和分析自身各业务模块的工作量、工作效率、医疗质量等数据，便于专科及时调整医疗服务方向，提高医疗质量（见图6-8）。

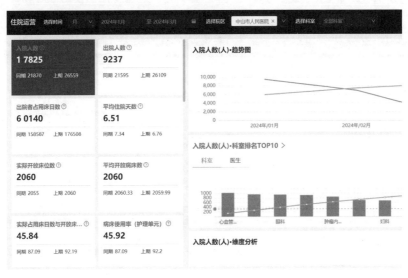

图6-8　中山市人民医院住院运营指标体系

同时设置专项考核指标体系，包括非计划重返、DRGs（疾病诊断相关分组）及病种、基本药物等体系，补充完善医院各类医疗指标数据，辅助科室完成医院不同时期的发展重点目标，凝聚更大的力量引导科室以人为本、全面发展，有效整合医院资源、调整医疗费用结构、提高医疗质量、实现精细化管理，使运营指标体系作为一项有力的工具，灵活推进医院向既定目标发展。

（二）公立医院绩效考核体系

国家三级公立医院绩效考核是我国公立医院改革发展的重要导向，要求医疗机构把社会效益摆在首位，提高医疗服务质量，规范医疗服务行为，加强医院内部管理，为广大人民群众提供高质量的医疗服务。中山市人民医院根据国家绩效考核的四大维度，构建公立医院绩效考核体系，将四大维度的目标融入日常工作中，突出对质量安全、单病种质量控制、DRGs、费用控制等方面指标的监控，提高医务人员对绩效考核意义的认识，达到医院医疗质量技术提升、学科发展、效率提高、医疗费用控制、流程优化，实现医疗管理模式的优化，最终实现医院可持续发展的综合效益（见图6-9）。

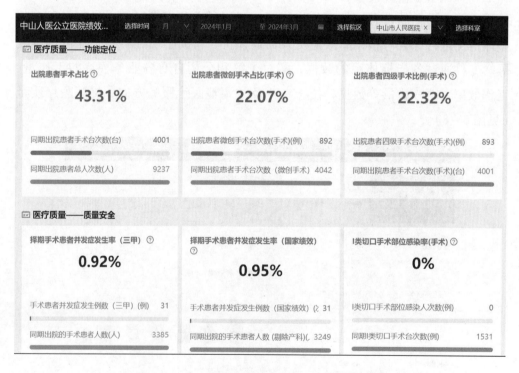

图6-9　中山市人民医院公立医院绩效考核体系

（三）等级医院评审体系

按照《国家卫生健康委关于印发三级医院评审标准（2020 年版）的通知》框架不变并结合实际情况补充完善的原则，广东省卫生健康委制定了《三级医院评审标准（2020 年版）广东省实施细则》，其中第二部分监测数据对医院医疗、教学、科研、行政后勤管理工作等均有涉及，其中医疗业务数据为主体监测内容。为迎接三甲复审工作，及时开展监测指标数据的收集、统计、分析，中山市人民医院构建以《三级医院评审标准（2020 年版）广东省实施细则》为指南的等级医院评审体系。采取业务系统数据标准化采集提取、科室手工统计上报两种方式结合，实现监测指标的统计生成。实现了管理部门和专科基于业务环节提炼更多的质控要点，推动医院各个 PDCA 项目落实，实时、动态跟踪数据变化，可及时反映医院资源配置和运营管理情况，有效发现问题，推动持续质量改进，根据数据变化了解改进效果（见图 6 - 10）。

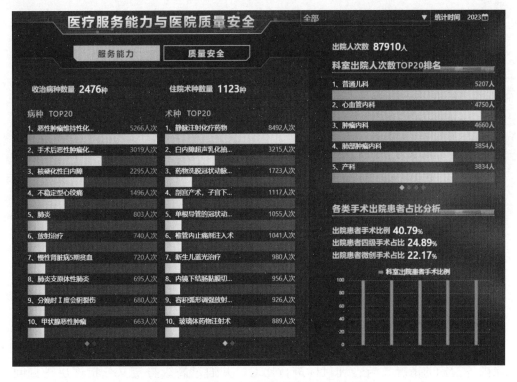

图 6 - 10　中山市人民医院等级医院评审体系

第六节　医院运营数据监测平台的搭建

一、运营数据监测平台搭建的目标

（1）通过医院系统数据的整合，实现院内异构系统数据的集成。

随着医院信息化、数智化的不断发展，医院信息系统数量多、变异大，数据分散，利用率低，缺乏统一管理、数据获取困难，造成数据无法共享、复用。整合医院内各系统数据，转换为标准信息后集中存储、统一管理，通过对院内各系统数据的优化与整合，实现系统互联互通、数据的同源共享，体现数据价值，是医院智慧管理的方向，以及提升医院资源配置效率和运营管理效益的重要手段。

（2）基于数据治理，构建高质量、标准化的运营数据监测平台。

基于数据治理平台，支撑数据标准、元数据管理、数据质量、数据资产、数据安全管理的数据治理核心功能，对数据清洗、校验、脱敏，对结构化和非结构化数据、集中式和分布式数据统一建模，以统一的数据标准对多源异构数据进行归一化处理，发挥数据最大的作用。

搭建以需求为导向的运营数据监测平台，为医院管理者和管理部门提供准确、有效的数据，通过动态监测数据、挖掘数据价值，为医院高质量发展、精细化管理、精益化运营提供支撑保障。

二、平台系统设计

本平台系统从医院数据资产统一管理角度出发，利用数据中心和智能决策分析技术，集成各业务系统数据，以高可用度数据构建标准指标管理库，搭建一套实时、高扩展性、兼容、数据多层次的智慧数据应用平台，可呈现指标体系内各指标的情况，与管理目标进行比对，并通过高级自定义分析逐层挖掘问题成因，帮助医院管理者及时解决问题，提升医院运营管理的核心竞争力。

整个系统的构建体系如下（见图6-11）：

（1）基础设施层：为保障系统的顺利运行，需要配备相关的设备、设施和服务，其中包括网络服务、安全管理服务、存储服务、弹性计算服务，配备完善的基础设施，为以后的工作打下基础。

（2）业务数据层：医院业务系统的原始数据流主要有 HIS、LIS、EMR、病案、手麻、放射、病理等，业务数据层为数据的收集、清洗、加载等提供原始的信息源。

（3）数据复制层：DBMS（数据库管理系统）自动把整个数据库或其中的关键数据复制到另一个磁盘上，每当主数据库更新时，DBMS 会自动复制更新后的数据。

（4）数据集成层：将来自不同系统、不同格式、不同特点的数据进行整合，为数据处理、加工提供基础。数据集成标准包括制订集成方案、梳理数据治理流程、形成数据集成规范、统一数据源管理和工程管理。数据集成过程是实现管理协同的过程，达到数据的共享、共用，包括权限管理、工程审核、性能调优、数据校验、工程文档备份。

（5）监控预警层：内置调度监控与预警机制，有丰富的监控指标图表展示，能够第一时间发现数据源、目标源、任务、磁盘等异常，及时发现问题，实时提醒，及时干预、处理。内置错误队列功能，自动对错误数据进行分类和重试。

（6）数据应用层：在确保数据可信度的基础上，创建各类不同分析主题的数据模块，如运营决策管理、数据驾驶舱和公立医院绩效考核监测模块等，逐步迈向以数据应用为导向的运营管理方式。

（7）数据展现层：指系统从数据中心获取数据后，通过大屏、PC 端、移动端等方式显示数据，对数据进行实时、动态、分类的展示。

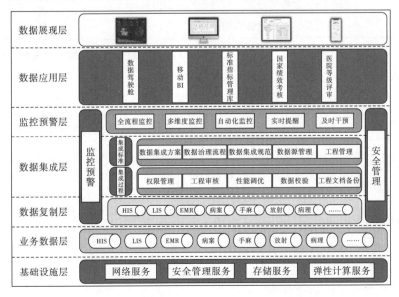

图 6-11　医院运营数据监测平台系统构建体系

三、数据模块

根据运营管理需求，中山市人民医院的运营数据平台建设了数据驾驶舱、移动 BI（商业智能）、运营指标管理库、公立医院绩效考核监测模块和医院等级评审监测模块等，并在该指标库的基础上进一步衍生出指标综合评价系统，用于辅助绩效评价。

（一）数据驾驶舱

数据驾驶舱用于实时展示医院基础运行数据，根据医院监测重点设定监测指标，每 20 分钟刷新一次运行数据，并对昨日数据自动生成日报表，一方面可以为院领导、职能部门提供数据参考，另一方面可以辅助数据的对外报送（见图 6－12）。

数据驾驶舱按内容可分为：门急诊数据、住院数据、手术操作数据、治疗类数据、检查检验数据（见表 6－1）。

表 6－1　数据驾驶舱内容分类

分类	内容
门急诊数据	工作量指标：门诊人次、急诊人次、体检人次、特诊人次、门急诊手术量； 效率指标：预约率、放号率、平均医生工作量、门急诊候诊人数及平均等待时间、抢救室滞留人数及平均滞留时间； 费用指标：门急诊次均费用
住院数据	工作量指标：入院人次、出院人次、在院人数、重症在院人数、特诊在院人数、转入人数、转出人数； 效率指标：床位使用率、空床数、等待入院人数
手术操作数据	工作量指标：各手术室手术量、各内镜室工作量、纤维支气管镜工作量
治疗类数据	工作量指标：DSA（数字减影血管造影）、放疗人数、血透人数、神经电生理、心电生理、高压氧治疗数量
检查检验数据	工作量指标：CT、MRI（磁共振成像）、普通放射、超声、核医学、PET－CT、病理、检验检查量

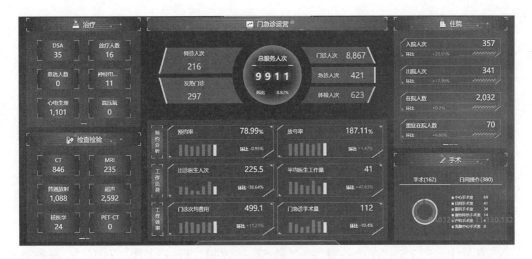

图 6 - 12　医院运营数据监测平台

监测指标潜入可展示七天的数据、科室的数据和排名，能够快速查看近期数据的变化趋势，及时掌握每日数据的情况。系统还提供导出数据的功能，可按照所需时间段生成日报、月报、季报、半年报、年报等（见图 6 - 13）。

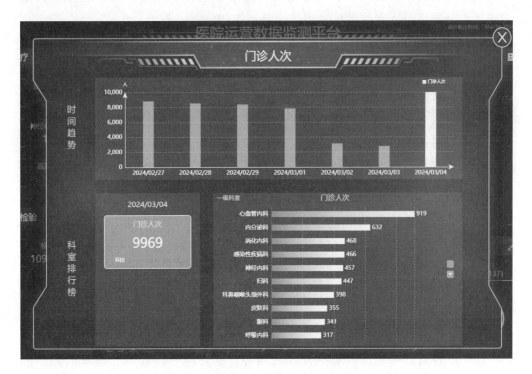

图 6 - 13　医院运营数据监测平台潜入明细

（二）移动 BI

移动 BI 不仅是将传统 PC 端内容呈现到移动设备上，而且针对移动终端和应用面向的用户进行优化，其目的是提高决策速度和用户体验，使管理者能够轻松、实时地掌握医院的运营数据，为随时、随地、快速地进行决策提供有力保障。

移动 BI 在移动设备上基于运营数据中心（ODR）对医院运营数据进行综合展现、分析。其为医院管理层提供可在移动设备上访问的可视化仪表板和报表，使得管理层可以摆脱时间和空间的限制，利用碎片时间随时随地查看医院运营状况，及时掌握医院运营情况，更好地进行业务管控和决策分析。

移动 BI 支持 SSO（单一登录）外网鉴权访问，可通过 H5 页面嵌入企业微信或微信中，对不同用户群体推送个性化配置的实时和日报数据。每天早上6：00 预推送运营日报给系统相关管理人员，如果发现数据有异常，及时处理；7：50 正式推送给医院领导、职能科室、临床科室相关人员，推送页面包含了前一天的主要运营指标。其中，推送指标设置了预警值，如统计指标在预警值范围外，则会提醒可能存在数据错误，由系统工程师进行查因。

移动 BI 的工作台依托 PC 端的指标管理、专题管理、菜单管理功能，可以进行灵活的指标配置和仪表盘配置。移动 BI 的工作台包含了实时数据、统计数据、自定义查看数据和关注数据。指标均以卡片形式展示，对预约率、床位使用率等指标可以通过设置阈值和颜色的方式用进度条直观展示，方便管理者决策，可通过时间控件筛选不同时间范围内的统计指标、累积指标和时间趋势。点击指标卡片可进入统计指标详情，查看该指标在选择的时间段内的变化趋势和科室排名，对于复合指标还可查看分子分母的时间趋势作为决策依据。在标准化统计专题页面的基础上，还设置了关注页面，用以满足用户个性化的指标查看需求，在统计指标详情页点击收藏的指标，该指标会显示在"关注"页面，同时用户也可以自行添加在 PC 端配置好的指标或移除指标。此外，依托 PC 端的角色管理和用户权限管理，可以对用户查看权限进行菜单级的管理。

（三）运营指标管理库

运营指标管理库是医院数据管理的核心，能够为管理者及管理部门提供准确、及时、有效的医院运营数据。指标管理库数据包括门急诊运营情况、住院运营情况、重症运营情况、手术运营情况、检验检查运营情况、医疗质量指标情况、合理用药指标情况等模块，按全院、科室、病种等多维度分类，并且可按年、季、月、日等所需特定日期或特定时间段灵活选择日期，提供可视化趋势分析、结构分析。运营指标管理库的指标来源于中山市人民医院指标集。

中山市人民医院通过建立一个标准指标管理库实现对统计指标的统一化管理，以解决纷繁絮乱的指标问题（见图6-14）。标准指标管理库可对指标逻辑进行定义、编辑、引用、关联和搜索，实现指标的统一管理和调用。同时，在指标之间建立血缘关系树状关系图，可清晰追溯数据关联关系。医院搭建一套标准化运营管理指标体系，提升整体数据运营能力。

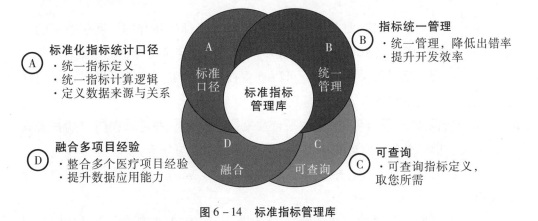

图6-14　标准指标管理库

同时，结合数据共享功能，可以让标准化的数据在院内流通，最终实现全院指标统计的标准化输出。以"门诊量/门诊人次"为例，在不同场景下将使用不同的统计口径进行计算（见图6-15）。

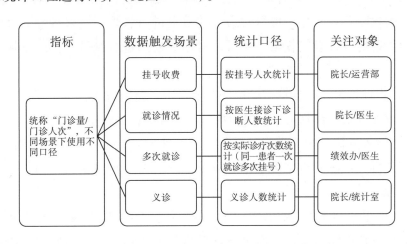

图6-15　场景：统计口径管理（指标、维度与口径）

指标库管理系统具备如下特点：

（1）建立一个标准指标管理库实现对统计指标的统一化管理，规范指标数据格式，生成的 KPI 数据可供前端平台快速引用。

（2）可对各个指标逻辑进行定义、编辑、引用、关联和搜索，实现指标的统一管理。

（3）支持各种复杂逻辑和关系。

（4）标准指标管理库支持关键字检索，可便捷地查询指标定义且界面可视化。同时，可跳转查看下级指标统计口径。

（5）新建指标：可以引用标准指标管理库的指标，结合逻辑关系创建新指标。

（6）指标血缘图谱：要求系统可以清晰展现指标的拓扑图，展现指标的组成结构，清晰追溯数据关联关系，可逐步向下追溯、定位指标影响因素。

（7）指标血缘引用关系图谱：可以查看任意指标的引用关系图谱，从而确认该指标口径变更时将造成的影响范围。

（8）指标调用：指标可快速被平台前端门户调用，并可以在门户端查看其指标定义、指标趋势、血缘图谱和进行多维分析与专题分析。

（9）指标格式规范化：规范指标数据格式，生成的 KPI 数据可供前端平台快速引用。

（10）自助分析：根据个性化需求灵活设计固定报表或图表，直接访问数据模型分析数据，可依据分析思路自由探索数据（逐层潜入分析），打破分析维度限制。

（11）数据安全和权限管理：在设计过程中对相关的数据进行加密，在访问端有严格的权限管理区分，可以对最小的数据进行管理。权限管理通过角色管理或用户管理的方式设定权限，还可以对用户使用进行统计，及时掌握数据的使用情况。

（12）指标填报：指标填报模块可在填报平台新增录入指标，将经过多方沟通、协调后确认系统暂时无法获取的数据，开放给相关科室填报录入。

（13）潜入分析：在"潜入分析"页面可进行指标的时间、对应的医生等多维度切换分析，具体分析维度可结合分析需求进行增加或调整，如"科室→医疗组→患者"。

（14）数据明细导出：数据明细导出是一项重要的功能，便于数据进一步的分析与应用。在不同的潜入页面可设置导出数据的功能，导出数据的内容可以个性化设置字段。

（15）字典表管理：字典表的管理是非常重要的，它用于定义和管理数据的分类、编码和展示，保证数据的完整性、准确性、一致性。

（四）公立医院绩效考核监测模块

三级公立医院绩效考核的主题以国家卫生健康委发布的《国家三级公立医院绩效考核操作手册》为标准，在三级公立医院绩效考核整个指标体系中，包含 4 个一级指标，14 个二级指标，55 个三级指标（定量 50 个、定性 5 个），指标分为"国考"指标和"省考"指标展示。

三级公立医院绩效考核指标引入目标值对比分析和国家（省）标杆值对标分析，实时监测相关考核指标，助力医院"国考"达标。预先设定本院"国考"相关指标的目标值及输入国家、省的满分值，通过与目标值的对比分析，可动态掌握达标情况；通过不同月份、季度和年份的时间趋势分析，可了解指标变化方向（见图 6-16、图 6-17）。

还可以通过科室维度、医疗组维度以及病人明细溯源下钻，分析定位指标未达标原因以及改进重点（见图 6-18）。

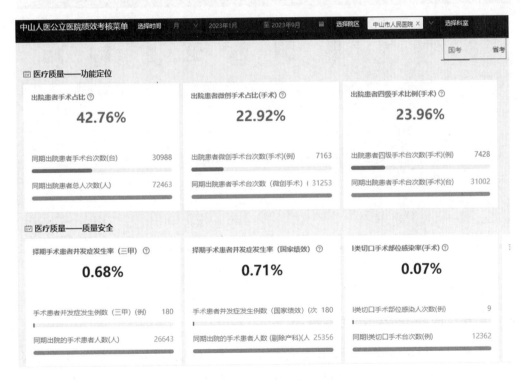

图 6-16　三级公立医院绩效考核指标

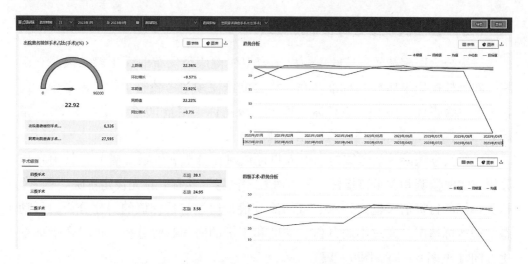

图 6－17　三级公立医院绩效考核指标明细

标准科室	指标值	出院患者微创手术台次数(手术)	同期出院患者手术台次数（微创手...	同期值	同比增长	增长率
普外一科二区	96.06%	366	381	0%	+96.06%	+100%
普外一科	95.86%	324	338	93.46%	+2.4%	+2.57%
普外一科一区	95.56%	452	473	0%	+95.56%	+100%
消化内科	87.34%	138	158	89.6%	-2.25%	-2.52%
普外三科	77.88%	704	904	76.75%	+1.13%	+1.47%
肿瘤外科	76.79%	258	336	43.16%	+33.63%	+77.93%
心胸外科	76.65%	637	831	79.43%	-2.78%	-3.49%
肿瘤防治中心办公室	71.43%	5	7	0%	+71.43%	+100%
普外四科	65.98%	770	1167	60.12%	+5.86%	+9.74%
普外四科	0	0	0	0	0	0%
普外四科日间手术病房	0	0	0	0	0	0%
妇科	57.1%	1468	2571	54.52%	+2.58%	+4.73%
超声影像科	53.85%	35	65	69%	-15.15%	-21.96%
泌尿外科一区	42.27%	465	1100	37.19%	+5.08%	+13.67%

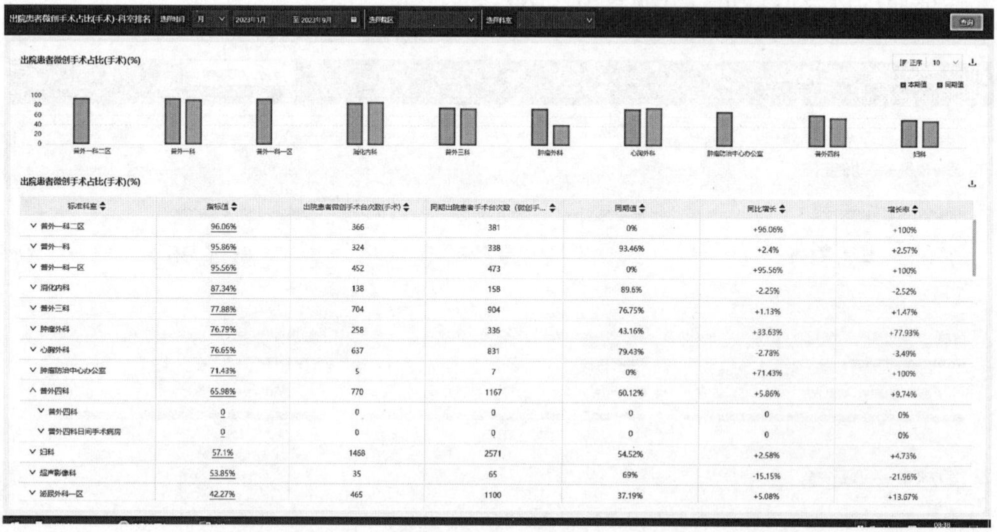

图 6－18　三级公立医院绩效考核指标科室明细

（五）医院等级评审监测模块

医院等级评审监测模块是对医院等级评审全过程的监测和评估，包括对医院各个方面和环节的监测和指导，旨在提高医院的管理水平和服务质量。根据国家卫生健康委以及省三级医院评审标准文件要求，系统设置医院等级评审的相关指标体系，包括以下指标内容（见表 6－2）：

表 6 - 2　医院等级评审指标内容

指标	内容
资源配置与运行数据指标	床位配置、卫生技术人员配备、相关科室资源配置、运行指标、科研指标
医院服务能力与医院质量安全指标	医疗服务能力、医疗质量指标、医疗安全指标（年度获得性指标）
重点专业质量控制指标	麻醉专业医疗质量控制指标、重症医学专业医疗质量控制指标、急诊专业医疗质量控制指标、临床检验专业医疗质量控制指标、病理专业医疗质量控制指标、医院感染管理医疗质量控制指标、临床用血医疗质量控制指标、呼吸内科专业医疗质量控制指标、产科专业医疗质量控制指标、神经系统疾病医疗质量控制指标、肾病专业医疗质量控制指标、护理专业医疗质量控制指标、药事管理专业医疗质量控制指标
单病种（术种）质量控制指标	51 个单病种（术种）质量控制指标
重点医疗技术临床应用质量控制指标	国家限制类医疗技术、广东省限制类医疗技术

通过图表、图形等可视化手段，各项指标得以呈现出来，使管理者能够从医院等级评审的角度了解医院运营情况（见图 6 - 19）。

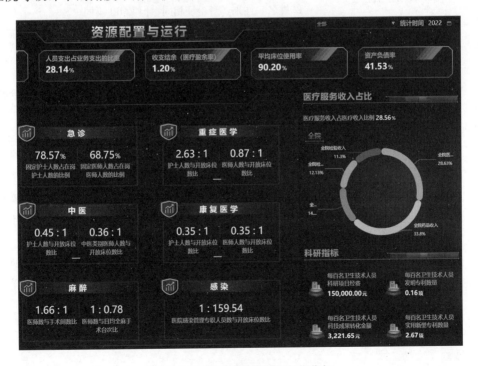

图 6 - 19　资源配置与运行数据指标

该模块通过实时数据监测、异常指标提醒、数据可视化、数据分析及评审管理等功能，帮助医院提高自我管理和自我评审的能力，从而不断提升医院的诊疗水平和综合能力。

四、医院运营管理平台数据质控

为保证医院运营管理平台前端数据的准确性和标准化，中山市人民医院从数据质量管理平台建设、基础字典梳理、指标口径统一和数据核查机制建设几个方面多管齐下，打造准确、可靠、及时的数据体系。

（一）建立数据质量管理平台

1. 数据质控规则

制定医院内数据质控规则，主要针对数据的质量进行监管和校验，从而对数据进行分析，常用的规则见表6-3。

表6-3　数据质控常用规则

分类	规则
EMPI集成情况	①EMPI相同，但身份证不同； ②姓名、性别、身份证相同，但EMPI不同
数据量同比与环比	①统计同比数据量差别较大的表； ②统计环比数据量差别较大的表； ③校验关键字段的字段值种类数，比如患者信息表中就诊类型仅有门诊一种类型
数据完整性	①空值率检查：校验医院制定的标准中不允许出现空值的数据，通过该规则推进业务系统优化与改进； ②对单表不同字段进行空值率校验，比如过敏表里的过敏史名称和过敏史编码的空值率，校验是否一致，如果不一致且数据集成没有问题，则反哺完善业务系统； ③对多表的同类型字段进行空值率校验，比如手术表中的A字段和病历中的A字段，进行空值率的校验，如果不一致且数据集成没问题，则说明多业务系统的融合仍需完善

（续上表）

分类	规则
逻辑性质控	①时间逻辑性：如报告时间不能小于申请时间，医嘱开立时间介于入出院时间，缴费时间不能大于出院时间等； ②特殊格式质控，比如一些时间需要精确到秒，又或者出现不符合逻辑的时间参数，比如 1 800 年等； ③男女性别相关问题，比如男性住院病历不能包含月经史等
复合规则质控	主要是对主子表进行校验，比如手术明细表数量小于手术记录表，检验报告明细表小于检验报告主表
数据有效性质控	校验表中关键字段是否有效，比如手术表中的主刀医生名称、主刀医生编号同时为空
字典信息质控	①校验代码值和结果值是否一致，比如校验超声检查表中是否存在同一个 CODE 多个名称的情况； ②校验关键字段值，比如很多检查报告中检查所见和检查结论都是同一个值
数据关联性	通过多个维度校验数据关联性，比如校验某个时间段的住院医嘱中患者就诊 ID 和患者信息表就诊 ID 数据量的关联度（若只有 50% 的数据能关联上，那就说明数据集成有问题）
数据规范性	数据表单的指定字段符合格式要求，主要包括日期格式要求、数值格式要求、文本格式要求等。如白细胞计数的值只能是数值，不能出现其他非数值字符
复杂性质控	①多个数据表进行运算质控，比如某一个周期，门诊费用明细表的费用总和应该等于门诊汇总表中的总费用； ②多个数据表进行逻辑校验，比如某一个周期，门诊费用明细表、门诊汇总表、门诊处方表、处方明细表、门诊病历表等汇总的就诊 ID 不应该存在较大的差距
归一化质控	医院对一些字典进行了归一化处理后，集成的数据的标准值不应该超出归一化处理后的字典值域的范围

2. 数据质控平台

通过数据质量平台定义质控规则，建立数据质量管理平台。数据质控平台主要是通过对医院运营平台所产生的大量数据进行监控，确保数据的完整性、准确性、一致性和规范性（见图 6 - 20）。

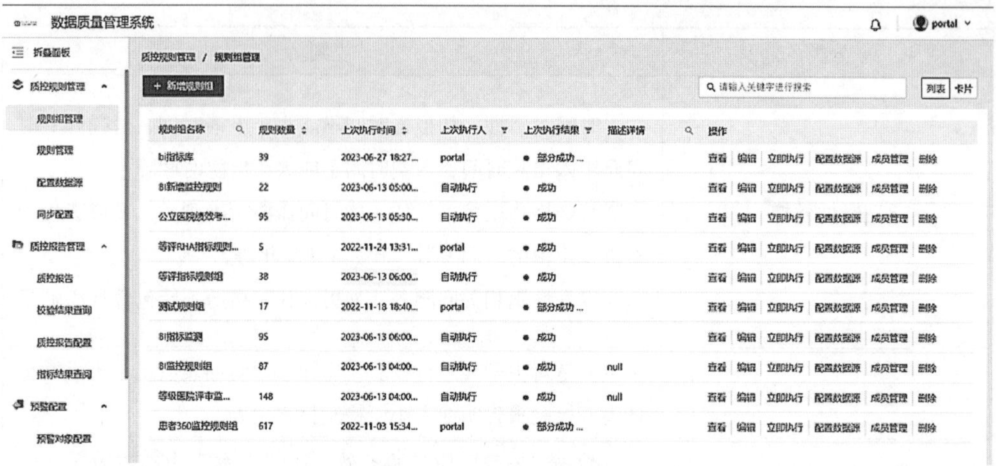

图 6 - 20　数据质量管理系统

3. 数据质控预警和数据质控报告

为保证数据质量，建立数据质量预警和监测机制，及时检测和评估数据的质量。通过自动化的数据检验、规则引擎、数据异常检测等手段来监测数据质量，并生成相应的预警提示和质控报告（见图 6 - 21）。

复合规则质控	麻醉记录数据量少于主表手术记录的数据量，麻醉记录248671，手术记录353175	select count(1) as err_cnt from operation
复合规则质控	手术明细数据量少于主表手术记录的数据量，手术明细336544，手术记录353175	select count(1) as err_cnt from operation
数据有效性质控	放射学报告check_find,check_conclusion同时为空的数据有18行	with tab1 as (select '08.00.03_00001' as
数据有效性质控	内窥镜报告check_find,check_conclusion同时为空的数据有9283行	with tab1 as (select '08.00.03_00003' as
数据有效性质控	超声报告check_find,check_conclusion同时为空的数据有11行	with tab1 as (select '08.00.03_00004' as
数据有效性质控	病理报告check_find,check_conclusion同时为空的数据有17933行	with tab1 as (select '08.00.03_00005' as
数据有效性质控	其他检查报告check_find,check_conclusion同时为空的数据有158645行	with tab1 as (select '08.00.03_00006' as
数据有效性质控	住院病历 original_xml_content,original_html_content,original_txt_content,original_other_content同时为空的数据为有280行	with tab1 as (select '08.00.03_00019' as
数据有效性质控	护理数据记录 value1,value2同时为空的数据有115行	with tab1 as (select '08.00.03_00008' as
数据有效性质控	门诊病历 original_xml_content,original_html_content,original_txt_content,original_other_content同时为空的数据有152行	with tab1 as (select '08.00.03_00021' as
数据有效性质控	手术人员 oper_id,oper_code,oper_name同时为空的数据有690行	with tab1 as (select '08.00.03_00022' as
字典信息质控	内窥镜报告报告名称含有乱码，如"??????????????"、"????????????+HP????"等	INSERT INTO dqc_v2.hdr_qc_normal_di
字典信息质控	住院就诊记录保险类别同一个id值"457713"对应不同的name"城镇居民基本医疗保险"、全国医保；相同的code"9"，部分有name，部分name为空	INSERT INTO dqc_v2.hdr_qc_normal_di
字典信息质控	心电报告临床诊断相同的id对应不同的code，如id="10522"，code分别为"I88.108	INSERT INTO dqc_v2.hdr_qc_normal_di
字典信息质控	心电报告 报告分类同一个id对应不同的code和name，如id="77",code分别为"0",	INSERT INTO dqc_v2.hdr_qc_normal_di

图 6 - 21　数据质控报告

（二）基础字典的梳理

基础字典是系统的核心组成部分，为医院数据和信息提供规范化和标准化的管理，有助于提高医院的运营效率和服务质量。基础字典的梳理包括以下步骤：

（1）收集字典数据：收集与系统相关的字典数据，包括科室字典、药品字典、收费字典、疾病及手术字典表等。

（2）进行字典数据的清洗和处理：对收集到的字典数据进行清洗和处理，包括纠正错误数据、删除重复数据、补充缺失数据等。

（3）字典的维护与更新：安排专人维护字典，对字典进行动态的新增、修改、删除等。

（4）字典的审核与校验：对梳理好的字典进行审核与校验，保证字典的完整、准确。

（三）指标口径的统一

指标口径的统一非常重要，统一指标口径需要从多方面入手，包括建立统一的指标体系、规范数据采集和存储、统一数据处理和计算方式以及加强数据治理和管理等。只有通过这些措施的全面实施，才能保障医院运营平台指标口径的一致性，提高数据上报和汇总的准确性，为医院的经营管理决策提供可靠的数据支持。

（四）建立数据核查机制

数据核查是保证数据质量的重要手段之一，其目的是确保数据的完整性、准确性和可靠性。数据的核查机制包括数据核查计划、数据校对与核实、数据反馈与监督。

1. 数据核查计划

实行每月指标核查制度，核查指标分为必查指标和其他指标。必查指标为基础指标和涉及绩效核算的指标，每月核查；其余指标实行每三个月轮动核查。并根据每月核查结果调整指标核查频率，保证指标的数据准确性、可靠性。

2. 数据校对与核实

通过与原始数据进行比对，发现数据问题，查找问题原因，及时进行校对与核实。

3. 数据反馈与监督

每月召开数据质量反馈会，定期反馈数据核查情况，发现数据问题下隐藏的系统管理问题和系统运行问题，督促问题整改，不断优化数据核查机制，提高数据质量和管理水平。

五、平台实施成效

1. 统一数据口径，提高数据质量与规范

将医院各系统数据集成，应用人工智能技术进行数据治理，通过规范数据字段、补充数据表等方式，提高数据质量与数据规范。数据平台同时提供可视化监测，包括数据量、数据分布、非结构化文本数据分类及数量、字典标准化处理量、结构化变量提取量等信息。数据平台为数据统计提供了数据保障，进一步提高统计报表的准确性。

2. 数据统一管理，实现多维度多指标分析

实现对医院数据的统一管理和展示，通过数据平台多维度展现数据。按照不同的数据类型，从数据的完整性、有效性、一致性等多个维度对不同的字段设置校验规则并定期提供高质量数据分析报告，将可视化展示形成常态化。

3. 提高工作效率，促进医院的精细化管理

平台能够短时间内生成大量指标，提高数据利用率、提高医院管理质量和服务质量，提升医院的决策水平和管理效率。基于高质量数据统计分析，平台为医疗服务、医院运营管理等决策提供数据支持。平台在此基础上实现医院精细化运管业务分析、资源调配等实时统计分析的管理辅助决策。

第七节　医院数据挖掘系统的建设

一、数据挖掘系统的重要性

随着医疗技术和医疗设施的不断进步，医院内产生的数据量呈爆炸式增长。从患者的电子病历、医学影像、实验室检查结果到手术记录等，这些数据蕴含着大量潜在的医疗信息。然而，传统的人工分析方法已经无法有效处理如此庞大和复杂的数据，导致医院内部的数据往往被闲置，未能充分发挥其价值。与此同时，医疗行业也面临着一系列挑战，患者数量的增加、医疗资源的有限性以及患者个体差异性等问题，使得如何高效利用和管理海量的医疗数据成为医院和医疗决策者共同面临的重要议题。在这个背景下，数据挖掘系统成为解决

医院所面临问题的有力工具。

首先，数据挖掘系统为医院提供了灵活的数据分析能力，有助于更好地理解患者病历、医疗趋势以及治疗效果。通过数据挖掘，医院可以发现患者疾病模式，预测患者健康趋势，帮助医生提供个性化的治疗建议和用药方案。这些分析结果对于制定治疗策略和提高治疗效果至关重要。

其次，数据挖掘系统降低了医院内部人员参与数据分析的门槛。传统的医疗数据分析通常需要深厚的医学知识和统计学背景，但现代的数据挖掘系统提供了直观的可视化界面、自动化工具和预建模模板。这使得医院内部的医务人员无须编写复杂的代码即可进行医疗数据挖掘和病例分析，加速了决策制定和病例处理的速度。

最后，数据挖掘系统还有助于减轻医疗数据库的压力。该系统具备数据抽取和清洗功能，可以从医疗数据库中提取数据，并进行必要的清洗和格式转换。通过将分析结果存储在本地以及实现增量更新，数据挖掘系统减少了对医疗数据库的频繁访问，降低了数据库的负载，提高了整体系统的性能。

因此，数据挖掘系统在医院中的应用不仅有助于发现医疗数据中的重要模式和趋势，还降低了数据分析门槛，进一步使更多医务人员能够参与数据分析工作，并减轻医疗数据库的负担。

二、数据挖掘系统搭建

医院数据挖掘系统的架构通常包括数据源、数据接入、数据挖掘工具和数据挖掘技术应用，这四个部分相互关联，共同构建了一个完整的数据挖掘系统，可以帮助医院更好地管理和利用海量的医疗数据，提高医疗服务的质量和效率。

（一）数据源

1. 数据源的类型

医院数据挖掘系统的数据源可以分为结构化数据、半结构化数据和非结构化数据三类。

结构化数据：指以表格形式存储，可以用行和列来组织和表示的数据。常见的结构化数据包括数据库中的患者信息、实验室检查结果、药品清单等。结构化数据的组织形式明确，数据的查询和处理较为方便，因此在数据挖掘系统中广泛应用。

半结构化数据：指介于结构化数据和非结构化数据之间的数据类型，它可以包含标记和元数据，但没有严格的表格结构。常见的半结构化数据包括 XML、JSON、HTML 等格式的数据。在医院数据挖掘系统中，半结构化数据主要用于存储文本数据、影像数据和实验室报告等信息。

非结构化数据：指没有固定形式和明确组织结构的数据，例如文本、图像、音频、视频等。在医院数据挖掘中，非结构化数据包含了大量的临床文本、医学影像等，这些数据蕴含着丰富的医学信息，但由于其复杂性和多样性，对非结构化数据的挖掘和分析较为困难。

2. 数据源的来源

医院数据挖掘系统的数据源来自多个方面，包括医院内部和外部的各类数据来源。

医院内部数据：指在医院内部产生和积累的各类数据。例如，患者病历、医学影像、实验室检查结果、药品清单、医院收入和支出等。这些数据通过医院信息系统进行收集和存储，成为医院数据挖掘的重要数据源。

医院外部数据：指从医院外部获取的数据，例如公共卫生数据、医疗保险数据、药品研发数据等。这些数据可以为医院提供更全面和多维度的信息，帮助医院做出更准确和科学的决策。

3. 数据源的质量和准确性

医院数据挖掘系统的数据源质量直接影响到数据挖掘系统的准确性和可靠性。因此，保证数据源的质量和准确性是医院数据挖掘系统的重要任务。

数据完整性：指数据源中的数据是否齐全和完整。在医院数据挖掘系统中，数据可能会出现缺失的情况，例如患者某些信息未录入或记录不完整。数据的不完整会影响数据挖掘的效果，因此需要进行数据补全和修复。

数据准确性：指数据源中的数据是否与实际情况相符。在医院数据挖掘系统中，数据的准确性尤为重要，它们直接关系到统计结果的准确性，从而影响决策。医院需要建立数据审核和质控机制，确保数据的准确性和可靠性。

（二）数据接入

数据接入是医院数据挖掘系统的一个关键环节，它涉及从各个数据源中收集数据，进行数据清洗和转换，并将数据加载到数据挖掘系统中。通过有效的数据接入过程，可以确保数据的质量和安全性，为后续的数据挖掘和分析奠定基础。

数据接入包括数据采集、清洗、转换和加载等关键步骤，它涉及将数据从各个数据源导入数据挖掘系统的过程。数据接入的目标是确保数据在系统内得以有效管理和利用，以支持后续的数据挖掘和分析工作。

1. 数据采集

数据采集是数据接入的第一步，它涉及从各个数据源中收集数据，并将数据传送到数据挖掘系统中。数据源包括医院内部的各类信息系统（例如 HIS、LIS、PACS 等）、医院外部的公共卫生医疗保险数据等。数据采集的方式可以是批量导入或实时流式导入，根据数据的来源和实时性需求进行选择。对于结构化数据，数据采集相对简单，可以通过数据库查询或数据文件导入的方式进行。而对于非结构化数据，如医学影像和临床文本等，数据采集可能需要特殊的技术和工具。

2. 数据清洗

数据清洗是数据接入过程中的一个重要环节。由于数据源的多样性和复杂性，数据中常常存在着各种问题，例如缺失、异常、重复和错误等。数据清洗的目的是消除这些问题，确保数据的质量和准确性。

（1）缺失值处理：数据源中可能存在缺失值，即某些数据项缺乏记录。处理缺失值的方式包括删除含有缺失值的记录、填充缺失值（例如使用平均值或中位数填充）、使用插值法等。

（2）异常值检测与处理：异常值指与大部分数据值显著不同的数据点。异常值可能是系统出错或录入错误导致的。在数据挖掘过程中，异常值可能会影响数据质量，因此需要进行检测和处理。

（3）重复值处理：数据源中可能存在重复记录，即出现相同或相似的数据项。处理重复值的方式包括删除重复记录、合并重复记录等。

（4）错误值处理：错误值是指数据源中包含的不正确或不合理的数据。错误值可能是录入错误或数据传输错误导致的。处理错误值的方式包括人工核实、纠正数据等。

3. 数据转换

数据转换是将原始数据转换为数据挖掘系统所需的格式和结构的过程。数据转换的目的是使数据适合于后续的数据挖掘和分析工作。对于结构化数据，数据转换相对简单，通常只需进行格式转换和字段映射即可。对于非结构化数据，数据转换可能较为复杂，需要进行文本解析和特征提取等操作。

4. 数据加载

数据加载是将清洗和转换后的数据导入数据挖掘系统的过程。数据加载的方式可以是批量加载或实时加载，根据数据的量和实时性需求进行选择。

（1）批量加载：将数据一次性导入数据挖掘系统的过程。批量加载适用于数据量较大的情况，例如历史病历等。在批量加载过程中，需要确保数据的完整性和一致性，避免数据丢失和错误。

（2）实时加载：将数据按需导入数据挖掘系统的过程。实时加载适用于数据量较小且实时性要求较高的情况，例如实时监控和预警系统。实时加载要求数据的传输和处理过程高效可靠，确保数据的及时性和准确性。

（三）数据挖掘工具

数据挖掘工具是医院数据挖掘系统的核心组成部分，直接关系到使用者的使用体验和数据提供效率。数据挖掘工具包括以下两种类型：

1. 数据分析模型

数据分析模型集成了业务系统中的诸多关键字段，形成数据分析的维度信息，不同维度可以通过数据交叉分析技术进行关联分析、层层下钻；根据业务系统的特点和统计需求，在数据模型中建立统计逻辑，形成计算列。通过维度和计算列的调用和组合，可以便捷地获取到要分析的数据和信息。数据分析模型可以遵从从整体到细节的分析思路，只需要宏观数据时不必调用细节数据，保证最佳的使用效率；当需要细节数据时，可使用数据平台中的内存，将最少128 000条记录在极短的时间内加载入内存，保证了数据分析模型的使用性能（见图6-22）。

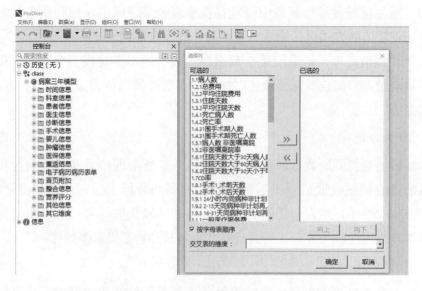

图6-22　中山市人民医院病历模型中的维度和计算列

2. 报表模型

所谓的报表模型是泛指于前台门户展示所使用的模型。这类型的模型中没有包含过大的数据信息，只包含在某时段内的特定维度的数据统计信息。而且数据统计工作都已经在数据的 ETL 环节中处理完成，模型中只展示数据结果，不进行即时的运算工作。保证了较小的数据量、已经计算好的数据内容，报表模型的速度就得到了最大的保障。

(四) 中山市人民医院的数据挖掘技术应用

1. 数据挖掘模型自定义分析

数据挖掘模型自定义分析是医院数据挖掘系统中的一项重要功能，它允许医院数据分析师和决策者根据实际需求和问题定义和构建自己的数据挖掘模型，以发现特定的规律和洞察，在面临多源数据和异构数据时获取更灵活的统计分析方案，与传统的数据挖掘模型相比，自定义分析更加灵活和个性化，可以不受限制地操控数据，根据不同的业务场景和数据特征进行定制化分析，以及可以按照需求对各种指标增加、删除、计算等，从而找到问题出现的根本性原因。

在主题分析模型中进行多维度、多路径的分析钻取数据，逐级深入、发掘问题，不限制路径，可溯源到最小单位，准确命中问题所在，辅助管理层决策，并且根据医院日常的管理需要，建立几十个甚至上百个维度，将各个维度进行综合，实现医院数据分析的智能化（见表 6 - 4、图 6 - 23）。

表 6 - 4　中山市人民医院数据挖掘模型各区域及对应的各主题

区域（按数据源划分）	主题
病历模型（EMR 和广东省病案首页系统）	病案模型
	全手术模型
	全诊断模型
	全转科模型
	电子病历诊断模型
	肿瘤 TNM 评分
	疼痛评分
	会诊模型
	诊疗组模型
	病房日志模型

（续上表）

区域（按数据源划分）	主题
门诊模型（门诊 HIS，门诊预约分诊系统）	门诊模型
	门诊预约模型
	门诊分诊模型
	急诊分诊模型
	职称评审—门诊医生工作量模型
	职称评审—门诊医生有效单元数模型
	职称评审—门诊医生平均费用模型
收费模型（住院 HIS）	耗材模型
	医嘱模型
	药品模型
	物流科室数据统计
手术模型（手麻系统）	手术麻醉模型
	手麻事件
ICU 模型（重症监护系统）	APA2 模型
	ICU 摘要模型
	ICU 板块模型
检验检查模型（各医技系统、医技预约系统）	PACS 模型
	医技预约模型
	床管预约模型
	心电图模型
	检验模型
	新病理模型
其他（特殊统计需求）	病原学病人明细
	慢阻肺病原学病人明细
	住院医生字典
	国家集采药品
	医生查房

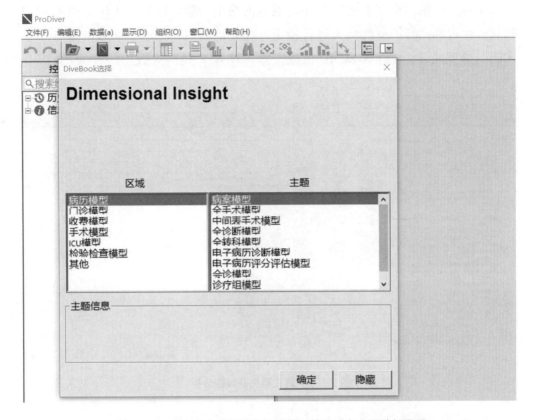

图 6 - 23　中山市人民医院数据挖掘系统区域和主题选择界面

2. 跨主题数据挖掘模型联合分析

医院的数据挖掘模型建立在多个数据源之上，数据通常有多种来源，包括患者病历、医院信息系统等。模型能够将这些异构数据源整合在一起，形成一个综合性的数据池，为分析提供了更加丰富和全面的数据基础。

数据挖掘模型的逻辑支持确保能够根据不同的问题和需求，有序地访问和处理关键数据。不同的数据挖掘模型可能专注于不同的主题或问题。例如，一个系统可能用于患者病历的分析，而另一个系统则用于药物的监控。数据挖掘模型可以将这些不同主题的数据关联起来，进行跨数据主题的关联数据分析。

例如：检索 2022 年诊断急性心肌梗死（I21），同时入住过重症监护室且行 ECMO（体外膜肺氧合）机械支持（39.65）的病人数（见图 6 - 24）。

步骤一：在"全诊断模型"中锁定诊断中含 I21 急性心肌梗死的病人，点击病案号 - 次数分组锁定相关病人，以此作为唯一码跨模型进入"ICU 模型"。

步骤二：在"ICU 模型"新增 ICU 病人标识为"是"的条件，点击病案号 - 次数分组锁定相关病人，以此为唯一码再次跨模型进入"全手术模型"。

步骤三：在"全手术模型"中，通过前两个步骤，已对含 I21 急性心肌梗死且入住过重症监护室的病人进行锁定，在此范围内，把这些病人的所有"手术码"维度展开，统计含 ECMO 机械支持（39.65）的病人数。

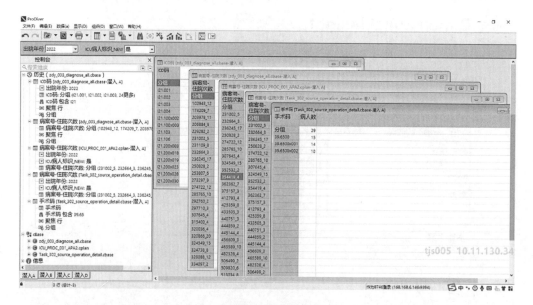

图 6-24　跨主题关联数据分析

3. 数据挖掘模型扩展

数据挖掘模型可以按需增设主题模型，同时可以扩充主题模型下分析的内容。这意味着医院不必担心系统会因为新的数据源或主题而陷入困境，而是可以随时根据需要进行升级和扩展。

4. 基于数据挖掘的智能报表系统设计与实现

基于数据挖掘的智能报表系统是医院数据挖掘系统中的一个重要应用，它能够通过数据挖掘系统的分析和挖掘，实现对医院数据的快速查询和分析，生成具有智能化特性的报表，为医院决策者提供决策支持和业务洞察（见图 6-25、图 6-26）。智能报表的功能如下：

数据查询与分析：只需简单地在用户界面上点击操作就可实现报表和指标的查看与分析。

数据可视化：智能报表系统支持将数据挖掘系统的分析结果以可视化的形式展示，包括图表、预警图等，使得数据的分析结果更加直观和易懂。

数据下钻：在报表上可下钻对应科室或患者的具体明细，包括患者信息、临床数据、药物数据等，直观展示数据。

数据导出：用户可以将智能报表中的数据导出为 Excel 格式，方便进一步的分析。

数据安全：允许各层次部门和用户按自身特定的权限方式查看和导出报表，确保智能报表系统的安全性和合规性。

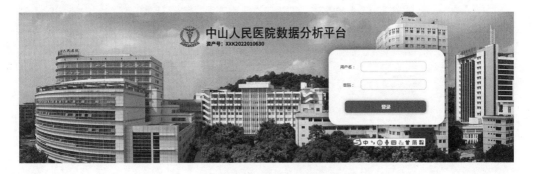

图 6 - 25　智能报表系统登录界面

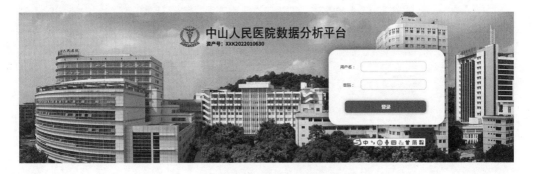

图 6 - 26　智能报表系统报表目录

智能报表系统的数据源来源于手工统计数据和各系统的数据，手工统计数据通过 ETL 工具处理—生成模型—形成报表等步骤生成展示，各系统的底层数据通过生成模型—生成 MARK—形成报表等步骤生成展示，若报表需同时关联手工统计数据和系统数据，则以系统数据为基础，选取特定字段关联，再通过 ETL 工具处理手工统计数据，生成模型和形成报表，从而实现展示（见图 6 - 27）。

智能报表系统主题模块有常规报表、运营报表、专科建设、病人明细、质控指标、药物监控、临床路径、医技及床位预约数据监测等。

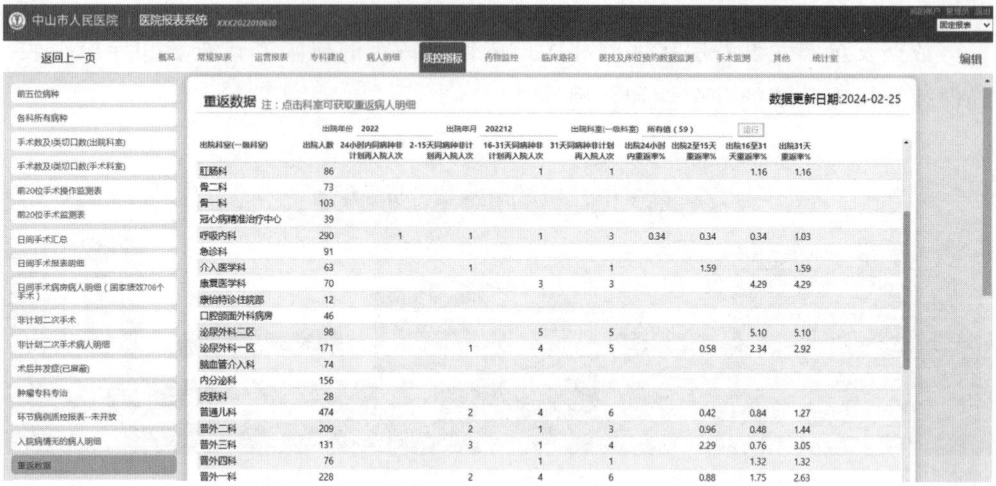

出院科室(一级科室)	出院人数	24小时内同病种非计划再入院人次	2-15天同病种非计划再入院人次	16-31天同病种非计划再入院人次	31天同病种非计划再入院人次	出院24小时内重返率%	出院2至15天重返率%	出院16至31天重返率%	出院31天重返率%
肛肠科	86			1	1			1.16	1.16
骨二科	73								
骨一科	103								
冠心病精准治疗中心	39								
呼吸内科	290	1	1	1	3	0.34	0.34	0.34	1.03
急诊科	91								
介入医学科	63		1		1		1.59		1.59
康复医学科	70			3	3			4.29	4.29
康怡特诊住院部	12								
口腔颌面外科病房	46								
泌尿外科二区	98			5	5			5.10	5.10
泌尿外科一区	171		1	4	5		0.58	2.34	2.92
脑血管介入科	74								
内分泌科	156								
皮肤科	28								
普通儿科	474		2	4	6		0.42	0.84	1.27
普外二科	209		2	1	3		0.96	0.48	1.44
普外三科	131		3	1	4		2.29	0.76	3.05
普外四科	76			1	1			1.32	1.32
普外一科	228		2	4	6		0.88	1.75	2.63

图 6－27　智能报表系统质控指标主题模块下的重返数据报表

依据统计法规、统计政策、医院内部对数据信息监测管理、保管保密规定，统计分析员按照人力资源提供的考勤公示，利用 Office 整理智能报表系统中每个报表对应的角色权限。角色分为管理人员、部门和组别。管理人员为院领导、各部门的主任和护士长，通过个人工号进入智能报表系统。部门由各部门主任下发权限给部门内部的数据管理人员，通过部门名称的首字母进入智能报表系统。组别为一个报表需同时开放给两个及两个以上不同的管理人员或部门，将其归入一个组别并命名，用户只需用个人工号或部门名称的首字母登录即可，如把各临床部门、各临床部门主任和护士长统一归入临床组，开放相应报表时，只需把临床组设置成允许访问，大大简化了权限设置的流程。初次登录的用户必须修改初始密码方可使用。

智能报表系统权限维护由统计室专人负责。权限维护通过权限系统或手工设置两种方式灵活实现。权限系统通过新增用户—归组别—在各科室权限文件添加语句等步骤实现权限分配，手工设置权限的报表经统计室主任审批后，由统计室专人直接在智能报表系统的页面上操作，控制个人、部门或组别的权限分配（见图 6－28）。

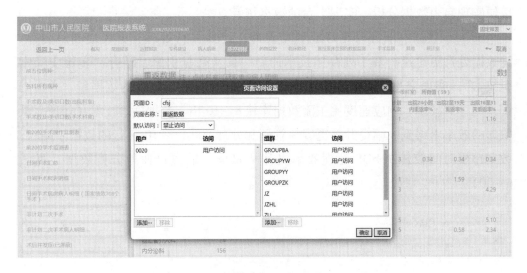

图 6 - 28　智能报表系统权限分配的操作页面

5. 中山市人民医院数据挖掘的关键技术

Visual Intergrator 组件：该组件支持 ODBC、文本文件的数据源获取，具有强大的数据兼容性，采集包含各类业务系统数据，如 HIS、EMR、病案和 LIS 等数据，兼容其他来源的文件（如 Excel 数据）。通过 ODBC 与用户的数据库相连接，能够访问主流的关系型数据库，如 Oracle、SQL Server、DB2、MySQL，另外，能够访问主流的桌面型数据库，至少能访问 Access、DBF、Paradox 等桌面型数据库，还能够访问 Excel 和 Text 格式的文件系统，也可以通过文件形式访问文本文件等，它内建了 INPT 流（输入流）、PROC 流（数据处理流）、OUTP 流（输出流）三个处理流程来完成整个 ETL 的数据处理过程（见图 6 - 29）。

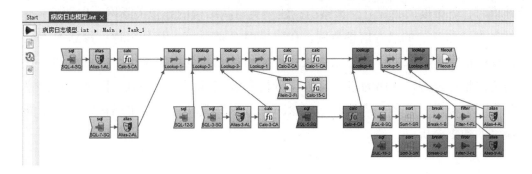

图 6 - 29　可视化 ETL 处理流程

Spectre 数据引擎：运用先进的列存储、内存技术和相应的多维交叉索引技术进行数据建模。数据建模支持不同数据库数据来源，灵活建立数据挖掘系统以便实现自由数据分析，实现平台的数据统计。

Spectre 数据引擎可以更好地利用硬件，比如并行处理、更大地利用内存，让数据处理更迅速。基于列存储技术的新一代大数据引擎，结合"多维交叉索引技术"，实现交互式数据建模与分析引擎。可处理大型复杂的数据量，内置查询—列存储技术，响应速度比主流数据库快 8 ~ 10 倍。数据处理技术在处理大量数据的效率上得到大幅提升，更容易管理和处理 500 万 ~ 10 亿行的数据。同时，数据建模时间较传统 SQL 处理效率提升了 80%，能更迅速地分析数据（见图 6 – 30）。

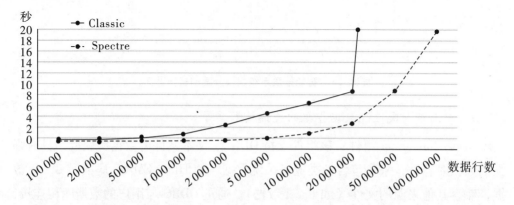

图 6 – 30　传统数据引擎（Classic）与新一代 Spectre 数据引擎的数据处理效率对比
　　（多重表）

多维交叉索引技术：在数据建模的过程中通过多维交叉索引技术给数据挖掘系统的各维度数据建立关联索引，从而实现各数据维度间的自由切换分析。以图 6 – 31 为例，患者姓名、科室、药品名称和诊断是不同的维度，在进行数据建模时，各维度间会建立交叉索引，建立类树状结构的虚拟关系网。以图 6 – 31 姓名为"张三"的患者信息为例，在建模时会把科室、药品名称、诊断等不同维度的信息与"张三"建立索引关系，从而追溯出其在医院产生的费用和医疗行为的整体痕迹，从而为自定义数据分析和数据溯源提供基础。同理，在科室维度下会与患者姓名、药品名称和诊断进行索引关联，从而实现科室下的不同维度的数据分析。

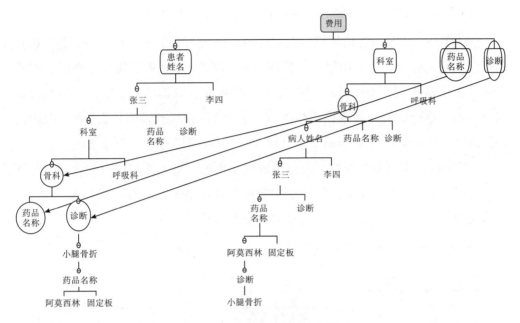

图6-31　多维交叉索引技术示例

在数据建模的过程中，所有相关数据结果（统计数据与明细数据）都将直接加载到数据挖掘系统里，每一个数据挖掘系统就是一个主题数据集市，包含了数据分析所需的所有数据信息。数据挖掘系统将整合各业务系统的相关数据，并建立信息标签，以便于可以从所需的分析维度进行交互分析。数据挖掘系统不限制数据分析路径，按照分析思路对数据进行自由分析，数据可逐层追溯，可溯源到最小单位，准确命中问题所在。

例如按照全院级→院区→一级科室→二级科室进行数据追溯分析（见图6-32）。

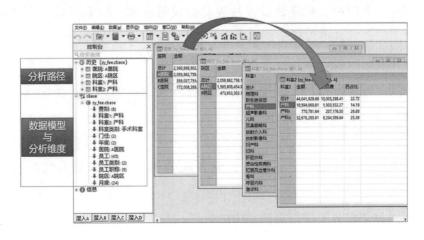

图6-32　数据追溯分析过程

6. 中山市人民医院数据挖掘的数据安全及用户管理

作为 C/S、B/S 构架访问模型数据时的访问权限控制器，DiveLine 会在用户的操作系统上启动一个应用服务。当用户使用 C/S 或者 B/S 访问模型时，客户端的机器会被连接到 DiveLine 服务器上，服务器上启动的应用服务会对连接的客户端用户进行识别。根据该用户的权限，返回相应的访问目录或者模型中的访问维度。DiveLine 中的 Limit Data 和 Delete Data 可以对模型中维度的行值进行管理。DiveLine 支持角色系统，类似于数据库角色，更方便对用户的管理。外网客户可以通过端口映射的方式连接到内网的 DiveLine 服务器上访问模型数据。数据挖掘系统进行加密后，第三方工具无法打开模型（见图 6-33）。

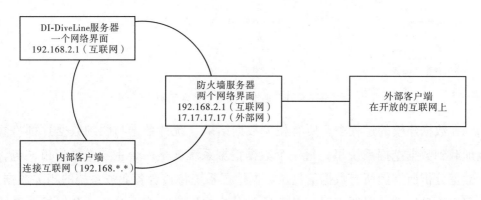

图 6-33　数据安全模式

DiveLine 的用户/权限配置界面，用于配置用户、组、权限、启动的页面、能访问的模型和限制的维度等，针对所有用户、用户组进行灵活集中的管理，也可针对每一个用户，精细地设置其独有的权限范围，细节可到模型中的维度和维度中的值，并且可以设定数据查询权限，从全局到局部做到精确控制。

数据安全与权限管理员配置既可配置全局用户的使用行为，也可以分配与设置其他用户的各种权限，为每一个用户设置其独特的浏览、操作权限；可以实时查看到每一个用户在线的使用情况。

针对不同的网络环境，有多种安全级别设置，必须通过管理员的权限设置指定访问内容，通过用户分组建立医院各职能科室和临床科室监控指标访问体系。

（1）通过用户分组进行灵活集中的管理。

用户分组是根据用户角色设定可访问的指标数据范围，给定"用户名＋用户分组"后将为该用户设定可访问的指标数据范围（见图 6-34）。如"医务科"用户分组可以查看医务相关指标，"人事科"用户分组仅可访问人事类指标。用户分组一般根据医院各职能科室和临床科室监控指标进行指标权限划分。

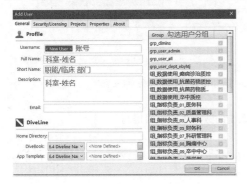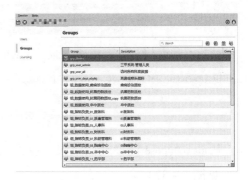

图 6 – 34　用户分组操作及展示

（2）账号类型和项目设置。

管理员可以对用户访问权限进行项目级设置，即是否可以访问某个数据分析模块（见图 6 – 35）。

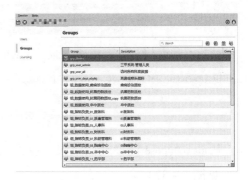

注：None：不能访问此项目；User：可以查看此项目的内容；Developer：可以开发此项目的内容。

图 6 – 35　用户访问权限项目级设置展示

（3）用户内容控制。

可对用户访问数据粒度权限进行精细控制，对用户访问数据粒度权限做到数据字段级或指标级的严格管控。提供 cBase 和 Model 两种数据挖掘系统的数据访问权限控制。

cBase Access 设置数据挖掘系统访问权限：设置默认全部访问，也可设置成按值或属性访问，从而实现数据字段级或指标级管控（见图 6 – 36）。

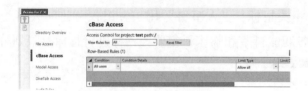
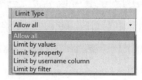

注：Allow all：允许全部数据；Limit by values：按值限制；Limit by property：按属性限制；Limit by username column：按用户名字段限制；Limit by filter：按筛选条件限制。

图6-36　cBase 数据挖掘系统的数据访问权限控制

Model Access 设置默认权限：设置默认全部访问，也可设置成按值或属性访问（见图6-37）。

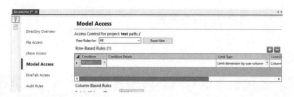
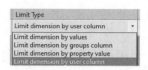

注：Limit dimension by values：按值维度限制；Limit dimension by groups column：按组维度限制字段；Limit dimension by property value：按属性值维度限制；Limit dimension by user column：按用户字段维度限制。

图6-37　Model 数据挖掘系统的数据访问权限控制

三、数据挖掘技术的发展挑战及趋势

（一）推进联邦学习和数据共享

医院之间拥有大量的医疗数据，如果能够将这些数据进行有效的共享和整合，将会对数据挖掘系统的发展产生巨大的推动作用。然而，由于医疗数据涉及隐私问题，直接共享数据可能存在风险。联邦学习是一种解决方案，它允许不同机构在保护隐私的前提下，共同训练数据挖掘系统。未来，随着联邦学习技术的进一步成熟和应用，医院之间的数据共享将更加普遍，数据挖掘系统的准确性和适用性将得到提升。

（二）持续关注数据安全和隐私保护

随着数据挖掘系统的广泛应用，数据安全和隐私保护的重要性不容忽视。

医院数据涉及患者的个人隐私和敏感信息，一旦泄露可能引发严重的后果。未来的数据挖掘系统发展需要持续关注数据安全技术的进步，并加强隐私保护措施，确保医院数据挖掘系统的安全性和合规性。

（三）引入可解释性和可信度

随着数据挖掘系统在医院决策中的广泛应用，对模型的可解释性和可信度要求也越来越高。许多机器学习和深度学习模型具有很强的预测能力，但其背后的决策过程却常常被视为"黑箱"，无法解释其结果产生的原因。在医疗领域，这种"黑箱"模型在临床实践中的应用可能受到限制。因此，未来数据挖掘系统的发展将注重提高模型的可解释性和可信度，使得决策者能够理解模型的推理过程，从而更好地应用于实际场景。

（四）多模态数据融合

医院的数据源十分多样，涵盖了临床数据、影像数据、基因数据等多个维度的信息。未来的数据挖掘系统将更加关注多模态数据的融合。通过将不同数据源的信息进行整合，可以更全面地把握患者的健康状态，提高模型的预测和诊断能力。多模态数据融合也将推动数据挖掘系统在个性化医疗方案制订、药物研发等领域的应用。

（五）强化深度学习和人工智能的应用

随着深度学习和人工智能的迅速发展，数据挖掘系统将更多地采用这些先进的技术方法。深度学习模型可以自动从大规模数据中学习特征和规律，能够处理更加复杂和抽象的数据模式。在医疗领域，深度学习已经在图像识别、疾病预测等方面取得了很大突破，未来有望进一步提升医院数据挖掘系统的性能和效果。

第八节　医院数据质量管理

在医院精细化管理要求下，医院运营决策系统的建设、数据挖掘模型的建立、医院内部各项管理数据、科研数据、临床数据的提供和对外报送数据要求，均涉及海量的医疗信息数据和多元的数据来源，要实现大体量繁杂数据由"量"

向"质"的飞跃,保证高标准的数据质量,必须多管齐下,在制度、技术和管理多方面下功夫。医疗数据管理体系的建设、医疗基础数据的集成与治理以及数据质量的管理规范,每一个环节相辅相成,相互依托,最终通过对医疗数据进行信息化和数据化管理推动医院智能化发展。

一、医院数据质量控制体系建设

进行医院数据质量管理最关键的一步是建立医院数据管理体系,通过建立管理组织、管理规范,明确数据质量控制的目标、思路和规范,以及数据质量管理的方法、路径和要求。

根据医院科室职责分工,中山市人民医院形成了由统计室进行数据管理、信息科提供数据支持、临床科室和管理部门提出数据需求的管理模式。统计室负责全院指标的梳理、运营管理系统的建设和数据挖掘模型的建设,一方面通过系统权限设置开放数据给相关需求部门,一方面通过数据挖掘技术提供非常规数据给需求部门,解决以往管理部门各自为政、数据管理分散且各部门之间的数据无法共享的问题。信息科通过提供数据接口,从技术上做到数据规范、数据治理、做好数据标准,为统计室后续的数据应用提供支持。统计室和信息科构成了中山市人民医院的数据管理中心。

依据国家卫生健康委办公厅《关于加强卫生健康统计数据质量控制的通知》、广东省卫生健康委政务服务中心《广东省医疗机构统计报表制度》(2012年版)等文件的精神,为保证数据的真实、准确、统一管理、口径一致,中山市人民医院制定了《信息统计管理制度》《数据申请管理办法》《医疗质量数据收集及验证制度》《对外报送数据及信息管理制度》等相关制度,并贯彻实施到日常的业务工作中。这些制度分别从指导工作方向、完善工作流程、规范工作方式以及提升医疗质量等几大要点进行制定,例如规范信息化数据取数接口,谨防商业"统方"以及数据造假等问题;规范院内院外敏感、机密数据的管控流程,做到"三方审核"、审计备案等措施。它们的实施有助于确保医疗机构的信息统计、数据管理和报送工作的准确性和规范性,从而提高医疗质量和服务水平。

二、建立统一规范的数据标准体系

建立统一规范的数据标准体系对于医疗数据管理和质量保证至关重要。一个统一的数据标准体系可以确保医疗数据在不同系统、机构和应用之间的一致性和互操作性，促进数据的共享和交流。为了建立统一规范的数据标准体系，医疗机构可以考虑以下几点：

（1）数据规范的统一：制定适用于医疗领域的数据标准，包括数据格式、命名规范、编码标准等。这些标准可以基于现有的国际、国内或行业标准，也可以根据具体需求进行定制。

（2）制定数据质量评价标准：数据质量评价标准定义了数据质量的评估指标和要求，包括数据完整性、准确性、一致性等。

（3）设定数据质量评估规则：可以对数据进行评估和监控，及时发现和纠正数据质量问题。建立统一规范的数据标准体系需要医疗机构的全力支持和参与，涉及数据管理、技术规范、人员培训等方面。同时，与其他医疗机构和相关部门的合作和沟通也是至关重要的，以确保数据标准的一致性和推广应用的有效性。

（4）数据质量检测与分析报告：数据质量检测与分析报告在数据管理和决策支持中发挥着重要作用。通过数据质量检测，可以确保数据的准确性和完整性，为有效决策奠定基础。而数据分析报告则提供了深入的数据洞察，帮助医院及时发现问题、解决问题并提升综合竞争力。

（一）数据规范的统一

标准化管理对于保证医疗数据质量是一个重要的前提。规范数据的基础性标准和应用性标准，可以确保数据的规范性和共享性。基础性标准包括元数据、主数据、数据字典、数据模型和数据质量标准，这些标准定义了数据的基本属性、结构和质量要求，确保数据的一致性和准确性。应用性标准则包括指标定义的标准和指标生成标准，这些标准规定了如何定义和计算医疗指标，确保指标的可比性和可解释性。

通过遵循这些标准，医疗机构可以更好地管理和利用数据，提高数据的质量和可信度。标准化管理还可以促进数据的共享和交流，使不同医疗机构之间的数据具有可比性，便于统计分析和研究。同时，标准化管理也为数据的后续应用提供了基础，例如数据挖掘、人工智能等领域的应用需要有规范的数据标准作为支撑。

因此，标准化管理在医疗数据质量保证中起着至关重要的作用，它可以提高数据的规范性、准确性和可比性，为医疗机构的数据管理和应用奠定基础。

（二）制定数据质量评价标准

数据完整性、规范性、一致性、准确性、唯一性和及时性是确保医疗数据质量的重要方面。数据完整性意味着数据集包含了所需的所有信息，没有缺失或遗漏。规范性表示数据按照统一的标准和规范进行记录和存储，以确保数据的一致性和可比性。一致性要求数据在不同的系统或环境中保持一致，避免出现冲突或矛盾的情况。准确性是指数据的准确程度和真实性，数据应该反映实际情况，没有错误或失真。唯一性要求数据集中的每条数据都是唯一的，避免重复或冗余的数据存在。及时性表示数据应该及时更新和记录，保持与实际情况的同步。

这些特征在医疗数据管理中非常重要。确保数据的完整性、规范性、一致性、准确性、唯一性和及时性可以提高数据的质量，使其更可靠和有用。医疗数据的质量对于临床决策、病例分析、疾病监测和政策制定都具有重要意义。医疗机构和相关部门需要采取措施来监控和改进数据质量，包括建立合适的数据质量管理机制、制定数据质量评估标准、进行数据清洗和验证等。

（三）设定数据质量评估规则

制定质量评估机制对于确保数据质量非常重要。结合数据的标准性、完整性、精确性、时效性等因素进行科学制定是一个长期的过程，而现有的标准类文档和信息化测评工作要求可以为构建数据集和检查数据质量提供参考。

（1）明确标准参考：参考现有的标准类文档，如《电子病历共享文档规范》《住院病案首页数据填写质量规范（暂行）》等，了解其中对数据质量的规定和要求。这些标准可以提供对数据标准性、完整性等方面的参考指标，制定具体的质量评估标准。

（2）测评工作要求：借鉴信息化测评工作要求，如电子病历应用水平分级测试、医院互联互通成熟度评价等，了解其对数据质量的考核内容和指标体系。这些测评工作要求可以为制定质量评估机制提供参考，确保考核的全面性和准确性。

（3）制定评估指标：根据标准参考和测评工作要求，结合医疗工作中的具体需求，制定数据质量评估的指标体系。这些指标可以包括数据完整性、准确性、一致性、时效性等方面的具体要求，以确保数据质量的全面性和可衡量性。

（4）确定评估方法：针对每个评估指标，确定相应的评估方法和评分标准。

可以采用定量评估和定性评估相结合的方式，使用评估工具、抽样调查、数据对比等方法，对数据质量进行客观评估和量化分析。

（5）周期性评估：设定周期性的评估计划，定期对数据进行评估和监控。可以选择季度、半年度或年度等适当的评估周期，以确保数据质量的持续改进和管理。

通过设定质量评估机制，并结合标准参考和测评工作要求，建立起科学有效的数据质量评估体系，从而提升医院数据质量的管理水平。

（四）数据质量检测与分析报告

质量控制分析报告对于评价数据质量的整体情况非常有帮助，有利于数据治理组织的成员从总体角度进行数据质量评估。在进行数据质量分析时，应确立合适的评估维度，包括但不限于：

（1）业务维度：根据不同的业务需求和数据使用场景，可以将数据质量评估维度划分为不同的业务维度。例如，按照临床数据、医疗服务数据、财务数据等进行分类，针对每个业务领域进行数据质量评估和分析。

（2）严重程度：将数据质量问题按照其严重程度进行分类。可以根据数据质量问题对业务流程和决策的影响程度，将其分为高、中、低等级，以便更有针对性地解决和改进数据质量问题。

（3）数据类型：针对不同类型的数据，可以设定相应的评估维度。例如，对于结构化数据和非结构化数据可以采用不同的评估维度，确保针对不同数据类型的特点进行评估和管理。

（4）时间维度：考虑数据质量的时间特性，可以设定时间维度的评估。例如，对数据的时效性进行评估，确保数据及时更新和有效性。

通过相应的评估维度，对数据质量进行检测与分析，并形成分析报告。为了确保数据的质量，需要制定相应的数据质控方法。这包括对数据采集、处理和存储过程的规范化和标准化，以及建立相应的监控和检查机制，确保数据的完整性、一致性和可靠性。由质控方法确定数据质量问题，通过人工核查及判断问题类型，追本溯源，归纳总结，针对常见的数据质量问题制定解决措施，在各个环节追踪校验数据（见图6-38）。

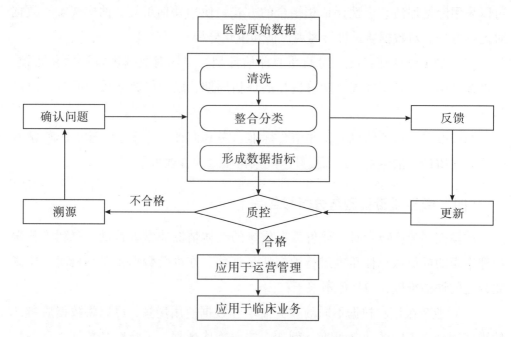

图 6-38 数据处理及质量管理全流程

三、医院数据指标持续质控管理

医院数据质量控制与管理在医院信息化管理中意义非凡，但无论是具体的业务实际管理，还是指导意义与价值的突显，都有诸多细微的难点因素制约着发展。在多种难点性因素的共同影响、作用下，相应数据质量控制与管理将会出现诸多问题。对于医疗行业来说，传统的思维方式确实可能导致对科室运营管理的精力投入不足，过于依赖政策和规则等固化的管理模式。然而，随着数据在医疗领域重要性的不断提升，医院逐渐认识到业务所产生的数据对未来指向性发展的重要作用。

中山市人民医院建立了统一的数据处理应用平台，并根据相关的政策、规则制定了具象指标。为了保证数据集成平台的统计准确性，医院制订了定期的核查计划，根据业务部门的需求和医疗业务的特点，选择与关键业务相关的指标进行核查。明确必查项和选查项，必查项是指每次都必须进行核查的指标，而选查项则是根据具体情况进行选择性核查的指标。这样可以有效利用资源，确保核查工作的全面性和高效性，凸显核查工作的重点和有效性。核查计划还包括月度、季度和年度的核查。通过按照一定的时间周期进行核查，可以及时了解数据的变化趋势，发现问题并采取相应的纠正措施。建立反馈机制，将核查结果及时反馈给业务部门。这样可以让他们了解到数据的准确性和问题所在，并有针对性地进行改进和修正。通过及时反馈，可以有效提高数据的质量和准确性。数据指标核查机制通过对比、统计、抽查、重点指标的正确性，能够及时发现问题，并将核查结果反馈给业务部门，以修正原始的医疗数据。

同时，运营管理部组建运营分析体系，由运营助理员结合临床科室业务源头，以"指标"为抓手，通过统一数据应用平台整合展示，形成临床科室专业的运营分析报告并反馈给业务部门。这样的做法可以强化业务部门的运营管理意识，促进医疗业务规范和医疗资源的优化配置，最终实现源头数据的稳定性、准确性和真实性。在运营分析体系中，运营管理部将运营助理员的专业知识与临床科室的业务需求相结合，以"指标"作为关键点进行分析。通过统一数据应用平台，可以将各个数据源的信息整合起来，并以可视化的方式展示给临床科室。这样，临床科室可以获得有关业务运营的详细报告，包括关键指标的分析和趋势变化。同时，运营分析报告也将反馈给业务部门，以便他们了解自己的运营情况并做出相应的改进。通过这种方式，业务部门将更加了解其运营状况，并意识到数据的重要性。他们可以根据运营分析报告中的指标和数据，优化医疗资源的配置，规范医疗业务的流程，从而提高整体运营效率和质量。

总而言之，通过运营管理部组建运营分析体系，结合统一数据应用平台和专业的运营分析报告，可以实现源头数据的稳定性、准确性和真实性。这将为医院的运营管理提供有力支持，促进业务部门的发展和医疗业务的规范化。

四、对外报送医院数据的质量管理

对外报送数据指的是把指标数据以及个案信息报送给医院以外的各级行政主管部门、质控中心、专业协会及其信息平台，包括但不限于报送医院运行数据、医疗质量数据、医院资源数据、诊疗数据和患者信息等。医院数据的应用归根结底是为了提升患者对医疗服务的体验，给国家卫生管理机构提供科学、准确、真实的管理依据，实现管理机构与医院的互联互通，形成稳定的数据报送、分析、反馈机制，有力支撑国家卫生健康委管理与决策，服务医院的科学管理。

为加强数据及相关信息归口管理，规范数据上报流程，保证对外报送数据及信息的真实、准确与可追溯，中山市人民医院通过制定《对外报送数据及信息管理制度》，完善院内对外报送数据的规范管理。统计室为对外报送信息的归口管理部门，所有管理部门及业务科室的对外报送数据均需在统计室备案。统计室对于外报数据提供必要的数据协助，并对外报数据和信息的时效性、准确性每年进行一次抽查。职能部门为外报数据的管理部门，对外报数据和信息有指导、协助、审核与分析管理的责任。数据报送科室要建立对外报送数据清单，明确各项报送任务的报送人和审核人，明确每一项指标或数据的采集来源、采集方法。主责科室的数据审核人根据相关制度、方案中的方法和要求做好数据验证工作，并对验证工作中发现的问题进行总结、分析及改进。

数据报送科室根据数据的重要程度实行分级管理，分为一般数据、重要数据和敏感数据。其中，重要数据为可能会影响到对医院的评价和上级部门决策的数据；敏感数据为涉及患者隐私信息、医院药品和耗材消耗明细以及医院运行的机密数据。常规上报的个案信息按照一般数据进行管理。

对于重要和敏感的对外报送数据要执行三级审核制度（见图6-39），经数据上报人、审核人和主管部门或主管院领导审核后予以上报；一般数据要执行二级审核制度（见图6-40），由数据上报人和审核人对数据审查和复核后予以上报。常规上报的个案信息对外报送实行二级审核。对外报送数据和信息要建立数据报送台账，并做好数据归档工作，以备查阅。如发现对外报送数据错误的，视情节严重程度予以相应处罚。

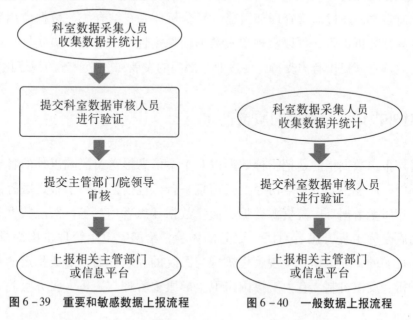

图6-39　重要和敏感数据上报流程　　　图6-40　一般数据上报流程

中山市人民医院在数据报送的各个环节都致力于质量管控，从数据源头到核查和监管，以确保医院数据的质量。目标是确保上报数据的及时、完整和准确，这有助于国家监管机构更及时、精准地了解医疗行业的现状，并加强监管，引导行业的发展。

五、数据指标验证

数据指标验证是指对数据规范化管理设定数据质量管理模式。医疗统计数据的质量高低将会直接影响医院运营管理，因此数据质量的把控需要依据对数据质量的评测而改进和优化，而数据的验证是数据质量测评的核心。为规范医疗数据的统计方法和流程，加强数据质量控制，保证其真实、可靠、可验证、可追溯，根据国家卫生健康委办公厅《关于加强卫生健康统计数据质量控制的通知》等文件，中山市人民医院先是以制定《医疗质量数据收集及验证制度》等相关制度为指引，同时完善数据报送流程。对医院等级评审、国家绩效考核、对外报送及医院内部管理中的统计指标均要明确数据采集部门、采集人、核查人与审核人，严格按照二级上报流程进行数据验证、上报与审核。所有的医疗质量指标均要严格按照国家、省出台的相关指南明确数据采集来源和统计方法，在全院范围内形成统一标准，并纳入《中山市人民医院指标集》。当统计口径和统计标准发生变化时，将及时更新，并在相关的报表和系统中做出解释说明。数据上报部门为数据验证的责任科室，医院定期对各数据上报部门的数据及数据验证工作进行核查、培训与督导。

医疗数据的统计来源以信息系统收集为主，对尚未通过信息系统采集的数据，由责任科室进行采集上报，建立数据台账，保留统计原始材料。对于信息系统直接采集的数据，主管部门根据核查制度，一方面对系统生成的基础数据进行完整性、准确性、逻辑性的核查，另一方面对衍生数据进行抽查和验证；对于人工采集数据，上报科室要明确数据采集来源、采集方法和统计方法，严格执行数据采集和数据审核的流程，所有数据都要做到双人验证。特别是对新指标、数据来源更改的指标和统计方法变化的指标必须进行验证。数据验证严格使用数据验证表，数据验证表分为比例类、绝对值类以及个案类，与需要验证的数据类型一一对应，验证指标数据正确与否并根据实际情况填写验证内容及结果，以改进计划。

数据采集部门定期对数据进行验证并进行数据质量分析；主管部门则定期开展质量评估，每季度均要遴选部分指标进行系统核查和原始数据核查，运用随机抽样法、历史数据比较、横向数据比较、数据偏差分析、不同系统交叉验证等方法进行验证。验证数据差异在10%以内可视为验证通过，对异常数据或错误数据要形成数据报告，进行原因分析和制定改进措施（见表6-5）。经核实填报数据错误的，要退回给数据填报部门重新上报，保存修改记录和相关说明。同时，建立医疗质量数据反馈机制，对统计工作中发现的问题，通过科室联席工作会议等形式反馈给相关管理部门及科室进行整改，推动数据质量持续提升。

表6-5　中山市人民医院指标数据验证表

验证日期：××××年××月

指标名称		各系统/器官术后并发症发生例数和发生率			
定义	分子	手术患者消化、循环、神经、眼和附器、耳和乳突、肌肉骨骼、泌尿生殖、口腔等系统/器官术后并发症发生例数			
	分母	同期手术患者出院人次			
数据来源	分子	1. 病案首页手术码分类为"普通手术""微创手术""介入治疗"患者； 2. 手术患者病案首页含消化、循环、神经、眼和附器、耳和乳突、肌肉骨骼、泌尿生殖、口腔等系统/器官术后并发症疾病编码且入院病情为"无"的患者数			
	分母	病案首页手术码分类为"普通手术""微创手术""介入治疗"患者数			
验证原因[*1]		C. 数据来源变化	验证时间区间	××××年	
验证方法[*2]	分子	B. 系统交叉核查	验证样本数	分子	102
	分母	B. 系统交叉核查		分母	34657
验证结果					
		原数据（A）	验证后数据（B）	通过（A/B） 90%~110%	
分子		64	102	62.75%	
分母		34 657	34 657	100%	
计算值		0.18%	0.29%	62.07%	
改进计划		原统计过程中：手术患者病案首页含消化、循环、神经、眼和附器、耳和乳突、肌肉骨骼、泌尿生殖、口腔等系统/器官术后并发症疾病编码中遗漏编码"163"，已增加			
主管部门		责任科室		验证人	
医务部		×××		×××	

注：1. 验证原因：

A. 异常值　B. 与基准值差异太大　C. 数据来源变化　D. 统计方法变化　E. 新指标　F. 其他

2. 验证方法：

A. 抽样核查　B. 系统交叉核查　C. 系统数据复核　D. 人工登记资料复核　E. 其他

3. 以上表格适用于组合计算相关指标。

通过数据指标的验证，从而确保数据指标的正确性、精确性和科学性，为数据指标的收集和分析提供坚实的基础。

第七章

医院绩效评价对医院运营管理的支撑

第一节　绩效管理在医院精细化运营管理中的作用

一、绩效管理与医疗行为的关系

（一）医院绩效的概念

绩效是"业绩"与"表现"的综合，"经济、效率、效能、公平"为其主要内容。医院的绩效可从三方面来看：从管理学的角度看，它是医疗机构期望的结果，是医疗机构为实现其发展目标在各个层面上实现的有效输出，它包括部门绩效、个人绩效和医疗机构绩效；从经济学的角度看，绩效与薪酬能够体现员工和医疗机构之间的对等承诺关系，而薪酬是医疗机构对员工所作承诺的体现；从行为学的角度看，绩效用于区分个人及组织能力高低，是对其工作能力的直观判断。

医院绩效从宏观来说是全院期望的结果展现，对医疗服务效果、效率、经营结果、技术水平、医疗服务质量等制定可量化的工作任务，细化到各个科室。医院对医疗资源、患者就医过程制定标准，体现资源整合合理性，使患者就医幸福感提升。

（二）医院绩效管理的含义及内容

医院绩效管理是医院对内部资源的一个综合管理过程，通过制订计划，绩效实施，考核、反馈全过程管理，激励员工持续增进业绩并最终实现组织战略以及目标。将员工工作指标量化是一种正式管理的形式，包括设置医院绩效计划、绩效考核方案、奖励标准、反馈与激励、评估和学习机制等。

医院绩效管理的主要内容包括确立绩效管理的出发点、制订医院与员工对绩效目标达成共识的计划、用绩效管理过程中所制定的考核标准和工作目标来对员工的日常工作进行全方位考查、在绩效管理期间被考核人员与管理层之间通过交流来反馈工作过程中所存在的问题，将绩效融入日常管理工作，需要对绩效实现过程中的各个要素进行有效的管理和控制，同时对医院战略目标进行构建和分解，以实现绩效的最大化。构建和分配战略目标是将绩效成果有机地融入每一项日常管理工作中，以实现效益最大化。这就要求在工作中把组织战略转化为具体行动，通过对执行情况进行检查与评价来不断调整、改进战略计划和策略。制定、评估和管理目标的过程是一项旨在激发员工持续改进、审视并最终实现医院制定的战略目标的活动。绩效考核是对医院工作业绩进行评价的方法。这一项考核和管理活动旨在激发员工的内在动力，促使他们持续不断地进行改进、审查，并最终实现医院的战略愿景。

（三）医疗行为的界定

1. 国内对医疗行为的分类

（1）强制性医疗行为。

随着《突发公共卫生事件应急条例》的颁布，"非典"、禽流感等可能大规模流行的急性传染病的预防和治疗被纳入法律轨道。《突发公共卫生事件应急条例》第三十九条规定，医疗卫生机构应当对因突发事件致病的人员提供医疗救护和现场救援，就诊病人必须接受治疗。

当公众可能遭受严重的传染病、流行病或群体不明原因的疾病时，可能会对其健康造成严重的不良影响。这就要求在工作中把组织战略转化为具体行动，通过对执行情况进行检查与评价来不断调整、改进战略计划和策略。当医生发现患者患病时，必须立即报告医院，并为患者支付一定数量的医疗费。在此情形下，医护人员与患者之间并无契约关系，并且医护人员有责任对患者实施强制性治疗。

（2）非治疗性医疗行为。

随着社会经济的不断发展和医疗技术的不断进步，传统的去患治病方式已经逐渐失去了其在人们心目中的地位，非治疗性医疗行为不再是一项简单的医疗计划。比如医美项目的开展，使得医疗活动的对象不再局限于人体存在的特定疾病，而是通过医疗活动满足特定人群的多样化需求。

（3）医疗实验行为。

在医学实践中，进行新药或新疗法的测试通常需要进行动物试验和人体试验，这一过程存在着潜在的风险。

2．日本学界对医疗行为的定义

在日本，有学者认为医疗行为是指"以疾病的预防、患者身体状况的把握、疾病原因与障害的发现、病情和障害治疗，以及因疾病引起的痛苦的减轻、患者身体及精神状况改善等为目的对身心所做的诊察治疗行为"。简而言之，是将治疗疾病作为界定医疗行为的基础。在此定义基础上，日本学者大谷宝进一步指出，"医疗行为"又可分为医学上的定义和行政法上的定义两种。医学上对于医疗行为的定义，需要考虑行为有无医学的适应性和医疗技术的正当性，其中，医学的适应性是指医疗技术适应被容许的性质。在怎样的范围内承认医学的适应性，原则上要从医学伦理的角度予以解决，但如果医学伦理也难以解决的，应由法的、社会的见地来解决。

除了"医疗行为"外，在日本学界还存在另一个概念——"医行为"。对于"医行为"，日本通说认为是"若欠缺医师的医学判断及其技术，则对人体会有危害的行为"，即行为必须凭借医师的医学专业知识和技术实施，否则会对人体造成危害。不同于"医疗行为"，"医行为"的定义基于两个方面：一是行为的专业性，即行为必须依赖于医师的专业知识和技能；另一是行为所涉及的利益关系，如对患者或家属产生直接或间接影响的法律规范。另外，行为可能对人体造成较高的危害，若非由具备专业知识的人谨慎行事，可能会导致身体受损的后果。在这些方面之外，还存在一个更为广泛和重要的因素，即社会环境的影响及公众对于医生职业的期待或认可程度。"医行为"这一概念的定义已经超越了单纯的诊疗目的，它所覆盖的范围已经扩展到了不仅仅是诊断和治疗行为，还包括那些可能对人体构成危害的医疗相关行为。

（四）医疗行为的主体及内容

1．医疗行为主体

患者：作为医疗服务的接受者，患者是医疗行为的重要主体。患者需要寻求医疗服务，遵守医疗规定和指导，并与医务人员进行有效的沟通合作。

医务人员：包括医生、护士、药师等从事医疗服务工作的专业人员。医务人员负责诊断、治疗、护理患者，提供医疗咨询和指导，等等。

2．医疗行为内容

诊断与治疗：医务人员根据患者的症状、体征和检查结果等信息，进行疾病诊断并制订相应的治疗方案。治疗方式可能包括药物治疗、手术治疗、物理治疗等。

预防与保健：医疗机构和医务人员通过开展健康教育、疫苗接种、健康检查等活动，提供疾病预防和健康管理服务，提高公众健康水平。

康复与护理：医务人员为患者提供康复治疗和长期护理服务，帮助加快患者康复进程或维持生活质量。

医疗管理与组织：涉及医疗机构的管理工作，包括资源调配、流程优化、质量控制等，以保证医疗行为的顺利进行。

（五）绩效管理对医疗行为活动实施要点

1. 用药的合理性

对合理用药的绩效考核是指医院针对医生和药师在药物处方和药物使用过程中是否符合合理用药原则进行评估和评价的过程。

（1）药物处方质量：评估医生开具的处方是否符合临床指南、药物使用指南和医疗政策等要求，包括药物选用、剂量规范、用药时机等方面。

（2）药物费用控制：评估医生在处方中是否选择价格适中的药品，避免不必要的高价药物，降低患者用药成本。

（3）抗菌药物使用管理：评估医生对抗菌药物的使用是否符合抗菌药物管理政策，包括适应证、剂量、疗程等方面，以促进合理使用抗菌药物，防止耐药性的产生和传播。

（4）不良反应监测与报告：评估医院的药师和医生是否积极监测患者用药过程中的不良反应，并及时报告和处理不良反应，确保患者用药安全。

（5）药物知识培训：评估医院是否为医生和药师提供持续的药物知识培训，提高合理用药水平和意识，推广最新的临床指南和研究成果。

2. 医疗服务价格的规范性

（1）医疗服务价格监控：监测和评估医院的医疗服务价格，与相关政策和标准进行比较，检查是否存在过高或过低的价格现象。

（2）成本管理和控制：考核医院的成本管理和控制能力，确保医疗服务价格不会因为管理不善而过高。

（3）收费公示和信息透明度：评估医院的收费公示情况和信息透明度水平，包括是否及时公布价格信息、患者是否容易获得有关服务价格的准确信息等。

（六）医院绩效管理工作对降低运营成本的影响

通过绩效管理，可以降低医院的总运营成本。在竞争激烈的医疗机构市场中，降低运营成本是提高医院绩效质量的根本所在。医疗服务价格的调整会对医院的收入和经营业绩产生直接影响。提升医院绩效有助于优化医院资源的整体配置，从而实现更高效的运营和更优质的医疗服务。近年来，我国医疗行业发展迅猛，但受各方面因素影响，医院运营成本居高不下，制约了医院经济效益和社会效益的提升。随着时间的推移，医院的运营支出逐渐攀升，人员成本也随之大幅增加，同时各种物资价格的上涨也导致了费用的不断攀升。医院要降低运营成本，在医疗机构激烈的市场竞争中处于有利地位，获得更大的利润，就要通过改善管理、对员工进行节约教育以及确保医院资源和设施的有效分配来提高医院的绩效。在采购过程中，将降低成本和提高绩效有机结合起来，对于降低成本、防止资源浪费具有重要意义。此外，为了提高患者的整体满意度，医院应当加强员工的职业操守，并从多个方面入手进行改进。通过建立绩效考核体系，能够对医院的发展进行科学的评价。通过有效的绩效管理，可以加强医院内部的激励机制，从而提升员工的工作动力和绩效表现。通过建立完善的绩效考核体系，能够对医疗质量进行监控并及时反馈到临床科室，使其更好地为患者服务。推行以工资为基础的奖励金制度，将有助于吸引、留住、激励和鼓舞医护人员，激发他们的工作热情，提升整体工作效率。在医院管理中引入绩效考核方法是一项复杂而又重要的工程。为了提高工作系统的整体效率，医院可以根据自身的发展战略和运营现状，针对不同的部门制定个性化的目标，从而为医院的发展奠定坚实的基础。

将成本与绩效管理纳入医院建设至关重要，这将有助于提高医院绩效管理的质量。因此，应提高医院绩效管理的有效性，促进员工相关工作知识的培养，实现以患者为中心的管理理念，通过成本控制和绩效管理实现医院发展的目标。通过增强医院职工对降低成本目标的责任感，提高员工积极性，为医院把控运营成本、提高绩效提供坚实的群众基础，使医院对成本具有更大的控制力，提高绩效改进的程度，产生更高的经济效益。

二、RBRVS 法与综合绩效评价法的相关应用

（一）RBRVS 法

1. RBRVS 的概述

RBRVS 评估系统起源于 1992 年，哈佛大学以萧庆伦（William Hsiao）为带头人的团队开展了以资源投入为基础的相对价值研究，即 RBRVS。通过计算医务人员在每项医疗服务中投入的工作时间、工作强度、培训机会等成本得出相对价值，结合所执行的医疗服务数量及服务费用总预算得出每项医疗服务项目的奖金，从定量方面对医务人员在各项服务中作出的个人价值进行体现。RBRVS 已经在美国、日本等发达国家的绩效分配方案中广泛应用。

2. RBRVS 的适用范围

美国联邦医疗保险计划：RBRVS 评估系统最初是为美国联邦医疗保险计划开发的。这些计划提供医疗保险给符合条件的老年人、残疾人和低收入家庭。

医疗服务支付：RBRVS 评估系统用于确定医疗服务的报酬水平，包括医生的诊断、治疗和手术等服务。根据该系统，每项医疗服务都被分配了一个相对值单位（RVU，Relative Value Unit），用于计算该服务的报酬。

3. RBRVS 的应用

计算公式：RBRV =（TW）（1 + RPC）（1 + AST）

TW 代表医生劳动投入总量，RPC 为不同专科的相对医疗成本指数，而 AST 是专科训练成本的年金指数。这个评估体系的主旨是衡量出不同医疗项目的相对资源投入量。具体应用方面，RBRVS 被用于确定不同医疗服务的相对价值单位，而这些 RVU 则与特定医疗服务的报酬金额相关联。医疗服务的报酬金额可以根据 RVU 与统一调整率（Conversion Factor）的乘积来计算。

在我国运用这种方式时需要将其本土化，目前为止形成了三种典型模式：点值模式、绩效费率模式、本土化绩效指标模式。

（1）点值模式。

点值模式是最典型的 RBRVS 本土化应用模式。通过确定各医疗项目的 RVU 点值、CF 值以及其他基准系数进行核算。

医师绩效奖金 =（∑项目 RVU × 数量）× CF 值 + 间接工作量收入 − 可控成本 − 人事成本

将原定义的 RVU 点值调整形成本土化点值。CF 值则需要根据风险、需承担的责任等做出改变。

（2）绩效费率模式。

绩效费率模式是相对简单的本土化 RBRVS。把医务人员的绩效与医疗服务项目费用直接挂钩，按提成的形式体现医务人员的价值。

医师绩效奖金 =（∑ 诊疗收费项目价格 × 绩效比率）- 基本工资 - 可控成本 - 科室成本

（3）本土化绩效指标模式。

以本土的特点设置多元层级指标，将项目的相对价值作为评判标准，测量服务的相对价值。

医师绩效奖金 = ∑（各项目二级指标相对得分 × 对应指标权重）× 点单价 - 可控成本

4. RBRVS 的优点

相对于传统的粗放式绩效管理模式，该模式以工作量为导向，将医疗、护理和医技行为转化为与服务类型无关的绩点，从而实现了"多劳多得，优劳优酬"的原则，充分体现和尊重医务工作人员的劳动和社会价值，提高了医务工作者的工作积极性；通过严格管控医疗服务过程中的资源消耗行为，有效减少了诊疗过程中的资源浪费，从而减轻了社会的负担；实现医疗费用控制在一定范围内增长，降低了医疗费用对群众生活水平的影响。通过推动医院绩效管理的公正性和公平性，确保医疗服务的数量和质量，从而保障了医院的公益性质。通过运用大数据和 RBRVS 绩效管理系统，对医疗服务人员的工作绩效进行客观评估，以引导卫生人力资源的合理配置，从而达到优化医院人力资源配置、减少支出的目的；成功实现了医生绩效奖金收入与药品和耗材消耗收入的脱钩，从而实现了收入来源的优化。

在将 RBRVS 绩效管理模式应用于医疗、护理和医技技术领域方面，已有许多医院进行了应用与尝试。如浙江省肿瘤医院将临床、护理和医技三个核算单元进行独立的核算，分别形成了临床医生奖金核算公式、护理人员奖金核算公式和医技科室奖金核算公式，并取得了良好的效果（诊疗收入、护理收入和手术收入分别增长 243.67%、172.68% 和 80.09%）。新疆某三甲医院护理人员进行绩效考核，建立护理操作项目 RBRVS 考核体系，对于相同操作项目不同操作岗位的差异，按照标准操作人数、操作时长进行项目点数系数核增或核减，对护理操作项目赋予相应的风险难度工作量点数，赋予工作量点数绩效价值，根据工作量 RBRVS 点数发放员工绩效，较真实地反映了该院护理各档位人均工作负荷情况，为方案设计的公平公正性提供了基础数据支持。经过近两年的方案运行，该绩效方案获得了受访人员总体满意度87.11%的认可。

5. RBRVS 的缺点

（1）RBRVS 是一种以资源为基础的绩效管理模式，旨在满足美国医疗市场的需求，在西方发达国家和一些医疗市场较为繁荣的国家得到了广泛的验证。但中国作为一个发展中国家，其医疗服务体系尚未稳定，因此绩点分配的合理性仍存在疑虑，无法完全按照原有模式对不同类型的医疗服务进行绩点分配。因此，目前大多数公立医院正在采用 RBRVS 绩效管理模式，对绩点的分配进行更加细致的规划。

（2）RBRVS 的绩效管理模式鼓励医生在选择患者时，更倾向于选择病情较轻但绩点相同的患者，从而导致危重或绩点较低的患者在诊疗过程中遭受不公平待遇。由于未充分考虑医务工作人员的专业水平，绩点分配导致大量患者涌入高级别医院就诊，进一步加重了高级别医院的医疗负担和患者"看病难"的困境。

（3）RBRVS 绩效管理模式不能体现出处理相同医疗服务项目中不同医生之间的能力差异。虽强调资源消耗，但对治疗结果的强调较少，不能体现医务工作者的工作经验和技术水平。

（二）综合绩效评价法

1. 综合绩效评价的概述

综合绩效评价是一种基于数理统计和运筹学的方法，通过建立一个综合评价指标体系，并参照相应的评价标准，结合定量和定性分析，对医院在一定经营期间的营利能力、资产质量、债务风险以及经营增长等各方面进行全面评估的过程。

2. 综合绩效评价的特点

由于公立医院人员结构复杂、业务流程烦琐，除了保证基本的医疗活动，在医学研究、学术教育等方面皆有涵盖，在实施综合绩效评价时必须从多维度考虑自身情况在各种功能之间的权重配比，从不同的绩效表现选取不同的，具有均衡性、前瞻性的考核指标。

3. 综合绩效评价的优点

综合绩效评价的实施将为医院带来显著的经济效益提升和改进，从而为其未来的发展打下坚实的基础。因此，在实际应用过程中要做好绩效管理工作，根据医院发展现状以及自身特点制订合理可行的方案，保证其能够更好地为患者服务。通过实施综合绩效评价管理，可以有效控制患者在治疗过程中的院内感染发生率，从而弥补医院改进工作中存在的不足之处，加强对院内感染源的有效把控，提高工作质量，为患者入院治疗提供可靠的安全保障。

医院的发展受到多方面因素的影响，其中包括医疗能力、医疗质量、医疗影响以及医患纠纷等方面。

医院管理的进步与患者的福祉息息相关，二者相辅相成，共同构成了医院发展的基石。医院的工作质量、服务质量和医疗技术等都会对患者就诊体验的满意度造成影响，这是一个重要的考虑因素。

随着满意度得分在综合绩效评价中占比的提高，患者对医院综合就诊体验的满意度和医院质量均呈现出逐渐提升的趋势。随着时间的推移，医院的经济收益逐渐呈现出显著的提升趋势。

如果患者的综合就诊体验得分不尽如人意，就意味着医院在这方面还有很大的提升空间，患者的经济利益在一定程度上也受到影响。

除了提供最直观的就医体验外，我们也应该高度重视与医疗环境相关的因素。完善设施设备以及提升医护人员专业水平可以提高医院整体服务水准及质量，同时还能有效减少各类疾病传播途径，降低院内感染发生率。为确保患者就医安全，必须加强院内感染风险控制，严格执行医院消毒等日常工作。

一旦实施综合绩效考核，将为医院管理注入新的活力，推动各项工作的优化升级，从而实现医院管理的全面加强。

4. 综合绩效评价的缺点

为了确保综合绩效评价体系的有效性，必须通过员工在考评过程中的反馈和发现，以及对实际工作情况和社会政策的持续跟踪和完善，不断完善该制度。该评价体系的原有意义可能会因考评方法、周期、反馈处理速度以及员工对考核指标的过度关注而丧失。因此，建立一套适合医院发展需求的科学的考评体系显得尤为重要。为了全面反映医院的运营情况，该考评体系将从多个角度设立相关指标，并将绩效考评周期作为必须考虑的一部分：对部门的经营和管理进行评估，这不是短期内可以取得成果的，可以设定为半年或一年的时间；注重考核结果应用与反馈，不能只重视结果，忽视过程控制及员工满意度和忠诚度，更不要把绩效考核作为一种奖惩手段。为了提高员工工作效率等方面的表现，可以采用短周期的方式，以增强激励效果。

第二节　绩效评价体系的建设

2005年卫生部颁布了《医院管理评价指南》，包括医院管理、医疗质量管理与持续改进、医疗安全、医院服务、医院绩效、部分统计指标和三级综合医院指标参考值7个部分；2023年卫生健康委印发了《国家三级公立医院绩效考核操作手册》，对三级公立医院绩效评价指标框架、医疗质量相关指标、运营效率相关指标、持续发展相关指标、满意度评价相关指标、新增指标6个方面进行了详细描述。二者结合为实现对医院更客观、完整、准确的评价确立了评价指标及计算方法。

一、医疗系统

（一）临床医师绩效界定

临床医师是医疗卫生服务的主要提供者。从这一职能出发，临床医师的绩效应该是与其提供的医疗服务直接相关，以此设置能反映其所提供的医疗服务的能力（学科建设）、质量（医疗质量）、效果（患者满意度）、效率（工作效率）、经济运营等指标。

（二）医疗服务能力的体现

临床医师的能力直接影响医疗服务的质量、效率和患者满意度等，关乎患者的生命健康。创造良好的条件，不断促进临床医师能力的提高，加强对优秀临床医师的培养，是提高医院核心竞争力、保障其长远发展的重要工作。

在专业知识与技能方面，应加强全科专业住院医师规范化培训，扩大全科医生队伍。对其知识技能的考核主要体现在国家对其执业资格的考核与认定、住院医师规范化培训的整体表现和考核成绩、专业职称考核。应注重医学高层次人才梯队的培养，派出优秀医师参加国内及国际学术交流，开展科学研究项目，引进新技术。在医师自我学习方面，应落实毕业后教育、参加医学继续教育、提高自身学历，注重专业学术、技能方面的培训等。

（三）医疗服务质量的体现

一方面，医院内部要完善医疗质量安全管理制度及规范，重视对医务人员业务能力的培训，通过定期开展专业技能培训、医患沟通技巧培训、医学伦理培训等，不断提升其职业素养以及医疗卫生技术水平，提升医疗人员岗位胜任力。另一方面，建立医疗点评制度，其中患者的满意度评价是体现中山市人民医院建设"极具人文关怀的高水平医院"中所能提供的医疗服务的重要评价指标，应予以高度重视。考核指标的选取以及权重的设置应由医院管理人员、职能部门、临床医师以及患者共同参与制定，以保障考核指标的全面性、客观性、有效性。

（四）医疗服务效果的体现

公立医院在不断完善临床医师绩效考核体系的同时，应该将治疗效果纳入医师的绩效考核指标中，提升临床医师对治疗效果的重视，从而引导正确的诊疗行为。临床疗效作为医师绩效的重要组成部分，体现在包括技术质量指标，如治愈率、好转率、病死率、诊断正确率、术后感染发生率等在内的多个方面。对于临床治疗效果的考核，要注意区分不同科室的性质以考核医师的绩效。

（五）医疗服务效率的体现

我国人口基数庞大，且老年人口呈现基数大、比例高、增长快的趋势，对医疗服务的需求量急剧增大，三级医院就诊人数逐年剧增，尤其是高水平、高层次的医师及医疗服务机构十分有限。因此，在保障医疗服务质量的前提下，需要使卫生资源的使用效率最大化，利用有限的资源尽可能多地解决患者的医疗需求。

（六）医疗服务运营的体现

自新医改实行药品、耗材零加成政策后，公立医院收入结构发生巨大改变，从以往的药品加成收入更多转变为医疗服务费用，使得医院更加重视用药、诊疗程序的合理性。这促进医疗机构更加关注经济运营，优化收入结构，使科室保持可持续发展，增强医院发展自身医疗特色，为医院实现战略发展提供有力支撑。

同时医院加强对成本的控制，增强资产配置合理性，从而增加医院经济效益。从具体的绩效考核指标来讲，主要体现在人均收支结余、医疗服务收入增长率方面。

（七）设置指标

2019 年国务院办公厅印发的《关于加强三级公立医院绩效考核工作的意见》明确指出：三级公立医院绩效考核指标体系由医疗质量、运营效率、持续发展、满意度评价等四个方面的指标构成。

为了进一步提升医院的核心竞争力，实现医院的战略目标，在医院的经营管理中，完善医院绩效考核机制，对于促进医院绩效管理体系的发展具有至关重要的作用。目前，我国公立医院的绩效考核还存在诸多问题。建立一套科学、公正的绩效考核体系，以评估和衡量医院员工在本职工作上的工作行为和工作效果，是完善医院绩效考核体系的必要措施。

在医院绩效考核、绩效工资的分配方面，除了需要体现医务人员的医疗技术、个人学识等方面之外，还需体现对医务人员工作技术的认可，调动医务人员的工作积极性，使其成为医院发展的推动力。

对于绩效工资的分配可采用综合考评分值法，即建立综合目标考核指标，标准分为 1 000 分，根据不同科室的工作性质对各指标设立对应权重。

中山市人民医院结合自身发展愿景、发展部署为绩效评价体系设立综合考评五大考评维度对科室进行评价，对应指标分别是学科建设、工作效率、质量考评、经济指标与患者满意度。在这五大考评维度中，根据六个不同医疗系统的性质特点、人员类别等，选取具有代表性的具体指标设置为二级指标进行考核，并且为每个指标都确定考核办法和得分标准。

1. 学科建设

学科建设是医院建设和持续发展的基础，是医院建设与发展的驱动力，是一项带动医院全局的基础性工作。学群建设的水平直接反映医院的整体实力、学术水平和管理水平。要实现医院可持续发展，必须建设一批高质量、有特色的优势学科，它能提高医院的医疗技术水平和服务水平，带动医院科研工作的开展，提高医院科技创新能力，增强医院核心竞争力。学科建设主要包括学科定位、学科队伍、科学研究、人才培养、学科基地、学科管理等六个要素。

作为中山市人民医院绩效评价体系的维度之一，在实际操作中，采用可量化的指标如 DRGs 组数、CMI 值、RW 值、时间及费用消耗指数和 DRGs 风险组等衡量专科能力水平；考核科室医护人员的硕博士学位比例、职称架构来衡量科室的人才梯队建设；考核科室医护人员在国家、省、市等专业技术委员会的学术任职和各大杂志的编委任职情况来衡量科室对外交流能力和学术影响力。

2. 工作效率

一方面，为提高科室的医疗服务效率、减轻患者就医负担，医院结合 DRGs 评价体系，对临床科室的时间消耗指数、费用消耗指数均进行考核，并与广东省内前 30 家医院做比较，引导科室提高医疗效率。另一方面，采用统一考核与分类考核相结合，对大内科、大外科、重症监护室等系统制定相对统一的效率考评项目：

（1）不同的大类系统采用不同的特色指标，如大外科系统加入手术量的考核、重症监护室加入监护设备仪器使用情况的考核。

（2）服务量指标均采取总量与科室历史数据进行纵向比较，如出院人次；采用"总量"指标充分考虑到体现科室整体的工作量，排除因人员变动所带来的干扰；同时，指标与历史数据纵向比较，避免了横向比较时不同专科、不同病种的影响。纵向比较是评价科室在各项服务上是否取得进步的重要标准，对科室持续改进服务效率起到正向激励的作用。

（3）病床使用情况指标采取科室统一核算的方式，如床位使用率、病床周转次数和平均住院天数等，反映病床的负荷情况和运转效率，并能运用指标考核结果合理调配医院床位资源。

3. 质量考评

2011 年，卫生部医政司发布了《三级综合医院医疗质量管理与控制指标（2011 年版）》，该文件包括七类指标：住院死亡类指标、重返类指标、医院感染类指标、手术并发症类指标、患者安全类指标、医疗机构合理用药指标、医院运行管理类指标，作为我国卫生行政部门和三级综合医院在医疗质量管理与控制工作中的重要工具。

综合现有科室性质，将指标分为两大类：通用指标和专属指标。通用指标可设置为护理质量、院内感染、用药指标等；专属指标则依据各科室的特色、性质独立设置，如急诊科可设置急诊质量指标、需要多科室协作的可设立科间评价指标、外科类科室可设立择期手术等待时间作为特色指标等。而住院患者中，由于静脉血栓栓塞症（VTE）导致死亡的比例较大，这个风险是可以通过医务人员提高预防意识和对药物预防出血风险的警觉性而降低的，所以内科及外科也将 VTE 评估率设置为质量安全指标，对患者的入院信息、检查结果、病理结果、医嘱信息、专科记录、手术记录等进行判断。这也是遵循《三级综合医院医疗质量管理与控制指标（2011 年版）》的要求。从国际医疗质量指标体系来看，指标大致可分为三类：第一类直接反映医疗结果和患者安全，如住院死亡率、手术部位感染率、压疮发生率；第二类是经研究证实与医疗结果高度相关的治疗或护理等服务，如抗菌药物使用强度和使用率、非计划重返重症监护室发生率；第三类侧重反映患者利益，如重症监护室中镇静和止痛药物使用率。

4．经济指标

过去科室绩效主要靠工作量体现，而现在则体现在经营效益上。既可提高科室经济运营效率和科室医疗服务水平，又可满足医院健康高效永续经营。《关于加强三级公立医院绩效考核工作的意见》文件中将"收支结余"纳入考核指标。依据各临床科室运营的事实，设立收益相关指标、运营相关指标，中山市人民医院将具体指标设定为：人均收支结余、医疗服务收入增长率。这能更综合考量医疗资源利用效率、成本控制、医疗收入结构合理性。

5．患者满意度

依据国务院文件精神，三级医院需遵循坚持公益性导向，提高医疗服务效率的基本原则。患者满意度是三级公立医院社会效益的重要体现，提高医务人员满意度是医院提供高质量医疗服务的重要监督。增强患者满意度可通过医务人员及时与患者的沟通，理解患者在就诊期间的真实感受，掌握人民群众就诊的需求，提高医疗人员医疗服务质量。通过门诊患者、住院患者和医务人员满意度评价，衡量患者获得感及医务人员积极性。通过全面、客观地了解患者在就诊期间的真实感受，查找医院在医疗服务中存在的缺陷，对发现的问题进行原因分析并对照整改，通过持续改进，实现"以查促改，以查促升"的效果，提升患者满意度，实现医疗质量、医疗安全的持续改进。

（八）设置专项奖励与扣罚

通过综合考评分来评价科室绩效，虽整体满足医院对科室经营情况的把控，但亦存在部分无法兼顾不同类别的科室专科工作强度、风险大小的情况。因此，在综合考评分体系之外另设相关专项奖励与扣罚，可更好地体现各医疗人员的相应工作价值及其面对的工作风险，并且通过对效益工资的直接奖扣，可更为直观、简单地达到医院对医务工作者的引导作用。

在科室实际诊疗活动中，危急重症或疑难手术病例是医院顶尖诊疗技术的体现，是医院展示核心竞争力的重要方式。因此，为了体现这部分工作的难度和风险，同时激励医务人员更加注重在疑难与危重症方面的救治和提升核心技术，促进专科技术和学科发展，更加注重整体服务水平的提升，更好地服务于广大患者，医院专门设置了专项奖励，使绩效考评作为一项全面评估科室发展的工具，积极推进医院向战略目标发展。

医院不同时期的重点发展方向不同，对四级手术、用药占比、百元医疗收入中消耗的卫生材料、病案质量、DRGs 评价（包括 RW 值、CMI 值、DRG 组数）等方面进行考核，以此来弥补按病种分值付费的缺陷，并引导临床科室积极收治疑难重症病例，并与薪酬直接挂钩，有利于强化并实现三级公立医院的定位。

专项奖励如"重症手术奖励"，是医院旨在引导临床科室收治疑难重症患者而设立的一项专项奖励，根据每一位患者的病例权重，结合每 RW 值的奖励标准核算科室奖励金额。其中，RW 值越高，每 RW 值奖励的标准金额越高，可引导科室收治急危重症和疑难复杂疾病患者，提高诊疗技术。

专项扣罚如"药品耗材专项扣罚"，是医院为进一步加强药品及卫生材料的使用管理，根据科室实际情况设立的一项专项扣罚，将科室当月次均药费、次均耗材费与科室基准相比较，若为负增长则执行扣罚。基准的设置体现医院对科室药品耗材把控的要求，可发挥临床医务人员加强卫生材料使用管理的主观能动性。

也可设置符合医院发展趋势的、为医院效益做出突出贡献的项目，如互联网诊疗奖励、日间手术奖励等。设置专项奖扣项目除了满足医院对运营方向的把控，将其作为一个有力指征，还是引导医务人员高度了解、重视、配合医院当前发展的有力手段，协助医院完成药占比、耗材占比、病案质量等任务指标。专项奖励和扣罚与综合考评分评价体系的优势互补，使医院实现绩效工资管理效益最大化。

二、医技系统

医技科室根据各科室的特点，运用本专业理论和技能，通过专业技术和仪器设备协同临床科室开展诊疗工作，配合临床科室提供诊断、治疗和预防疾病的依据，所出具报告的准确性、及时性在医院医疗工作中起着举足轻重的作用，在绩效评价体系中更是不可缺少的一部分。由于医技科室主要依靠诊疗设备进行，而医疗设备更新换代的速度对医技科室技术人员专业技术水平的要求更为严格。通过加强绩效管理，促使专业技术人员提升自我能力，提高医疗质量。

医技系统绩效考核设置指标有：

1. 工作量

医技科室的主要职能为"辅助临床科室医疗行为"，除了部门的工作性质，日常工作流程也有所体现，即所有工作量均需通过临床科室开具后才可产生。医技科室在医院主要以"执行科室"的身份，接受临床科室开具的检查、化验等项目后进行医疗行为。为进一步提高诊疗工作效能，中山市人民医院认为，在医技系统绩效管理中针对其检查种类繁多、量大的特点，在指标中选择"工作量"最能体现医技科室的劳动付出和价值。以工作量作为绩效考核的主体，采用工作量核算模型激励科室超额完成工作任务，即科室核算月工作量较标准工作量每增加或减少一定比例，奖励性效益工资就存在一种与基础效益工资的标准按"阶梯式"累计递增或递减的核算方式。同时，上述的工作量考核法采用"人均"指标核算，以体现员工的实际工作强度。在工作量考核之外，依然有成本控制、质量安全、患者满意度等考核维度与之相结合，达到医院多维度考核的目的。

2. 收支比率

医技科室主要成本来自医用耗材、试剂、大型设备折旧、人力成本、水电能耗、不计价卫生材料等，通过设立"收支比率"指标，将绩效考核与科室的支出情况占工作量（收入）的比率挂钩，引导科室管理及控制各项成本，实现业务量与设备、人力等支出的最优配置。同时，当科室在成本控制工作上完成出色，收支比率的考核结果将大于1，按照核算体系，与之挂钩的该部分绩效工资也会按比例增加。

3. 质量安全与患者满意度考核

高效与高质同步前进是医院对医技系统的整体要求，对医技科室的考核不能仅停留在工作效率与经济运营维度上，质量安全与患者满意度同为临床诊疗活动的重要目标，因此，中山市人民医院同时将质量安全评分、患者满意度评分纳入医技科室的绩效考核中：①通过制定报告准确率、检查阳性率、护理质量等质量安全指标，监督科室在完成业务量的同时也要保证工作的高质量；②本着以患者为中心，以临床为第一的服务意识，要求各科室在工作流程、质量安全、观念意识上都须以患者满意、临床满意为原则，并将其作为考核的重要标准。中山市人民医院专门针对医技科室设计了一套"患者满意度调查问卷"和"临床科室对医技科室服务质量满意度评价"的科间评议问卷，引导科室不断加强质量安全管理，提高服务意识，关注患者的体验和要求，为临床提供准确、及时的诊疗支持，以实现管理工作的多维度提高，获得患者及临床科室的认可。

三、护理系统

（一）同步采用医疗系统考核方式

护理绩效管理是护理人力资源管理的核心，是护理组织实现持续发展和提升竞争力的关键，是提高管理水平的抓手。落实绩效工资，实际上也是解决科学、民主管理的问题，使得在基层能够解决的矛盾就地解决。绩效管理使医院有限的分配资金发挥最大限度的杠杆作用，激励各类工作人员立足本职岗位，取得优秀的工作业绩。在传统的医护合并考核模式下，即以病区为考核单元，将医生和护士的绩效纳入一个考核单元核算，医院根据各考核单元产生的经济效益，核算出应发绩效工资总额，由考核单元的负责人先进行医护之间的分配，然后分别进行医生组和护理组的二次分配。此种分配模式虽简便易行，但也带来了医护之间在绩效分配上的一定矛盾，并且分配单元太过模糊，工作任务不明确，不能很好地调动工作人员的积极性，不能适应医院精细化管理的要求。医疗系统、护理系统分开核算模式在以人为本、科学管理的原则下，根据实施护理垂直管理，开展优质护理的要求，对医护工作关系和工作流程进行流程改造，形成将医疗、护理分开核算的模式。医疗以科室为单位进行核算，护理以护理单元进行核算。医护分开的核算模式打破了医护平均分配或按比例分配的旧模式，有利于在护理系统内体现人员岗位差别，向关键岗位和贡献大的岗位倾斜，强调了护理人员的绩效、成本、质量意识，解决了医护之间的绩效分配矛盾，调动了医护人员的积极性、主动性、创造性，挖掘人力资源潜能。

（二）护理系统核算模式

1. 共享"绩效评价体系"

尽管医护系统采用了分离核算的绩效工资分配模式，但其所采用的绩效评价体系和评价结果是一致的。不同的医院会有较大差异，这就要求医院在绩效考核时对各科室进行合理分类，并根据其实际情况制定相应考核标准和考核办法。医疗系统的绩效工资核算分为两个主要方面：一是对绩效工资进行综合考评；二是对专项考评进行绩效工资的核算。绩效工资分为基本奖励和额外奖励两种形式。护理系统的绩效工资核算分为综合考评和护理单元级别两个部分，其中综合考评分为绩效工资，而护理单元级别则是绩效工资的一部分。在医疗及护理系统中，综合考评分绩效工资的核算方式大致相同，即基于共同的考核结果（综合考评分数），并结合核算人员数量或编制人数，计算该部分的奖励性绩效工资。

因为综合考评分的高低直接决定了医护绩效工资的多少，所以可以得出结论，医护人员的绩效与综合考评分息息相关。对患者的满意度和综合考评分进行每月的重点考核，不仅注重工作强度的体现，更强调引导护理人员树立以患者为中心的服务意识和协同医疗发展为导向的目标。在实际工作中，应将患者对医护人员的评价作为绩效考核的重要组成部分。为了确保患者获得高质量的医疗服务，医护双方需要共同协作，建立一种伙伴型合作关系，使医疗和护理相互依存、紧密合作。

2. 护理单元分级

所谓护理单元，就是一个护理群体，他们在一个医院的特定地点，完成各种护理职能。伴随着综合医院护理单元专科化、精细化的推进，各种临床病区护理单元及各种平台科室护理单元应运而生，从而充分显示出不同护理单元所面临的风险及其在整个医院经营中所具有的价值及位置。由于各护理单元所面临的患者、病种、风险及护理需求存在差异，护士工作所面临的风险大小、工作强度及其他因素共同作用所产生的工作压力强度也各不相同，且在传统的分配方式下，护理人员追随医疗单元进行绩效工资分配，所得绩效工资与其考核成绩紧密相关，却很难在各护理单元间取得与其合理劳动付出相对应的薪酬，以致护理人员存在明显的付出—收获不平衡心理，这在某种程度上会降低其工作积极性和归属感，使离职率增加。

目前，各大医院管理者正致力于全面、客观、准确地反映各病区的护理工作难度，并将其融入人力资源配置、绩效考核、薪酬分配等方面，以达到最佳的效果。为了响应国家卫生部在2010年《医院实施优质护理服务工作标准（试行）》中明确提出的"各三级医院要建立健全绩效考核制度，护士的薪酬分配向临床一线护理工作量大、风险度高、技术性强的岗位倾斜，以体现多劳多得、优劳优酬"的指导思想，中山市人民医院根据护理单元的风险系数、工作强度等指标，使不同护理单元的劳动强度和风险在薪酬分配上得以体现，构建护理单元绩效考核指标体系，将全院所有护理单元进行分级。

（1）确定护理单元绩效考核指标。

在坚持指标选取的科学性、可比性、导向性、操作性的原则下，筛选出合理的护理绩效评价指标，召集由绩效考核组和临床护理专家组成的团队，对初步选定的指标进行比对，对其合理性进行评估和修正，并向护理部和各科护士长征求意见，最终依据护理单元病种特征、病床周转、医嘱工作量三个维度确定了以下绩效考核的关键指标：

①服务对象特征：患者年龄（每床年龄≥65岁或≤6岁患者人数）、消费者用药信息（CMI）、自理能力（每床防褥疮气垫数、每床一级护理数）；

②病床周转：床日数（每床实际占用日数）、每床出院（含转出）人次、出院人次等；

③关键医嘱工作量：输液（每床输液、输血数量）、管道护理（每床停留管道数量）、气道护理（每床吸痰数）。

（2）确定护理单元分层级。

确定指标后，依据护理单元绩效考核指标及权重，采用客观数据测算每床工作量，对每个关键指标进行护理单元间的比较和赋值。通过统计学方法（等宽分区间法）将分级指标数据从定量转化为定性，进而对数据进行分级。最终，将本院所有的护理单位分为八个层级。

①将劳动强度大、技术难度高、护理风险高、工作量大的护理单元确定为第八级。将劳动强度较大、技术难度较高、护理风险较高、工作量较大的护理单元确定为第六、七级。将劳动强度中等、技术难度一般、护理风险一般、工作量中等的护理单元确定为第三级到第五级。

②将劳动强度、技术难度、护理风险、工作量均偏低的护理单元确定为第一级、第二级。

首次分级后，医院组织召开护士长大会征求各护士长意见，针对不合理的护理单元定级讨论后进行调整。护理单元的分级并非固定不变，而是根据科室的运营情况进行定期评估，以实现灵活的级别调整。确保护理单元的层级结构合理，建立一套科学合理、与时俱进、能够满足护理人员时间需求的护理系统绩效评估机制。通过对护理单元进行分级，有效地稳定了高风险、高压力强度护理单元的人员队伍，从而保障了重点环节、重点部门的护理质量与安全。同时通过科学的评价方法，使每个护理单元都能得到合理的考核和激励。绩效工资与护理单元分级关联，有效避免了护理人员向工作强度低、压力小而经济收入不低的护理单元流动的不良循环，有助于护理人力资源的管理，增强绩效评价的合理性，亦进一步提高了护理人员满意度，为护理工作的可持续发展提供有力保障。

3. 对护理级别、综合考评分进行加权

如今社会对医疗效率的要求越来越高，但由于人口老龄化加重等因素，患者住院难的问题越发严重，跨科收治则是医院为解决此问题做出的举措。

床位实行统一管理，实现全院"一张床"，只要有床位就可以收住患者。床位调拨中心充分发挥主观能动性，让患者充分感受到医院以人为本的理念和生命高于一切的宗旨。跨科收治患者可以增加病床容量，最大限度地提高医院的床位使用率，但同时也会带来专科护理水平不高、医患沟通不畅、护理人员资源不足、患者满意度下降等问题，给医院管理带来诸多不安定因素。护理安全是体现护理质量的重要标志，是确保患者得到良好护理和优质服务的基础。而目标管理则是一种现代管理方法，它以目标、人员和成果为核心，帮助组织和个人取得最佳成果。通过满足患者的护理需求，以患者为中心，可以提高医疗服务质量，确保患者安全。要充分利用多学科整合和单一病房配置的优势，就需要不断进行实践和改进。另外，集中式病房管理模式进一步发展，患者入院流程需要进一步简化、信息技术架构需要进一步加强，还需要采取更有效的措施缩短平均住院时间并加快病床轮转。虽然多病种入院能有效缓解一些卧床患者和病床的紧张形势之间的冲突，但同时也给护理工作带来额外的风险和隐患。为确保患者用药、治疗的安全性，科室应加强对不同专科护理知识和应急流程的培训和学习，并严格执行查对制度，以获得患者的理解和配合。科室要加强不同专科护理知识与应急流程的培训和学习，工作中严格执行查对制度，确保患者用药、治疗安全，取得患者的理解配合。

为了体现护理人员的工作难度及工作量，使用包含借床后、该护理单元最终接收的各科患者所对应的床日数对各护理单元进行加权，而加权对象则是护理级别、综合考评分，将患者所属临床科室对应的级别、综合考评分作为基数。由于综合考评分的评价主体是临床科室，整合后护理单元的分值则为所接收住院患者所属临床科室的综合考评分分值加权后之值。而护理级别评价主体是护理单元，从级别评定标准来看，对患者的照顾基本要求是原所属科室的护理程度，所以无论患者最终安排在哪个科室的床位，其所能接受到的只会比所属科室护理要求一致或更高，所以对接收科室与所属科室的护理单元进行对比，以就高不就低原则对患者级别进行加权。

4. 设立护理编制人数

不同于企业编制核定，医疗机构因其所处行业的独特性而呈现出与众不同的特征。

在考虑保护生命和健康、伦理和道德的角度时，应当避免过度关注经济成本的影响。医院作为公益性单位，其服务对象是广大人民群众。因此，医疗机构的编制数量的核定是根据其工作职能、职位类型以及专业培训等因素进行综合考虑和确定的。在制定指标时，需要从宏观角度出发，考虑指标的普适性，以确保指标的适用性。同时，还应结合医院实际情况进行调整，以确保指标体系具有可操作性。对于评估指标，不应将某些专业科室的特殊工作作为唯一的考虑因素，例如月平均手术数量等。建议以宏观维度进行设计，包括六个维度：①工作强度：指某一职位的工作人员在规定的时间内所完成的工作量。一般情况下，员工每天都要承担较多的日常业务工作和繁重的行政事务。此处所涉及的工作量不仅限于岗位职责中规定的常规任务，还包括临时任务、突发事件，以及需要进行指令性教育和培训的任务。若实际工作时间小于规定工作时间，则表示工作进度较快或者工作效率较高。②工作时长：每周的实际工作时间与法定工作日数之比。由于护士每天都要与患者接触，因此护理风险比一般人更高。当员工的实际工作时间超过法定工作时间时，就意味着他们需要承担更大的工作量或提高工作效率。在对科室工作时长进行分析时，需要排除低效率这一因素，以确保分析结果的准确性和可靠性。③工作所带来的身体或心理上的潜在风险，可能会对个人的职业发展产生不利影响。通过缩短工作时间、承担同等数量的病房任务，并相应增加人员配备，可显著降低此类风险。④对于特殊护理病房，医护人员需要承担更高的服务质量要求，尤其是在特殊患者数量与普通身份患者定额相同的情况下，为确保服务质量，可能需要增加一定的编制数量。⑤在当前或相当长的一段时间内，人员的在职状态会对核定编制数量产生特定的岗位因素的影响。对于那些长期患病需要休假或未来需要休产假的员工而言，一旦他们提出休假要求，就会在相当长的一段时间内对在职员工的工作量造成不可忽视的影响。为了减轻在职人员的工作负担，必须增加一定数量的编制人员。⑥发展需要：这是指招聘的职位是为了满足医院未来发展需要所必须设立的。

为了确保编制人数与各科室实际工作情况相符，同时推进跨科收治，我们将病床使用率与编制数相结合，并对各科室的病床使用率提出了相应的要求。根据护士数量及不同病区患者病情变化制订相应调整方案，使其达到最适合临床需要和患者需求的程度。根据各护理单元所对应的专科特点、床护配置情况以及实际工作量等多方面因素，进行个性化的编制工作。制定相应标准和制度，明确职责分工及责任，加强培训考核力度。在规范管理的同时，实现灵活的人员调配，以满足不同需求下的岗位设置。通过制定不同层次护士相应职责及考核标准，以实现人力资源配置合理化。若经过跨科收治后，科室病床使用率仍未达到预期水平，则应按比例对编制数进行减扣，以确保人员数量的合理配置和规范化。

四、绩效分配

医务人员的绩效工资包括：

1. 基础性绩效工资

为确保薪酬分配的公正性，必须将员工的岗位职责和应承担的责任以薪酬形式体现，以确保薪酬与员工的岗位相适应。因此，如何科学地设置岗位等级就显得尤为重要。中山市人民医院采用岗位级别系数来激励员工实现自我需求，根据医疗服务过程中不同的劳动技术特征、价值贡献等要素，将医院岗位分为高级管理、医师、护士、药师、技师、职能、科研、教学和工勤辅助等9大类别，每一类别具体分为12层级（其中高级管理岗位分为3级），并根据员工的个人职称、工作年限和专业技术要求等因素，设定了级别评定标准，从而确定了员工的岗位等级。同时，通过建立基础绩效工资分配方案，使之与各类型的岗位职责相匹配，从而达到提高工作效率、增强核心竞争力的目的。全院各类别人员的岗位等级（系数）是基础性绩效工资核算的基础，该部分绩效工资由医院负责核算和发放至个人，以确保员工的绩效得到充分体现。

2. 奖励性绩效工资

医院的奖励性绩效工资是由综合考核结果和专项考核结果的综合作用所决定的。奖励性绩效工资与专科核算当月的运营情况息息相关。通过基于考核指标的考评情况进行薪酬分配，可以激发医务人员对科室业务发展的关注，提升其工作业绩和专业能力，包括但不限于学科建设的关注、质量安全的时刻关注、工作效率的最大化以及科室经济运营的优化，同时改善患者就医的体验。因此，实施奖励绩效考核后，将直接影响到医院各部门、岗位间人员配置及分配关系的调整，进而会间接影响到医院整体绩效水平。通过将绩效工资按月结合考评结果核算，可以缩短评价结果体现在绩效工资上的时间间隔，从而提高医务人员对工作情况及绩效工资之间联系的感知，进而快速调整工作状态及工作方法，为医院更好地运营提供帮助；从另一个角度来看，建立一套被员工认可的评价机制，可以更加科学合理地反映工作量、工作风险和专业程度，从而提高员工对薪酬的满意度，增强员工的获得感，更有助于吸引优秀人才，防止优秀医务人员的流失，从而保障医院的可持续发展。

绩效薪酬是最直观体现医务人员的劳动、知识、技术等方面价值的数据。根据医务人员劳动技术价值进行分配，能增强医务人员工作积极性，引导医务人员从一味追求提升服务量转向兼顾医疗服务相关的多个维度。建立绩效分配制度应注意：

1. 构建合理的绩效分配管理机制

随着现代社会经济的迅猛发展，公立医院必须确立绩效分配管理机制的基本原则，并以本院的实际情况为基础，全面了解各科室的工作内容和性质，以确保绩效分配管理机制的公正性。建立完善的绩效考核制度能够促进公立医院更好地实现社会效益和经济效益最大化，从而保证医疗水平不断提高。公立医院应该扩大绩效分配管理机制的参与范围，确保每个人都能够全面了解其内容和职责，以便更好地参与其中。此外，为了保障绩效分配管理机制能够发挥应有作用，就要完善绩效考核体系，使其更加科学合理、公平公正。除此之外，必须建立个性化的管理机制，以确保绩效分配的合理性，同时激发员工的积极性。科学合理的绩效分配管理，能够促使员工更加积极主动地投入本职工作。通过建立合理的绩效分配管理机制，可以促进医院良性发展。在该机制的引导下，医护人员明确了自身的职责，医院需要与医护人员进行更多的交流与沟通，同时对医护人员进行适当的激励，以提升他们的工作积极性和专业性，从而提高医院的服务质量，创造更多的经济效益。绩效考核是衡量一个单位管理水平高低、工作效率高低的重要标准，科学合理地开展绩效考核有利于激发每个人的潜能，同时也能促使其更加积极主动地为医院服务，从而推动医院健康持续地发展。在制定高效的绩效分配管理机制之前，必须确保所有员工都明确制定的目标和作用，并结合员工的建议来制定机制内容，以提高制定效率，使员工在激励机制的作用下找到正确的工作方向，并提高他们的综合能力。

2. 确立明确的绩效分配管理目标

公立医院在制定绩效分配管理机制时，必须确立明确的管理目标，以确保其充分体现绩效分配管理机制的重要性。建立完善的绩效考核制度能够促进公立医院更好地实现社会效益和经济效益最大化，从而保证医疗水平不断提高。在制定绩效分配管理机制时，必须将公立医院的战略目标有机地融入其中，并根据实际情况制定相应的管理目标，以充分发挥医院在社会上的价值和作用。在绩效考核方面，公立医院应该重视考核指标的合理性与科学性，从而促进绩效管理制度的有效落实。随着新医改政策的推广与深化，公立医院应当持续关注自身的发展现状，制定具有前瞻性和可操作性的管理目标，以有效缓解"看病难"的困境。此外，为了保证公立医院的健康稳定发展，就要建立起科学有效的绩效考核机制。在新医改的大背景下，医院应当确立明确的绩效分配管理标准，并加强对医药费用的监管、使用和管理，这不仅可以提升医院的服务质量，同时也有助于完善社会医疗服务体系。目前，我国大部分公立医院都建立了绩效考核机制，并且已经取得一定成效。公立医院应当根据社会经济的发展趋势，制定一套科学合理的财务管理理念，以推动医院的可持续发展。绩效分配管理工作是医院工作中非常重要的组成部分，它关系着医院工作人员之间的薪酬分配比例和收入结构等方面的信息，同时还会影响到医院员工的心理状态。通过确立明确的绩效分配管理目标，不仅能够提升医护人员的专业素养，同时也能够提升医院财务人员的专业技能水平。

3. 形成专业的绩效分配监督机制

深化和推广新医疗改革对我国公立医院的绩效分配管理制度产生了深远的影响，然而，在实施新型绩效分配管理机制的过程中，许多医院忽视了机制中的公平公正性，从而影响了职工的工作积极性。因此为了更好地落实绩效分配原则，必须加强对医院管理方面的研究，完善绩效考核制度，使之能够发挥应有的作用。为确保医院内部各科室之间的协同配合，必须建立一套专业的绩效分配监督机制，以促进绩效分配管理机制的有效实施。同时还要加强绩效考核体系建设、完善相关制度、提高考核人员素质等，以实现医院管理目标和价值。除了监督医院绩效分配管理机制的实施情况，还需对公立医院内部管理和工作人员的行为进行规范，以确保患者和医生能够按照预定计划完成治疗任务，从而获得最佳的临床治疗效果。

五、公立医院绩效分配管理机制的作用

（一）保障人员的稳定性

公立医院绩效分配管理机制的存在不仅能保障人员的稳定性，还能确保医院工作的稳定。目前我国医疗资源在数量和质量上都有了很大提升，但是也出现了一些问题，主要表现为医务人员流失严重，对社会造成一定影响等。为了解决这些问题，需要从制度层面进行改革创新，并通过完善绩效考核机制来实现这一目的。建立有效的绩效分配管理机制对于激发医护人员的工作积极性可以起到事半功倍的效果。

（二）保障分配的公平性

绩效分配管理机制在制定过程中不仅要有完善的内容与形式，还要具有一

定的科学性和公平性，这样才可以发挥作用。绩效分配是对每一位医护人员工作的认可，更是对其贡献的认同，为此，在进行绩效分配管理机制制定时，必须保证公平、公正和公开的原则，才有利于调动人们的工作积极性，同时促进医院的发展。大多数公立医院在制定绩效分配管理机制时依据的只是表面收入，忽略了对医院发展做出贡献的医护人员，因此，公立医院需要对本院的绩效分配管理机制进行优化，从而保证每一位医护人员的稳定发展。

1．外部公平

在对绩效水平定基准时更应该从社会大环境的因素做出决定，需考虑当地同类医院或同级别医院绩效工资水平。这方面主要突出自身医院与同类别医院的竞争水平的高低。而制定领先的绩效策略更有利于增加医务人员的社会公平感。

2．内部公平

内部公平是指公立医院内部不同类型、不同岗位工作的相对绩效工资与工作本身的价值相匹配，也就是同一医院内部在职工奖励性绩效工资的分配方面相互比较时具有公平性。内部公平要求公立医院内部各部门、各职位、各技术等级之间的绩效工资水平要相互协调，具有较强的合理性。内部公平主要体现在分配公平和程序公平两个方面。

（1）岗位价值分配的公平。

对同一部门平均绩效水平按照医生＞护士、医生＞技师、技术人员＞非技术人员、管理人员＞工勤人员的标准，以及按照相同类别人员的工作量、工作时间、工作成果等进行内部分配，对行政后勤类不直接产生医疗行为的人员则按照工作职责、劳动强度、工作难度等进行岗位价值评价，并根据评价结果，确立各岗位分配绩效系数，合理拉开差距，确保在原则公平的前提下体现岗位价值。

公立医院内部由于各种因素的影响，科室之间工作量和收益差异很大，先天性机会不均等是客观存在的，为确保科室之间分配的公平，对科室按照风险程度、劳动强度、技术含量、科室影响力进行评估，综合测算科室综合价值，医院通过制度设计使各类科室在绩效分配核算起点上达到公平。

（2）内部分配程序的公平。

公正的程序可以让员工觉得，他们的利益在分配中都是可以受到保护的。对于无法直接参与决策的一般员工，公正的程序是保障公平决策的一种间接的控制工具。科室内部分配与科主任个人没有直接利害关系，防止了科主任在内部分配上的利己主义行为，有利于科室内部员工分配的公平性，提升科室内部员工对分配的满意度；同时规定科主任的绩效大部分与科室挂钩，有利于促进科主任履职尽责，提升团队整体效益。

同时，要求科室主任在制订科室内部分配方案时，成立科室内部分配小组，制订的分配方案要进行科内讨论、公示，无异议后全员签名交医院人力资源部备案，并接受人力资源部的监督检查，体现了科室内部二次分配方案制订程序的公平性。

（三）明确人员的职责感

绩效分配管理机制是针对不同岗位、不同职责的人员制定的，可以帮助人员明确自身的职责。随着现代社会的发展与进步，公立医院不仅要制定更加合理的发展目标，而且要制定多样化的岗位，在制定绩效分配管理机制时要依据岗位人员的职责进行，这样可以保证医护人员工作的顺利开展。通过合理的绩效分配管理机制，可以深层挖掘人员的潜能，既能对医院的良性发展产生积极的影响，也能达到绩效分配管理机制的制定目的。

在科室二次分配中，职称和学历因素被取消，工作可量化的部门按照工作量和业绩进行分配，而无法量化的职能部门则按照岗位价值和贡献进行分配，这一按劳分配原则真正体现了多劳多得、优劳优酬的理念，同时也体现了个人分配的公平性。

（四）提升人员的专业性

制定合理的绩效分配管理机制是必要的，因为它不仅关系到员工的工作表现，更关系到绩效分配的公正性。绩效考核是事业单位人力资源管理中最重要的一部分，其主要目的在于提升员工的积极性和主动性，促进医院发展。通过建立高效的绩效分配管理机制，医院可以提升员工的综合素质，同时，定期对员工进行培训也是公立医院实现战略目标的必要措施。绩效考核结果还能促进医院内部管理部门和其他职能部门之间的协调合作。随着新医改的推广，医院需要建立更加高效的绩效分配管理机制，并制定多样化的培训体系，以此来提升工作人员的专业性，从而提高医院的专业性。

第三节 绩效核算与薪酬管理

一、绩效核算是绩效评价结果应用的重要环节

（一）医院绩效核算的概念

医院绩效核算是对医院各项工作进行全方位的评估和深入的分析，以明确医院在医疗质量、医疗安全、医疗效率、患者满意度、经济效益等多个方面的表现和效果，从而为医院的发展提供有力的支持。通过绩效核算，医院能够提升服务质量和工作效率，从而更好地满足人民群众不断增长的医疗保健需求。医院绩效核算不仅能反映出医院的经营成果，也可衡量医院的管理水平及未来发展潜力。通过对医院的绩效进行核算，可以揭示其在管理和发展方面的长处和短板，为其提供有益的参考和依据，从而推动医院的可持续发展。因此，加强医院绩效评价体系建设成为目前各医疗机构关注的重点问题之一。

为了更好地服务于人民群众的健康事业，激发广大医务工作者的积极性和创造力，医院的绩效考核显得尤为重要。因此，医院要想取得良好的成绩必须重视对绩效的考核与分析，并将绩效结果运用到实际工作中去，以此来实现社会效益和经济效益之间的平衡。相较于一般企业或其他机构，医院的绩效考核呈现出独特之处，因为医院的目标是以社会效益为核心，而非单纯追求经济效益，所以医院的绩效评价不仅要注重经济效益的增长，还要重视社会效益的实现。这就要求医院必须建立完善的内部管理制度，并且不断地提升自身的管理水平，从而确保各项工作的顺利进行。医院的绩效评价必须具备独特的特点，以便更有针对性地进行考核。

医院的绩效核算管理与医院的发展息息相关，它可以帮助医院提升自身竞争力，进而促进医院的可持续发展。因此，在医院的绩效评估中，必须全面考虑日常收支和投资情况，以及医疗设备、药品等方面的投资，这些因素必须被高度重视，并作为医院绩效评估的基准；在医院的绩效考核中，应特别关注工作的推进和所取得的成果，以确保能够更加高效地进行考核。同时，对于医院来说，还要根据实际的发展状况来制定科学合理的考核办法。考虑到医院作为一家服务机构的存在意义在于为患者提供服务，因此，在进行绩效考核时，必

须全面考虑患者的态度和想法，因为如果医院的服务质量不尽如人意或对患者产生负面影响，那么必然会对医院的日常绩效考核产生负面影响。同时，医院也要重视与相关职能部门之间的协调合作关系，只有如此，才能使绩效考核更加全面、科学，进而提高医院整体服务质量。

此外，为了确保考核结果的真实性和可靠性，医院必须将绩效考核与其他部门的工作内容相互融合，以形成一套完整的考核体系。除此之外，医院的绩效核算还要从整体上把握好各个岗位之间的关系，只有如此，才能够真正发挥出医院绩效考核作用。此外，医院的绩效评估必须充分考虑到日常医疗和科研之间的紧密联系，因为医院所需的是卓越的医术，因此我们必须不断创新医疗技术，而不是停滞不前，日常的科研成果和技术创新都将对医院的绩效评估产生积极的影响。

（二）绩效核算可以优化医疗资源配置

通过对医院的绩效进行综合评估，我们能够全面了解医院在医疗资源的利用和医疗服务质量等方面的各项绩效指标的表现情况。目前我国大多数医院都开展了绩效会计核算，但由于种种原因，很多医院没有将绩效考核纳入成本核算中去，造成医院的运营效益得不到有效提升。医院的运营过程中所遇到的问题，可以通过同时反映出来的方式得到全面的呈现。所以，为了提高医院的整体水平和竞争力，就要将绩效考核与医疗改革相结合，使其更加符合现代社会发展的需求。

为了最大限度地利用医院有限的医疗资源，必须以高效且审慎的方式进行使用。在这样一种背景下，如何提高医院工作效率成为众多管理者关注的重点。为了确保医院管理的规范化和科学化，必须建立一套科学合理的绩效考核机制，以全面评估医疗人员的工作表现。在新时期下，随着我国社会经济不断发展与进步，人们生活水平逐渐提高，对于医疗卫生服务也有了更高要求，这也促使医院开始注重绩效核算管理工作的开展。通过定期或不定期的绩效评估，医院能够有效地优化医疗资源的配置，激发医护人员的工作热情和责任感，提高思想素质和医疗水平，不断丰富医疗知识，从而推动医院的良性发展，实现高效率和低成本的目标。医院绩效考核是一种行之有效的管理手段，能够将人力资源管理与医院绩效核算管理有机结合起来，并发挥出应有的作用。通过对医院绩效的考核，可以推动医院管理的科学化、规范化和完善化，从而为医院带来更为显著的效益。医院要想获得更多经济效益，就要加强自身建设，提高管理水平，只有如此才能不断适应社会经济的飞速发展。

通过资源绩效考核，医院日常运营中的医护人员深刻认识到成本和服务比率的最优控制，从而提升工作能力。在购买医疗设备或其他设备时，他们充分认识到最优的并非最昂贵的，而是最高效的，因此需要以最合理的资金购买最优质的设备。在这种情况下，可以根据医院的实际发展需求，制定相应的绩效评价指标，将考核结果反馈给科室及医生。这样一来，医院的运营管理成本将得到有效降低，从而实现医疗支出的节约。

另外，由于医院所使用的资源具有不可移动性，如果能将其作为一种资源来进行优化配置的话，将会极大地增加医疗资源配置的合理性与科学性。总的来说，医院的绩效评估可以在一定程度上实现对有限医疗资源的合理配置，从而提高医疗服务的效率和质量。因此，为了全面评估医院的运营效率和效果，必须建立一套科学、完善的考核机制。同时，通过合理地运用绩效考核机制，可以有效提高医院整体管理水平与工作效率，使其更加符合现代社会发展需求，为人们提供更为优质高效的服务。医院绩效考核的核心价值在于对员工的绩效表现进行全面的评估和深入的分析，以提高员工的工作积极性并使其在工作中取得优异的成果。

（三）绩效核算可以增强医院医疗卫生质量

医疗卫生质量是医院生存和发展的关键所在，也是医院医务工作中不可或缺的核心要素之一，它直接关系到患者的健康和安全。因此，在当今激烈的医疗市场竞争中，提升医疗卫生质量已成为一项至关重要的任务。只有不断提升自身的服务质量，才能够赢得更多的患者群体。唯有医疗卫生的卓越品质，方能确保患者在治疗过程中无后顾之忧，从而享受高效便捷的服务。当前，我国众多公立医院已开始实施绩效考核制度，但由于其缺乏科学性，考核结果无法真实反映每位员工的实际贡献和业绩。为了能够提升医务人员的积极性，促进医疗事业发展，需要完善医院绩效考核体系。

在实施绩效核算工作时，必须全面考虑医院各个部门所有职工的工作量、工作质量和工作效能，根据不同岗位的责任、技术劳动的复杂度和承担风险的程度，制订相应的绩效分配方案，以实现逐层合理的分配。同时还要注重激励措施的运用，使职工能够积极主动参与到工作中来，进而推动医院健康稳定发展。因此，医院应当根据自身的实际情况，制定一套科学合理的绩效评估机制，以确保考核结果的准确性和可靠性。通过提供全面的医疗质量管理技能和工具，并激发员工的工作热情和创造力，以促进技术力量的提升，挖掘内部技术潜力，勤于在工作中提出问题和探究问题，攻克技术难关，从而提升医院医疗质量。

（四）绩效核算可以提高职工积极性和主动性

在医院的各项功能活动中，人扮演着至关重要的角色，是实施这些活动的核心主体。人力资源管理对于一个医院来讲至关重要，其直接关系着医院整体管理水平。从某种程度上说，医院管理的核心在于对员工的管理和指导。随着现代企业制度改革的不断深入，人力资源管理已经成为我国医疗卫生事业发展中一个十分重要的课题。通过绩效核算，可以进一步提升医院的人力资源开发和管理水平，激发全员的工作热情，优化人员结构，从而推动医院实现快速、高质量的发展。

绩效考核作为一种科学高效的管理手段，可以将员工个体行为转变为组织整体行为，有利于调动全体工作人员的工作热情，进而使医院的管理水平得到显著提升。绩效核算制度在一定程度上开发了员工的潜能，有效地实现了员工个人目标与医院战略的同步推进，对于提高员工工作的积极性、主动性和创造性具有至关重要的意义。通过开展绩效核算工作，可以使全体员工都参与其中，形成人人关心自己、共同关注他人的良好局面，有助于推动医院整体管理水平不断提升。

在绩效核算工作中，职工将接受考核评价，以客观真实的方式反映他们的工作表现，同时也会让他们认识到自己的不足和缺失，及时进行改正和弥补，从而提高业务能力水平，更好地为患者提供医疗服务。首先，绩效核算为职工提供了客观的薪酬、晋升和奖励依据，使得对广大职工的评价更具公正性和合理性，避免了主观偏见和片面概括等不良现象的发生，从而为表现出色的职工提供了适当的薪酬、晋升和奖励。同时，也能促使全体医务人员树立正确的价值观，形成良好的职业道德。其次，通过对医院管理人员进行绩效考评统计，以确保他们全面了解医院职工在技术培训和业务学习方面的需求，从而实现培训学习工作的针对性和有效性。最后，将绩效考核与薪酬管理相结合，建立完善的岗位工资体系。建立一套全面而有效的绩效评估机制，有助于明确医疗机构的整体定位和发展目标，从而有效提升效能并充分发挥整体潜力，以实现医疗机构最优质的服务。

（五）绩效核算可以营造良好的医院工作氛围

医院的主要职责是确保患者的身体健康和生命安全得到充分保障。医务人员作为医疗活动中的特殊群体，其职业素质和职业道德修养对维护社会稳定有着重要影响。患者疾病的治疗与康复，直接受到医院医务工作人员的医德医风、医容医貌等方面的直接影响。随着医学模式由生物医学向生物—心理—社会医学模式转变，医疗服务对象也发生着深刻变化，对医护人员提出更高要求。在一些重要的职位中，例如医生、护士、导诊人员和门诊住院服务人员等，他们的举止、态度和服务意识直接关系到患者康复的进展，良好的行为举止更有助于患者的康复治疗。因此，医务人员要以良好的职业形象感染人、激励人，树立起全心全意为人民健康服务的宗旨。

通过加强绩效核算，医院实现了职工主动服务意识的根本提升、工作服务态度的转变、患者治病体验的改善，以及由被动服务向主动服务的转变，从而有效保障了医院管理目标的实现。因此，对医疗护理工作者实施绩效成本核算是非常必要的。通过绩效核算，中山市人民医院在实际工作中取得了显著成效，全体员工自觉、自律、自省，从内心深处改善了服务态度，以家庭般的亲情和温馨感受为患者提供了优质服务，从而更好地推进医院行风建设，强化医德医风建设，改善医院服务质量，全面提升了医院的综合竞争力。

二、核算体系对数据来源与系统建设的要求

（1）为确保医院核算体系的准确性和完整性，必须确保数据来源的完备性和精确性。在建立完善的数据录入制度时，应该严格按照规范要求来操作，避免出现遗漏或错误等情况。因此，为确保医院数据来源的准确性和完整性，必须建立一套完善的数据采集、整理和存储机制。为了确保核算结果的准确性，医院必须实施严格的数据质量控制措施，以避免数据质量问题对核算结果造成任何不良影响。

（2）为了确保医院核算体系的科学性和规范性，必须建立一套科学、规范的系统建设标准。为了确保医院的核算系统具有科学性和规范性，必须根据其实际情况进行选择，以确保系统的有效性。为了确保医院系统的稳定性和可靠性，必须对其进行定期的维护和升级。

（3）为了确保医院核算体系的建设能够及时、灵活地处理数据，必须具备高度的数据处理能力和灵活性。在医院信息系统中设置多个子系统，这些系统可以为患者提供医疗服务，也可作为一个整体来管理。为确保医院数据的时效性和灵活性，必须建立一套高效的数据处理机制，以保证数据的快速处理。为了更好地应用核算结果，医院需要对数据进行深入的分析和解读，以确保数据的准确性和可靠性。

（4）在医院核算体系的建设过程中，必须确保其具备高度的安全性和保密

性，以保障医疗信息的机密性和完整性。在建立医院内部控制制度时，要加强会计部门与其他职能部门之间的信息共享，保证会计信息能够及时反馈到相关科室和人员。为确保医院核算数据的安全性和保密性，必须建立完善的数据保密机制。为确保医院数据的机密性，必须对核算结果进行严格保密，以避免数据泄露对医院的潜在影响。

三、绩效核算涵盖内容与核算方法

（一）基于绩效核算关联的考勤管理

1. 考勤管理对绩效核算的重要性

随着医院规模的扩张、业务量的增长和业务范围的拓展，员工人数逐年增加，考勤管理势必要做到与时俱进。考勤管理是绩效核算中不可忽视的重要环节，员工的出勤情况直接关系到工作效率和医疗服务质量，突出其与绩效工作的关联性，激发医护人员参与工作的积极性与主动性，依据自身优势，使其在激烈的竞争中获得更多的主动权。

在公立医院中，绩效核算是评价员工工作表现的重要手段，考勤管理在公立医院的绩效核算中具有重要的地位。通过收集出勤数据、与绩效考核关联、建立考勤奖惩机制以及进行出勤数据分析，提高员工工作效率和医疗服务质量、激励员工的积极性。员工按时出勤是保障医院正常运营和医疗服务高效提供的基础。缺勤或迟到可能导致工作流程的中断和任务延误，影响医院的整体运转效率。考勤管理能保证医疗服务的质量和连续性，这对患者至关重要。如果员工频繁缺勤或轮班不稳定，可能会导致医疗团队的紊乱，影响医疗服务的连续性和质量。合理的考勤管理可以激励员工保持出勤稳定，充满工作动力，有助于提高医院的工作效率、医疗服务质量和员工的积极性，推动公立医院的发展和进步。透明、公正的考勤制度会增强员工的工作归属感和责任心。与薪酬管理部门密切合作，确保考勤数据在绩效核算和薪酬管理中得到恰当应用。

考勤信息是评价医院专科运营绩效的重要依据。它不仅涉及员工的出勤情况，还与工作效率、绩效评价和激励体系紧密相关。因此，考勤信息的准确性和实时性对于绩效核算结果具有重要的影响。

准确的考勤数据可以确保人力资源成本核算的准确性，避免因考勤错误导致的薪资过高或过低的情况出现，从而影响人力资源成本的核算结果。通过准确记录员工的工作时间和出勤情况，医院管理层可以更好地评价业务效率。如果统计出现频繁的迟到、早退或旷工现象，将有助于及时发现问题并采取改进措施，提高业务效率。准确的考勤数据能够揭示出工作流程中的短板和低效环节。通过对业务流程的优化，可以提高专科经营的效率和绩效。

实时的考勤信息可以及时反馈员工的表现，使管理层能够及早发现绩效问题并进行纠正。这有助于激励员工，并避免不良行为持续发展，影响专科经营绩效。及时的考勤数据为管理层提供了快速做出决策的基础。当出现紧急情况或业务调整时，实时的考勤信息可以帮助医院管理层作出及时有效的管理决策。

2. 考勤数据在绩效核算与薪酬管理中的应用

（1）考勤数据与绩效工资挂钩。

员工的考勤数据与绩效核算有着密切的关联，考勤数据核算是通过对员工的出勤情况和工作时间进行计算和统计，从而确定员工的薪酬和绩效奖金等内容，发挥其在薪酬管理中的作用和价值。每月根据人力资源部报送的当月考勤表、转科人员表、来离院人员表、人员待遇及人员岗级相关的信息，按照医院绩效评价与奖金分配方案和医院绩效相关管理制度中关于劳力核算的要求，梳理每月需处理的核算人员事项和岗位变动信息，完成每月各核算科室劳力的核算。考勤数据核算的目的是得到用于进行绩效考评的科室及个人的实际工作劳力和用于核算绩效工资的劳力及核算人数等关键指标。

根据医院考勤制度，按当月的实际自然天数计算每位员工在当月应在院的天数。除当月新来院或离院的员工，员工的应在院天数一般为当月的实际自然天数，工作日、周末和法定节假日均包含在内。应在院的天数通常是考勤核算的起始步骤，也是其他计算的基础。在考勤核算中，需要计算员工的实际工作劳力，根据人力资源系统中记录的员工本月考勤情况，计算出每位员工的总休假天数。总休假天数为员工不出勤的天数，是指带薪年休假、工伤假、事假等各种休假，这些均不算出勤。结合员工当月应在院天数与总休假天数倒推出员工当月出勤天数，并按当月实际自然天数计算得到当月员工实际工作劳力。该关键指标是指员工当月实际在科室工作的时间，用于对科室绩效考评的人均考核指标，比如考核人均医疗服务收入增长率，专科创收主要取决于专科医务人员，其休假期间是无法创收的，所以考核科室人均医疗服务收入增长率时，需把当月有休假的医务人员的休假天数从总工作天数中扣除，这更能真实准确反映专科的运营情况，也更能激发专科的工作积极性。

在薪酬管理中，基本工资通常是固定的。员工的出勤情况直接影响到应得的基本工资。缺勤或请假可能会导致基本工资的扣减。根据员工的出勤天数和实际工作小时数，计算每位员工应得的基本工资。公立医院的基本工资计算通常遵循固定的薪酬政策和标准。

考勤数据是评价员工绩效的重要参考，考勤核算还可以用于计算绩效工资和津贴。绩效工资通常是根据员工的绩效表现来计算的，而考勤记录中的出勤稳定性是绩效评价的一项重要指标。根据员工的出勤情况和绩效评价结果，计算绩效工资和津贴的发放金额。根据考勤记录，还可以执行考勤扣款与奖励。对于频繁迟到、早退或缺勤的员工，可能会受到相应的薪酬扣减或处罚，这有助于激励员工遵守规章制度，提高出勤率。而出勤稳定、表现优异的员工可能会获得相应的薪酬奖励。比如在计算用于核算绩效工资的劳力时，员工出现根据考勤制度不享受绩效工资的休假类型时，需在当月总工作天数中扣除工作天数，进而得到能享受绩效工资的天数，结合当月月份总天数得到用于绩效工资核算的劳力。而科室可进行二次分配的绩效工资，是根据每月各核算科室考勤的核算人数进行统计的，即不考察在该专科考勤员工的出勤及休假情况，凡是在该专科考勤且符合享受绩效工资条件的员工都会把绩效工资核算回专科。比如科内有人员休产假，仍会核算该员工的绩效工资至专科，因休假期间该休假员工的工作量是由科内其他员工承担的，所以把绩效工资照常核算至专科，由专科进行二次分配，更能体现多劳多得，让员工劳有所得，充分调动员工的积极性。

总体而言，考勤核算是薪酬管理中至关重要的一环。通过合理运用考勤数据，能够准确计算员工的基本工资和绩效奖金，确保薪酬管理的公平、合理和激励与绩效相匹配。同时，考勤核算也是维护薪酬管理的纪律性和公平性的关键措施之一。薪酬管理部门需要与考勤管理部门密切合作，确保考勤核算与薪酬管理的衔接和协调一致。

（2）考勤数据实现绩效核算与薪酬管理有效结合。

考勤数据不仅为薪酬计算和津贴发放提供了可靠依据，还帮助医院根据考勤信息和绩效考核结果建立更为科学的激励机制，出勤率高、绩效优异的员工可以获得更多的薪酬激励和职业发展机会，进一步增强员工的工作动力、工作积极性和归属感。通过分析考勤信息，医院管理部门还可以发现员工工作中可能存在的问题和瓶颈。在绩效改进方面，可以针对员工的出勤情况和工作效率，监控考勤数据及时发现员工的出勤情况异常，制定相应的改进措施，提高工作效率和服务质量。在精细化运营管理中，绩效核算与薪酬管理的结合将进一步优化医院的服务质量，提升患者满意度，为医院的可持续发展做出积极贡献。

①出勤率与绩效评价。

考虑员工的出勤情况，结合绩效指标进行评价计算，可以采用加权计算的方式，将出勤情况作为一个评价因素纳入绩效考核体系中。员工出勤率低可能导致工作量减少或任务完成时间延迟。在其他绩效指标相同的情况下，出勤率高的员工在绩效评价中会比出勤率低的员工得到更多相应的加分。将考勤数据与绩效指标进行对比分析，了解员工的出勤状况对绩效的影响。比如员工出现旷工，根据旷工的天数对当月绩效工资按相应的比例减发，旷工超过一定的天数，当月绩效工资停发。旷工连续超过或累计超过一定的天数，年度考核确定为不合格。连续旷工超过或者1年内累计旷工超过一定的天数，将根据相关文件予以解聘。

②纪律处分与奖励。

薪酬管理中的奖励与激励机制应当与考勤数据相结合，考勤数据可以作为奖惩员工的依据。出勤稳定、工作纪律好、按时完成工作任务的员工可以获得相应的奖励和表彰，而频繁缺勤或迟到的员工，造成了工作效率的下降和患者的不满，可能会受到相应的处罚。这有助于激励员工遵守规章制度，提高出勤率，同时也维护了公平与纪律。考勤奖惩机制应当公平、合理，同时与绩效表现相匹配。

③资源配置优化。

通过对考勤信息的分析，为了更好地满足患者的需求，可以调整医务人员的工作时间，从而提高医疗服务效率。比如超声影像科存在患者等候时间长问题，60%的患者要等30分钟以上，不仅易产生拥堵现象，还存在安全隐患和降低患者满意度。建议调整医生的上班时间，合理安排医生班次及出诊人数，统筹门诊、住院B超，进行资源的合理配置，优化流程，提高工作效率，缩短患者的等候时间。作为运营助理员可以优化医院的资源配置和排班安排，提高医务人员的工作效率，增强工作纪律，从而实现公立医院的精细化运营管理目标，提升医院的综合竞争力和服务质量。

考勤信息在公立医院精细化运营管理中具有广泛的应用价值。通过合理运用考勤信息，能够实现绩效核算与薪酬管理的无缝衔接，激励员工保持出勤稳定性、提高工作效率，并为医院的精细化运营管理贡献力量。同时，精细化运营管理和绩效核算也将不断优化医院的服务质量、提升患者满意度，进而推动医院的可持续发展。

3. 考勤数据核定原则

（1）准确性和真实性：准确的考勤记录是其他管理决策和员工权益保障的基础，考勤信息数据应准确记录员工的实际出勤情况和工作时间，确保数据的真实性。考勤记录应避免虚假、错误或故意篡改，以保证绩效核算的准确性。

医院管理部门应建立严格的审核机制，确保考勤数据的真实性和准确性。准确的考勤数据有助于确保医院能够合理安排医务人员，保障患者得到及时的医疗服务。

（2）公平性和公正性：在考勤数据的使用和绩效核算过程中，要遵循公正和公平原则。确保考勤数据的准确性和真实性，对于迟到、早退、缺勤等考勤异常情况的处理应一视同仁，不论职务高低，所有员工在考勤核定上都应该受到平等对待，杜绝任何形式的人为歧视和偏袒。根据绩效指标和考勤数据进行公正评价，确保评价结果客观、公正和可信。

（3）实时性和及时性：考勤信息数据应及时录入和处理，保持数据的实时性。及时获得最新的考勤数据可以使绩效核算更加准确，有助于及时采取必要的调整和措施。及时性原则是员工对自身考勤数据的监督和申诉的基础，同时也有助于及时发现和纠正考勤数据的错误和问题。每月定期进行考勤结果公示，个人、科室务必在公示期间内进行复核，认真核对人员、所属部门、转科、病假、事假、夜班数等情况。透明公开的考勤管理有助于增强员工的工作积极性和工作满意度。

（4）监督与申诉原则：建立有效的考勤数据监督和申诉机制是考勤管理的重要一环。医院考勤管理应建立有效的监督与申诉机制，允许医务人员对自己的考勤数据提出申诉，并监督考勤数据的核定过程。监督与申诉原则有助于发现和纠正考勤数据的错误，能防止考勤数据的滥用和误用，促进考勤管理的规范性和合理性，保障员工权益和维护医院管理的公正性。

（5）合规性和法律遵守：考勤信息数据的核定原则应符合相关法律法规、政策规定和医院的内部规定，确保考勤数据的合法性。在核定过程中，应确保遵守劳动法律法规、劳动合同和劳动关系管理的要求，确保数据处理的合规性和合法性。这包括员工的工作时间、休息时间、加班工资等方面的规定，考勤管理必须在法律允许范围内进行，不得违反相关法规和劳动合同的规定。合法的考勤管理不仅是保障员工合法权益的基础，也是医院合规运营的必要条件。

（6）持续改进和优化：持续改进和优化考勤信息数据的核定原则，根据实际情况进行适时的调整和完善。根据不同的绩效核算需求和变化，不断提升核定原则的科学性、有效性和可操作性，以提高绩效核算的质量和效果。

考勤管理在医院管理中起着至关重要的作用。考勤管理的核定原则构成了医院考勤管理的基础，确保医务人员的稳定出勤和高效工作，保障医院的正常运转和患者的安全。同时，良好的考勤管理也有助于建立积极向上的工作氛围，提升医院的整体运营效率。

（二）收支体系划分

医院的收支体系划分旨在将各项业务的收入和支出进行分类，坚持"按劳分配"的中心思想，对医院各项收入与支出进行规范和科学的分配，是确保医院资源合理配置、激励医务人员积极性和提高医疗服务效率的重要举措。通过合理划分收支体系，医院可以清晰了解不同业务领域的经济状况，有针对性地优化资源配置，从而实现经济效益最大化。

合理划分收入与支出，确保医院的各项收入和支出能够公平、合理地分配到各个核算科室。在划分收入时，应综合考虑科室工作的性质特点，如门诊、急诊、住院等不同科室的工作量和资源负担情况。同时，在划分支出时，应充分考虑科室的实际需求和开支，确保支出能够合理覆盖各项服务和设施的运营。

在确定各项目的收支分配比例时，应进行科学的测算和评价。可以参考历史数据、行业标准、各科室的工作量和人员投入等因素，结合医院整体的经济状况和发展方向，制定合理的比例。这样可以确保分配比例更加客观公正，体现"按劳分配"的原则。

1. 核算收支的科室分类

根据医院的组织结构和各部门的职能、业务流程，将其划分为不同的核算科室类型。按大类划分为业务科室与非业务科室，业务科室是指在医院运营中直接产生医疗收入及支出的科室，例如收治患者产生医疗收入及科室正常运营产生各项支出的临床科室、医技科室；非业务科室是指在医院运营管理中不直接产生医疗收入的科室，包括职能后勤部门、药学部、医疗费用科、消毒供应中心等。业务科室的收支核算可以考虑收入和支出的归属关系、责任分配、资源利用情况、绩效评价等，把收支划分至各个业务科室，确保能够准确反映不同科室的运营状况和经济效益（见表7-1）。

表7-1　收支核算科室分类

分类	内涵	收支划分
业务科室	指在医院运营中直接产生医疗收入及支出的科室	可以考虑收入和支出的归属关系、责任分配、资源利用情况、绩效评价等，把收支划分至各个业务科室
非业务科室	指在医院运营管理中不直接产生医疗收入的科室，包括职能后勤部门、药学部、医疗费用科、消毒供应中心等	收支划归医院（成本中心）

2. 划分收入和支出分类

在建立收支体系时，公立医院应坚持收支平衡原则。即收入来源必须明确，支出必须合理，确保医院经济运行的稳健和可持续性。根据医院的业务特点和收支来源，将收入和支出划分为不同的分类。收入核算应考虑到不同科室的工作量和贡献度，支出核算应根据科室的实际需求和使用情况，确保按劳分配原则的体现。

在科室绩效核算过程中，需要对科室的收入进行分配计算，同时区分科室的直接收入和间接收入。直接收入包括治疗费、注射费、护理费、床位费、材料费等，这些直接与临床治疗和医疗服务相关的费用可以直接计入科室的收入。而间接收入则涉及检验收入、检查收入、手术收入等，这些收入需要在临床科室与医技科室之间进行合理的分配，以确保公平分摊归属。通过对直接收入和间接收入的分别核算，科室绩效评估可以更加全面和准确地反映科室的经济表现和贡献。这种分配计算的方法有助于科室对自身收入的了解和管理，促进资源的合理配置，并为医院整体的经济效益评估提供重要数据依据。同时，科室间的合理收入分配也有助于鼓励科室之间的协作和共享，提高整体医疗服务质量和效率。收入在总额预付的核算思维下，明确各项诊疗项目费用在申请科室与执行科室之间的执行情况及分配比例，以病种分值估算该病种的医保收入，结合诊疗项目执行情况、药品耗材的使用情况，核算出科室的实际收入。分配比例根据医院的实际情况确定。这有助于更加准确地了解科室的收入来源和分配情况，促进资源的合理调配和利用，也有助于科室之间的协作与沟通，提高医院整体的经济效益和医疗服务质量。通过科学的核算，能够更好地管理资源，实现在低成本下提供高质量医疗服务的目标。

在科室绩效核算中，支出细分出多个类别，以便更好地管理和核算成本（见表7-2）。药品及卫生材料费用包括医院采购的各类药品、消耗品、手术材料等费用。这些费用会根据临床治疗的需要被分配到各个科室或病房。日用品费用包括医院日常运营所需的各类日用品，如办公用品、清洁用品等费用。设备及房屋折旧费用涉及医疗设备和房屋的折旧成本，通常按照设备和房屋的使用寿命和价值进行计算。固定人力成本包括医院的员工薪酬、社保及其他福利费用。这是医院绩效核算中的重要部分，因为人力成本通常是医院最大的支出之一。科室其他运营成本包括科室日常运营所需的其他开支，如培训费用、学术活动费用、差旅费用等。向他科支出的费用是指按照既定比例向其他科室支付的执行的诊疗项目的费用。这些费用需要根据实际执行情况进行合理的分摊和核算。为了遵循"谁消耗、谁受益，谁承担成本"的原则，可将费用按实际消耗或受益的核算科室进行明细分摊，确保每个核算科室的成本账目清晰，支出明确。这种分摊方式能够更准确地反映每个科室的贡献和资源使用情况，从而实现更精细化的预算管理和成本核算。采用这种分摊原则还有助于努力消除或减少资源的浪费，通过优化资源配置，将医疗成本费用降至最低限度。这样，医院可以实现成本的精细化管理，以低成本换取高质量的医疗服务，提高医院的整体绩效水平，为患者提供更优质的医疗服务。这也符合医院的长期战略目标，实现资源的最大化利用，确保医疗服务的经济高效性和质量优越性。

表7-2　医院支出项目分类

类别	序号	项目
全院分摊项目	1	水费
	2	电费
	3	房屋折旧费用
	4	保洁费用
	5	运送费用
	6	保安绿化费用
核算科室支出项目	1	设备折旧费用
	2	基建工程费、后勤维修费、设备维修费
	3	日用品费用
	4	不计价卫生材料费用
	5	消毒供应中心费用
	6	学术会议培训费用
	7	固定人力成本
	8	共用病区、门诊诊区、手术室等平台科室的分摊支出

收支结余核算办法对医院的各科室进行分类，并按照一定的规则计算各科室的收入和支出，以获得科室的收支结余情况（见表7-3）。通过对医院各科室的收支情况进行分类和计算，实现了对收入与支出的科学管理和分配，为医院提供更直观的效益信息和决策依据。同时，通过考虑医务人员工作量和实际出勤人数，激励医务人员的积极性，优化资源配置，促进医院运营的高效与稳健。

表7-3　全院收支结余的项目核算

科室	收入	支出	收支结余
临床科室	医保局返回费用 医保患者的自费部分 自费患者的项目费用 本科执行他科的项目应得费用	药品 卫生材料 他科执行项目应付费用 日用品费用 不计价卫生材料费用 设备折旧费用 固定人力成本 科室其他运营成本	收入 - 支出
医技科室	本科执行他科的项目应得费用	卫生材料 日用品费用 设备折旧费用 固定人力成本 科室其他运营成本	收入 - 支出
医院	各科室收支结余总和	非核算科室固定人力成本 未分摊至核算科室的医院其他支出	医院结余

3. 设定合理的分摊比例与分摊方法

根据各项目的特点和影响因素，制定明确的分摊比例，并确保这些比例合理、公正，适用于各科室。可以基于多个因素来确定比例，例如工作量、收入贡献、资源使用情况等。考虑到各科室的特点和贡献度，权衡不同因素的重要性。

明确分摊的范围，确定哪些项目需要进行分摊，哪些项目可以直接归属于某个科室或部门，一些项目可能是多个科室共同参与或共享的，例如行政支出、公共资源使用等，需要进行分摊。选择合适的分摊方法，直接分摊是将特定的收入或支出直接分配给相关科室，不需要进行额外的计算或分摊过程。间接分摊是使用合适的分摊基础，如工作量、服务次数等，将收入或支出按比例分摊给各科室。复杂成本分摊是针对复杂的收入或支出项目，可能需要采用更复杂的成本分配方法，考虑多个因素和权衡不同因素的重要性。这可能需要更深入的数据分析和计算。确定分摊比例，设定明确的分摊比例需要综合考虑各项目的特点和影响因素。可以基于多个因素来确定比例，如工作量、收入贡献、资源使用情况等。这样可以确保分摊比例合理、公正，能够适用于各科室，平衡各科室的负担和贡献。绩效数据核算和收支划分系统是动态的，随着医院的运营情况和环境的变化，分摊比例和方法可能需要进行持续的优化和调整。定期评价分摊系统的效果，根据实际情况进行改进和优化，动态优化可以确保科学合理地进行绩效核算，适应医院运营环境的变化。最终的目标是实现在低成本下提供高质量医疗服务，确保医院绩效的持续提升，为患者提供优质的医疗服务。需不断优化科室绩效核算和收支划分体系，以确保医院的经济效益和服务质量不断提升。

（三）绩效考核结果与评价

把绩效核算结果与激励机制紧密联系起来，使绩效核算结果得到有效应用。绩效核算结果应该能为医院人力资源管理、薪酬管理、财务管理等提供依据，对员工起到激励作用，进而不断提高医院综合水平，实现医院的战略目标。为了实现这一目标，医院应将绩效核算结果与科室的奖金分配、评优评先、科室负责人职务津贴发放等挂钩，科室应将个人绩效核算结果与个人奖金、工资晋级、职务晋升、员工培训、个人发展计划等挂钩，在建立良好的人岗匹配基础上，针对不同人员的需要，制订不同的激励方案，才能起到调动员工工作积极性、激发员工工作热情的作用，从而不断提升整体医疗服务水平，实现医院的长远发展目标。

根据科室的绩效考核结果，设立医院绩效奖金制度，考核结果与每月的绩效工资挂钩，绩效奖金的发放可根据绩效考核结果的评级或指标达成情况确认奖励的金额或比例。医院内部分配应充分体现医、护、技、药、管等岗位差异，兼顾不同科室之间的平衡，重点向业绩佳、贡献大、效率高、工作量大、高风险、高强度的科室及医务人员倾斜，要充分体现知识、技术、管理等要素的价值。适当提高低年资医生的薪酬水平，统筹考虑编内外人员薪酬待遇，以此调动员工的工作积极性、主动性、服务性与创造性。

在绩效评价体系的设计上，医院可以运用平衡计分卡的方法，评价临床科室在学科建设、质量安全、工作效率、经济运营、患者满意度等方面的综合能力，医技科室则主要考核工作效率、成本控制、质量管理和患者满意度。每月通过综合考评分对各科室进行评价，根据得分情况核算科室绩效奖金。

医院绩效奖金的核算是根据学科建设、质量安全、工作效率、经济运营、患者满意度等数据，按照绩效方案进行科室综合考评分与专项奖励的核算。这些数据是绩效考核的依据，根据综合考评分和专项奖励的结果来确定绩效奖金的分配。科室绩效工资通知书会下发至各科室，科室再根据内部的绩效奖金分配方案对奖励性部分奖金进行二次分配。

医院绩效奖金是通过将绩效考核与评价作为基础，直接与每月效益工资挂钩来确定的。这意味着综合考评分和专项奖励等考核结果直接影响医务人员的奖金数额。绩效奖金的设计使其与医院目标和科室业绩密切相关，优秀的业绩和贡献将得到更大程度的奖励。这样的分配制度能够有效调动医务人员的积极性和主动性，提高工作效率，为医院和科室的发展目标做出更大的贡献。

四、绩效核算数据在运营管理中的应用及影响

（一）数据展示与通知方式

医院作为一个复杂的医疗机构，依赖于高效的运营和管理来提供优质的医疗服务。在现代医院管理中，绩效核算数据扮演着至关重要的角色，它能够全面地反映医院的运营状况和业绩。但是，数据本身并不具备价值，只有在正确的展示和及时通知下，才能真正发挥其应用价值。

1. 数据可视化展示

数据可视化是将核算数据以图表、图形和仪表盘等形式呈现的有效方式。医院管理层可以使用各种数据可视化工具和软件，如数据仪表盘、报表生成工具等，将核算数据转化为易于理解和分析的可视化图像。这样的图像可以包括收入、成本、利润、患者满意度等关键指标的趋势和比较。通过直观的图像，管理层能够更快地捕捉到关键信息，并做出相应决策。

科室数据是医院各项指标考核的基础，临床科室产生的数据对医院管理具有很高的参考价值。科室数据的可视化分析侧重于管理和效益。通过科室绩效评价的数据可视化，医院管理者可以深入了解每个科室的工作表现，如患者满意度、出院人次、门诊人次等指标。这有助于发现问题和优化资源配置，以提高整体医疗服务质量。

（1）绩效数据工作簿（见图7-1）。

每月完成绩效数据核算后，会得到收入、支出、收支结余、工作效率、质量安全等考核数据，运营助理员每月得到相关数据后，筛选出能较好反映医院运营情况的数据，将数据导入绩效数据工作簿中，制作绩效数据工作簿。绩效

数据工作簿内使用趋势图呈现各个临床科室近三年的绩效数据，从学科建设、质量安全、工作效率、经济运营、患者满意度五个维度进行展示。包括科室综合考评总分及五大维度的考评分值；工作效率维度中的门诊人次、出院人次等数据；经济运营维度中的收入、支出、医疗服务收入等绩效数据的展示。将运营绩效数据制作成趋势图，通过线条波动（上升或下降）来显示连续数据随时间（或有序类别）变化，强调科室绩效数据的变化或趋势，及时掌握科室的运营趋势。

绩效数据工作簿提供给医院管理者及运营助理员使用，主要是为运营助理员的运营数据监测及协助临床科室开展运营管理工作提供了数据可视化技术支持。运营助理员对绩效数据工作簿中展示的图表及绩效数据进行解读，对科室重点数据或异常数据进行分析，增强数据分析的深度和力度，最终形成运营分析报告反馈至临床科室，提高医院精细化管理的意识，实现资源效益最大化。

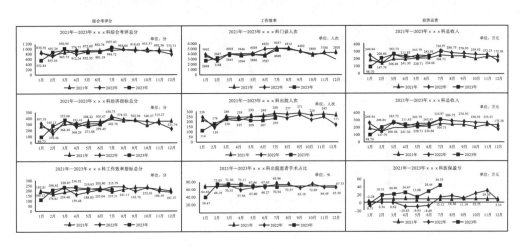

图 7 - 1　绩效数据工作簿

（2）绩效数据图（见图 7 - 2）。

运营管理部的二级科室经营管理科每月根据绩效考核数据负责制作绩效数据图，涵盖全院及全院所有的考核科室的数据。

与绩效数据工作簿不一样，这是一份直接反馈至医院管理者及临床科室的绩效考核数据，利用饼图、柱状图来展示经济指标及效率指标两大方面的绩效数据。

×××科

➤经济指标

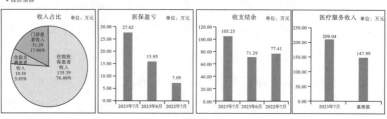

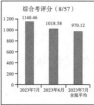

×××科

➤经济指标

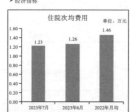

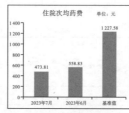

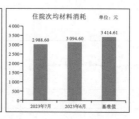

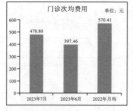

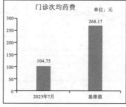

×××科

➤效率指标

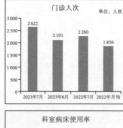

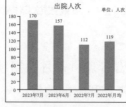

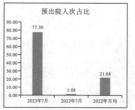

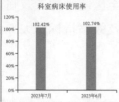

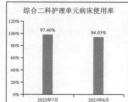

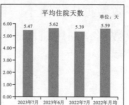

图 7-2　绩效数据图

　　经济指标的数据包括收入占比、医保盈亏、收支结余、医疗服务收入、住院次均费用、住院次均药费、住院次均材料消耗、门诊次均费用等绩效数据。效率指标的数据包括门诊人次、出院人次、预出院人数占比、科室病床使用率、平均住院天数、手术操作次数、四级手术例数、CMI值、总权重、诊断相关组数、时间消耗指数、费用消耗指数等绩效数据。其中，收入占比是利用饼图进行可视化展示，可表现数据的占比关系，直观表达部分占整体的比例，即门诊患者收入、住院自费患者收入、住院医保患者收入的当月值及其占比。其余经济指标使用了柱状图展示了当月值、上月值及去年同期值，利用柱高反映数据的差异，很好地进行了环比、同比。

　　根据这份绩效数据图，临床科室能清晰直观地获取科室的经济、效率指标数据，及时掌握科室的运营情况及异常情况，自主依靠图表对科室运营情况进行分析，提高了医疗数据的使用效率，又能敦促科室加强管理，提高医院的整体运营绩效，实现精细化运营管理。

　　（3）绩效工资通知书及绩效考核数据汇报单。

　　在每月完成绩效工资核算后，编制各科的绩效工资通知书和绩效考核数据汇报单，利用表格的形式汇报各个科室当月的绩效工资数据，涵盖所涉及的基础性绩效工资、奖励性绩效工资。绩效工资数据是反映科室整体表现的重要指标，运营助理员协助临床科主任对绩效数据进行分析和解读，了解科室在运营管理方面的亮点和待改进之处，关注重点问题和目标，推动科室整体运营水平的提升。而绩效考核数据汇报单则是用于汇报核算绩效工资的各项指标数据，包括收入、支出的收支结余考核数据，综合考评分总分，组成综合考评分的学科建设考评分、质量安全考评分、工作效率考评分、经济运营考评分、患者满意度考评分五个维度的分值及其二级指标的分值。

　　将绩效工资通知书与绩效考核数据汇报单结合起来看，汇报单列出各项绩效指标的得分情况，确保科室主任和管理者能够清楚地了解绩效工资是如何得出的，将绩效考核数据纳入日常管理指标体系中，定期检视科室在各项指标上的表现，并与预设目标进行对比，帮助科室了解自身的进步或不足，以此促进绩效管理的良性循环，发挥绩效数据的作用。绩效工资与绩效考核数据分开汇报，是出于数据管理与保密的考虑，绩效工资数据的阅读及管理者为科主任、护士长及其他经过授权的人员，其余人员需要查阅要经过科主任、护士长的同意。而绩效考核数据独立于绩效工资通知书报送，是便于科室管理者把绩效考核数据在科室内展示，与科室成员一起了解及掌握科室的绩效进展情况，保持沟通和反馈的机制，促进全体科室成员积极参与绩效管理，发挥绩效数据的最大效用。

　　2. 绩效数据报告及汇报

　　定期生成绩效报告是通知管理层和相关人员的重要途径。每月由运营助理员负责撰写运营分析报告，报告包含详细的核算数据和分析，以便科室管理者了解科室的绩效状况。报告内容可以涵盖绩效比较、目标完成情况、关键指标及关键问题等内容，将绩效核算数据与具体的业务分析相结合。通过数据分析报告，可以深入挖掘数据背后的问题和趋势，为管理层和临床科室提供决策参考。另外，定期的汇报会议或邮件通知也是确保核算数据及时传达给相关人员的重要方式。运营助理员完成每月运营分析报告后，会组织运营分析会议，邀请科主任、护士长及科室成员参加，把数据分析报告分享给临床科主任、护士长及其他医务人员，促进数据的共享和理解。数据分析报告可以帮助医务人员了解数据背后的意义，发现数据中的规律和潜在问题，促进他们更深入地参与数据应用和改进工作。绩效数据报告和数据分析过程有助于推动科室管理的科学化和数据驱动决策，不仅可以帮助管理者发现问题和优势，而且可以促进全体医务人员共同参与绩效改进，实现医院的长远发展目标。同时，定期的数据分析汇报和沟通会议也有助于建立信息共享和反馈机制，确保绩效数据及时传达，为科室的整体运营和提升绩效水平发挥积极作用。

以某科室经济指标分析为例，分析医院某月经济指标下降，并提出相关原因和建议解决方案（见图7－3、表7－4）。通过收集和分析历史数据，我们识别了多个可能导致经济指标下降的因素，比如人均收支结余、医疗服务收入。若是收入对经济运营的影响较大，则重点对收入进行分析。定义与收入下降相关的关键绩效指标，收集与医院收入相关的数据，包括住院医保收入、住院自费收入、门诊收入等，时间维度为过去三年的数据，以便分析趋势。利用 Excel 等数据分析工具对数据进行统计分析。这包括制作趋势图、柱状图、折线图等，使数据可视化。根据数据分析的结果，尝试分析导致收入下降的潜在原因。通过综合性的分析和有针对性的解决方案，可以逐步改善绩效并增加收入。

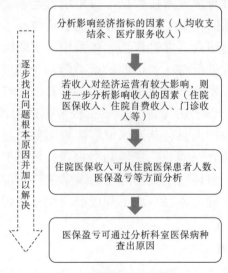

图7－3　绩效考核数据分析

表 7－4　绩效考核数据分析（以某科室经济指标分析为例）

分析维度	查因	备注
经济运营	收支结余 2020 年 12 月收支结余较上月增加 20.38 万元。 查因：总收入增加。	2018—2020 年×××科收支结余　单位：万元 （2018 年、2019 年、2020 年月度折线图） 88.29　26.96　90.92　148.96　124.96　164.25　151.50　90.74　147.81　103.70　128.07　148.45 76.11　-39.83　60.06　60.89　145.81　125.29　67.15　76.96　63.18　42.76　110.31　103.36
	收入 2020 年 12 月总收入较上月增加 22.03 万元。 查因：住院收入增加；住院医保收入增加，住院自费收入增加。	2018—2020 年×××科总收入　单位：万元 193.98　100.68　186.36　252.64　236.13　270.57　261.06　180.60　267.61　196.76　246.00　268.03 160.76　31.99　147.18　158.32　161.92　243.61　234.99　193.99　165.65　148.63　205.71　206.82　246.00 2018—2020 年×××科门诊收入　单位：万元 8.86　5.05　8.94　9.70　9.59　10.80　9.73　9.35　12.56　8.96　10.25　11.16 7.72　2.90　7.63　9.35　8.10　8.13　9.92　8.33　8.70　8.84　9.05　10.15 2018—2020 年×××科住院收入　单位：万元 186.28　95.63　178.41　242.97　226.63　259.23　252.11　185.67　255.39　186.96　235.74　258.09 152.23　29.09　139.57　149.45　153.97　235.57　228.38　171.35　157.00　140.33　196.97　195.83 2018—2020 年×××科住院自费收入　单位：万元 36.37　28.02　29.64　46.16　52.86　47.95　46.66　76.64　68.86　40.65　53.39　59.64 28.93　7.52　24.20　32.40　39.82　25.95　46.41　44.01　45.77　40.10　50.37　55.51 2018—2020 年×××科住院医保收入　单位：万元 149.91　67.61　154.21　196.82　173.77　211.28　205.44　141.66　186.54　146.30　182.35　198.45 123.30　21.56　109.93　117.15　114.14　209.62　178.97　94.71　111.23　100.23　146.60　140.31

3. 实时监控系统

建立实时的绩效监控系统能够帮助管理层随时了解运营状况并及时采取行动，比如院长驾驶舱。确定关键的绩效指标，指标应与医院的战略目标和关注重点相匹配；建立数据采集系统，确保能够准确地收集所需的数据。医院信息系统和其他相关系统可以帮助自动化数据采集。实时监控系统可以通过数据集成和自动化处理来捕捉和更新核算数据。同时，可以设置阈值和警报机制，当关键指标超出预设范围时，立即向管理层发送警报，可以及时发现问题，以便他们能够迅速做出反应和决策。绩效监测是一个持续的过程。医院管理层应该定期审查和评价绩效数据监测的有效性，根据实际情况对指标和监测方法进行调整和改进。

（二）考核数据的管理与核查

通过严格的数据管理、保密措施和数据核查审查，医院可以确保绩效核算数据的准确性、可靠性和安全性，为医院的决策制定、绩效改进和数据管理提供坚实的基础，提升医疗质量，保障数据安全，支持战略决策制定，进一步促进医院的持续发展和优质服务的提供。

（1）数据管理：数据管理是确保绩效核算数据准确性和完整性的基础，包括数据采集、处理、存储和备份等环节。建立数据采集规范和标准化流程，确保数据来源的一致性和可靠性。在数据处理过程中，使用合适的技术和工具，进行数据清洗、校验和转换，以消除错误和不一致性。同时，建立数据存储和备份策略，确保数据的安全性和可靠性。考核数据的原始数据均在内部办公系统中完成报送，统一保存在办公系统中，设置专人每月定期下载保存到内部办公电脑中，必要时存储纸质版资料，集中存档。定期进行数据备份，将数据存储在安全的位置，以防止数据丢失或损坏。同时，建立数据恢复计划，确保在发生数据丢失或损坏时能够及时恢复数据。

（2）数据保密：绩效核算数据涉及医院的业务运营和内部绩效评价，因此必须采取严格的数据保密措施。建立权限管理系统，限制只有授权人员才能访问和处理核算数据。控制数据访问权限，根据岗位职责和需要，分配适当的权限级别，并定期审核和更新权限设置，确保只有需要知晓和处理核算数据的人员才能获取相关信息。对外发送数据或报告时，需经过部门审核并且同意后才能发出。此外，加密敏感数据，在数据传输和存储过程中要采取安全措施，以防止数据泄露和未经授权的访问。定期进行数据安全审计和漏洞扫描，及时发现和修补潜在的安全风险。

（3）数据核查：数据核查是确保核算数据准确性和可靠性的关键环节。进行数据核查时，步骤包括：①核对数据源的可信度：验证核算数据的来源是否可靠，确认数据源的准确性和可信度。②验证数据的完整性和一致性：对核算数据进行逻辑检查，确保数据的完整性和一致性。例如，核对数据之间的关联关系和计算公式是否正确。③与实际情况进行比对：将核算数据与实际运营情况进行对比，确保数据的准确性。例如，将工作量数据与科室实际运营情况进行比对，以验证数据的真实性。

（4）审查和验证：建立数据审查机制，定期对核算数据进行审查和验证。通过与其他可靠数据源进行对比，验证数据的一致性和可靠性。同时，审查数据的来源和计算方法，确保数据采集和处理的准确性。在审查过程中，还可以发现数据输入错误、数据处理偏差等问题，并及时纠正。

（5）员工培训和意识提高：员工是核算数据管理的重要环节。提供相关培训，使他们了解数据的重要性、保密性和合规性。培养员工对数据保密的意识，建立责任意识和安全意识，包括保护数据的安全性、遵守相关法律法规以及遵守内部数据处理政策和程序等。定期进行培训和保密意识提高活动，以确保员工能够正确处理和保护核算数据。

（三）绩效核算数据的应用对医院精细化运营的影响

（1）目标管理和绩效评价：通过应用绩效核算数据，利用数据分析工具，运用统计分析、趋势分析和比较分析等方法，对绩效考核数据进行分析、解读，运营助理员可以帮助设定明确的目标和指标，并与实际数据进行对比和评价。通过绩效评价，可以发现科室或个体的绩效表现，并为改进和优化提供依据。运营助理员可以跟踪和监测关键指标，提醒和激励临床科室和医务人员达成目标，推动整体绩效的提升。

（2）数据驱动决策和优化：运营助理员通过数据分析和解读，可以发现问题和趋势，为决策和优化提供依据。通过深入分析绩效核算数据，例如患者就诊数量、手术效率、床位使用率等指标，运营助理员可识别出流程瓶颈、资源浪费和服务短板等问题，为精细化运营提供指导。协助临床科室共同制定措施，优化资源配置，改善工作流程，提高服务质量和效率。这些决策可涉及资源配置、流程改进、患者体验、服务质量提升等方面。

①优化资源配置和改善工作流程方面，绩效核算数据的应用可以帮助运营助理员优化资源的配置和改善工作流程。通过分析数据，可以了解到不同科室和医务人员之间的绩效差异，发现资源利用不均和工作流程不畅的问题。运营

助理员可以协助临床科室，根据数据分析结果，制订合理的资源分配计划，改善工作流程，提高资源利用效率和工作效率。

②提升患者体验和满意度方面，绩效核算数据的应用对于提升患者体验和满意度至关重要。通过分析患者满意度调查结果和其他相关指标，运营助理员可以识别出影响患者满意度的关键因素，如医疗服务质量、就诊等待时间等。基于这些分析结果，可以制定改进措施，如提升医疗服务质量、缩短等待时间等，从而增强患者对医院的满意度，提高口碑和忠诚度。

（3）分析结果的反馈和应用：运营助理员可通过将数据分析结果以可视化的方式呈现，例如制作图表，形成报告，将分析结果有效地反馈给临床科室，并促使数据的重视和应用价值的产生。与临床科室负责人和医务人员进行沟通，分享分析结果，并帮助他们理解数据的意义和价值。通过提供解决方案和建议，运营助理员可帮助临床科室改善患者体验、提升效率和降低成本。这样，数据分析结果得以真正应用于实际的改进和优化过程中，产生实际的价值和影响力。

运营助理员应用绩效核算数据对医院精细化运营起到了重要的作用。通过目标管理和绩效评价、数据驱动决策和优化、分析结果的反馈和应用，运营助理员使绩效核算数据真正被重视，并产生实际的应用价值。通过数据分析和结果反馈，推动决策的科学化、工作流程的优化和患者体验的提升。通过运营助理员的努力，医院能够实现更精细化的运营，提供更高质量的医疗服务，并在医疗行业中取得持续的发展和竞争优势。

第四节　绩效评价体系的运行机制

一、组织架构的概念

如果说医院的文化是它的灵魂，决定着它的成长轨迹和方向，那么组织架构则是医院的支柱，决定了它的成长规模和发展速度。组织结构设计的合理与否直接影响到医疗服务工作质量和效率。构建适宜的组织架构和团队，指的是设立一个主要的决策、执行和监督机构，以及跨部门委员会和重要职位的规划。在医院内部设置相关的科室、岗位和委员会是非常必要的，也是最基本的职责。通过设立多个部门、职位和委员会，并明确相应职能，协助医院管理者有效地管理医院或其内部部门。在实际运作中，由于不同类型的医院其管理体制存在一定差异，所以各个科室所承担的任务也不相同。传统的医院管理架构通常采用院、科两级直线职能委员会制架构，其中职能机构作为专业管理部门，负责指导和向直线领导机构提出建议，而职能部门的意见则需要经过直线领导者的审批，各职能部门独立开展工作。随着现代社会信息化程度不断提高，医院也逐渐实现数字化，在这个过程中，医院原有的管理模式发生巨大变革。医院原有的职能部门已经适应了垂直管理的工作模式，然而，各部门之间缺乏有效的协作和沟通，导致了工作效率的下降。职能机构设置不合理，造成在执行中存在一定问题。工作内容的交叉干扰，导致许多新增职位无人认领，从而引发了管理层面的空缺。信息渠道单一，使得职能部门不能及时掌握患者病情变化情况。职能部门的从业者缺乏对部门工作内容的全面了解，其知识管理范围狭窄，管理幅度偏小，导致各部门之间缺乏协同合作，从而降低了管理效率。各个科室的工作人员素质参差不齐，使得他们无法及时地发现存在于每个环节之中的隐患，从而使整个医疗质量得不到保障。在医院中，由于部门的运行范围仅限于内部的上传下达，因此对于基层问题的发现和解决能力相对较弱。为了适应新时期社会发展的需求，必须加强公立医院内部管理的建设，提高管理水平，促进医疗质量的提升。同时，随着公立医院改革的不断推进，其内在管理模式发生了深刻的变革，需要进行全面的革新。

随着我国不断推进医药卫生体制改革，传统的医院架构设置与医院内部运行机制已无法满足其需求。为了更好地推动医疗卫生事业的发展，必须对原有的管理体制和管理机制进行改进。通过对医院管理职能进行改革，事业单位进行了大部制改革，将相似职能的部门整合在一起，有效整合了管理资源，从而提升了管理效能。在这一背景下，公立医院也要积极地开展相应的调整和变革，以实现自身更好更快发展。对于大多数公立医院而言，改善公立医院机制的关键在于从内部工作机制的角度出发，将医院的工作机制定义为社会学范畴，其中包括社会、员工、患者以及效率、指导思想、工作流程和组织结构等方面。下面从多个角度来阐述，分析现阶段医院工作机制存在的问题和不足，并提出相应的对策建议。随着我国医疗卫生体制改革进程不断加快，人们对于医疗服务也提出了更高的要求，这就需要公立医院在新时期做好自身的管理机制创新和优化调整工作。随着公立医院机制改革的不断深入，广大民众的医疗需求已经不再局限于简单的求医问药，医院面临着外部环境的巨大压力，因此，其内部的改革已经成为一项不容忽视的任务。

二、组织架构调整

随着不同的组织环境和时代背景的演变，协调的方式、范围和目标也将随之调整。这些变迁为协调这一古老的定义注入了新的内涵，进而塑造了全新的言语体系。为了适应事业单位岗位设置和医改管理的新要求和新形势，根据高效和精简的原则，经过充分的论证和调研，将医院内职能相近的管理科室进行了合并。这样不仅简化了机构人员，还节约了大量成本，降低了行政运行费用。在进行大部制改革后，医院的相关部门进行了合并裁减，从而实现了无须经过院领导的协调工作，步骤大幅减少，工作效率得到了显著提升，同时职工待遇也得到了提高。

重新规划职能部门，遵循因人设岗和因事设岗相结合的原则，以及权责对等和命令统一的原则。通过建立科学有效的考核体系来激励员工为企业服务。该计划的核心目标在于确保每个任务都有专人去完成，只有那些表现出色的人才能够胜任，从而提高工作能力，实现自我价值，展现个人才华。

根据职能部门的职责范围和工作性质，对其进行合并，同时进行岗位设置。为了更好地推动医疗卫生事业的发展，必须对原有的管理体制和管理机制进行改进。将全院的职能部门进行整合，形成由医保部、健康服务部、运营管理部和总务部四个部分组成的综合部门。各部门主要负责本部门内的医疗服务、医疗保险等方面的业务工作。各部门下设有如下职能部门：医保部（医保监管科、病案管理科、价格管理科）、健康服务部［社会化管理办公室、慢病管理科、分级诊疗科、宣教科、对外合作办公室（下设车队）、健康管理体检中心］、运营管理部（运营管理科、经营管理科、统计室、审计科）、总务部［基建工程科、后勤管理科（下设锅炉班、电工班、被服班、配餐班、木工铁工班）、保卫科］。各科室均有独立的办公地点和相应的规章制度，并配备专职或兼职人员负责日常工作。通过竞聘的方式，职能部门的负责人被任命为四个部门的负责人，各自负责管理自己的工作，并在协调中完成任务，同时对管理层级进行优化，加强职能之间的横向联系，从而提高执行力。

三、绩效评价指标

医院设置考核绩效指标的意义在于对医院的工作质量和服务水平进行全面客观的评估，从而为提高医院的运营效率和质量提供科学的指引和保障。通过建立科学的指标体系，可以全面反映医院的工作状况，识别存在的问题，并制定相应的改进措施，以确保医院的持续发展。随着经济全球化进程的加快和我国经济体制改革的不断深入，人们的工作生活发生了翻天覆地的变化。为了激发医院工作人员的积极性，提高工作质量和服务水平，增强医院的竞争力，我们需要采取一系列措施。

医院的绩效评价指标可分为四个主要类别，包括效率、消耗、质量和经营状况。在此基础上，重新设计和规划医院职能体系及结构布局。其中效率指标有：平均住院日、床位使用率、病床周转率、每位医生每年门诊人次、人均业务工作量。消耗的指标包括：每门诊人次的平均费用、每住院患者的平均费用、药费在医疗收入中所占比例以及万元医疗收入中卫生材料的支出。质量的评估指标包括：医院内感染的发生率、手术后的感染率、入院后三天的确诊率、出入院诊断的符合率、危重患者的抢救成功率、基础护理的合格率、治愈率、医生在卫技人员中所占比例以及医护人员的比例等。医院的经营状况指标涵盖了多个方面，其中包括人均业务收入、人均人员经费占业务支出比、业务支出与业务收入比、资产负债率以及药品周转天数等多个方面。

四、医院绩效评价的实施流程

医院考核绩效指标实施的流程可以分为以下几个环节：①医院根据自身特点和发展需求，结合行业标准和市场状况，精心打造一套适合自身的绩效评估标准。②通过运用专业设备和软件技术，对医院的各项业务数据进行收集、整理和归纳，进而生成相应的数据报表，以便进行指标数据的采集和处理。③对医院所收集的绩效指标数据进行深入分析，以确定各项指标的得分情况，从而进行绩效评估。④对各项绩效指标的得分进行综合评估，并根据一定比例进行权重分配，最终得出绩效考核得分。⑤向相关部门和岗位反馈绩效考核结果，并据此提出改进建议和实施措施，以提高下一次考核的得分。

五、绩效评价结果分析与反馈

（一）绩效评价结果的分析机制

为了进一步加强科室的医疗质量安全和经营意识，提高工作效率，实现资源的最大化利用，医院在每月的绩效评价结果公布后，由运营助理员在一定期限内对绩效指标结果进行全面分析和根因分析，深入挖掘科室异常的绩效评价指标，总结出存在的问题，并及时向科室反馈，为科室的运营提供有针对性和合理的建议。实践证明，运用科学的绩效评价方法能够有效地帮助科室改善管理现状，提升服务质量。通过对绩效评价指标进行积极引导，对科室内部结构进行调整并改进运行机制，从而推动医院和科室实现可持续发展。

全面分析：一种系统性的综合分析方法，它从科室的全局角度出发，对科室的经济运营、工作效率等各个方面进行综合评估，以全面反映科室运行过程中的共性和关键性问题，从而为总结上一阶段的工作和指导下一阶段的工作提供有力支持。运营助理员需要时刻关注科室的运营状况，并每月对分管科室的质量安全、患者满意度、经济运营和工作效率等多个方面进行全面的多维度分析。通过建立专业管理团队，制定精细化工作制度，加强培训及考核力度，确保了护理服务持续改进和提升。在分析过程中，一旦发现运营数据出现异常，应立即展开调查并向科主任和护士长反馈原因，必要时提出相应的改进措施。为了全面分析科室的运营情况，运营助理员进行了横向和纵向的指标数据比较，以了解科室运营指标的发展趋势，并发现异常指标和进行原因分析。其中横向对比指对各项指标进行本月值、上月值和基准值的对比，并在必要时与性质特点相似的科室数据进行比较，以观察指标变化趋势是否出现异常。纵向对比则是通过对比本月值与去年同期值，并根据具体情况与近几年同期值或月均值进行对比，以监测科室运营指标的发展趋势为目的。

根因分析：RCA 是一种系统化的问题处理方法，它不仅仅关注问题的表征，而且通过逐步确定和分析问题的根本原因，以找出根本性的解决方案并快速妥善解决问题，从而避免治标不治本、问题重复出现的情况。根因分析可以分为诊断性因素分析法和对策性因素分析方法两种。对问题进行根源分析，包括识别和分析问题的近端和根本原因，找出问题的解决方案，设计并实施改善行动，并对改善效果进行评估。采用 PDCA 循环和头脑风暴等方法，贯穿整个分析过程，以确保分析结果的准确性和可靠性；利用鱼骨图和因果分析等工具，能够寻找到近端原因的线索；寻找根源的方式被称为原因树（why tree），它采用了刨根问底式的询问方式，以找出问题的根源。若仅着眼于解决科室问题的外在因素，而未深入探究其根本原因，则科室问题将持续存在，对科室的长远发展产生不良影响。在实际工作中，种种原因造成一些科室出现了异常指标，因此，针对异常指标，运营助理员通过深入分析各指标之间的相互关系，找出导致考核结果发生变化的根本原因。通过对医院经济运营情况进行全面系统的统计分析，可以得出医院经济运行状况与主要影响因素之间存在着一定的相关性。通过对经济指标的分析，可以从收入、支出、医疗服务收入等多个方面探究影响经济运营指标发展趋势变化的因素。对经济指标进行分解后，将其分为变动型和稳定型两种类型，并分别对应为不同类别的指标，在此基础上，运用层次分析法建立分析模型来寻找主要影响指标。若发现科室经济运营因收入异常而发生变化，有必要深入探究住院收入、门诊收入等指标对收入变化的影响；如果收入正常或基本持平，则可对医院总体情况进行评估。如果各项收入保持相对稳定，但住院收入波动较大，那么可以通过对住院患者人数、住院医保收入、住院自费收入等指标进行分析，找出影响住院收入波动的因素，并提出相应的解决措施，以引导科室朝着正确的方向发展。

（二）绩效评价结果的反馈机制

绩效考核的目标不仅仅在于对临床科室进行评估，更重要的是将考核结果作为医务人员薪酬、奖惩等方面的重要依据，以不断提高医务人员的能力和持续改进科室绩效为根本目的，因此，必须及时反馈绩效考核结果。通过科学有效的方法收集数据信息并加以整理分析后，才能准确反映出被评价对象在各方面工作表现的真实水平，从而更好地激励医务人员努力工作。在绩效评价体系的运行过程中，反馈环节扮演着至关重要的角色，它的质量直接影响着绩效评价体系的实施效果以及临床科室的发展方向。目前国内大多数公立医院都建立了专门针对本单位或个人的绩效评价制度，但仍未形成一套完整的反馈渠道与方式。在医院将绩效评价应用于科室时，必须确保医院和科室之间建立高效的沟通机制和完善的反馈机制，以确保评价结果的准确性和可靠性。绩效考核结果通过科学有效的方式反馈到医院各职能部门或员工手中，以便他们更好地掌握本单位的工作情况，从而进一步提升管理水平和工作效率，推动医院可持续发展。科室在收到相关部门反馈的绩效考核结果，并确认结果的同时，对科室存在的问题和不足之处进行深入分析，提出相应的解决方案并进行改进。因此，建立一套合理有效的绩效反馈机制对提高医院整体水平具有十分重要的意义。科室人员可以通过良好的绩效反馈机制，全面了解在一定周期内个人和科室的绩效是否达到预期目标，并深刻认识到当前科室的优势和劣势，从而在不断发扬长处的同时，集中精力采取最优措施及时弥补不足，这有助于激发科室人员的主观能动性，不断改进自身的不足，完善自我，提升自我，推动医院、科室和个人的持续发展。

第八章
医院专科运营分析与应用案例

第一节　工作效率分析

一、工作效率分析的意义

　　随着医疗行业的不断发展，医院管理中的工作效率问题日益凸显。工作效率考核是医院为了达成目标而对员工工作成果、绩效达成情况进行量化、分析、评价、反馈和激励的过程，体现多劳多得。多劳多得是绩效考核的一个重要原则，它体现了员工付出的劳动成果和所得报酬之间的关系，这种方式可以激励员工更加努力工作，提升工作量，创造更大的价值。为了得到更好的指标数据，员工还会通过改变工作方式、优化工作流程来提高工作效率和质量。提高医院工作效率，不仅有助于提高医疗服务质量，满足患者需求，还能降低医疗成本，提高医疗机构的竞争力。

　　提高工作效率有助于提高医疗服务质量。医疗服务质量是衡量医院综合实力的重要标志，而工作效率则是影响医疗服务质量的关键因素。通过分析医院管理中的工作效率，可以发现存在的问题和不足，从而采取针对性的措施进行改进，提高医疗服务质量。例如，通过优化诊疗流程、提高医护人员的工作积极性等方式，可以提高患者的就诊满意度，提升医院的口碑。

　　提高工作效率有助于满足患者需求。在现代社会，人们对医疗服务的需求日益增长，而医疗资源的有限性使得患者对医疗服务的质量和效率的要求越来越高。医院管理中的工作效率分析，有助于发现患者在就诊过程中遇到的问题，从而采取相应措施改善服务，满足患者的需求。例如，通过引入先进的医疗设备、优化挂号预约系统等方式，可以减少患者的等待时间，提高就诊效率。

提高工作效率有助于降低医疗成本。医疗成本是衡量医院经营效益的重要指标，而工作效率的提高可以有效降低医疗成本。通过对医院管理中的工作效率进行分析，可以找到影响成本的因素，从而采取有效的措施降低成本。例如，通过合理调配人力资源、提高物资利用率等方式，可以降低医疗成本，提高医院的营利能力。

提高工作效率有助于提高医院的竞争力。在医疗行业竞争激烈的今天，医院需要不断提高自身的竞争力，以应对来自同行业的竞争压力。工作效率分析作为一项重要的管理手段，可以帮助医院发现问题、改进不足，从而在竞争中占得先机。此外，提高工作效率还可以提升医院的社会形象，吸引更多的患者选择就诊，从而提高医院的市场地位。

综上所述，医院管理中工作效率分析具有重要的意义。通过提高工作效率，可以提高医疗服务质量、满足患者需求、降低医疗成本、提高医院的竞争力。因此，医院应当重视工作效率分析，将其作为提高管理水平的重要手段，以实现医院的可持续发展。

二、工作效率分析的目的

在医院绩效管理中，工作效率分析的主要目的是提高医院的整体运营效率和服务质量，引导其更加高效地提供更优质的服务，提高患者的满意度和医疗水平。具体来说，工作效率分析的目的主要包括以下几点：

（1）识别瓶颈和问题：通过分析医院的工作流程、人员配置、技术应用等方面，找出影响工作效率的关键因素和问题，为制定改进措施提供依据。

（2）制定目标和指标：根据工作效率分析的结果，明确医院在提高工作效率方面需要达到的目标和指标，为医院的绩效管理提供明确的方向。

（3）评估员工绩效：通过工作效率分析，可以更客观地评估员工的工作量、工作质量等方面的表现，为员工绩效考核和激励提供依据。

（4）优化资源配置：工作效率分析可以帮助医院更好地了解各个部门和岗位的工作量和需求，从而合理分配人力、物力等资源，提高资源利用效率。

（5）提高服务质量：通过提高工作效率，医院可以缩短患者等待时间，减少医疗错误，提高诊疗质量和服务水平，从而提高患者的满意度。

（6）促进技术创新和应用：工作效率分析可以帮助医院发现工作中的技术瓶颈和不足，从而推动技术创新和应用，提高医院的核心竞争力。

（7）监控和调整绩效：工作效率分析可以作为医院绩效管理体系的重要监

控手段，通过对各项指标的实时监测和分析，及时发现问题，调整管理策略，确保医院的绩效目标得以实现。

总之，工作效率分析在医院绩效管理中具有重要作用，有助于提高医院的运营效率和服务质量，促进医院的持续发展。

三、各系统工作效率指标的制定

（一）内科系统

1. 内科系统的性质

内科系统主要通过综合性评估患者的症状、体征和医学影像学检查，以诊断和治疗疾病。内科涵盖了多个亚专科，例如心脏科、肾脏科、消化科、血液科、内分泌科和风湿免疫科等。内科医生通过非手术的方法来管理疾病，包括使用药物治疗、改变生活方式、建议接种疫苗和康复指导等，提供综合而全面的医疗服务。

指标设置：内科系统工作效率考核指标为出院人次、患者预出院办理率、时间消耗指数、费用消耗指数和手术、操作次数。

①出院人次。

指标定义：指在特定的时间段内，科室完成的病患住院治疗并出院的总人次，出院人次的增减可以反映出该科室医疗需求的增减情况。

指标导向：逐步提升。

②患者预出院办理率。

指标定义：指在特定的时间段内，科室在患者治疗结束后，提前判断患者是否适合出院，并提前开具预出院医嘱，安排预出院带药，把出院手续的办理流程提前，减少患者办理出院流程时不必要的等待。预出院办理率的高低，可以反映科室对患者的管理和组织能力。

指标导向：逐步提升，并稳定在较高水平。

③时间消耗指数。

指标定义：指在特定的时间段内，所有病例实际住院天数与标准住院天数总和的比值，其中我院（指中山市人民医院，下同）采取省内前三十家三甲医院的均值确定为标准值1，低于1意味着科室治疗同类疾病所花费的时间更短。

指标导向：趋近或低于标准值1。

④费用消耗指数。

指标定义：指在特定的时间段内，所有病例实际住院天数与标准住院费用总和的比值，其中我院采取省内前三十家三甲医院的均值确定为标准值1，低于1意味着科室治疗同类疾病所花费的费用更低。

指标导向：趋近或低于标准值1。

⑤手术、操作次数。

指标定义：手术、操作次数指一个医生或医疗机构在一定时间内完成的手术和操作数量，数量的增减反映该科室手术、操作需求量的增减变化。

指标导向：逐步提升。

2. 各指标权重的设置

医院绩效管理中，各指标权重的设置方法有很多种，常用的权重设计方法有主观经验法、等级排序法、权值因子法及德尔菲专家咨询法。其中，主观经验法是根据管理者的个人经验和判断来确定指标权重；等级排序法是将指标按照重要性和可行性进行排序，然后根据排名确定权重；权值因子法是将各个指标的权重与各个指标的得分相乘得到总得分；德尔菲专家咨询法是通过专家咨询来确定指标权重。

我院工作效率指标的权重设置主要依据主观经验法。内科科室是以药物治疗为基础，辅以内镜及介入治疗进行诊断和治疗的科室。科室对于患者的住院时间的管理，反映了科室的技术水平和治疗能力，故而考虑时间消耗指数和出院人次设置权重占比最大。科室对于成本的管理也非常重要，尤其是对于患者的住院次均费用的管控，对于科室医保管理意义重大，故而费用消耗指数权重占比次之。手术操作次数和预出院办理率，反映科室的手术操作能力及科室床位管理的合理性，属于科室日常管理内容，占比相对较低。

（二）外科系统

1. 外科系统的性质

外科是研究外科疾病的发生、发展规律及其临床表现，并进行诊断、预防和治疗的科学。外科疾病分为五大类：创伤、感染、肿瘤、畸形和功能障碍。这些疾病往往需要以手术或手法处理作为主要手段来治疗。因此，手术就成为外科所特有的一种治疗方法。人们也往往把是否需要手术治疗作为区别内科还是外科疾病的标准。但外科学并不等于手术学，手术只是外科疾病治疗方法中的一种。

　　指标设置：外科系统工作效率考核指标为出院人次、患者预出院办理率、时间消耗指数、费用消耗指数和出院患者手术占比。

　　①出院人次。

　　指标定义：指在特定的时间段内，科室完成的病患住院治疗并出院的总人次，出院人次的增减可以反映出该科室医疗需求的增减情况。

　　指标导向：逐步提升。

　　②患者预出院办理率。

　　指标定义：指在特定的时间段内，科室在患者治疗结束后，提前判断患者是否适合出院，并提前开具预出院医嘱，安排预出院带药，把出院手续的办理流程提前，减少患者办理出院流程时不必要的等待。预出院办理率的高低，可以反映科室对患者的管理和组织能力。

　　指标导向：逐步提升，并稳定在较高水平。

　　③时间消耗指数。

　　指标定义：指在特定的时间段内，所有病例实际住院天数与标准住院天数总和的比值，其中我院采取省内前三十家三甲医院的均值确定为标准值1，低于1意味着科室治疗同类疾病所花费的时间更短。

　　指标导向：趋近或低于标准值1。

　　④费用消耗指数。

　　指标定义：指在特定的时间段内，所有病例实际住院天数与标准住院费用总和的比值，其中我院采取省内前三十家三甲医院的均值确定为标准值1，低于1意味着科室治疗同类疾病所花费的费用更低。

　　指标导向：趋近或低于标准值1。

　　⑤出院患者手术占比。

　　指标定义：指在特定的时间段内，出院患者中手术患者所占的比例。

　　指标导向：逐步提升。

　　2. 各指标权重的设置

　　外科工作效率指标的权重设置主要依据主观经验法。外科科室是主要以手术或手法处理作为主要手段来治疗的科室，科室收治的手术患者数量和患者的平均住院天数最能反映科室的技术能力，故而出院患者手术占比和时间消耗指数两项指标设置权重占比最大。科室收治患者的多少，反映了该科室的影响力，故而出院人次指标权重占比次之。费用消耗指数和预出院办理率反映了科室的成本管理能力及科室床位管理的合理性，属于科室日常管理内容，占比相对较低。

（三）急诊系统

1. 急诊系统的性质

医院急诊系统是指医疗机构为了应对患者急需救治而建立的一套紧急医疗服务体系。它的性质是紧急救治和医疗服务提供。急诊系统的目标是及时救治患者，减少疾病和伤害给患者带来的严重后果。医院急诊系统通常包括急诊科、急救车辆、急救设备、急诊护理等方面，以提供全天候的急诊服务。医院急诊系统必须遵循以下原则：

优先救治原则：医院急诊系统要确保对于病情危急、需要紧急救治的患者，给予及时、专业和合理的医疗服务。

公益性质：医院急诊系统是公益性的医疗服务，其目的是保护患者的生命和健康，而不是以营利为目的。

公平公正原则：医院急诊系统应该坚持公平、公正的原则，不因患者的社会地位、财产状况等因素而区别对待，确保各类患者都能够获得及时的救治。

医疗安全和质量原则：医院急诊系统要注重医疗安全和质量控制，确保医疗工作符合相关法律法规的要求，提供高质量的医疗服务。总之，医院急诊系统是为了紧急救治患者，为其提供专业、及时和公益性的医疗服务。

指标设置：急诊系统工作效率考核指标为急诊出车人次、急诊就诊人次、抢救人次和入院人次。

①急诊出车人次。

指标定义：指在特定的时间段内，医院急诊科在一天内出车的人次，也就是急诊科医生和护士在一天内出车的次数。

指标导向：逐步提升，并稳定在较高水平。

②急诊就诊人次。

指标定义：指在特定的时间段内急诊科的就诊人数。

指标导向：逐步提升，并稳定在较高水平。

③抢救人次。

指标定义：指在特定的时间段内急诊科的抢救人数。

指标导向：逐步提升，并稳定在较高水平。

④入院人次。

指标定义：指在特定的时间段内通过急诊科收治入院的人数。

指标导向：逐步提升，并稳定在较高水平。

2. 各指标权重的设置

相较其他系统而言,急诊系统是医院中最为特殊和关键的部门之一,其特殊性主要表现在以下几个方面:

紧急性和突发性:急诊患者通常病情较为严重,需要立即处理。因此,急诊科医生和护士需要随时待命,随时准备出诊。同时,急诊患者的病情也往往是突然发生的,需要在短时间内做出正确的诊断和治疗决策。

综合性和复杂性:急诊科医生和护士需要具备广泛的医学知识和技能,能够处理各种急性疾病和外伤。此外,由于急诊患者病情复杂,往往需要多个科室的医生共同协作,进行多学科综合诊疗。

高压力和高风险:急诊科工作环境紧张,医生和护士需要面对大量的病患和复杂的病情。同时,由于急诊患者病情危急,治疗过程中也存在较高的风险。因此,急诊科医生和护士需要具备高度的专业素养和应变能力。

快速性和高效性:急诊科医生和护士需要在短时间内对患者进行准确的诊断和治疗,以确保患者的生命安全。因此,急诊科需要采用高效的工作流程和管理方式,确保医疗过程的顺畅进行。

急诊科工作效率指标的标准分是急诊绩效指标中占比最大的模块,其中急诊入院人次权重设置占比最大,一是为了鼓励急诊科根据患者实际情况把患者收入相应专科,二是为了更好地体现急诊科室的工作量。急诊就诊人次权重占比次之,在门急诊业务中,除了工作日普通门诊人次,急诊科承担了工作日及非工作日的急诊需求,急诊就诊人次可以很大程度体现急诊科的工作强度。急诊出车人次权重占比再次之,由于中山市120指挥中心设在我院,大部分急诊出车工作都由我院急诊科承担,急诊出车人次较能体现急诊科的工作难度。抢救人次是急诊科室承担院前抢救及留观工作的体现,为日常性工作,权重占比较低。

(四) 重症系统

1. 重症系统的性质

医院重症系统是指医院内专门负责危重患者的医疗、护理和监护工作的部门或系统。

专业性:医院重症系统需要具备专业的医学知识和技能,能够对危重患者进行全面的评估、诊断和治疗。同时,还需要掌握各种先进的监护技术和设备,确保患者的生命安全。

综合性：医院重症系统需要综合运用多种医疗、护理和监护手段，对危重患者进行多学科综合诊疗。这要求医生、护士和其他专业人员之间密切协作，形成高效的工作团队。

高风险性：由于危重患者病情危急，治疗过程中存在一定的风险，因此，医院重症系统需要具备高度的风险意识和应变能力，及时应对各种突发情况。

高度技术性：医院重症系统需要掌握各种先进的监护技术和设备，如呼吸机、心电监护仪、输液泵等，以确保患者的生命安全和病情稳定。

高效性：医院重症系统需要在短时间内对危重患者进行准确的诊断和治疗，以确保患者的生命安全。因此，医院重症系统需要采用高效的工作流程和管理方式，确保医疗过程的顺畅进行。

指标设置：重症系统工作效率考核指标为出室人次、病床周转次数、平均住院天数、设备仪器使用时间、病床使用率和手术、操作次数。

①出室人次。

指标定义：指在特定的时间段内转出 ICU（重症监护病房）的患者数量。

指标导向：逐步提升。

②病床周转次数。

指标定义：指在特定的时间段内病床的平均使用次数。

指标导向：逐步提升。

③平均住院天数。

指标定义：指在特定的时间段内科室患者的平均住院时间。

指标导向：逐步降低。

④设备仪器使用时间。

指标定义：指在特定的时间段内科室专用设备仪器的总使用时间。

指标导向：逐步增加，并维持在较高水平。

⑤病床使用率。

指标定义：指在特定的时间段内科室病床数量与总床位数量之间的比例。

指标导向：逐步增加，并维持在较高水平。

⑥手术、操作次数。

指标定义：手术、操作次数指一个医生或医院在一定时间内完成的手术和操作数量，数量的增减反映该科室手术、操作需求量的增减变化。

指标导向：逐步提升。

2. 各指标权重的设置

重症系统工作效率指标是重症系统绩效指标中占比最大的模块。因为重症系统重点发展方向是高级的生命支持和治疗技术，必须具有高度的专业化和信息化，出室人次越多，说明科室治疗技术越高超，故而出室人次权重占比最大。手术、操作次数越多反映重症科室处理疑难重症患者的能力越大，占比次之。病床周转次数和设备仪器使用时间占比相同，主要反映科室的工作量。平均住院天数和病床使用率可以大概反映一段时间内科室的患者数量和康复速度，也是体现重症科室工作能力的指标。

（五）门诊系统

1. 门诊系统的性质

门诊系统是指医院为了方便患者就医提供的一种服务形式。它是一种以患者为中心，以信息技术为支撑，以优化就诊流程、提高就诊效率、改善就诊体验为目标的医疗服务体系。门诊系统的性质包括：

以患者为中心：门诊系统的核心是患者，所有的服务都围绕着患者展开，以提高患者的就诊体验和满意度为目标。

以信息技术为支撑：门诊系统需要依托现代信息技术，如互联网、移动医疗等，来实现在线挂号、在线咨询、在线支付等功能，以提高就诊效率和便捷性。

以优化就诊流程为目标：门诊系统需要对医院的就诊流程进行优化，如采用分时段预约挂号、集中式候诊等方式，以缩短患者等待时间，提高就诊效率。

以提高就诊效率和改善就诊体验为目标：门诊系统需要通过各种手段来提高就诊效率和改善就诊体验，如采用自助机、自助取药柜等方式，以减少患者排队等待时间。

指标设置：门诊系统工作效率考核指标为门诊人次。

指标定义：指在特定的时间段内科室门急诊总诊疗人次数，包括门诊、急诊、健康体检人次数等。

指标导向：逐步提升。

2. 各指标权重的设置

由于门诊科室只有门诊业务，没有住院业务，所以门诊科室工作效率指标只考核门诊人次，门诊人次的多少反映了科室的接诊能力和影响力。

提高医疗服务质量：通过对门诊人次的考核，可以了解各个科室的接诊能力和服务水平，从而对医生的诊疗技术和服务态度进行评价和激励。这有助于提高整个医院的服务质量，使患者能够得到更好的诊疗体验。

优化医疗资源配置：通过对门诊人次的统计和分析，可以发现各个科室的患者需求差异，从而有针对性地调整医疗资源的配置，使之更加合理。这有助于提高医疗资源的利用效率，降低患者的等待时间。

促进科室间的竞争与合作：门诊人次考核可以作为医院内部各科室之间的一种竞争机制，促使各个科室提高自身的服务水平和接诊能力。同时，考核结果也可以作为科室之间合作的重要依据，推动各科室之间的交流与合作，共同提高医疗服务水平。

为政府监管提供依据：门诊人次考核结果可以作为政府部门对医疗机构进行监管的依据之一。通过对门诊人次的监测，政府部门可以了解医疗机构的服务状况，从而对医疗机构进行合理的监管和指导，确保医疗服务的公平和安全。

有利于患者满意度的提升：门诊人次考核可以帮助患者了解各个科室的服务水平，从而选择合适的就诊科室。此外，通过对门诊人次的考核，医院可以发现存在的问题并及时改进，从而提高患者的就诊满意度。

门诊科室考核门诊人次对于提高医疗服务质量、优化医疗资源配置、促进科室间的竞争与合作、为政府监管提供依据以及提升患者满意度等方面都具有重要意义。

（六）医技系统

1. 医技系统的性质

医技系统主要服务于医技科室，为医技科室的检查、检验等相关业务提供系统帮助，接收 HIS 传递的申请检查数据，完成计费，管理医技科室的内部流程及检查记录等相关操作，把形成的检查报告传递给电子病历等临床信息系统。医技科室是医院的一个重要组成部分，主要为各临床医疗科提供诊疗依据，或配合治疗，直接或间接为门诊、急诊和住院患者提供技术服务，同时也为全院的科研和教学服务。医技科室虽自成体系，但其业务工作主要是为各临床医疗科服务。临床各科对医技科室，特别是对拥有先进的现代化诊疗设备的医技科室有较强的依赖性。医技科室技术水平的高低、工作质量的优劣、检查报告结果是否准确及时，直接影响各临床医疗科对疾病的诊断和治疗，同时还影响着全院医疗、科研和教学工作的效果。每一个具体的检查项目都关系到某一临床科的诊疗质量。可见，医技科室在医院医疗工作中起着举足轻重的作用。

指标设置：工作量。

指标定义：指在特定的时间段内科室完成的检查项目数量或部位数量。

指标导向：逐步提升。

2. 各指标权重的设置

医技科室的工作量反映了医技科室工作流程的顺畅程度和技术水平。工作量的多少对科室具有重要性,主要体现在以下几个方面:

经济效益:门诊人次的多少直接影响到科室的经济效益。门诊收入是医院收入的重要组成部分,科室的门诊人次越多,收入越高,从而有利于科室的发展和提高医护人员的待遇。

人员配置:门诊人次的多少也会影响到科室的人员配置。科室需要根据门诊人次的需求来合理安排医生、护士等医务人员的工作,以确保患者得到及时、有效的诊疗服务。

设备投入:随着门诊人次的增加,科室可能需要增加相应的设备投入,如挂号、收费、检查等设备的更新和维护,以满足患者的需求。

服务质量:门诊人次的多少会影响科室对患者的服务质量。科室需要在保证患者就诊效果的前提下,不断提高服务质量,以提高患者满意度和口碑。

学科发展:门诊人次的多少对科室的学科发展具有重要影响。科室需要根据门诊人次的变化来调整学科发展方向,以适应市场需求和患者需求。

医疗安全:门诊人次的多少关系到科室的医疗安全。科室需要合理安排医护人员的工作,确保每位患者都能得到充分的关注和诊疗,降低医疗差错和风险。

科研教学:门诊人次的多少对科室的科研教学也有一定的影响。科室需要有足够的病例资源来进行科研和教学活动,以提高医护人员的业务水平和教学质量。

四、工作效率分析的应用

(一)基准值设定

1. 案例:2019 年绩效方案调整内容

2. 方案调整原因

适应医疗改革的需要:随着医疗改革的深入进行,政府对医疗机构的管理逐渐从过去的以行政管理为主转向以服务质量、效率和效益为主的管理。因此,医院需要调整绩效方案,以适应新的医疗改革要求。

提高医疗服务质量:通过调整绩效方案,可以更好地激励医务人员提高医疗服务质量,提升患者满意度。例如,可以将医生的临床技能、手术成功率等指标纳入绩效评价体系，以提高医生的工作积极性。

优化资源配置：医院资源有限，需要在保证基本医疗服务的基础上，合理配置资源，提高资源利用效率。绩效方案调整有助于实现这一目标，例如，可以通过调整工作量指标，引导医护人员合理安排工作时间，提高设备利用率等。

强化绩效考核：绩效方案调整有助于加强绩效考核，使医院管理更加科学、合理。例如，可以将绩效考核结果与薪酬挂钩，激励医护人员提高工作效率；同时，可以将绩效考核结果作为选拔干部、评优评先的重要依据，有利于选拔和使用优秀人才。

促进医患关系和谐：通过调整绩效方案，可以提高医护人员的服务意识，增强医患沟通，有利于缓解医患矛盾，促进医患关系和谐。例如，可以将患者的满意度纳入绩效考核体系，引导医护人员关注患者需求，提高服务质量。

适应社会发展需求：随着人口老龄化、疾病谱变化等问题的出现，医院需要不断提高服务水平，满足社会多样化、个性化的医疗需求。绩效方案调整有助于医院适应社会发展需求，提高服务能力。

3. 绩效评价二级指标（工作效率）调整

（1）指标调整。

内科系统：取消"病床周转次数"指标，调整为"门诊人次数与出院人次数比"指标，"门诊人次数与出院人次数比"为国家绩效考核指标，该调整旨在使院内绩效方案更加贴近国家绩效指标要求。

外科系统：取消"病床周转次数"指标，调整为"门诊人次数与出院人次数比"指标，取消"人均手术例数"指标，调整为"出院患者手术占比"指标，"门诊人次数与出院人次数比"及"出院患者手术占比"指标为国家绩效考核指标，该调整旨在使院内绩效方案更加贴近国家绩效指标要求（见表8-1）。

表8-1　绩效评价二级指标（工作效率）调整一览

系统	二级指标	二级指标调整内容	分值调整	调整原因
内科系统	工作效率	门诊人次	不变	
		人均出院人次	不变	
		病床周转次数→门诊人次数与出院人次数比	不变	指标调整
		平均住院天数	提高	加强周转
		病床使用率	降低	减少压床
		人均手术操作例数	不变	

（续上表）

系统	二级指标	二级指标调整内容	分值调整	调整原因
外科系统	工作效率	门诊人次	不变	
		人均出院人次	不变	
		病床周转次数→门诊人次数与出院人次数比	不变	指标调整
		平均住院天数	不变	
		病床使用率	不变	
		人均手术例数→出院患者手术占比	不变	指标调整

（2）绩效评价指标基准值调整。

①新增指标：取 2018 年月均值作为基准值（见表 8 – 2）。

表 8 – 2　绩效评价新增指标

指标名称	适用科室	基准值确定标准
门诊人次数与出院人次数比	内科系统、外科系统	取 2018 年月均值
医疗服务收入	内科系统、外科系统、门诊系统	取 2018 年月均值
出院患者手术占比	外科系统	取 2018 年月均值

②调整指标：由于 A 科、B 科 2017 年 4 月才开始有日间病房，故取 2017 年
4 月至 2018 年月均值作为基准值（见表 8 – 3）。

表 8 – 3　绩效评价调整指标

指标名称	适用科室	基准值确定标准
人均出院人次→人均出院人次（含日间病房）	A 科、B 科	取 2017 年 4 月至 2018 年月均值
平均住院日→平均住院日（含日间病房）		

（3）数据变化较大的科室及指标。

由于方案已运营一年，部分科室的数据已经发生了明显的变化，经过统计
对比科室各项指标 2018 年的月均值与基准值之间的偏差，最终决定，若 2018 年
月均值与基准值的比值和全院平均比值的差异超过 2 个标准差（即数据分布在
95％区间以外），则取 2017—2018 年月均值作为科室新的基准值；若 2018 年月
均值与基准值的比值和全院平均比值的差异没有超过 2 个标准差（即数据分布
在 95％区间以内），则继续沿用原基准值，具体数据如表 8 – 4 所示。

表 8－4　数据变化较大科室的基准值情况

指标名称	核算科室	2017 年月均值	2018 年月均值	2018 年基准值	比率/%	2019 年基准值确定标准
C 型病例	A 科	3	9	3.00	197.22	原基准值
	B 科	0	2	—		
D 型病例	C 科	—	0			
	D 科	4	4	7.00	−41.67	
	E 科	0	0	—		
	F 科	1	2	1.00	100.00	
三级手术	G 科	20	41	18.00	127.31	
	H 科	2	5	2.00	158.33	
四级手术	I 科	1	0	1.00	−83.33	
	J 科	2	—	2.00	−100.00	
门诊人次	K 科	5 158.80	5 242.83	3 406.83	53.89	原基准值
	L 科	192.00	280.42	176.46	58.91	
人均出院（室）人次	M 科	4.94	4.69	3.80	23.50	2017—2018 年月均值
	N 科	9.65	9.43	14.43	−34.67	2017—2018 年月均值
	O 科	8.02	6.93	10.76	−35.56	2017—2018 年月均值
	P 科	1.78	1.56	1.12	39.49	2017—2018 年月均值
平均住院天数	Q 科	3.51	5.07	3.51	44.44	2018 年月均值
	R 科	10.57	10.90	17.08	−36.18	2017—2018 年月均值
人均手术、操作次数	S 科	29.14	8.51	27.83	−69.41	2018 年月均值
	T 科	16.27	31.71	16.13	96.61	2017—2018 年月均值

（4）科室提出的基准值调整需求。

由于客观原因导致的影响科室数据大幅变动的情况：

A 科：取消收治某病种的患者，导致科室病种产生变化，使"人均出院人次"及"平均住院天数"指标产生明显变动,调整基准值为2018年月均值。

B科:科室高精尖技术发展,导致科室病种产生较大变化,使"人均出院人次"及"平均住院天数"指标产生明显变动,调整基准值为2018年月均值。具体数据如表8-5所示。

表8-5 科室因病种变化而调整基准值情况

科室	调整需求	涉及指标	2018年月均值	2018年基准值	偏离幅度/%	2019年基准值
A科	取消收治小儿康复科患者,床位增加,医保病种变化	人均出院人次	8.42	9.01	-6.55	2018年月均值
		平均住院天数	5.68	5.25	8.19	2018年月均值
B科	病种变化,主动脉夹层医保患者2017年16人、2018年27人,2018年主动脉夹层住院患者66人次	人均出院人次	3.32	3.97	-16.37	2018年月均值
		平均住院天数	16.80	15.86	5.93	2018年月均值

(5)新成立科室或床位数变化的科室基准值设立或调整办法。

①新成立科室原则上参考相近专科的指标基准值,若无参考则采取累计办法确定基准值,满6个月后确定基准值。1年后根据数据实际情况进行调整。

②床位数发生变化的科室满6个月后根据数据实际情况调整与床位相关指标的基准值。

2019年需要调整基准值的相关科室:

①A科、B科自2017年11月分科,采取累积6个月方式确定基准值,2019年1月起取2018年月均值为基准值。

②C科、D科自2018年11月分科,采取累积6个月方式确定基准值,拟于2019年5月按新数据确定基准值。

③E科于2019年1月新成立,2019年1—2月与F科11、12楼护理单元合并核算。3月E科与F科12楼合并核算,核算办法同F科。医疗指标参考原科室,住院工作效率指标基准值参考F科11、12楼基准值,拟于2019年6月按新数据确定基准值。

④调整床位科室(G科、H科、I科)受床位数影响的指标暂沿用原基准值,6个月后视新数据情况调整指标基准值。

（二）月度分析

1. 分析案例

（1）通过分析各医疗组指标情况，找出科室指标得分较低的原因。

【案例】图8-1为某外科科室患者预出院办理率指标，如图可知，该指标实行将近一年的时间，虽然科室该指标逐步提升，但是依然未达到80%的满分状态，通过统计该科室各个医疗组的患者预出院办理率，找出患者预出院办理率较低的医疗组：A和E医疗组的预出院办理率相较其他医疗组低，科室找到原因后先通过口头警告的方式提醒两个医疗组，后续通过科室核心小组讨论，在二次分配方案中增加患者预出院办理率奖罚指标考核，通过绩效手段进行指标管理。

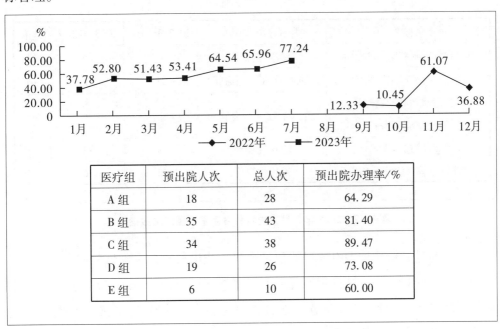

医疗组	预出院人次	总人次	预出院办理率/%
A 组	18	28	64.29
B 组	35	43	81.40
C 组	34	38	89.47
D 组	19	26	73.08
E 组	6	10	60.00

图8-1　2022—2023年某外科患者预出院办理率

（2）通过分析科室主要手术、操作明细，找出科室指标增减的原因。

【案例】图8-2为某内科科室手术、操作次数指标，如图可知，该科室2022年3月手术、操作次数较上月明显增长，由于科室对于数量增长的概念较为笼统，我们可以通过找到具体哪些手术、操作的增长变化，让科室通过数据了解科室患者的变化。通过统计对比2022年2月和3月科室主要手术、操作的增减情况，可以得出："单根导管的冠状动脉造影术"和"经皮环肺静脉电隔离术"分别较上月增加23例和16例,"经皮冠状动脉药物球囊扩张成形术"较上月减少8例,治疗性和较为简单的治疗性操作增加,反映科室技术水平的较高难度的介入治疗数量减少。根据数据情况,科室需要重视对于疑难重症患者的收治,加强与下级医院的双向转诊,做好出院患者的术后回访,把科室的重点难点病种做大做强。

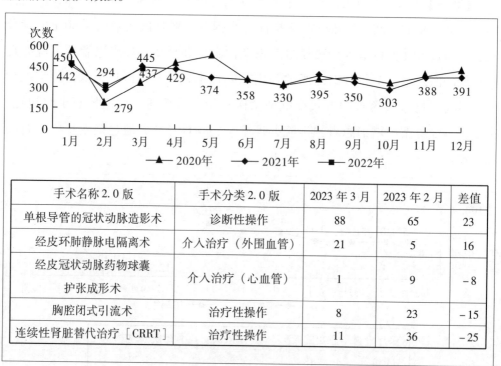

手术名称2.0版	手术分类2.0版	2023年3月	2023年2月	差值
单根导管的冠状动脉造影术	诊断性操作	88	65	23
经皮环肺静脉电隔离术	介入治疗(外围血管)	21	5	16
经皮冠状动脉药物球囊护张成形术	介入治疗(心血管)	1	9	−8
胸腔闭式引流术	治疗性操作	8	23	−15
连续性肾脏替代治疗[CRRT]	治疗性操作	11	36	−25

图8−2　2023年3月某内科科室手术、操作次数指标

(3)通过分析病种DRGs组的数量变化,找出科室指标降低的原因。

【案例】图8−3为某内科科室出院人次数据,如图可知,2022年7月出院人次较2021年7月减少32人次,统计科室主要病种的DRGs组的入组数量对比发现,各个病种的数量都有减少,但是其中"经尿道膀胱、输尿管手术,不伴并发症与合并症"及"其他男性生殖系统手术,不伴重要并发症与合并症"这两个DRGs组的入组数明显减少,这两个DRGs组属于科室主要病种的组,7月由于是暑假,也是科室的工作量高峰时期,主要病种的患者减少反映了科室的患者存在被分流的情况,说明科室的影响力在减弱,科室需要通过加强宣传、增加义诊等方式加强科室的品牌效应。

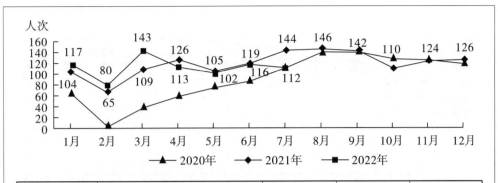

DRGs 组编码	DRGs 组	2022 年 7 月	2021 年 7 月	同比增量
LE15	经尿道膀胱、输尿管手术，不伴并发症与合并症	18	27	−9
MJ15	其他男性生殖系统手术，不伴重要并发症与合并症	13	22	−9
LK19	膀胱/输尿管镜相关操作	30	37	−7
LJ15	泌尿系统其他手术，不伴并发症与合并症	1	5	−4
MB19	睾丸非恶性病损手术	0	4	−4

图 8 – 3　2022 年 7 月某内科科室出院人次

（4）通过分析科室亚专科人数的变化，找出科室指标降低的原因。

【案例】图 8 – 4 为某内科科室门诊人次数据情况，如图可知，2023 年 6 月科室门诊人次较上月减少 161 人次，由于科室已设立亚专科门诊，统计 2023 年 5、6 月各亚专科门诊人次发现，各亚专科门诊人次均有减少，其中"荨麻疹"亚专科 2023 年 6 月门诊人次较 2023 年 5 月减少 144 人次，减少数量最多。科室需要加强门诊亚专业患者的随访工作，建立良好的预约机制，维系好医患之间的关系，增强患者对该亚专科治疗水平的信心。

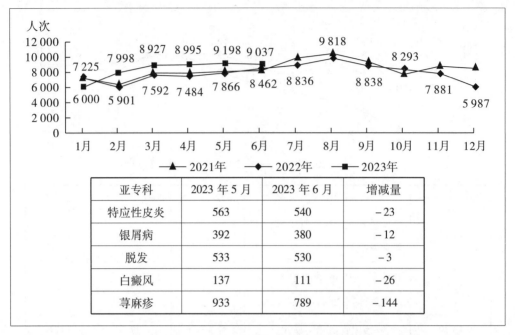

亚专科	2023 年 5 月	2023 年 6 月	增减量
特应性皮炎	563	540	−23
银屑病	392	380	−12
脱发	533	530	−3
白癜风	137	111	−26
荨麻疹	933	789	−144

图 8 - 4　2023 年 6 月某内科科室门诊人次

（5）通过分析科室主要治疗项目的数量变化，找出科室指标降低的原因。

【案例】图 8 - 5 为某内科科室工作量指标情况，2022 年 7 月工作量较上月减少 13 次，统计科室主要治疗项目数量与去年同期和上月的数据，对比发现工作量减少受"血液透析"和"血液灌流"项目数量减少影响，这两个治疗项目为科室的主要医疗项目，反映了科室重点病种患者减少。

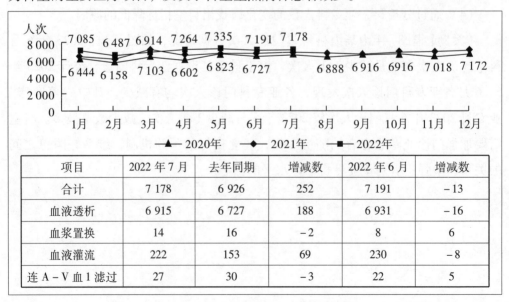

项目	2022 年 7 月	去年同期	增减数	2022 年 6 月	增减数
合计	7 178	6 926	252	7 191	−13
血液透析	6 915	6 727	188	6 931	−16
血浆置换	14	16	−2	8	6
血液灌流	222	153	69	230	−8
连 A－V 血 1 滤过	27	30	−3	22	5

图 8 - 5　2022 年 6 月某内科科室工作量指标

第二节　医保病种分析

一、按病种分值付费的概念

2020 年 10 月至 11 月，国家医疗保障局办公室先后颁布了《区域点数法总额预算和按病种分值付费试点工作方案》《国家医疗保障按病种分值付费（DIP）技术规范和 DIP 病种目录库（1.0 版）》，启动新一轮支付方式改革试点，首次确定了全国 71 个试点城市。随后，各地陆续出台实施方案并开始实施。DIP 支付方式已成为 DRG 支付方式改革的主要补充方式，与之并行推进。2021 年 11 月，国家医疗保障局印发《DRG/DIP 支付方式改革三年行动计划》（医保发〔2021〕48 号），要求"到 2024 年底，全国所有统筹地区全部开展 DRG/DIP 付费方式改革工作"，"到 2025 年底，DRG/DIP 支付方式覆盖所有符合条件的开展住院服务的医疗机构"，这标志着我国 DRG/DIP 支付方式改革由试点走向全面铺开。

按病种分值付费（Diagnosis-Intervention Packet，DIP）是一种基于大数据优势的完整管理体系，通过挖掘"疾病诊断 + 治疗方式"的共性特征，对病案数据进行客观分类，并在一定区域范围的全样本病例数据中形成每一个疾病与治疗方式组合的标准化定位，从而客观反映疾病的严重程度、治疗复杂状态、资源消耗水平以及临床行为规范。该体系可广泛应用于医保支付、基金监管、医院管理等领域。根据年度医保支付总额、医保支付比例以及各医疗机构病例的总分值，运用总额预算机制，计算出相应的分值点值。按照不同类别病例对应相应分值点，将其分配给各类医疗机构。医保部门制定了基于病种分值和分值点值的支付标准，以实现对医疗机构每一病例的标准化支付，从而避免了以医疗服务项目费用为支付依据的情况。

中山市在 2010 年率先推行住院医疗费用按病种分值付费改革，借鉴国内外实践经验并进行优化，开创了按病种分值付费体系的先河，并取得了显著的成效。2022 年，中山市在《中山市社会医疗保险住院病种分值库及诊治编码库（2021 年版）》基础上，对部分内容进行了修订，确定《中山市社会医疗保险住院病种分值库及诊治编码库（2022 年版）》结算分值病种 6 474 个，确定了住院病种诊治编码 10 374 个。

二、医保病种分析的意义

在按病种分值付费的医保支付方式下，医院医保必须实行精细化管理、建立以量化管理为基础的经营管理模式，才能提升医院整体经营管理水平。通过对医保病种的分析，集成、加工、转换医保量化数据，能充分有效地把稳医保经营方向，发挥优势病种的长处，完善劣势病种的管控措施。

在每月医保数据月结后，医院会根据规范的流程逐层进行医保分析（见表 8－6），并通过有关数据或图表的呈现，通报异常病种的问题，找出根本原因，协助科室和医院及时管控。

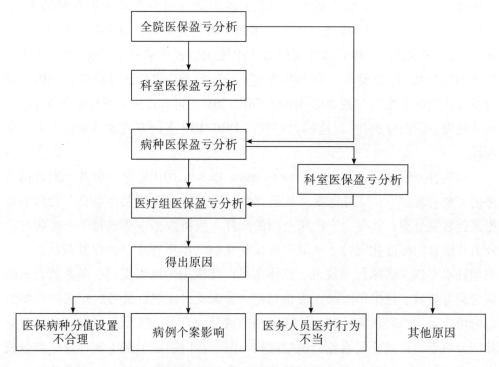

图 8－6　逐层进行医保分析流程

对于科室而言，若病种分值设置不合理，可向医院医保部门反映，由医保部门向市医疗保障局申诉，达到合理调整分值的目的；而科室最重要的是对可控因素的处理，如部分医务人员医疗行为不当，忽视医保病种分值，随意使用昂贵药物导致药品成本过高、医保亏损，这类因素应及时纠正，解决难题。

【案例】2018 年，某肿瘤科室医保盈余较上年度明显减少，分析医保病种发现，该科重点病种"为肿瘤化学治疗疗程"由盈转亏，深入查找原因发现 2018

年该病种患者常规开展"（FISH）病理切片肿瘤基因原位杂交检测"项目，单价1 790元，导致病种检验成本骤增；并且在处理感染并发症时，医生普遍选择高级别抗生素进行治疗，药品成本同样增加。科室接到分析反馈后立马整改，合理开展基因检测项目，并在处理各类并发症用药时，邀请相应科室会诊，精准制订治疗方案，一年后重新分析，科室该病种费用下降22.98%，医保运营扭亏为盈。

三、医保病种分析的方法

统计分析：通过对医保数据进行统计分析，了解不同病种的发病率、就诊次数、费用等情况，从而确定重点关注的病种。

比较分析：将不同病种的就诊次数、费用等指标进行比较，找出高发病种和高费用病种，以及不同地区、不同年龄段等的差异，为制定相应的政策和措施提供依据。

趋势分析：通过对历史数据的分析，了解病种的发展趋势，预测未来可能出现的病种变化，为医保制度的调整和优化提供参考。

病种结构分析：对医保数据中的病种进行分类和分组，了解不同病种的构成比例和变化趋势，为医保政策的制定和调整提供依据。

成本效益分析：通过对不同病种的治疗费用和治疗效果进行比较，评估医保政策的成本效益，为优化医保支付方式和控制费用提供参考。

地域分析：通过对不同地区的医保数据进行比较和分析，了解不同地区的病种分布情况和特点，为医保资源的合理配置和调整提供依据。

四、医保病种分析的技巧

（一）医保病种整合分析

在对医保病种进行归类，将同类型的病种整合成一个医保类别，并以此查找同类型病种运营过程中的通病。

【案例】图8-7为某介入科室医保运营数据，由图可见该科室医保长期亏损，2023年1—11月，科室共亏损55.66万元，虽然较上年度同期亏损额已减少69.27%，但仍能发现总体医保运营压力巨大。

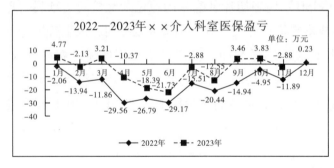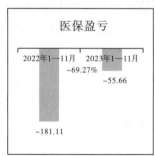

图 8 - 7　2022—2023 年某介入科室医保运营趋势

分析该科主要医保病种，发现"动脉瘤和动脉夹层"例数最多，亏损也是最大的；统计该病种发现有不同的手术方式，如"经导管颅内动脉瘤裸弹簧圈栓塞术""经导管颈动脉瘤裸弹簧圈栓塞术""经导管颈内动脉海绵窦瘘栓塞术""经导管颅内血管栓塞术"等，为方便统计，将各类栓塞手术归类成"介入手术"，发现同类型的病种中，医保结算的标准费用为例均 3.06 ~ 8.84 万元，然而科室在治疗该病种时，成本已超过医保结算费用 25.31%，尤其是介入材料成本，例均超过医保结算费用 16.78%（见表 8 - 6）；医保结算的费用无法覆盖病种消耗的成本，也就是说，科室每实行 1 例动脉瘤和动脉夹层患者的介入手术，科室收入就要亏损近 2 万元，这是科室医保运营长期亏损的主要原因。

巨大的材料成本是该病种的主要负担，科室收到反馈后，积极与医院商量对策，与厂商谈判降价；后续该病种主要介入材料"弹簧圈"陆续纳入集中采购，价格下降幅度最高达 62.57%，大大缓解该病种的医保运营压力。

（二）医保病种拆分分析

部分科室的部分病种不够细化，则需要与科室探讨如何拆分病种，并根据拆分后病种的相关特色，进行不同方法和不同层面的分析，有针对性地提出整改建议。

【案例】某肿瘤科的病种"为肿瘤化学治疗疗程"医保持续亏损，经与科室详细探讨后，将该病种按肿瘤部位拆分为"肺癌—化疗""乳腺癌—化疗""食管癌—化疗"等病种，其中"肺癌—化疗"按组织学来源又拆分为"肺腺癌—化疗""肺鳞癌—化疗""小细胞肺癌—化疗"；通过对拆分病种分析，发现大部分化疗患者医保运营合理，唯独"食管癌—化疗"亏损严重，原因为食管癌患者难以进食，需要大量的营养液进行辅助支持，并且更容易发生并发症，造成"食管癌—化疗"病种的成本大大增加；经科内研究，该病种的治疗方案合

表 8 - 6　某介入科室医保病种分析

病种	操作方式	标准费用（医保结算/元）	例数	药费（例均）	材料费（例均）	检验检查费（例均）	总成本（例均）	医保盈亏
						成本构成		
动脉瘤和动脉夹层	介入手术	30 699～88 371	64	2.95%	116.78%	5.58%	125.31%	亏损
蛛网膜下腔出血	介入手术	27 216～245 349	52	5.68%	66.20%	6.06%	77.94%	盈余
动脉闭塞和动脉狭窄	介入手术	72 333	28	2.61%	55.96%	8.70%	67.26%	盈余
脑梗死	介入手术	30 699～92 502	25	6.19%	70.81%	9.70%	86.70%	盈余
大脑血管畸形	介入手术	21 627～55 971	5	5.47%	96.26%	10.00%	111.73%	亏损
手术后的随诊检查	造影	2 592～8 586	120	6.58%	17.07%	26.44%	50.09%	盈余
脑梗死	造影	18 711～60 831	34	15.36%	13.23%	27.45%	56.04%	盈余
动脉闭塞和动脉狭窄	造影	18 954～49 896	34	9.49%	15.21%	39.90%	64.60%	亏损
动脉瘤和动脉夹层	造影	12 879～64 557	31	12.61%	21.35%	39.41%	73.37%	亏损
蛛网膜下腔出血	造影	64 476～133 488	9	12.02%	16.47%	15.58%	44.06%	盈余

理，虽然病种亏损，但为疾病特点和客观条件所致，科室无须整改。如此一来，通过数据的精准划分，科室就能及时发现问题。

五、基于医保病种分析的医保智慧控费系统

在医疗资源配置和医院管理工作中，医保支付一直扮演着至关重要的角色，其在保障患者权益、提高医疗服务质量等方面发挥着不可或缺的作用。为了解决这一问题，我国各地相继开发了一系列医保管理系统。然而，传统的医保管理模式过于依赖人工操作，需要对医保收费情况和患者的医保信息进行仔细审查，这种方式的效率亟待提高。同时，医保管理是一个庞大的系统工程，其涉及的部门众多，因此，医疗保险管理存在着巨大难度。为了应对这一挑战，我国各地相继推出了一系列医保管理系统，以解决相关问题。这些系统虽然能够实现医保费用的自动审核，但无法满足信息化管理的要求。随着医疗技术的日益精进，医保管理工作的实施变得日益烦琐，单靠人力难以胜任。因此，如何提高医保管理效率是目前各医疗机构急需解决的一个难题。在此大背景下，智慧医保病种控费系统应运而生，并在临床实践中得到了广泛的应用。该系统以患者为核心，通过信息化手段对医保费用进行控制，从而实现降低医疗成本、提高工作效率的目的。应用智慧医保病种控费系统，可大幅提升医保管理水平，从而更好地满足各大医院的医疗管理需求。该系统通过信息化手段对参保人员进行全面监管，从而降低患者的费用支出成本。目前，我国多家三甲公立医院已开始采用智慧医保病种控费系统，该系统已经取得了显著的成效，但仍需进一步完善和优化。其中，部分医疗机构还未建立起一套完善且行之有效的管理制度及流程，致使智慧医保病种控费单不规范等问题时有发生，影响着该系统的推广与使用。因此，对于医院管理工作者而言，深入探究智慧医保病种控费系统的合理应用，已成为一项刻不容缓的研究课题。

智慧医保病种控费系统构建了一个医保规则库，以对符合医保报销标准的各类医疗行为进行分类，并制定了相应的报销规则。该医保规则库能为医疗保险部门提供科学高效的决策依据。借助数据挖掘技术，结合医保数据的特性以及各医疗机构的实际情况，我们构建了一个基于大数据分析平台的智能决策系统，旨在协助医保部门提高工作效率、优化资源配置，从而更好地保障患者的合法权益。随着我国医疗保险制度改革进程不断加快，医保政策越来越细化，对医保支付能力提出更高的要求，这使得医院的经营成本也随之增加。由于传统的医保管理方式缺乏透明度和公开性，导致各种医保报销行为存在漏洞，给

国家财政和医院带来了一定的经济和财务损失，这一问题亟待解决。通过分析当前医保政策，设计了一套智慧医保病种控费系统并应用到实践中。通过智慧医保病种控制管理系统的应用，参保人员的就医流程得到有效规范，从而提升了患者的整体满意度。通过运用智慧医保病种控费系统，建立医保规则库，实现医保规则的可视化管理，将所有医保规则储存于规则库中，医保支付工作严格按照规则执行。在医疗保险过程中，各医疗单位可以通过智能终端查看到医保信息及费用结算结果等相关数据。医保从业人员得以实时获取各类参保患者的诊疗信息，从而提升工作效率。在医疗保险管理过程中，各医院都会依据自己对医疗服务及管理水平的理解进行信息化建设，从而建立起完善的医保体系。此外，各大医疗机构可根据自身的管理需求，灵活调整其内容配置，以满足不同客户的个性化需求，从而提供更加个性化的医疗服务。

随着医疗技术的日益精进，医保保险的种类不断扩大，运用智慧医保病种控费系统，可以实现对医保指标的高度精细化管理，从而提高医疗服务的质量和效率。目前我国各地区都已经建立起了完善的医疗保险体系，但是由于各地经济发展水平不同，居民对于疾病风险认知存在一定差异，导致部分参保者未能得到有效保障。本项研究提出了一种以数据挖掘算法为基础的智能医保优化模型，并以一家医院为案例进行实证研究，验证了该方法的实用性和有效性。本书将数据挖掘技术应用到医保智能化管控平台中。通过设定各项险种的指标要求，设定医保目标，并实施差异化管理以动态管理各项医保指标，同时对医保支付工作后的各项指标偏差进行深入分析，不断调整医保标准，以更好地满足各类患者的实际需求。

第三节　医疗质量分析

医疗服务与其他商业产品不同，医疗服务的对象是人，医疗质量安全是关乎百姓生命健康的大事，是现代医院管理的核心。医疗质量分析是医疗质量管理中最基本、最常用的手段之一，它能提供准确、及时的信息，有效保障医疗质量管理的实施。

一、医疗质量分析是基于决策支持和数据挖掘的管控措施

医院决策层对医疗质量分析的重视程度是医疗质量分析发挥作用的关键因

素，从设立医疗质量与安全管理、医疗质量管理、护理质量管理等专业委员会，到分析结果的反馈展示、持续改进，都需要决策层将资源集中到全面医疗质量管理中。另外，有效医疗质量分析建立在对数据信息的挖掘和分析上，医院信息化技术包括 HIS 系统、病案系统、集成平台等无一不在为医疗质量分析提供数据支持。

二、医疗质量分析是多角度、多层次、多方法的分析

在分析指标的选择上，单从一个侧面或层面是难以判断其全貌的，应该尽可能客观和全面，此外，指标还需要稳定、科学和具有可比性。一般可以从以下几方面考虑。

1. 多角度

全面的质量分析指标体系包括：基础质量、环节质量、终末质量。基础质量是最细化的单元，通常由人员、技术、物资、规章制度、时限五个要素构成；环节质量又称过程质量，可分为诊断质量、治疗质量、护理质量、药剂管理质量、后勤保障质量等；终末质量是医疗质量的最终结果，评价体系包括功能定位、质量安全、合理用药、服务流程四个方面。

门诊质量分析指标体系。门诊是医院与患者接触最早、人流最多的部门，对门诊质量的分析指标体系包括门诊的环境管理、就诊流程管理、人员和服务管理，患者投诉管理，远程门诊和 MDT 门诊的建设等。

急诊质量分析指标体系。急诊是反映医院响应能力和紧急救治水平的部门，对急诊质量的分析指标体系包括急诊设置和布局、急诊就诊流程管理、急诊绿色通道管理、急诊应诊和救治能力管理等。

住院质量分析指标体系。住院部是最能体现医院诊疗水平和统筹协调能力的部门，由各个学科单元组成。对住院质量的分析指标体系包括出入院流程管理、全病程管理、诊疗准入规则管理、治疗质量管理、医疗缺陷和风险管理、病案质量管理、临床路径管理等。

护理质量分析指标体系。护理与医疗同等重要，直接关系到患者的生命和健康，也关系到医院在社会的形象和地位。对护理质量的分析指标体系包括护理质量管理架构、护理质量管理制度、护理文书质量、护理操作技能质量、不良事件处置、质量持续改进等。

医技质量分析指标体系。医技科室作为与临床科室密切配合的部门，其质量高低显著影响着医院的诊疗水平和工作效率。对医技质量的分析指标体系包

括工作过程控制、室内质量控制、室间质量评价、医学实验室认证等。

2. 多层次

建立多层次的医疗质量分析模式。医院层次是从全院业务出发进行综合性监测，如全院无菌手术切口感染率、全院中低风险组死亡率等；科室层次即以科室为单元分析其医疗质量管理情况，如某医技科室检查报告阳性率、某临床科室 VTE 风险评估率；病种层次则是以单病种为分析单元采集其指标管控情况，如国家绩效考核中单病种质控；病例层次即着眼个案分析其医疗质量管理情况，如处方点评。

【案例】病种层次：图 8 - 8 为医院单病种"脑梗死"质控数据，可以发现次均费用逐渐上升，2022 年上半年达到约 4.26 万元。查病种明细发现不同治疗方式的结构影响整体的次均费用，技术含量较高的介入手术患者例数在 2022 年上半年明显增加，较 2021 年增长 25%。而该治疗方式的费用也是相对较高的，虽然较 2021 年有所下降，但次均费用仍超过 10 万元，高技术难度治疗方式的业务量增加导致整体费用上升。

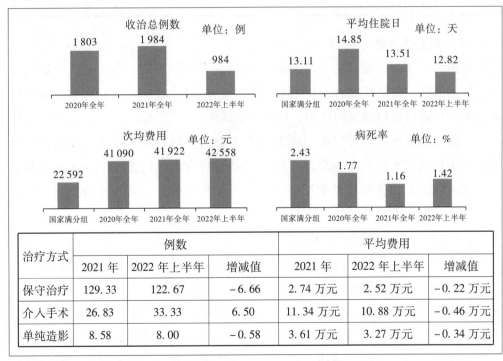

治疗方式	例数			平均费用		
	2021 年	2022 年上半年	增减值	2021 年	2022 年上半年	增减值
保守治疗	129.33	122.67	-6.66	2.74 万元	2.52 万元	-0.22 万元
介入手术	26.83	33.33	6.50	11.34 万元	10.88 万元	-0.46 万元
单纯造影	8.58	8.00	-0.58	3.61 万元	3.27 万元	-0.34 万元

图 8 - 8　医院单病种"脑梗死"质控数据

3. 多方法

（1）描述性分析方法。

以描述事物的整体状况和特征为主，可以通过简单的统计和运算得出结论，清晰直观地反映事物的当前结果，主要表达方法有表格、直方图等。

【案例】表 8-7 为某科室 2023 年 7 月院感质量评价情况，通过表格形式，向科室反馈院感质量管控的重点项目，以及科室在各项要求中的执行情况。由表可见，该科室两项不达标的项目为院感病例迟报事件以及手卫生管理不正确情况。

表 8-7　某科室 2023 年 7 月院感质量评价情况

单位：分

项目	得分	标准分	备注
组织管理	10	10	
院感病例及暴发事件报告处置	9	10	迟报一例，扣 1 分
无菌操作与手卫生管理	13	15	观察两个手卫生不正确，扣 2 分
消毒、隔离管理	15	15	
多重耐药菌感染控制	15	15	
医院感染控制重点项目的管理	15	15	
职业防护	10	10	
医疗废物管理	10	10	

（2）探索性分析方法。

以原始数据为基础，结合简单的条形图、折线图等统计图表，以及数据变换、根因分析，或使用统计学中的回归分析、假设检验等方法，探索数据的因果关系，再通过谨慎的逻辑推敲，最后得出结论。

大部分的分析结果可以使用探索性表达方法进行展示和反馈，因为医疗活动中产生的数据大多属于观测性数据，它是相对客观和可推测的，无须通过烦琐的实验性研究和各种复杂的模型设计，只要简单标化、多因素分析、分层比较，就可以推定因素之间的因果关系。

【案例】图 8-9 为 2022 年某肿瘤科室抗菌药物使用情况的评分，可以发现该科室全年仅 2 月和 5 月达到标准分，其余 10 个月均未达到。另外，从折线趋势可发现下半年评分明显走低。通过分析其关键指标，发现该科室"抗菌药物使用强度"和"住院抗菌药物使用率"逐渐增加，个别月份严重背离医院标准，尤其是住院抗菌药物使用率在 2022 年下半年大幅增加。在积极分析以及与该科室商讨后，认为与该科室病种继发性感染患者增加有关，后续在抗菌药物使用强度的管控上，该科室需加强与临床药学科沟通，通过临床药学科会诊达到规范使用抗生素的目的。在抗菌药物使用率的管控上，加强原发病的病情管理，提高治疗质量，减少合并感染的发生率。

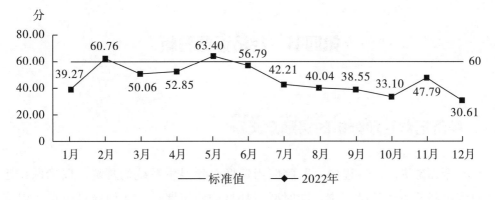

2022 年某肿瘤科室用药指标评分

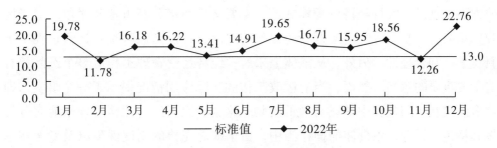

2022 年某肿瘤科室抗菌药物使用强度情况

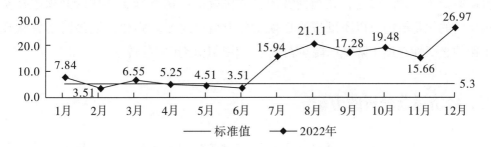

2022 年某肿瘤科室住院抗菌药物使用率情况

图 8 - 9　2022 年某肿瘤科室抗菌药物使用情况

将医疗质量评价纳入绩效评价体系中，依托每月运营分析，建立规范的月度质量分析报表，细化和分解各个医疗质量评价指标的完成情况，深入透彻分析科室的主要成绩和问题，提高医疗质量管理的针对性，并且在时效期内下发至各个临床科室，配合每月运营分析宣讲汇报，加深科室对问题指标的印象。

第四节　经济运营分析

一、经济运营管理分析的实际意义

在全面推进医改进程中，医院应当遵循医疗卫生系统的规范，以确保在运营过程中降低医药药品成本，同时减少耗材的使用费用，从而通过改革医保支付方式，有力地推动现代医院管理制度的实施。其中，对于医疗设备采购与维修方面，则是在实行经济管理模式下，主要运用经济分析方法和手段。对于医疗体系而言，必须将经济运营管理工作与之融合，以确保医院在运营过程中更具科学性和合理性。另外，从整体上来看，经济运营管理工作对整个医院都有着至关重要的意义。然而，当前医改工作的实际应用情况揭示了一个事实，即许多医院在应用过程中缺乏有效的规划，这也导致了经济运营管理未能充分发挥其特色。另外，在具体的操作当中，由于缺乏完善的制度保障以及专业技术人员指导等因素影响，使得医院经济活动存在较大风险问题，不利于医院经济效益的稳步上升。因此，在当前我国公立医院的经济管理工作中，必须积极实施相应的优化措施，以不断提高医院的经营管理水平。强化医院经济运营管理工作的必要性有助于降低医院运营成本，保障医院正常运转。

二、经济运营分析的方法

医院的经济运营分析是建立在对医院财务数据和医疗统计资料进行深入分析的基础上的。通过建立指标体系、运用科学的数学模型进行定量与定性分析，找出影响医院经济运行的关键因素，并提出优化措施。在实践中，我们可以采用多种分析方法，包括但不限于比较分析、比率分析、因素分析、盈亏平衡分析和图表分析等多种手段。

采用比较分析法进行分析：比较分析法是一种将医院当期财务会计报表、会计信息的实际数值和比较标准进行比对的方法，以计算实际数字和基数之间的差异。这种方法在国外被称为比率法或比较法。通过对医院财务运营状况的变化趋势和强度进行分析，探究其变化原因、速度和性质，并利用这些客观数据预测和分析医院未来的发展趋势。它可以用于各种不同时期的经济活动情况的比较。对比同期的工作量指标和业务收支指标，以及与上期的对比，以确保数据的准确性和可比性。

运用比率分析法进行分析：比率分析法是一种将同一财务报表中不同项目或相关项目之间的数据进行比较的高级分析方法。在财务分析中，通常把资产负债表或利润表所揭示出的各项财务指标作为主要依据来计算企业财务状况及经营成果。采用此种财务分析方式，将那些无法进行比较的数据转化为可比较的数据，以便于进行各种分析。其计算结果通常包括运营能力、收益能力、偿债能力和发展能力，反映的是整体财务水平。

采用因素分析法进行分析：指数因素分析法是一种运用统计指数体系对各因素影响程度进行分析的方法，也被称为因素分析法。因素分析法的核心就是建立一个综合指数体系，这个体系能够体现出各项指标之间相互影响、相互制约和相互促进的关系，从而得出各因素的重要作用。在多种因素共同作用于某一指标数据的情况下，将某一因素的变化对该指标的影响程度进行比较分析，以反映其主要影响。因素分析法的运用范围较广，如医院业务收入、医疗服务收费等。该方法的独特之处在于，它以指标为基础，对影响指标变化的各种因素进行替换，每次仅改变一个因素，而其他因素则保持不变。通过对不同因素变化时指标所产生的变化进行分析，可以评估被替换因素对财务的影响。本书运用这一分析方法对医院的门诊量与住院患者人数做了相关分析研究。探究门诊人次、门诊次均费用、出院人次、住院次均费用的变化对门诊收入和住院收入的影响，是本书的研究重点。

运用盈亏平衡分析法进行探究：盈亏平衡分析是一种基于成本、业务量和利润之间相互依存的关系的分析方法，其核心思想是通过对成本、业务量和利润之间的关系进行深入研究，以实现盈亏平衡的目标。在经济活动分析中运用较多。医院的盈亏平衡分析旨在探究医疗服务过程中医疗成本、医疗服务量和收益之间的相互依存关系，以寻求医院某项或全部医疗服务项目的盈亏平衡点，从而规划目标收益，进行医疗服务分析，以降低医院高额投资风险。盈亏平衡分析是一种比较客观、科学、合理的管理方法，它不仅适用于大型综合性医院，而且也可用于小型专科医院。这一种分析方法能够更加直接地揭示医院的经营状况，因此被广泛运用于医院的各个领域。

采用图表分析的方法进行分析：通过运用图表分析法，我们可以将医院的财务数据和统计数据以直观的方式呈现出来，从而呈现出医院经济数据的变化情况，并将不同阶段的数据进行对比，其中 Excel 柱状图、饼图等表现形式较为常见。

【案例1】如图8-10所示，某外科自2023年4月开科以来，经济运营基本稳定，但12月科室收入明显减少，较上月下降24.96%。

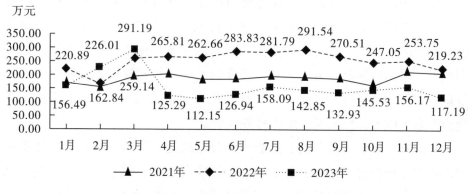

图8-10　2021—2023年某外科总收入情况

如图8-11所示，分析发现，科室患者总量没有减少，但手术次数较上月减少了40次，且12月手术次数为开科以来最低值，其中乳腺良性肿瘤的日间手术减少30次，乳腺恶性肿瘤的传统手术减少10次，因此得出结论为手术量的减少导致经营运营的效能下降。

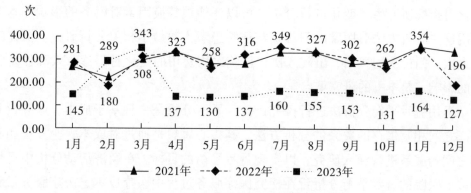

图8-11　2021—2023年某外科手术次数趋势

【案例2】如图8-12所示，2023年，某内科年度人均收支结余为6.76万元，虽然较上年度已扭亏为盈，但月均0.56万元的结余在院内处于较低水平。

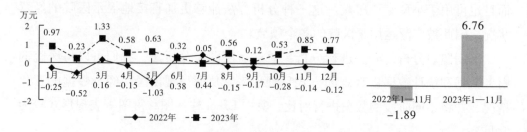

图8-12　2022—2023年某内科人均收支结余

统计科室收支情况，如图 8 - 13 所示，发现 2023 年度收入主要来源于医保患者，医保结算费用为 5 966.33 万元，但其中花费了 33% 的费用用于支付检验检查成本，另外材料和药品成本各占 27% 和 18%，科室收入仅剩余 22%；再加上少量门诊和自费患者的收入，全年收入仅 1 550 万元左右；再扣除大约 1 200 万的科室日常支出，全年收支结余仅 350 万元。

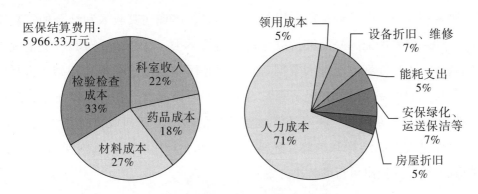

图 8 - 13　某内科收入结构及支出结构情况

科室认为病种成本过高是科室收支结余较低的重点原因，后续将采取使用采集药物和集采材料等措施降低药品和材料成本，通过制定临床路径、规范检验检查项目、收紧开单适应证等手段降低检验检查成本，续观成效。

三、经济运营分析精细化管理的建议

（一）实现全面的预算分析

为了达成战略目标，医院在预算管理方面制订了一份具体的行动方案，旨在规划和安排未来医教研活动的实施，以确保其无阻地进行。医院预算管理工作是医院经营过程中非常关键的一环，也是对医院进行科学发展的一个基本保障。提升医院管理水平的关键在于加强预算管理，这是一项至关重要的任务。当前医疗行业竞争日趋激烈，医院要想获得持续发展就必须重视自身的经营与改革工作，而这离不开科学有效的预算编制与控制。因此，医院应积极地将预算管理作为提高医院管理水平的重要途径之一，不断强化对医院预算管理工作的重视程度。当前，我国医院在预算管理方面尚存众多短板，亟须改进。要想提高医院财务管理水平，必须做好预算工作。深入研究业务预算和收支预算等方面，及时发现预算管理中的问题，识别多种影响预算编制和执行的因素，是实现预算控制和评价职能的必要前提和基础。

医院的预算分析可以从多个角度进行，其中包括对业务预算的整体分析、对医疗收入预算的分析、对医疗业务成本预算的分析以及对管理费用预算的分析，这些方面都可以为医院的财务管理提供重要的参考依据。

（二）收支对比分析

医院在经济运营管理中所取得的最终成果，体现在其收入和结余的管理工作上。如果想要保证医院能够持续稳定地运行下去，就必须要对其收支情况以及结余水平进行详细的了解和掌握。它不仅是医院发展的前提和基础，也是医疗服务质量的重要保障。在经济新常态下，如何做好收支管理工作成了各级医疗机构关注的焦点问题。医院经济运营分析的核心在于对收支进行深入分析，不仅要探究收支的结构和趋势，还需要进行收支对比分析，以判断结余水平，分析其原因，并提出可行的解决方案。

（三）开展流通资金的全面分析

在对医院的经济运营进行综合分析时，不仅需要对基础物资进行细致的评估，还必须对医护人员所占用的公共资源进行全面的评估和分析。如果医院的结余情况比较好，其在经营活动开展的过程中就会获得更多的经济效益，反之则可能导致医院出现亏损或者是陷入财务危机。在进行流动资金分析时，必须全面探讨医疗资源资金的多种应用模式，以确保对资金的有效应用分析得以实现，流动资金可用于维持医院正常运营所需的基础资金，而专项资金则是确保各项成本支出的过程中，能够有效地运用专项资金，通过现金流量分析，可以在医院运营过程中全面探讨不同业务所面临的实际情况。除此之外，还应该从整体上对医院资金流动状况以及未来发展趋势加以综合考虑，只有这样才能为资金管理工作提供良好依据。因此，在进行资金流通的分析过程中，必须综合考虑不同项目的内涵，以确保资金的流入和使用能够真正发挥积极的正面效应。

第五节　患者满意度分析

一、分析目的

　　患者满意度的分析是指通过对医院的服务质量、服务水平、服务效率和患者获得感的调查分析，反映医院的服务质量与水平，提高医院的综合服务能力；加强患者满意度调查与管理，以提升患者满意度为目标，通过对患者进行调查、访谈及发放满意度调查问卷等方法，收集有关信息和资料，对医疗过程、医疗结果和医疗效果进行综合评价，通过对各种影响因素的分析与研究，了解各科室、各环节存在的问题并进行改进和提高。

　　随着社会经济的发展和人民生活水平的提高，人民群众对健康问题越来越重视。医疗卫生事业不断发展进步，医疗技术不断创新和改进，社会对医院也提出了更高的要求。如何提高医疗质量和服务水平成为医院管理工作中的重要内容。患者满意度是指患者从就医过程中所获得的服务或结果与患者对其期望相符合的程度，是衡量医院质量管理与改进工作是否到位及效果如何的重要指标。

　　医院通过调查、分析和统计数据等手段了解和掌握患者对医院服务质量、服务效率和服务态度等方面的意见、建议及所存在的问题与不足，从而有针对性地开展改进工作。通过调查与分析不断完善医院各项工作制度及工作流程，并将其落到实处。通过数据采集与分析、建立管理机制、加强数据应用、加强考核监督等手段促进医院整体医疗质量持续改进。

　　通过满意度调查可以及时发现问题，采取措施提高服务质量和效率，满足患者需求。提高患者满意度是医院追求目标之一。

二、分析对象

　　患者满意度问卷调查范围覆盖门诊、住院、手术和护理等不同医疗服务环节。按临床科室不同的性质设置不同的问题，设计的调查范畴分别是就诊环境、诊疗过程、检查报告、医疗费用、用药情况和服务态度等。问卷设计严格参照《医疗机构患者满意度调查规范》和《医院服务质量与满意度量表》进行设计，问卷内容涵盖了对医院就诊环境、诊疗过程、检查报告、医疗费用、服务态度五个维度的满意度调查。问卷的设计力求做到全面详细、内容完整，具有较强的客观性和实用性。

在调查过程中，我院质控办与各职能部门紧密配合，积极落实调查结果，及时发现问题并分析原因。以门诊为例，质控办积极参与调查问卷的培训及现场测试工作；护理部组织护理人员对满意度调查表进行学习并参与现场测试；质量管理部门与各职能部门紧密配合，及时了解情况并分析原因。最终通过认真分析、统计和汇总，及时发现问题并解决问题，确保此次调查结果的客观全面。

三、数据来源

患者满意度的数据主要由第三方公司的工作人员通过回访来院就诊的门诊患者、住院患者以及手术患者采集。每月对每个临床科室的就诊患者以及出院患者按患者满意度问卷内容收集相关的反馈，并设置"最喜爱医生"以及"最喜爱护士"等栏目，通过各个科室患者满意度调查问卷收集患者对医院各方面服务的意见及建议。

四、分析方法

患者满意度的调查可以从医疗服务质量、沟通能力、医师能力、检查检验结果、药品与耗材质量、诊疗费用、收费与医保支付方式等维度，展开有针对性的调研。主要涉及门诊和住院两个方面：

门诊：收集患者对门诊医护人员的服务态度、诊疗过程中的服务态度、检查检验结果是否准确、药品与耗材质量是否有保证、医疗设备性能是否正常等方面的评价。患者对接待流程及就诊过程中相关人员的沟通交流能力、医院环境及收费情况进行评价。

住院：收集患者对住院环境、住院收费情况、医护人员的服务态度及医疗水平、医生的诊治水平及手术操作技术等方面的评价。患者对住院医疗流程、医院环境、病房条件、检查检验结果、护理人员的服务态度、护理质量、护士素质、护理水平等方面进行评价。

五、数据处理

患者满意度的分析首先需要进行数据录入，然后对录入的数据进行相关分析，包括单因素分析和多因素分析。在进行单因素分析时，我们需要关注患者的性别、年龄、文化程度、职业等因素，这些因素与患者的满意度之间存在一定的相关性。在进行多因素分析时，我们需要关注不同科室之间的满意度差异，以及不同服务项目之间的满意度差异。

多因素分析采用最大似然估计法进行多因素方差分析。该方法需要同时考虑所有可能影响患者满意度的变量，即每个变量都必须被包括在内。因此，我们需要先将患者满意度得分最高的科室与其他科室进行比较，然后再与得分最低的科室进行比较。具体来说，我们可以先将所有指标按照 5 分制评分标准分为五个等级，其中 5 分是最高等级；然后按照 5 分制标准对所有指标进行评分，并将每项指标按照权重求和得到总分。

在确定了影响患者满意度的所有指标后，可以使用 SPSS 软件中的探索性分析功能对患者满意度进行进一步分析。在探索性分析中，我们可以使用正交试验设计（Output test）来确定每个变量之间是否存在交互作用。首先我们要将所有患者满意度得分最高和最低的变量作为正交试验设计中的两个变量，然后根据患者满意度得分高和低的两个变量确定变量之间是否存在交互作用。

根据医院实际情况，我们可以采用聚类分析方法将所有指标分为不同的聚类小组，然后对不同聚类小组进行满意度比较。

六、分析结果

（1）患者对科室满意度分析：按采集的数据结果分析患者对哪个临床科室的满意度最高，并写明满意度分数。与此同时，可以根据满意度得分列出排名前十的临床科室。

（2）患者对医护人员的满意度分析：医护人员的服务态度是患者最关心的问题之一，列出对医护人员的服务态度表示满意的患者比例，同时将护理工作人员、医师、药房工作人员等人员的服务态度的得分进行排名。

（3）患者对诊疗环境满意度分析：诊疗环境是患者最关心的问题之一，列出认为诊疗环境较为满意的患者占比，以及认为诊疗环境不好的患者占比。

（4）患者对医师诊断水平和医师技术水平满意度分析：列出患者对医师诊断水平以及技术水平较为满意的科室以及较为不满意的科室。

（5）患者对诊疗过程的满意度分析：诊疗过程是患者最关心的问题之一，调查在诊疗过程中患者感到方便和快捷的占比以及检查检验结果准确度和结果告知时间的相关数据。

（6）患者对医疗费用的满意度分析：包括医疗费用、医疗过程、检查检验结果和诊疗服务、住院环境、住院时间和治疗效果的满意度反馈。

（7）患者对医患沟通满意度分析：列出医患沟通效果较好的占比。

七、分析总结

在患者满意度调查中，我们发现医院的服务态度有待提高，部分患者反映医院服务态度差，对待患者不够耐心，缺乏有效的沟通。医护人员的服务意识有待提高，部分患者认为医护人员没有很好地理解他们的需求。就医环境需要进一步改善，医院部分科室存在病房拥挤、患者等候时间较长等现象。科室布局需要进一步优化，部分科室存在诊室布局不合理、等候区域较远、候诊区域拥挤等现象。

信息化建设有待提升，目前仍存在预约挂号困难、缴费排队时间长、费用清单查询困难等问题。新技术、新项目需要进一步开展和完善。

针对以上问题，医院将采取以下措施加以改进。加强医护人员服务意识的培养和教育，定期组织医护人员进行相关知识培训，提高医护人员的服务意识，坚持以患者为中心。继续完善预约挂号服务体系和信息系统建设，优化就诊流程，提高就诊效率。继续完善和细化诊疗服务流程，制定预约挂号的流程及相关规定并严格执行。进一步开展医疗质量安全管理工作，建立健全医疗质量安全管理制度和医疗质量管理体系。加强对临床路径和单病种付费的监管力度，规范诊疗行为。进一步完善绩效考核制度及薪酬分配方案，根据绩效考核结果合理拉开收入差距。继续推进以电子病历为核心的信息化建设。

【案例】2022年，某科满意度调查中收到107条患者的意见，将意见分类整理成旭日图（见图8-14），发现大量问题，其中重点突出的问题如下：

（1）病房管理和卫生间管理主要为卫生问题；

（2）及时协助问题主要为病患按床头铃后较长时间才得到护士的帮助；

（3）医患沟通问题主要为医生与患者或家属交代病情不够详细。

科室收到反馈后，提出专项整改：

（1）原来日间手术患者无专用卫生间，需借用病房的卫生间，导致病房患者比较抵触，卫生问题也比较突出；后续将部分更衣室改为公共卫生间，日间手术患者无须再进出病房，病房患者满意度提高；

（2）部分床头铃损坏，导致护士无法接到呼叫；后续排查了全科床头铃是否正常使用，护士也需及时响应患者的需求；

（3）延长查房时间，查房过程细致交代病情；

（4）其他满意度意见同步整改。

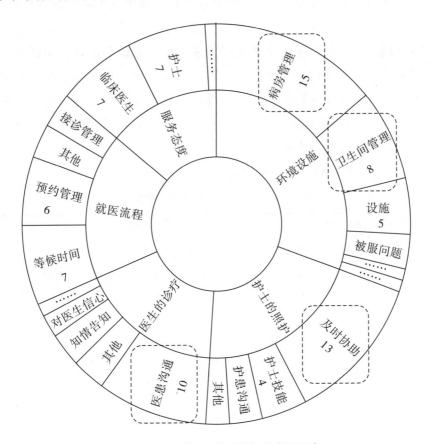

图 8-14　某科患者满意度调查意见分类

第六节　亚专业建设分析

随着现代医学的不断发展和进步，医学知识推陈出新，医疗技术日新月异，现代医学的专业划分越来越细，方向性越来越强，这一趋势与海量医学知识的涌现密切相关；同时，患者对自身疾病的认知加深，对精细化治疗和个性化治疗方案的需求，也是学科亚专业发展的外在推动因素。亚专业建设可以使一批学有所长、技术精湛的亚专业技术带头人脱颖而出，明确其发展方向和专业定位，充分发挥潜能，使其为加快医院的专业化进程服务，做到人无我有、人有我精、人精我新的学科建设格局，使医院在医疗市场中获得更有竞争力的地位。

2021年，为了全力推进医院的高水平建设进程，提升医院的核心竞争力和可持续发展能力，我院引导各专科根据未来发展的方向和前景，明确亚专业方向，规范亚专业建设和科学发展。经过科室申报、医务部审核、医学高级专家委员会和医疗技术临床应用管理委员会委员审核认定、院长办公会议审批和备案实施等步骤，我院50个科室建立了207个亚专业组（见表8－8），逐步形成了"学科有特长，医师有专长"的新局面。

【案例】医院普外科的亚专业建设。

表8－8　医院普外科亚专业建设情况

科室	亚专业方向名称	范围
普外一科	门静脉高压症	肝硬化门静脉高压症的外科治疗
	肝脏外科及肝移植	原发性肝癌、继发性肝癌、肝门区胆管癌、肝肉瘤、肝血管瘤、肝囊肿、肝脏局灶性结节性增生、肝腺瘤、肝脓肿、肝脏炎性假瘤、肝脏血管平滑肌脂肪瘤、肝内胆管结石、代谢性疾病及终末期肝病等各种疑难杂症及急危重症
	胆道外科及经皮经肝胆道镜诊疗	胆道外科及经皮经肝胆道镜诊疗
	肝脏外科及肝移植	肝脏外科及肝移植
	胰腺外科疾病	胰腺外科疾病的诊断和治疗，包括胰腺癌的开腹和腹腔镜胰腺肿瘤切除术、胰腺神经内分泌肿瘤的治疗、急慢性胰腺炎微创和区域性动脉灌注的治疗

（续上表）

科室	亚专业方向名称	范围
普外二科	B超引导下甲状（旁）腺精准诊疗亚专业	彩超引导下甲状腺结节穿刺活检术、彩超引导下甲状腺肿物微波/视频消融术
	大动脉血管疾病	主动脉疾病开放手术、腔内治疗、杂交手术
	腔镜亚专科组	腔镜甲状腺手术、腔镜miccoli侧颈清扫术、腔镜甲状旁腺手术、完全腔镜侧颈清扫术、完全腔镜中央区清扫术、完全腔镜7区清扫术
	甲状腺癌外科治疗	
	外周血管疾病亚专业治疗组	下肢缺血性疾病（下肢动脉硬化闭塞、糖尿病足、脉管炎等）的综合治疗，包括开放手术、介入治疗、干细胞治疗；下肢静脉曲张治疗；下肢深静脉血栓形成、肺栓塞的治疗；（人工血管）动静脉内瘘
普外三科	结直肠外科疾病	结直肠急诊疾病的手术处理、结直肠恶性肿瘤外科手术治疗、晚期结直肠癌的综合治疗、结直肠癌的早期筛查、结直肠良性疾病的诊治
	胃十二指肠疾病	胃癌、胃食管结合部癌、十二指肠癌、间质瘤的外科治疗；胃十二指肠良性疾病：溃疡、憩室、良性肿瘤、疝等；病态性肥胖或肥胖型糖尿病的外科治疗
	小肠疾病、疝	小肠良性及恶性疾病的诊断、治疗方案制订及施行；疝术式的个体化制定
普外四科	小儿外科	新生儿直肠肛管畸形、小儿肿瘤、小儿普外、小儿泌尿
	小儿普通外科、小儿肿瘤	腹股沟疝等各类疝，鞘膜积液、阑尾炎、肠梗阻，各类肠道畸形、胆总管囊肿、胆道闭锁等肝胆疾病，小儿各类良恶性肿瘤
	小儿泌尿	肾、输尿管、膀胱、阴茎的所有先天性畸形、外伤、肿瘤、炎症疾病
	新生儿外科、小儿直肠肛门外科	新生儿的所有先天性畸形、外伤、肿瘤、炎症疾病；新生儿及婴幼儿直肠肛门所有的先天性畸形、外伤、肿瘤、炎症疾病，例如新生儿食管闭锁、新生儿膈疝、新生儿肠道畸形、新生儿肿瘤、先天性巨结肠、肛门狭窄、肛门闭锁、婴幼儿外伤

一、临床科室亚专业组分析

（一）院内专病专治收治率

按科室上报的亚专业分组情况，统计病种的 ICD 码及手术码，统计患者收治情况。

计算方法：取各亚专业组的专治病种或手术（以住院病案首页的主要诊断及对应的主要手术操作为准）在院内总例数占比。

要求：院内专病专治收治率≥70%为达标，计算科室所有亚专业的院内收治达标率，要求达标率为100%。

（二）科内专病专治收治率

按科室上报的亚专业分组情况，统计病种的 ICD 码及手术码，统计患者收治情况。

计算方法：取各亚专业组的专治病种或手术（以住院病案首页的主要诊断及对应的主要手术操作为准）在科内总例数占比。

要求：亚专业组重点病种占科内的收治率≥80%为达标，计算科室所有亚专业的科内收治达标率，要求达标率为100%。

（三）科研能力

本年度是否有发表亚专业方向的科研论文（北大核心期刊）或市级及以上立项课题。亚专业组组长为第一作者或通讯作者的文章，或者亚专业组组长位于前三的市级以上立项记为达标，计算科室亚专业组科研能力达标率。

要求：科研能力达标率为100%。

（四）专病门诊

开展经医院审核通过的专病门诊，并在微信小程序上实现预约放号，每亚专业组至少开放一个专病门诊计为达标。

要求：专病门诊率为100%。

（五）专病结构化病历

各科室亚专业组建立专病结构化病历模板（入院记录、手术记录和出院记录等）、门诊病种建立门诊专病结构化病历模板（初诊和复诊）。

要求：每专业组考评病种专病结构化病历建立在 80% 以上计为达标。计算科室亚专业组专病结构化病历达标率，要求亚专业组专病结构化病历达标率为 100%。

（六）新技术项目

取科室在考核年度在医务部备案的新技术新项目作为考核依据，通过识别新技术项目相关的 ICD 码、手术码、收费码或患者 ID 号统计开展数量，分析新技术开展数目、难度及数量等级。

计算方法：由亚专业组申报，与亚专业病种（术种/技术）相关的每项新技术进行分析。

评价指标：新技术申报并通过评审；新技术成为国家绩效考核目录中的四级手术；新技术开展例数。

要求：每亚专业组需申报并通过至少 1 项新技术，新技术开展例数≥10 例。

（七）临床路径

取科室亚专业病种的数量以及纳入临床路径病例的数量，统计亚专业病种入径率。

要求：亚专业的病种"入径率"≥75% 为达标，计算科室所有亚专业病种的临床路径达标率，要求科室所有亚专业病种的临床路径达标率为 100%。

二、医技科室亚专业组分析

（一）院内专病专治收治率

按科室上报的亚专业分组情况，统计病种的 ICD 码及手术码，统计患者收治情况。

计算方法：取各亚专业组的专治病种或手术（以住院病案首页的主要诊断及对应的主要手术操作为准）在院内总例数占比。

要求：院内专病专治收治率≥70% 为达标，计算科室所有亚专业的院内收治达标率，要求达标率为 100%。

（二）科内专病专治收治率

按科室上报的亚专业分组情况，统计病种的 ICD 码及手术码，统计患者收治情况。

计算方法：取各亚专业组的专治病种或手术（以住院病案首页的主要诊断及对应的主要手术操作为准）在科内总例数占比。

要求：亚专业组重点病种占科内的收治率≥80%为达标，计算科室所有亚专业的科内收治达标率，要求达标率为100%。

（三）科研能力

本年度是否有发表亚专业方向的科研论文（北大核心期刊）或市级及以上立项课题。亚专业组组长为第一作者或通讯作者的文章，或者亚专业组组长位于前三的市级以上立项记为达标，计算科室亚专业组科研能力达标率。

要求：科研能力达标率为100%。

（四）新技术项目

取科室在考核年度在医务部备案的新技术新项目作为考核依据，通过识别新技术项目相关的 ICD 码、手术码、收费码或患者 ID 号统计开展数量，分析新技术开展数目、难度及数量等级。

（五）专业影响力

本年度科室是否举办以亚专业方向为主题的省级及以上的学术会议（以科教部提供的广东省和国家级 CME 项目申报与信息反馈系统数据为准），举办一次即计为达标。

要求：科室亚专业组专业影响力达标率为100%。

（六）检验检查报告结构化

各医技科室亚专业组所对应的专业报告建立结构化报告模板。各亚专业组病种的结构化报告占80%以上计为达标。

要求：科室亚专业组结构化报告达标率为100%。

第七节　学科发展分析

学科建设是集优质资源、学术队伍、人才培养和科研创新于一体的综合性建设。对于地级市三甲医院而言，学科建设是医院发展战略的重要部署方向，学科发展水平直接影响了医院在行业内的影响力和发展潜力，可以说决定着医院的生存和发展。随着医疗技术和医疗服务的标准化和同质化，在既有高水平的省属医院、高等院校附属医院亟待追赶，又有突飞猛进的县级医院不断赶超的竞争环境下，如何充分认识医院各科室的学科发展水平、加强学科联动、发挥优势学科成了医院重要着力点。

一、基于梯队建设情况的人才可持续发展分析

卫生人才是卫生健康事业可持续发展和深化医改的重要支撑，在卫生人才配置数量不足、地域不平衡的现状下，人才可持续发展分析为卫生人才提供了生长发育的土壤，为提升卫生人才职业素养提供了一个重要抓手。对于学科发展而言，不应简单地以追求人才数量增加为目的，同时也要注重人才梯队的合理性和内部结构的高质量发展。基于此，医院建立了一套人才培养与梯队建设评价体系，以100分为标准对8个关键指标进行综合评价，使临床科室有了可以量化的目标（见表8-9）。

表8-9　人才培养与梯队建设评价体系

序号	评价指标	分值	评价标准
1	职称	15	（1）高级职称达到30%，得7.5分，每增加5%加1分，每减少5%扣1分，扣完为止； （2）科室负责人正高职称，得5分
2	学历	10	（1）硕士及以上学历达到70%，得4分，每增加5%加1分，每减少5%扣1分，扣完为止；博士学历达到15%，得4分，每增加5%加2.5分，每减少5%扣2.5分，扣完为止； （2）每新增博士1人（引进或在职取得博士学位）加1分
3	科室负责人、科室学术主任及科室人员学术任职	10	（1）国家级学会委员及以上，或省级学会副主任委员及以上，得5分； （2）科室人员国家级学会委员及以上1人，或者省学会常委及以上2人，得5分，省学会常委及以上1人，得2.5分，此项目最高得5分
4	硕博导任职	10	（1）担任硕导，得5分，每增加1人加1.5分； （2）担任博导，得5分，每增加1人加2.5分
5	进修培训	5	有安排进修，每人得1分
6	学科带头人	10	有1人得5分，增加1人得5分

（续上表）

序号	评价指标	分值	评价标准
7	学科拔尖人才	20	有 1 人得 5 分，人员数达到科室硕博人数的 15% 则得满分，每减少 1 人减 2.5 分
8	优秀青年人才	20	有 1 人得 5 分，人员数达到科室硕博人数的 30% 则得满分，每减少 1 人减 2.5 分
	合计	100	

二、基于 DRG 数据的学科诊疗能力分析

服务产能：以 DRG 组数、总权重、CMI 为评价指标，分析科室收治患者所覆盖病例类型的范围、住院服务总产出和收治病例的技术难度。结合学科及医师，对诊治的病种和开展的技术，与应具备的诊治病种和关键技术的基本标准和推荐标准对照，以此评价学科及医师的医疗服务能力。

服务效率：时间消耗指数和费用消耗指数，对同类疾病的时间和费用进行标准化，考虑到病组差异而导致的资源消耗差异，把医院对患者的治疗时间和所发生的费用标准化，实现与历史运行数据不同维度的同环比分析。

医疗安全：将病组划分为高风险组、中高风险组、中低风险组、低风险组，用低风险组死亡率评价科室的救治能力和质量。如果低风险组病例发生了死亡，说明死亡原因很可能不在疾病本身，而在于临床或管理过程中，需要进一步深入分析原因，找出临床或管理过程中存在的具体问题以及潜在风险，并针对性地制订解决方案。

学科影响：以异地占比和异地疑难占比为评价指标，反映科室的行内辐射能力和虹吸能力；并且需要分析异地患者从何地流入，以此评估科室学科的建设情况。

【案例】表 8-9 为某肿瘤放疗科 2023 年上半年的 DRG 能力分析，可以看出科室患者总量低于医院均值，但是服务产能处于医院平均水平之上，而且中低风险死亡率为 0，反映科室技术的高质量。从科室的权重结构来看，更多患者集中在 $2 \leqslant RW < 5$ 的区间，说明科室病种有一定难度，但还未涉足高技术含量病种（$RW > 5$）。而在学科影响力上，异地占比为 13.21%，异地疑难占比高达 17.83%，因该科室是广东省无痛后装示范基地，科室专项技术"肿瘤无痛后装放疗"技术水平处于国内领先地位，2022 年底，中山市政府与澳门特别行政区合作，引导澳门居民至我院进行无痛后装放疗治疗，由此可见该科室在行业内的影响力是比较大的。

表 8-10 某肿瘤放疗科 2023 年上半年的 DRG 能力分析情况

维度	项目		数值	医院均值
患者总量	出院人数		706	897
	入组人数		704	894
	入组率/%		99.72	99.67
服务产能	总权重		1 570.04	1 354.41
	诊断相关组数		41	693
	CMI		2.23	1.52
学科影响	异地疑难占比/%		17.83	6.52
	异地占比/%		13.21	5.02
服务效率	时间消耗指数		1.01	0.91
	费用消耗指数		0.93	1.11
医疗安全	低风险死亡率/‰		0	0
	中低风险死亡率/‰		0	1.722
权重结构	RW<2	例数	317	735
		占比/%	45.03	82.24
	5>RW≥2	例数	387	115
		占比/%	54.97	12.83
	10>RW≥5	例数	0	39
		占比/%	0	4.31
	RW>10	例数	0	5
		占比/%	0	0.61

三、基于事实型数据（ESI）的医学学科发展分析

学科建设的基础与核心是掌握学科发展的事实性数据与趋势，随着文献计量学的兴起，利用基本科学指标数据库（ESI）或者对科研发展进行综合评估，为学科建设水平的科学评价提供了全新的路径与方法。ESI 是在 Web of Science 数据库基础上建立的分析型计量研究工具，涵盖了临床医学、药理学与毒理学、化学等在内的 22 个学科领域，基于 Web of Science 的 10 年滚动数据评价科研绩效、跟踪科学发展趋势，已成为学术界高度认可、国际上广泛应用的学科评价和分析的权威数据库平台之一。医院通过 ESI 对临床医学学科数据分析（见表 8-11），采用文献计量法、统计分析法和时间—序列分析法对发文量、被引频次、期刊分布等方面进行分析，重点讨论和分析临床医学学科的发展现状。

表 8 - 11　基于事实型数据（ESI）的医学学科发展分析模板

时间序列	全国发文量	全院发文量	该专科发文量	发文量占比	全国被引频次	全院被引频次	该专科被引频次	被引频次占比	全国高被引论文	全院高被引论文	该专科高被引论文	高被引论文占比
2005—2007 年												
2008—2010 年												
2011—2013 年												
2014—2016 年												
2017—2019 年												
2020—2022 年												

论文数量反映了该专科对学术发展的贡献，可以在一定程度上衡量该专科的科研生产力，论文被引频次反映了该学科在领域上具备的科研实力和竞争力。分析结果能显示该专科学科发展现状，更重要的是医院需要基于学科的发展规律，推进学科特色优势的可持续发展：①医院对学科建设与发展需要根据当前情况进行整体布局和进一步科学规划，制定适宜的激励举措；②定期跟踪 ESI 数据变化，形成动态的学科评估报告，为专科以及学科研究人员的科研选题、调整研究方向、杂志投稿等提供参考借鉴；③加强与国内外高水平医院和科研院所的合作与交流，加快本院特色学科进步的步伐，通过全方位、多层次、多领域的合作，增强学科在行业的影响力。

第八节　设备效益分析

仪器设备是社会现代化程度的重要标志，对于医疗机构而言，医疗设备集中反映了医院的硬件条件，能直接影响医疗机构的运行效率和服务效率，也是保障医疗服务顺利开展、卫生人才培养和生命科学研究的物质基础。随着医院规模的扩大和技术的提升，医疗设备的种类和数量越来越多，也越来越精细化，对医院设备的管理既要保证院内设备的先进性与适宜性，又要保证技术满足临床需求又不造成资源浪费。另外，公立医院是国家公共医疗执行代表，不同于微观经济主体纯粹追求利润最大化，公立医院是体现社会效益的，因此，充分论证医疗设备的经济效益和社会效益，优化设备配置和管理能力，用尽量少的设备资源和配套资源（人、财、物、流程）达到尽可能好的服务效果，最大限度发挥效益极为重要。

对设备的论证分析，需要遵循整体性、实用性、经济性、动态性和投资风险原则，主要采集的指标有折旧率、保本量、收益率、功能使用率、设备使用率、投资收益率、投资回收期等，最常用的分析方法是量本利分析法（全称为产量成本利润分析，也叫保本分析或盈亏平衡分析）。量本利分析法是研究服务量、成本、收入与利润之间的关系，达到盈亏平衡时的服务数量，以及超出或未达保本服务量时的盈亏情况，同时需要结合政策层面、技术层面、服务层面等社会效益，达到对设备的充分论证。

一、设备购置前的效益分析

在计划配置新设备前，需要进行购置论证，必须首先考虑设备是否为医疗服务或专科发展必要的设备；其次考虑是否给医院带来技术优势，对学科发展带来助益，提高科室专业技术水平；最后对设备成本效益、预期收入、投资回收时间等因素进行综合分析评估（见表 8-12），将论证结果提交设备管理委员会决策，能有效避免冲动性采购、采购后闲置浪费等现象的发生。

表 8-12　设备效益分析模版

设备效益分析						
设备名称						
设备型号		设备折旧年限			设备预计使用年限	
使用科室						
设备用途						
购置价格			购置数量			
申购理由	报废更新： （原设备使用年限：　　年）		数量增加：		新项目：	
诊治要求	符合本专业诊治要求（由医务科评定）：					

		经济效益				
经济指标	设备收入	收费码	收费名称	单价/元	工作量/（次/例）	收入/（元/例）	备注
		平均项目单价/（元/例）(3)					
		总工作量/（例/月）(2)					
		总收入/（元/月）(1)					
		设备成本		预估值		备注
	变动成本（元/月）	水电费				
		不计价药品				
		不计价卫生材料				
		其他变动成本				
		小计(4)				
	边际贡献/（元/月）(5)=(1)-(4)					
	固定成本（元/月）	人力成本				
		设备折旧(6)				
		设备维修保养费				
		管理成本				
		小计(7)				

（续上表）

经济指标		净收益/（元/月） (8) = (1) - (4) - (7)		
		投资金额/元 (9)		
	设备效益	投资回收期（年） (10) = {(9)/[(8) + (6)]}/12		
		年投资收益率/% (11) = (8) × 12/(9)		
		保本服务量/（例/月） (12) = (7)/[(5)/(2)]		
		保本服务金额/（元/月） (13) = (12) × (3)		
社会效益			是（√）	备注
服务指标	诊疗过程	刚性需求		
	教学研究	学科建设		
	服务效率	缩短诊疗时间		
	服务质量	服务质量改善		
技术指标	操作可行性	新增操作人员		
		操作培训需要		
政策指标	提升知名度	填补市场空缺		
		增加诊疗项目		
	市场竞争需求	同行竞争的优势		
	技术领先需要	填补技术空白		

【案例】设备类型：刚性需求。

表8-13为我院血液净化中心计划申购的水处理机论证分析表，但结合我市血液透析的病患需求和在用的水处理机设备情况，出于对市民健康需求的考虑，认为增购的水处理机为医院刚性需求。

表 8 – 13　设备论证分析模板

设备论证分析				
设备名称	血液净化水处理机			
设备型号	—	设备折旧年限	5 年	设备预计使用年限	10 年
使用科室	肾内科二区			
设备用途	血液净化水处理机用于除去自来水中各种有害成分，尽量使其净化，将其对人体和设备的损害降到最低程度			
购置价格	×万元		购置数量	1 套	
申购理由	报废更新： （原设备使用年限：　　年）	数量增加：√	新项目：	其他：
论证理由	1. 诊疗必要性 　　我院血液净化中心 2018 年血液透析工作量超过 6 万人次，未来工作量还将持续增加。目前医院仅有 1 套水处理机，使用年限已经超过 7 年，树脂罐管路爆裂、一级反渗泵故障等故障发生率较高。且我院的尿毒症透析患者较多，透析患者的特点是不能等待或延迟，通过分析全市透析机分布情况，全市无一家医院或几家医院联合可分流我院患者，若水处理机出故障，透析患者将面临严重健康危机。按业内常态，国内同等规模的血液净化中心均配备 2 套水处理系统。因此该设备为院内必须增配的项目。			
	2. 设备经济效益 　　该设备属于消耗性设备，暂不设收费项目。			

二、设备购置后的效益分析

在用的设备是医院的重点管理对象，由于部分设备存在经验性采购、决策错误、使用过程中产生的协调成本较大等多方面原因，难免出现配置失衡、闲置浪费的现象。因此，医院需要定期对在用设备进行回顾性分析，对其必要性、效益性、技术发展各方面进行评估，及时整合设备资源，增加设备使用效能，优化存量，提高质量。

【案例】2021 年，医院为了对在用设备进行全面摸底排查，决定开展对近三年购置的十万元以上设备的效益分析，运营助理员协助设备管理委员会对 2018—2020 年采购的共 102 台设备进行了回顾性分析，供医疗设备管理委员会决策。

通过向使用科室调研设备的使用情况、对医疗服务和学科建设的贡献度、采集设备的业务量、收费项目、投资成本等信息，对设备进行了4个类别的划分，分别为：1类设备（52台）：在用状态，折旧年限内可回收投资成本；2类设备（18台）：刚性需求设备、必需配置；3类设备（26台）：在用状态，折旧年限内不能回收投资成本；4类设备（6台）：闲置状态。其中3类设备亦分为4个部分：3类-（1）为非超声影像科使用的超声影像设备共10台（见表8-14）；3类-（2）为非手术必须但可提升手术安全性及效果的手术配套设备共9台；3类-（3）为科室原因致使用率不高的设备共6台（见表8-15）；3类-（4）为不能单独收费以回收成本，但使用率高的设备共1台。

根据全面分析结果，医院提出了相应的处置办法：

针对1类设备、2类设备和3类-（4）部分的设备，使用科室需保持业务量可持续发展，提高设备使用质量。

针对3类-（1）部分设备，因非超声影像科医生不具备出具B超报告的资质，所以即使提供了服务也无法收费，设备科已统筹协调推进整改，通过培训资质或者由超声医生出具报告达到合理收取费用的目的。

表8-14　3类-（1）部分设备情况

分类	科室	超声影像设备数量
3类-（1）	外科ICU	2
	日间手术室	2
	急诊科抢救室	1
	内分泌科	1
	康复医学科	1
	麻醉科	1
	肾内科二区	1
	器官移植中心	1

针对3类-（2）和3类-（3）部分设备，回收成本时间较其他设备长，要求申购科室1个月内提出改进措施，合理提高设备使用率；部分可与其他科室共用的设备，由申购科室提出共用申请，由设备科协调手术麻醉科协助共同解决。

表 8 - 15　3 类 - (2)、(3) 部分设备情况

分类	启用时间	科室	设备
3 类 - (2)	2019 年	日间手术室	麻醉意识水平监测仪
	2019 年	日间手术室	无创实时动脉血压及血流动力学监测系统
	2018 年	日间手术室	高清腹腔镜 2 台
	2020 年	神经外科	术中神经导航仪（神经外科手术）
	2020 年	泌尿外科二区	手术显微镜
	2019 年	耳鼻咽喉头颈外科	手术显微镜及动力系统
	2018 年	骨二科	超声外科吸引系统（含骨动力系统）
	2018 年	神经外科	超声外科吸引系统
	2020 年	泌尿外科一区	掺铥光纤激光治疗机
3 类 - (3)	2020 年	消化内科	消化道动力检测系统
	2020 年	小儿外科	消化道动力检测系统
	2018 年	普通儿科	超声骨强度仪
	2020 年	康复医学科	运动心肺功能评测系统
	2020 年	呼吸内科	电子支气管内窥镜 2 台
	2019 年	内分泌科	超声清创机

　　针对 4 类设备，涉及 5 个科室（见表 8 - 16），医院与相关领导对科室负责人进行了批评教育。使用科室负责人须对设备出现闲置情况进行深刻反思，提交书面检查材料到相关职能部门。同时，使用科室负责人须对提高设备使用率提出切实可行的整改方案，于 1 个月内书面上报给医疗设备管理委员会。从 2022 年 1 月开始，使用科室须每月上报设备使用情况到相关职能部门，职能部门也应每半年协助做一次效益汇总分析，上报给医疗设备管理委员会，呈医院党委会审阅。

表 8 - 16　4 类设备情况

分类	启用时间	科室	设备名称
4 类	2020 年	血液内科	红细胞寿命测定呼气试验仪
	2020 年	泌尿外科二区	便携式膀胱容量测定仪
	2020 年	乳腺外科	低温手术系统
	2019 年	急诊科	心排量测试仪
	2018 年	乳腺外科	伽马射线探测装置
	2019 年	呼吸内科	硬质支气管镜

第九节　项目成本分析

一、医疗服务项目成本分析

（一）医疗服务项目成本概述

1. 医疗服务项目成本的概念

医疗服务项目成本指医院工作人员在进行医学服务过程中的总体花费，包含两个方面，一是耗费的劳动资料的物化价值，如房屋建筑、家具、医疗设备、医用材料等；二是提供给医院工作人员的劳动价值。

2. 医疗服务项目成本的分类

医疗服务项目成本分为七大类，分别为人员费用、卫生材料费、药品费、固定资产折旧费、无形资产摊销费、提取医疗风险基金和其他费用。

人员费用：包括基本工资、津贴补贴、绩效奖金、伙食补助及五险一金等。

卫生材料费：包括血液费、氧气费、放射材料费、化验材料费、手术器械、介入器械及其他卫生材料等。

药品费：包括西药、中草药、中成药。

固定资产折旧费：包括专用设备（CT、MRI、B超、监护仪等）、一般设备（桌椅、空调、电器、电脑等）、房屋（医疗用房、行政办公用房、辅助部门用房等）。

无形资产摊销费：包括购置软件、信息化建设成本等。

提取医疗风险基金：为了增强全院职工的风险意识和责任意识，降低风险所造成的损失，按科室医疗收入的千分之一提取医疗风险金，主要用于医疗事故争议及其他医疗纠纷赔偿等。

其他费用：包括办公费、印刷费、手续费、水电费、邮电费、制冷费、物业费、差旅费、维修费、会议费、公务接待费、公务用车运行维护费等。

3. 医疗服务项目成本的核算

医疗服务项目成本核算是指以各科室开展的医疗服务项目为对象，归集和分配各项费用，计算出各项目单位成本的过程。医疗服务项目成本核算对象是指各地医疗服务价格主管部门和卫生健康行政部门、中医药主管部门印发的医疗服务收费项目，不包括药品和可以单独收费的卫生材料。医疗服务项目应当执行国家规范的医疗服务项目名称和编码。医疗服务项目成本核算是医疗临床服务类、医疗技术类科室成本向所提供的医疗服务项目进行归集、分摊、最终得出各项目单位成本的过程。医疗服务项目成本以科室医疗成本为基础进行核算，准确计算各项医疗服务的实际消耗，合理制定收费价格并安排预算，争取使医疗消耗得到应有补偿。

（二）医疗服务项目成本核算研究现状及发展趋势

1. 医疗服务项目的管理

医疗服务项目调整指的是在一定周期内不断更新医疗服务管理理念，同时对产出的形式和内容进行重复检验的过程，具有延续性和灵活性的特点，核心是对结构的调整。结构调整又分为三种类型：一是项目类别的变化，在与国际接轨的基础上按照一定的排序规则将项目重新归并分类；二是项目各要素的变更，包括项目名称、内涵、计价单位、计价说明等内容的合并、新增、删除和补充；三是项目价格的调整，结合市场经济和医疗技术水平的发展，对原收费标准作出相应改变，包括价格的上调和下降，以及对新增项目的定价。

2001年，我国首次颁布《全国医疗服务价格项目规范》，要求各省区市参照调整相应的项目规范及收费价格，后于2007年进行了修订和新增，之后，经过进一步的修订和完善，下发了2012年版，目前部分省区市所使用的项目规范是在国家2012年版的基础上调整完成的。在国家政策出台之前，大部分省区市已自行制定了医疗服务项目收费标准，但由于缺少有效的监督机制和健全的管理手段，各地收费项目的标准和价格参差不齐，检查类项目依靠昂贵的大型仪器设备拉高价格，但体现医务人员技术劳务价值的诊断、治疗、护理类项目价格却普遍偏低。主要原因之一是各地医疗服务价格的不透明，患者未享受到应有的知情权。调整医疗项目规范不能从根本上解决当前民众就医困难的问题，应以医疗服务项目价格结构调整为出发点，其根本途径是进行科学的医疗服务项目成本核算。

2. 医疗服务项目成本核算的探索

医疗服务项目成本核算经历了前期的探索，用成本相关政策以及理论实践研究首次明确了医疗成本核算体系中对医疗服务项目成本核算的范围和方法，2001年，国家计委、卫生部提出《医疗服务项目成本分摊测算办法（试行）》

（计价格〔2001〕1560号），第一次明确提出了以成本当量法为核心的医疗服务项目成本核算技术。

随着医疗服务项目成本核算的探究进一步加深，研究范围更加全面，从整体上对医疗服务项目成本核算进行论述，在核算方法上也加入了作业成本法，使成本核算体系更加丰富。有专家提出，医院应该划分不同的管理对象，根据对象分别进行成本核算，如药品成本、项目成本、床位成本等，并在此基础上分析医院的运营现状，为医院管理者提供决策信息，使投入成本效益最大化。

医疗服务项目成本核算探索至今，随着理论与实践研究的进一步深入，政策进一步对核算范围、核算作业中心进行了规范和标准化，首次将技术难度与风险程度等要素纳入成本因素，核算方法多种多样，构建了基于价值链的医院项目作业成本核算体系。

3. 当前医疗服务项目成本核算存在的问题

第一，当前医疗服务项目成本核算范式不完善，研究侧重于以医院为单位开展的实际成本核算，有关医疗服务项目成本核算的研究较少，缺少规范化的医疗服务项目标准成本核算体系。明确医疗服务项目标准成本对于探索项目成本差异、提升医院精细化管理水平以及后续医疗服务价格调整意义重大。

第二，待冲基金消减了医疗服务项目实际成本。我国公立医院公益属性较强，肩负着保障人民群众医疗健康权利的使命，因此，国家对于公立医院的诊疗水平和科研水平有着更高的要求，为了提升公立医院医疗服务质量和科研教学水平，国家每年都会拨付财政补偿资金和科教资金用于专项的医疗设备采购或科研项目支持，这对医疗服务项目成本核算有着相当大的影响。

第三，信息化程度较低导致医疗服务项目成本信息不完善。信息系统的开发与应用是一个长期、复杂、持续化的过程，需要医院进行全面的信息建设发展规划。医疗服务项目成本核算也需要有强大的信息系统来支撑。当前，我国公立医院的信息系统普遍存在全局规范性差的问题，不同科室的信息系统各自为营，各个子系统自成一家，未使用统一的标准化字典，信息系统的碎片化、多端口的数据提取和管理，在每月实现字典标准化及统一核算单元的情况下，会不可避免地出现数据遗漏与错误，从而影响成本核算的精确性。

第四，医院部门之间协调力度不到位。医疗服务项目成本核算不仅是财务部门的工作，还涉及医院工作的各个方面和各个部门，需要临床、医技科室以及后勤保障部门的共同参与和配合。部门之间缺乏合作意识，沟通协调不顺畅，不易实施统一协调与核算管理，影响了核算数据的完整性，降低了数据的使用价值，从而导致成本核算工作效率低、核算过程复杂化。若核算结果出差错，那么后续对数据的分析及应用就无法开展，从而影响管理者的项目决策，降低医疗资源的利用效率，影响医院的正常高效运转。

4. 医疗服务项目成本核算的发展趋势

第一，医疗服务项目成本核算亟待实现标准化。目前我国医疗服务项目成本核算仍然停留在探索阶段，主要体现为我国尚未形成全国统一的医疗服务项目成本核算标准化体系，医疗服务项目成本核算的无序化严重制约着其在各地、各级、各类医疗机构的覆盖面进一步扩大。

第二，成本核算向医疗质量安全成本延伸。随着作业成本法核算技术的规范化，未来医疗服务核算应用的发展趋势主要是向医学服务质量安全一体化扩展，通过将医学服务作业过程标准化，统一划分医学服务作业，并建立规范的作业成本责任中心。

第三，持续夯实核算基础与完善配套政策。开展医疗服务项目成本核算的过程中，不但容易受到医疗服务本身复杂特点的影响，同时还会被多种客观因素所控制。在众多的外部影响因素中，核算基础与配套政策措施已成了直接影响医疗服务项目成本核算实施的主要因素。夯实核算基础、完善健全配套政策措施成了实现医疗服务项目成本核算的关键问题。

第四，以绩效考核为标准推动成本核算。成本核算与绩效考核两者动态相关，健全医院内部绩效管理体系，以绩效考核为杠杆，推动成本控制指标进入各科室、个人的绩效考核管理指标体系框架中，可以促进业务指标和管理指标的高质提升，同时也可以作为推动医院成本核算的杠杆。

第五，加快成本核算和业务活动相融合。在进行实际成本核算过程中，按照成本管理的各项规定，将其纳入业务活动工作的资源配置、物资消耗、绩效考核等各个环节，根据医院经营活动的实际状况，提出科学合理的成本费用控制区间和处理对策，进一步充分发挥成本核算在经营管理中的功能，为医院绩效评价与医疗技术的进步提供标尺。

第六，医院成本核算人员专业水平亟待提升。新形势下，医院面临着更加激烈的经营和竞争环境，需要一批专业化的成本核算人员，从而满足新时期医院发展的要求，提高医疗服务项目成本核算管理的质量。如果要在真正意义上实现对成本的控制，医院需要重视员工的工作培训，培养高素质、高责任感的成本核算管理人员，调动员工的工作积极性和创造性，挖掘和发挥管理人员的工作价值和潜力，提高医院成本核算管理水平。

（三）医疗服务项目成本核算

1. 医疗服务项目成本核算的原则

第一，强化项目成本观念，追求项目成本最低的原则。要实现成本最低，首先要在意识上强化成本观念，其次要分析实际状况，确立切合实际的、可能达到的最低成本水平。

第二，健全原始统计工作，实现全面成本管理的原则。原始统计工作是一个项目的开端，也是基础，必须高度重视，只有原始数据准确无误，才能保证项目成本统计的科学性。

第三，层层分解，落实成本责任制的原则。全面管理涉及项目成本的各个方面，需要对其层层分解，实施分工明确、具体的成本责任制。

第四，科学管理、切实有效的原则。把自然科学和社会科学中的理论方法运用于成本管理中，结合预测与决策方法、量本利分析方法等科学方法进行过程成本分析，在经济体制、法律规范允许的范围内，最终实现以最小投入获得最大产出的目标。

2. 医疗服务项目成本核算的重要意义

第一，医疗服务项目成本核算是公立医院精细化管理的内在要求。公立医院高质量发展对医院精细化管理提出了新的要求。当前，公立医院成本管理模式较为粗放，仍停留在医院及科室层面，无法满足新形势下对成本管理的需求。通过测算医疗服务项目成本，分析成本差异，能够精准地为医院成本管控提供决策依据。

第二，医疗服务项目成本核算是支付方式改革的有力保障。随着医保支付方式不断改革，从按项目付费到按床日付费、按人头付费、按病种付费、按DRGs付费等，无论哪种支付方式，医疗服务价格都是病种费率的决定因素。因此通过核算医疗服务项目的标准成本引导价格合理制定，是支付制度改革持续有效的重要保障。

第三，医疗服务项目成本核算是医疗服务价格改革的现实需要。通过对医疗服务项目标准成本与定价关系的对比分析，可以向决策部门提供更加科学合理的价格调整建议。同时，医疗服务项目标准成本数据也是建立灵敏有度的价格动态调整机制、理顺医疗服务项目比价的重要依据。

3. 医疗服务项目成本核算的内容

人员经费：医院为在职员工实际发生的所有支出，包括员工的工资、津贴补贴、绩效奖金和其他各项补助等。

卫生材料费：医疗服务过程中所消耗的一系列相关卫生材料的费用，例如酒精、纱布、针管等。

药品费：医疗服务过程中所使用或出售的药品费用。

固定资产折旧费：医院所拥有的房屋或者设备在使用过程中所计提的折旧费，按照医院实际固定资产的构成进行费用细分。

无形资产摊销费：比如著作权、土地使用权、信息系统购买开发等费用。

提取医疗风险基金：是被用于支付医院购买医疗风险所发生的支出或实际发生的医疗事故赔偿的金额。

其他运营费用：医院在进行医疗活动或其他辅助活动所产生的各项费用，例如水电费、洗衣费、安保费、绿化管养费、物业管理费等。

二、消毒包成本分析（作业成本法）

（一）作业成本法基本理论

与传统成本计算法相比，作业成本法更注重成本信息对决策的有用性，因此两者之间存在较大的理论差异，主要表现在以下方面：

第一，产品成本实质不同。传统成本计算法认为，成本的经济实质是生产经营过程中所耗费的生产资料转移的价值和劳动者为自己所创造价值的货币表现。作业成本计算法认为，单位管理深入作业层次以后，单位成为满足顾客需要而设计一系列作业的集合体，从而形成了一个由此及彼、由内而外的作业链。每完成一项作业要消耗一定的资源，而作业的产出又形成一定的价值，转移给下一个作业，按此逐步推移，直到最终把产品提供给单位外部的顾客，以满足他们的需要。最终产品作为单位内部一系列作业的总产出，凝聚在各个作业上并最终成为转移给顾客的价值。因此，作业链同时也表现为价值链，作业的推移同时也表现为价值在单位内部的逐步积累和转移，最后形成转移给外部顾客的总价值，这个总价值就是产品的成本。

第二，产品成本内容不同。在传统成本计算法中，产品成本是指制造成本，只包括制造过程中与生产产品有直接关系的费用，而作业成本法中，产品成本是完全成本，在产品制造过程中产生的所有合理的、有效的、对最终产出有益的支出，都应计入产品成本。

第三，产品成本计算对象不同。传统成本计算一般以产品为成本计算对象，还可以某一步骤或某一批订单为成本计算对象。作业成本法的单位成本控制观念和控制手段都提高到了新的高度,这种变化要求成本信息不仅要反映财务状况和经营成本,还要满足成本控制和生产分析的要求。当作业成本法将资源、作业、作业中心、制造中心等概念引入成本控制时,就形成了一个完整的作业成本计算体系。

(二) 作业成本法运用实例——消毒包成本分析

(1) 消毒供应中心成本核算现况。

消毒供应中心作为医疗辅助科室,不直接参与医院医疗服务活动,供应的产品无法直接产生经济效益,但其工作与医院的医疗服务工作密切相关,其工作量也与临床工作量密不可分,对预防和减少院内感染的发生起着至关重要的作用。目前我院消毒供应中心的工作量以灭菌包内器械数量、灭菌时间、大小规格三项分值作为衡量的指标,但灭菌包器械数量差异巨大,组合多达上千种,规格也大小不一,指标分值无法真实准确地反映消毒灭菌工作的劳动价值。

(2) 消毒供应中心成本核算的必要性。

第一,在对临床科室的成本核算中,各临床科室仅仅承担了消毒供应中心的全院分摊支出及各仓库领用支出。灭菌消毒包的消毒费定价过低,大量处理过程中消耗的成本无法核算到临床科室,导致临床科室在领用、处理及使用环节均存在资源浪费和流失的现象,无法引起临床科室足够的重视。

第二,随着消毒供应中心外包工作的推进,对消毒供应中心进行成本测算是亟待解决的问题。若无法真实评估消毒灭菌包的成本价格,会给外包工作带来诸多不确定因素,在外包谈判中处于劣势甚至导致医院亏损。

因此,对消毒供应中心进行成本测算,对各类灭菌包实施精准定价,有利于降低运营成本,提高资源利用率,实现消毒供应中心标准化、规范化管理,促进消毒供应中心专业化发展,是建设消毒供应中心追溯管理系统的需要,对医院和科室的运营管理都有着重要意义。

(3) 我院消毒供应中心成本核算过程实例。

①明确消毒供应中心成本核算相关部门职责。

消毒供应中心:负责提供全院所有消毒灭菌包的明细信息、全年消毒灭菌工作量数据、人员排班情况等。

财务部:提供消毒设备折旧数据、消毒供应中心人员绩效奖金数据。

信息科:提供消毒供应中心追溯管理系统及相关信息系统的安装维护。

设备科:提供消毒设备维修保养等支出数据。

运营管理部：负责消毒供应中心整体成本测算过程。

人力资源部：负责提供消毒供应中心人员信息及人力成本数据。

后勤管理科：负责提供房屋水电物业、科室改造维修等数据。

②结合消毒工作流程特点和管理需求，确定成本核算对象。本方案采用经济学成本核算方法中的作业成本法，把每个流程和每种灭菌方法所耗用的所有费用支出计入作业成本，包括劳务费、公务费、低值易耗品、卫生耗材、固定资产折旧及维修费、基建维修费用和无形资产折旧费，再按照全年器械处理件数计算出单件器械处理费用。

③划分消毒工作流程作业。消毒供应中心处理灭菌包的工作分为五个流程，分别是下收、洗涤、包装、灭菌、下送；灭菌方法有三种，分别是高温高压蒸汽灭菌、过氧化氢低温等离子灭菌和环氧乙烷灭菌。

④根据作业划分向相关部门采集直接成本和间接成本等基础数据。a. 劳务费是指卫生服务人员提供卫生服务的劳动补偿，包括工资、奖金、各种福利津贴等，按照人员排班的占比分摊到每个流程的直接费用中，再按照三种不同的灭菌方法炉次占比分配人力成本。b. 公务费是指消耗性支出，其价值全部转入服务成本，包括水电费、保安绿化费、职工培训费、差旅费和其他不易归类的公务费用。c. 卫生耗材是指一次性消耗的化学及生物试剂等器械仓领用的物品，全部转入服务成本。d. 低值易耗品是指可多次使用，期限在1~2年的物品消耗，包括文具用品、洗手液、一次性手套、毛巾、被服等日用仓领用的物品。e. 固定资产折旧费包括房屋折旧、通用设备折旧和专用设备折旧及维修费。f. 基建维修费指房屋装修、科室改造等费用。g. 无形资产折旧是指信息系统折旧、维护及维修的费用。

⑤将直接成本归集到作业流程，将间接成本按成本动因分配至作业流程。本方案中，公用部分成本（间接费用）按灭菌流程运送（含下收下送）10%、清洗消毒30%、包装30%、灭菌发放30%的系数摊入每个作业的直接费用中，此系数参考了过往的研究资料及工作人员经验数据。

⑥将作业成本归集到成本核算对象：根据不同灭菌方式核算出单件常规器械处理价格。

核算公用部分成本（间接成本）：包括劳务费、公务费、卫生耗材费、固定资产维修及折旧费、无形资产摊销费，合计110万元/年。

核算运送（上收下送）成本：包括劳务费、固定资产折旧费、间接成本分摊费，合计运送成本 58 万元/年，核算出单件常规器械的运送费用 0.136 8 元/件。

核算清洗消毒成本：包括劳务费、公务费、卫生耗材费、设备折旧费、公用成本分摊费，合计 298 万元/年，核算出单件常规器械的清洗消毒费用 0.702 6 元/件。

核算包装成本：包括劳务费、公务费、卫生耗材费、设备折旧费、公用成本分摊费，合计 490 万元/年，核算出单件常规器械的包装费用 1.155 7 元/件。

核算高温高压蒸汽灭菌成本：包括劳务费、公务费、卫生耗材费、设备折旧费、公用成本分摊费，合计 246 万元/年，核算出单件常规器械高温高压蒸汽灭菌费用 2.820 1 元/件。

核算低温等离子灭菌成本：包括劳务费、公务费、卫生耗材费、设备折旧费、公用成本分摊费，合计 428 万元/年，核算出单件常规器械低温等离子灭菌费用 39.21 元/件。

核算环氧乙烷灭菌成本：包括劳务费、公务费、卫生耗材费、设备折旧费、公用成本分摊费，合计 9.3 万元/年，核算出单件常规器械常规环氧乙烷灭菌费用 279.28 元/件。

第十节　专科运营分析工作的管理与发展展望

近年来，公立医院的经营发展稳中有忧，财政补助弱化、医疗服务项目定价偏差、医保支付制度改革等给医院的经营管理带来巨大的压力。医院内部精细化管理理念不足、信息化建设落后等凸显自身管理水平仍有待提高。因此，专职运营管理团队有义务立足社会发展现状和卫生管理政策，协助医院通过科学管理、精准施治的手段，全面、准确地反映医院的运营成果，揭示医院发展经营的规律，运用分析结果优化内部服务结构，实现经济效益和社会效益的双赢。在此要求下，运营管理团队逐步建立规范、完善的运营分析工作机制，并在不同时期不同情境下灵活调整、持续改进。

一、专科运营分析工作的内容要求

专科运营分析工作需要从三个维度进行，分别是绩效维度、资源维度和流程维度。

绩效维度分析的基础是每月临床科室绩效评价体系的数据，结合临床科室当月实际诊疗工作，分析临床科室的运营状况，具体需要从表8-17的五个部分进行分析。

表8-17　绩效维度分析情况

序号	部分	内容	作用
1	学科建设	分析科室的业界影响力、人才梯队建设和学科发展水平	是科室综合实力的重要体现
2	医疗质量	分析科室的门诊质量、护理质量、院感质量、用药安全、手术并发症管理、非计划再次手术、非计划重返ICU等指标	反映科室医疗保障能力和医疗技术水平
3	工作效率	分析科室门诊业务量、住院业务量、手术操作量、病床使用率、病床周转情况等指标	反映科室工作量和工作强度
4	经济运营	分析科室业务收入情况、成本控制情况、医保运营情况、费用结构情况	反映科室的营收情况和经济管理能力
5	患者满意度	从环境设施、医患沟通、就诊流程等多方面分析第三方测评的患者满意度	践行公立医院的初心，反映科室的服务水平

对绩效维度的分析不但要对各项指标进行全面展示，而且需要挖掘指标变动的深层原因，结合医院的战略发展方向，对科室的发展潜力和隐患着重进行分析，协助科室不断细化、不断优化运营管理。

资源维度分析需要立足医院所有的生产要素，包括人力资源、床位资源、空间资源、医疗经费、医疗设备、医疗信息、技术能力、医院文化等。因为随着社会环境和经济形势的变化，医疗资源的配置需要不断适应不同时期的不同要求，所以无论是存量资源的再分配，还是增量资源的初配置，都需要论证分析（见图8-15）。通常情况下医院应遵循"效果""效率""公平""经济"四个原则，在需求优先的前提下，重视效益；在公平优先的前提下，兼顾效率，方能达到合理配置、高效运行的效果。

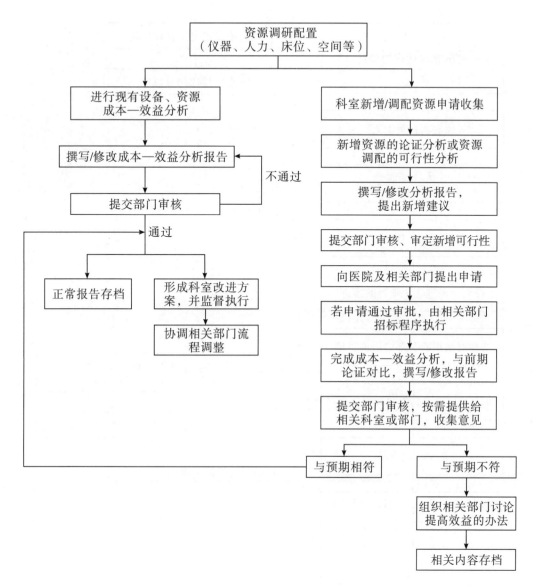

图 8 - 15　资源配置分析工作流程

　　如果说资源是医院发展的零件，那么流程就是运转的润滑剂。医疗服务作为一种高度专业化的服务，具有人力密集、科室密集、信息密集、资本密集、资材种类繁多、产品多样等特征，将这些资源简单拼凑组合并不能充分发挥资源的效用，因此需要对流程进行优化再造。对流程维度的分析要求从医院整个纵向组织中联系横向作用，让流程向更深层次发展，通过5S管理方法（人员、机器、物品、方法、环境）全面分析项目的根本问题所在，逐步找出原因并有针对性地提出改善措施，以使各种资源不断处于帕累托改进状态（见图8-16）。

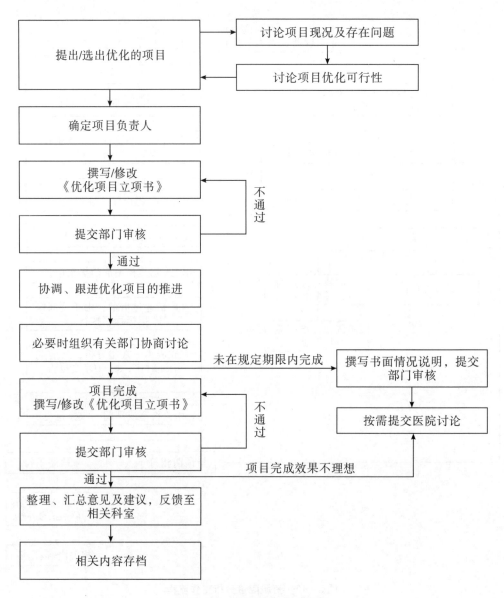

图8-16　项目优化工作流程

二、专科运营分析工作的频率要求

对临床科室的运营分析工作需要每月进行一次，重点依托每月绩效评价结果，结合当月专项发展状况，形成运营分析报告，以书面形式反馈给科室负责人，并在时效期内向临床科室汇报宣讲，针对分析存在的问题提出相关管理建议。

【案例1】2023 年 6 月，在对普通儿科例行的月度运营分析过程中，发现住院患者次均药费持续升高，6 月值较 2022 年下半年增长了 32.38%（见图 8 -17）。联合药学部分析后发现药物"免疫球蛋白""高级别抗生素"和"限三线管理药物"较 2022 年下半年增长超过 1 倍，尤其是个别血液病患儿，在无粒缺或感染相关病史的情况下也常规使用 1 支"免疫球蛋白"，而对于部分"吸入性糖皮质激素"和"限三线管理药物"则没有选用性价比高的药物。对此，运营助理员在向科室汇报当月运营分析时，向科室提出建议（见图 8 -18）：在保证患儿救治的前提下从严管理"免疫球蛋白"，另外科室核心组需加强药物使用的精细化管理，落实三线密钥使用，部分药物可根据患儿具体情况选择性价比更优的药物，优化药物的使用。后续科室采纳了建议，制定精准的药物管控措施，在 7 月科室药物指标控制达标。

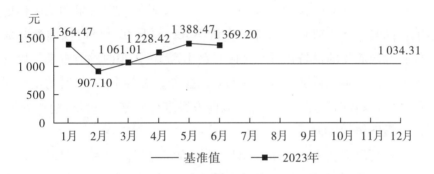

图 8 - 17　2023 年普通儿科住院次均药费

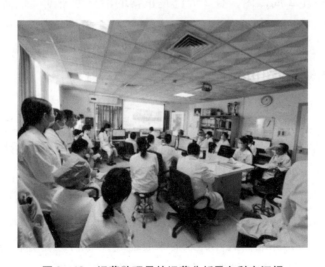

图 8 - 18　运营助理员的运营分析及向科室汇报

除了每月的常规运营分析工作，运营管理团队还需协助医院不定期对临床科室进行院长查房，重点着力科室发展方向，协调解决科室痛点难点，协助科室创造更大经济效益和社会效益。

【案例2】2019年，医院对肿瘤放疗科进行院长查房，涉及科室有放疗一区、放疗二区、放疗三区和放疗室。在协助医院院长查房过程中，运营助理员发现放疗患者等候上机治疗时间较长，就此作出专项分析和优化建议，过程如下：

放疗室拥有2台医用直线加速器系统，其中一台为高能直线加速器，专门用于容积调强放疗，另一台为普通放疗专用。其中，容积调强患者需求量大，每月平均约90名新患者需要治疗，而操作高能直线加速器的技师仅3个班次，工作负荷大，仅能完成80名患者治疗，供需缺口多达10人，这直接导致了患者积压，等候上机治疗时间长达2～2.5个月，对患者的医疗效果和就医体验造成极大影响。同时，普通放疗的技师工作量不大，每日在上午时段即能完成当班工作，而且调强放疗的设备在每班交接时会出现1～2小时的空置期，因此，提出由普通放疗的技师在调强设备空置期上岗操作，增加1～2小时的治疗量，能完成大约10名患者的治疗。经推算，以此方案进行调整，每月可增加7.33名新患者治疗，缓解候诊压力。

在院长查房反馈会上向科室提出以上分析和建议，科室立即采纳，并进行部署优化，一年后再查，统计数据显示调强放疗患者较调整前增加9.08人，等候上机时间缩短至2周以内，且2周已是正常的治疗准备期，供需矛盾已得到大大缓解。

三、运营分析标准化要求和个性化需求

想要做好真正的运营分析，首先要把运营工作从一个个孤立的单点式活动中解放出来，站在上层看问题，把各种主动动作拉通，看清楚围绕怎样的目标进行，再找差距、看过程、查原因、促改进。

为了进一步规范运营分析工作，帮助医院更有效率、更加深入地了解和分析专科的运营情况，协助管理者制定更有效的策略和决策，推动医院高质量发展，医院制订了一套标准化的分析方案，汇编成《专科运营分析方法参考手册》（见图8－19），提供一系列科学、合理、可行的分析思路（分析方法按表浅至深度分为Ⅰ级、Ⅱ级、Ⅲ级），提出标准化分析的具体步骤：

第一步，运营目标导向，运营分析应该始终围绕医院的运营目标展开，将

医院整体、科室、员工和岗位作为一个有机整体来考虑，以帮助医院实现目标。应该明确科室的运营目标，并将运营分析结果与目标进行对比和分析。第二步，统一信息格式，主要是由医院信息系统、其他部门提供、现场观测获取几个途径获取信息，再清洗信息中的错误、缺失、重复情况，整合成可分析信息。第三步，关注整体影响，把所有的活动关联起来一起看待，考虑活动之间相互补充、相互冲突、相互重叠的效果，这样才能让分析始终站在运营目标的高度，避免只见树木不见森林的问题。第四步，逐项进行优化，围绕子目标的缺陷及时调整运营策略和决策，以持续不断地改进专科的运营效率和提高竞争力（见表8－18）。

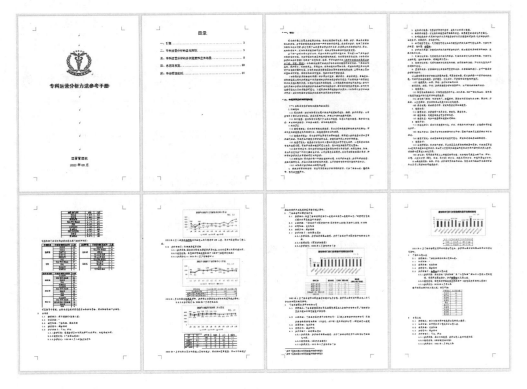

图8－19　《专科运营分析方法参考手册》

表 8 - 18　某内科科室运营分析模板

×× 年 ×× 月 ×× 科运营数据分析表			
运营管理部			
日期			
分析维度		查因	备注
综合考评分	综合考评分	描述：综合考评分变化情况； 查因：具体项目变化情况	图：综合考评分图例
		表：综合考评分具体项目变化一览表	
经济运营	经济指标得分	描述：经济运营变化情况； 查因：具体项目变化情况	图：经济运营图例
			表：经济运营具体指标变化一览表
	人均收支结余	描述：收支结余和人均收支结余变化情况； 查因：收支结余影响原因：收入变化、支出变化	图：收支结余图例
			图：人均收支结余图例
	总收入	描述：总收入变化情况； 查因：总收入变化原因：门诊收入、住院收入、其他收入、医保盈亏	图：总收入图例
		表：总收入具体指标变化一览表	
		图：门诊收入、住院收入图例	
		图：住院医保收入、住院自费收入图例	
	医疗服务收入	描述：医疗服务收入变化情况； 查因：费用结构变化过程	图：医疗服务收入图例
	医保盈亏	描述：医保盈亏变化情况； 查因：业务变化情况、医保病种盈亏变化情况、医保病种费用结构情况、医保病种住院时间情况	图：医保盈亏图例
	医保病种	医保病种查因	图：病种 1 医保查因
			图：病种 2 医保查因
	支出	描述：总支出变化情况； 查因：总支出变化原因：支出结构变化、业务变化	图：总支出图例
		描述：人力、能耗、耗材、固定资产等问题指标变化情况	图：支出异常指标图例

（续上表）

工作效率	工作效率得分	描述：工作效率变化情况； 查因：具体指标变化过程	图：工作效率图例
	出院人次	描述：出院人次变化情况； 查因：出院人次变化原因：人力因素、社会环境因素、发病率因素、季节因素、交易成本	图：出院人次图例
	时间消耗指数	描述：时间消耗指数变化情况； 查因：政策因素、病种结构等	图：时间消耗指数图例
	费用消耗指数	描述：费用消耗指数变化情况； 查因：政策因素、病种结构等	图：费用消耗指数图例
质量指标	医疗质量得分	描述：医疗质量变化情况； 查因：具体指标变化过程	图：医疗质量图例
	合理用药	描述：合理用药变化情况； 查因：具体指标变化过程：抗菌药物使用强度、抗菌药物使用率	图：合理用药图例
	院感质量	描述：院感质量变化情况； 查因：具体指标变化过程：组织管理、院感病例及暴发事件报告处置、无菌操作与手卫生、多重耐药菌感染、消毒隔离等	图：院感质量图例
	护理质量	描述：医疗质量其他问题指标变化情况； 查因：问题指标查因	图：医疗质量其他问题指标
患者满意度	患者满意度	描述：患者满意度得分变化情况； 查因：环境设施、医患沟通、就诊流程	图：患者满意度图例
		表：患者满意度问卷得分一览表	

除了进行月度标准化的运营分析，各专科还会提出个性化的分析需求，以便于专科内部管理和控制。对此，医院会定期收集临床科室的个性化需求，每季度进行分析和监控。

【案例】表8-19为某外科科室月度常规运营分析表，表中嵌入了该专科的个性化需求，可以看到，当月安排的分析需求为亚专科业务开展情况，于是在分析科室问题指标"出院患者手术占比"时，列出了男科组、肿瘤组、结石组三个亚专业组的手术数量及占比情况，科室可以对该指标未达标的情况进行进一步查因，并把工作任务下达到各亚专业组。以此类推，该科室次月的重点分析内容为患者满意度和医保运营情况，3月的重点分析内容为次均费用情况（含药品、材料），通过每季度轮流监控，协助科室完成对重点关注业务的推动。

表8-19　某外科科室月度常规运营分析表

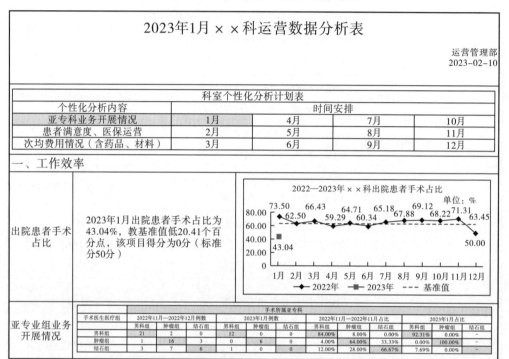

四、运营项目研究报告与论文撰写

日常的运营分析注重时效、规律、细节，除此之外，还需要结合市场环境、医院发展需求、医院战略要求进行宏观分析，形成研究报告，供医院了解市场需求和趋势，发现机遇和挑战，支持决策和发展。

运营管理团队的研究报告包括绩效优化、运营管理、资源整合、资源论证、流程优化等，通过一项项专题，协助医院深化改革、持续发展。

论文是记录科学知识进步的重要形式，是日常工作和理论知识的中介和桥梁，把实践转换成理论，再通过理论指导实践。它展示了科学研究的可追溯性、可借鉴性及避免了科学研究不必要的重复，是科研交流、传承与发展的基础。对于作者而言，论文促进了作者对研究领域更深刻、更全面的了解，提高作者批判性思维能力、培养独立研究能力，也是作者的大量劳动价值成果。

运营管理领域是当下卫生领域较为新潮和热门的领域，医院对运营管理团队在选题、写作、修改、投稿方面予以积极的指导和支持，运营管理团队对于自身存在重视程度不足、能力和投入不足、缺乏系统培训的现状也主动改进，迎难而上。现在，在选题方向上以绩效管理、精益运营管理理念、运营助理员模式、信息化支持下的运营管理模式等为主，2021 年至今，已发表《三级公立医院绩效考核管理》《以运营助理员制度助力医院运营管理》等多篇论文。

五、统计学在运营分析中的应用

　　统计学是一门通过搜索、整理、分析数据等手段，达到推断测试对象的本质，甚至预测对象未来的综合性学科，其中用到了大量的数据及其他学科的专业知识，使用范围几乎覆盖了社会科学和自然科学的各个领域。因此，医院的管理和发展都离不开统计学。

　　医院的运营管理不但需要管理理论的指导，而且需要运营策略的督促和支持，对所涉及的医院内部各科室、各部门的各项工作进行科学、合理地分解和整理，为各项工作制定相应的标准和规范，并定期对各项工作进行评价。同时，要将这些分解和整理好的各部门工作内容及具体要求等信息，以统计报表等形式准确、及时地反馈给各职能部门，通过对医院运营管理工作进行统计分析，可以及时发现各科室在实际工作中存在的问题，找到问题的影响因素，并通过改进、优化或重新规划这些因素，提高科室或医院的运营效率。通过分析统计视角下的运营策略对医院发展产生的具体影响，能提高医院运营管理制度的精准性和高效性。

（一）统计学在运营管理中的重要性

　　统计学是医院运营管理的基础和依据。统计学在医院运营管理中广泛应用，医院的管理、发展都离不开统计学。在医院的运营管理中，运用统计学进行数据分析所得到的结论是医院管理者决策的重要依据。尽管表面上医院的主要工作是跟患者打交道，但其实医院的很多工作都需要运用到统计学，其覆盖范围涉及各个科室和病区。例如，医院领导在制订相应的工作计划和有关政策时，必须有数据作为支撑，医院的统计数据便是其支撑的基础。还可以通过统计学来检测医院的管理效果，管理的效果如何可以通过统计数据分析得到。一般来说，如果医院管理得好，技术水平高，就医患者的满意度也会较高，门诊诊疗人次、住院人次和手术量也会不断增长，患者好转率和治愈率也会提高，这些都是可以通过统计数据体现出来的。相反，如果医院管理水平存在较多的问题，就医患者的满意度也会较低，则可以从中看出管理中存在的漏洞和问题。

统计学在医院运营管理中应用的范围非常广泛，如把病床周转次数、病床使用率、患者平均住院天数、四级手术占比、门诊次均费用等作为医院管理中的重要参考指标，在不同程度上可以敦促医院的医务人员以更加严格的标准要求自己，不断提升个人的服务水平和专业技术水平。医院领导可以通过医院的综合统计数据，全面了解过去某个时期或目前医院的发展状况，及时掌握医院内的医疗需求和患者的服务需求，从而更好地对医院管理措施做出更加具体适宜的规划，针对一些较为明显的问题可以及时提出改进和完善措施，持续不断地提高医疗服务质量。

医院运营管理是一个系统工程，涉及方方面面，如人力资源、财务、设备等，这些数据之间相互联系、相互影响，必须运用统计学对数据进行收集、整理和分析，对医疗质量和效率等方面进行评估，统计分析对医院的运营管理举足轻重。因此统计分析具有深化认识的作用，使得统计分析在医院中得到广泛的应用。统计具有数量性的特点，统计分析所起的作用，主要是通过定量的分析来实现的。正确处理好统计分析工作，可以从整体上更为全面地看清现状，可以更好地促进医院的运营和发展。

（二）统计学在运营管理中的意义

1. 数据价值的影响因素

从数据统计专业角度分析，首先，要考虑统计的口径问题，如果每月都和业务部门深挖、探讨、沟通，则采集的数据对于要考察项目的影响意义就会大幅缩水。只有当数据统计的口径被确切地深挖出来，这个数据所要反映的信息才会无限接近实际情况。其次，孤立的数据很难体现它所代表信息的发展方向。所有的统计口径在确立后不能随意改变，让数据的产生有时间上的连贯性，这样数据所要表达的信息才具有指导意义。最后，目前最常采用的数据量直观统计方式有图形方式和表格模式。

2. 数据统计分析对医院绩效评价工作的意义

中国公立医院改革的重要目标之一，就是提高医疗服务质量和医疗服务效率。要了解医院的运营状况和医生的工作情况，就必须要依靠准确的数据信息。为了调动医生的工作积极性，多数医院按照"按劳分配，多劳多得"的分配原则来完成绩效管理，合理评价医生的工作强度，统一、公平、公正地测算医生工作量，按工作量来分配绩效奖金，才能让医生积极地为患者提供高质量的医护服务，提高就诊患者满意度。

3. 数据统计分析对医院决策的意义

医院管理层需要充分掌握医院运营情况，而通过数据对比分析是取得这一目标的最佳途径。通过统计数据和分析数据，不仅可以准确地描述出医院各个部门各自的运转状态，还能够客观地反映各个部门之间的衔接效率。通过这些统计分析工作，就能对数据进行追踪来了解政策的实施效果，从而达到提高医院管理水平的目标。决策者可以通过统计分析结果了解医院的基本运营情况，为医院医疗制度的制定提供重要的信息依据。当数据统计的结果出现了反常波动时，也可以通过数据的追踪查询，判断是由于突然出现的外部因素还是医院自身一直存在却未被发现的原因导致了医院运营的异常，从而及时采取介入干预措施，将不良的影响控制在最小范围，或制定最佳改进措施。

（三）统计学在运营分析中的作用

1. 统计所得信息源有助于提升医院医疗质量

一个医院的医疗效果和效率在很大程度上受到医疗质量的影响，进而直接影响到医院在社会上的影响力。统计分析中的质量和医疗等指标可以为医院医疗质量分析提供准确的分析信息，对疾病的产生及其规律进行分析反馈，进而不断促进医疗质量的提高和医院经营管理水平的提升。此外，医院的医疗技术及经营管理水平通过工作效率指标来反馈，大型医疗设备的运营情况可以通过医技科室质量指标来反馈，医院的住院医疗质量及医生业务水平可以通过诊断质量指标来反馈，医疗终末质量依靠治疗质量指标来反馈，广大患者对医院总体费用、医疗水平等的综合评价可以通过单病种质量来反馈。

2. 统计工作为医院实行量化经营管理提供信息资源保证

科学决策为现代化医院经营管理提供科学依据，而全面、准确、及时的统计数据是科学决策的必要保证，医院经营管理过程中的历史全貌和动态变化等指标通过医院统计分析均能得以反映，进而帮助医院制订经营管理计划和经营管理措施，并对方案实施过程进行监控，对项目工作的经验教训进行总结。医院经营管理者通过全面、及时、准确的统计信息可以提升领导能力和思维层次，不断开拓思路，发现问题并进行深入研究分析，最终得出解决问题行之有效的方法。

3. 统计分析是医院经营管理的科学依据

在医院经营管理工作中，医院统计分析发挥着重要的作用，通过构建一套科学完整的统计分析体系，可以对医院的经营状况和经营管理水平进行科学有效的分析。借助于不同时期的统计分析指标可以找出医院经营管理中的差距；通过与同级医院之间的横向比较，可以找出是哪些因素直接影响到医院的医疗质量，进而为经营管理者决策提供依据。此外，借助于统计分析体系，可以对影响各因数变化的指标进行测定、分析投入产出比、分析大型设备所产生的效益，借助于动态分析还能掌握医院发展的总体趋势。医院经营管理者可以通过统计分析所获得的信息，了解医院医疗工作的改进方向和变化趋势，进而对医疗布局，医院内部的人、财、物配置进行合理调配，以达到从总体上提升医院服务质量和效益的目的。

4. 统计学在医院运营中的预测作用

在统计预测中，一般强调静态分析预测和动态分析预测相结合，以静态分析预测为主。首先，医院应根据自身特点，重点进行年度、季度统计预测分析，确保医院目标管理和考核的有效性。其次，要根据医院的计划目标和历史数据确定各项数据指标，找出经济运行波动的共性和差异性。最后，要根据医院的总体规划和行业特殊性，综合运用一定的预测模型来提高分析的科学性，医院的市场份额取决于该医院的技术、服务、价格、沟通等与竞争者的关系。如果其他因素相同，则医院的市场份额取决于它的市场费用在模型和效益上与竞争者的关系。

5. 统计学为医院领导决策提供理论基础和数据依据

随着医院信息化建设的推进，医院受外部环境的影响逐步加深，这就要求医院及时对相关信息进行处理和分析。一是对患者需求和供给能力的分析，主要包括患者对医生的认可度和药品购买力、药品的潜在和实际市场需求量、品牌成熟度、病床满足率、药品消费偏好等。通过分析，可以判断医院的盈利空间、需求缺口等，为领导确定药品销售规模、制定阶段性营销策略等提供依据。二是对社会经济环境影响的分析，主要包括国内、国际的宏观环境对我国行业发展的影响和地方法规、民风民俗对医院发展的影响。三是对医院竞争力的分析，通过分析本行业其他医院的经营情况，在对比中认识自身发展的差距，从而为制定正确的发展战略提供参考。

6. 统计分析在医院运营过程和阶段分析控制中的应用

在计划方案的落实过程中，往往会出现一些不可预知的状况，或者出现了基于不同科室自身特点的特殊突发状况，需要及时地进行过程分析和阶段分析。医院利用统计数据定期分析计划完成情况、进度情况等，可以及时发现执行过程中存在的问题，通过对完成阶段的结果进行对比分析，有利于确定指标完成情况。

（四）统计学在运营分析中的应用实例

在开展统计工作过程中，工作者自身的业务素质直接影响着统计工作的整体质量，因此，提升统计工作质量的关键就是提高统计工作人员的业务素质。由于统计工作的真正目的在于通过对统计数据的分析来了解和掌握医院的运营质量，进而预测医院的发展趋势或者监测医院各项与医疗相关的活动。也就是说，统计工作者的任务并不是简单地对数据加以统计和提供，而是要求其依据统计数据进行深入分析。因此，统计工作者的业务素质就成为统计质量好坏的关键。统计工作者必须从观念上进行转变，真正对统计工作加以热爱和重视，以高度负责的态度对待统计工作，在开展统计工作的过程中必须严格按照相关规范要求实事求是地开展。统计工作者在日常工作中除了完成必要的统计工作外，还要加强对信息的分析研究，将统计分析工作作为工作的常态。统计人员要提高观察的敏锐度，通过对所统计信息的密切关注和多角度、多维度的综合分析，发现医院于日常经营管理中存在的问题，并将统计信息以及由此形成的研究报告反馈至医院各级经营管理者，协助经营管理人员对问题进行研究分析，对症下药，形成行之有效的解决方案。

【案例】统计学在运营分析中的应用实例：手术室使用情况分析。

作为一家市级三甲医院，我院每年手术量非常大，手术室使用长期处于紧张状态，在短期内无法扩张手术用房的情形下，如何尽量精准控制手术时间，减少麻醉等待时间，让浪费的、闲置的空余时间充分利用起来？2022 年 7 月 18 日，医院发布《关于加强手术过程管理的规定》，规定"周一到周四第一台手术开始时间为上午 8:30，周五为上午 9:00""接台手术准备时间定义为：上一台转出至下一台开始麻醉前核对时间。接台手术准备需在 30 分钟内完成，麻醉核对完成后 20 分钟内须开始手术"。自规定执行后第一台手术开台时间及接台手术准备时间均得到改善（见表 8 - 20）。

表 8-20　各手术室手术开展情况

手术室	首台开台时间			接台手术准备时间		
	改善前	改善后	开台时间差值/分钟	改善前	改善后	准备时间差值/分钟
1	09:05	08:38	27	36.8	31.9	4.9
2	09:03	08:33	30	38.3	31.7	6.6
3	09:00	08:34	26	36.5	29.2	7.3
4	09:20	08:41	39	39.1	29.6	9.5
5	09:10	08:43	27	40.6	31.7	8.9
6	09:23	08:50	33	47.1	40.8	6.3
7	09:16	08:42	34	34.8	29.2	5.6
8	09:11	08:44	27	36.1	28.7	7.4
9	09:05	08:37	28	39.4	29.6	9.8
10	09:22	09:10	12	31.5	25.8	5.7
11	09:31	09:37	-6	40.8	32.1	8.7
12	09:09	08:42	27	42.4	34.4	8.0
13	09:16	08:48	28	35.2	28.9	6.3
14	09:18	08:44	34	44.1	34.9	9.2
15	09:05	08:37	28	40.9	34.6	6.3
16	08:55	08:31	24	35.8	28.3	7.5
17	09:05	08:34	31	39.2	32.2	7.0
18	09:06	08:35	31	42.8	32.4	10.4
19	09:01	08:36	25	34	27.8	6.2
20	08:52	08:28	24	36.5	30.3	6.2
21	09:15	08:37	38	41.1	31.5	9.6
22	08:58	08:38	20	35.5	29.7	5.8
23	09:06	08:38	28	39	31.4	7.6
24	09:05	08:36	29	37.4	28.2	9.2
25	09:31	08:47	44	46	39.1	6.9
26	09:08	08:36	32	40.9	35.2	5.7
均值	09:09	08:42	28	38.9	31.5	7.4

表 8-21　改善前后开台时间配对 t 检验

	改善前首台开台时间	改善后首台开台时间
平均	9:09	8:42
方差	0.000 0	0.000 1
泊松相关系数	0.741 9	
t Stat	15.277 8	
p（$T \leq t$）单尾	0.000 0	
t 单尾临界	1.708 1	
p（$T \leq t$）双尾	0.000 0	
t 双尾临界	2.059 5	

表 8-22　改善前后接台手术准备时间配对 t 检验

	接台手术准备时间/分钟	
	改善前	改善后
平均	38.915 4	31.507 7
方差	13.947 8	11.752 7
泊松相关系数	0.909 6	
t Stat	24.333 4	
p（$T \leq t$）单尾	0.000 0	
t 单尾临界	1.708 1	
p（$T \leq t$）双尾	0.000 0	
t 双尾临界	2.059 5	

从表 8-21、8-22 统计分析结果可以看出，对手术开台时间和接台时间进行了规范要求后，开台时间改善后比改善前平均提前了 28 分钟，接台时间平均缩短了 7.4 分钟，大大缩短了患者等待时间，提高了术前准备的效率，减少了时间的浪费，对改善前和改善后进行配对 t 检验统计分析，开台时间 t 值 ≈15.28，$p<0.05$，接台时间 t 值 ≈24.33，$p<0.05$，改善措施发布前后有显著的统计学差异。

在当今的医院经营管理工作中，医院统计工作的重要性日益凸显。同时，在不断发挥统计职能的过程中，也会不断涌现出新的问题。我们必须不断完善自身建设，逐步开拓工作内容，进一步提升统计工作在医院经营管理中的主体作用，进而更好地服务于医院经营管理。

随着我国医疗改革的不断深入，医院的管理方式也将逐渐科学化、精细化。为了提高医院的管理水平，应当发挥医疗统计的作用，将医院各项工作提升用数据分析的形式进行量化。同时，医疗统计信息也为医院的管理者进行决策提供了重要的依据，有利于医院内部资源的合理配置，也有利于提高医院的医疗服务水平。

六、卫生技术评估在运营管理工作中的应用

（一）卫生技术评估

1. 卫生技术

卫生技术指应用在公共卫生、保健与医疗服务领域，并发挥重要作用的专业技术知识及技能已完成相应卫生保健或医疗救治目的的手段和方法。卫生技术的内容包括药品、卫生材料、医疗仪器设备、治疗方案、手术技术等，是用于增强疾病诊断、治疗和预防的有效技术手段，同时也在日常卫生保健、健康教育与管理领域中存在重要应用价值。

卫生技术作为一项技术，其进步和发展与其他领域的科学技术发展有着相似性，也有其特殊性。一方面，从相似性上来看，卫生技术的进步与其他科学技术进步一样，具有提高生产效率的特点，可以提高诊疗服务的供给量及供给质量，提高人民群众的健康水平；另一方面，从卫生技术较其他科学技术发展的特殊性来看，卫生技术与人的生命及健康密切相关，而生命及健康又作为人类生活中最高级别的关注事项，这就导致了社会对卫生技术的安全性和技术性提出了特别高的要求，危及生命的卫生技术往往需要被长时间、多次地证明对人类的健康无害才能正式获批应用于实际操作中。

此外，卫生技术还具有明显的周期性和更替性。一是随着科学技术的进步，卫生技术也日新月异，例如被证明能给疾病诊疗过程带来更优诊疗效果的新的诊断仪器设备、新的医疗辅助卫生材料、新的手术操作技术还有新的药品，它们可能是从疾病甄别、诊断上提高敏感度，减少疾病诊断的时间，缩短疾病进展给人类健康带来的威胁；也可能是提高手术操作的可行性及精准程度、提高药物作用时间及作用效果，有效控制及降低疾病的复发概率，增强疗愈效果，提高患者的健康状态。也正是因为大多数新的卫生技术会为社会医疗健康带来积极作用，越来越多的医生或诊疗机构会积极追寻各种先进的卫生技术并应用于临床，有时候这种追求可能是盲目的。虽然卫生技术在人类面对疾病的预防

及诊疗过程中具有重要意义，能有效改善人类健康、延长人类寿命并提高患患者群的生活质量，但随着卫生技术的进步，一些消极的影响也会随之而来，例如新的卫生技术（如冠脉内支架术治疗冠心病）虽然治疗效果较前明显提升，但其高昂的价格导致医疗费用居高不下，加剧了居民疾病治疗的经济负担；再如新的治疗手段或手术方案在提供治愈的可能时，会伴随更高概率的副作用或医学伦理问题，等等。这些都是需要与技术进步带来的积极影响进行辩证思考及深入评估的。

随着国家医疗卫生体制的逐步完善，2017 年国家全面推进公立医院的综合改革，全面落实药品"零加成"政策，2019 年起药品集中带量采购开始在全国范围内开展，在这些有效的政策管控下，我国逐步告别"以药养医"时代。但有学者研究发现，"以药养医"的结束有可能增加"以检查养医""以卫生材料养医"的不合理现象的出现，仍然可能会导致医疗服务费用的不合理增长，增加患者就医负担。在该背景下，如何能让居民得到适宜的医疗卫生技术，既能使患者享受到更高的医疗服务质量，又能保证服务效率稳步提升，同时有效控制卫生费用的快速增长，是目前政策制定者需要重点关注的问题。实现价值医疗，是当今医疗社会更为追寻的一套诊疗体系，应借助有效的评价体系及评判标准对现有的纷繁复杂的卫生技术做出合理的评估，从安全性、有效性、经济性和伦理社会性等多方面做出综合评价，帮助卫生政策制定者、医疗机构管理者、医务人员科学地为患者选择适宜的医疗技术，实现最优管理路径及诊疗过程。

2. 卫生技术评估

随着社会科学进步和人民的医疗服务需求日益增长，大家对医疗卫生技术的期望也越来越高，无论是卫生政策的制定者、医疗技术的从业者，还是享受卫生技术的患者和家属都希望能在这个过程得到技术的提升、质量安全的保障带来的健康情况改善，同时不需要面对高昂的医疗费用和不良副作用等问题。在此背景之下，就要求国家及社会加强对各类型卫生技术的科学评估和管理工作，通过一套成体系的评价办法，对卫生技术的安全性、有效性、经济性和社会伦理等方面提供有效的证据型综合评价，同时，在有了科学的、无偏倚的证据评价结果后，一套成果转化体系也需要被用于卫生决策者中，以提高新技术新项目的评估信息与政策转化的效率。

卫生技术评估（Health Technology Assessment，HTA）就是用于满足上述需求的一套科学的综合评价体系，从卫生技术的技术特性、临床安全性、有效性、经济性和社会伦理等多个方面进行系统性的综合评估，为卫生决策者提供有效信息，以提高区域内卫生资源的配置效率，尽可能地提高卫生技术进步给人类社会带来的积极影响，例如提高诊疗效果和改善患病人群的健康情况、有效遏制卫生费用的不合理增长等，同时避免卫生技术带来的负面影响。虽然不同类型的卫生技术评估的侧重点有所不同，但是在临床医疗上，具有安全性和有效性较经济性重要，是卫生技术评估重点评价的方面。然而，从公共卫生的角度来看，往往卫生技术的经济性和社会伦理性的优先等级要高于有效性。因此，在不同方面进行卫生技术评估，其评价标准也是存在一定差异的。

3. 卫生技术评估的应用领域

（1）卫生技术评估的对象。

卫生技术评估的应用领域主要包括两个模块，一个是临床医疗技术，另一个是公共卫生技术。对于临床医疗技术，从评估类型上看，可以对单一的技术进行评估，也可对多项技术合并评估；从评估内容上看，可以对药品、医疗器械、医疗技术等类型进行评估。对于公共卫生技术的评估，可以从疾病预防的阶段进行分类，即一级预防的技术评估、二级预防的技术评估、三级预防的技术评估。另外还可以通过临床预防、行为预防、环境预防等服务提供的角度对公共卫生技术评估内容进行分类。卫生技术评估为各层次的决策者（医疗政策制定者、医疗保险公司、患者和医生）提供合理选择卫生技术的科学信息和决策依据，有效干预卫生技术的研发、生产、应用和更新换代等活动，从而提高有限的卫生资源的使用效率，优化卫生技术的服务有效性，以实现提高人类健康水平这一最终目的。

（2）卫生技术评估的内容。

卫生技术评估的主要内容包括五大方面，分别为卫生技术的技术特性、安全性、有效性、经济性和社会适应性。

①卫生技术的技术特性，主要是指该技术的成熟度、使用者要求、技术维护要求、操作技能等方面。例如该项技术目前所处的阶段是初步的研发阶段还是已经普及，该项技术对日常操作人员的技术及资质要求如何，对需要配套的仪器设备和维护技术的要求是否高，操作方法是否简便易行，等等，这些方面都会影响到卫生技术的推广和应用。

②卫生技术的安全性，主要指对该项技术在应用的过程中对医务人员和患者产生的不良影响或潜在风险进行评估，评估这些不良反应或意外伤害造成的影响程度是否在可接受的范围内。如果通过权衡，某项卫生技术的治疗效果虽有，但其带来的副作用或潜在风险远高于治疗效果，则该项技术可能不一定适宜。

③卫生技术的有效性，是指对卫生技术在疾病质量或健康状态改善上的能力和程度，不同的卫生技术对同一疾病的诊疗效果不同，通过对比研究可以评估某一项卫生技术是否较其他技术更有效地减轻患者的疾病症状和痛苦、有效遏制疾病的进展、加快患者伤口愈合等，这些都是卫生技术有效性的具体体现。

④卫生技术的经济性，可以具体分为微观和宏观两个角度。从微观经济学的角度来分析，主要关注的是该项卫生技术相关的成本、价格和支付水平，也包括其成本—效益分析、成本—效果分析、成本—效用分析等。从宏观经济学的角度考虑，将讨论该项卫生技术是否能有效节约国家卫生保健费用的整体支出以及提高卫生资源分配效率。具体可以体现为，使用某种技术可以有效缩短患者的住院时间，即节约了患者的诊疗成本，与此同时，对于整个社会来说，同类型的患者可因受惠于此项卫生技术的效果，提前返回社会，为社会生产增加劳动力，这就是卫生技术在经济性上微观和宏观的具体体现。

⑤卫生技术的社会适应性，是指卫生技术在被证明有较好的有效性、安全性和经济性的情况下，仍需良好的社会和伦理适应性才得以顺利进入推广应用阶段，否则即使技术先进，在与道德、宗教、文化和法律规范产生矛盾时，也会使技术推广和应用遇到较大的社会阻力，例如基因检测、胎儿性别鉴定、重症患者的生命支持等。

（3）卫生技术评估的常用方法和基本步骤。

多学科的分析方法常被综合应用于卫生技术评估活动，例如常用的有卫生统计学、卫生经济学、流行病学、临床试验研究、队列研究、对照实验、成本—效益分析、成本—效果分析、成本—效用分析等，可对卫生技术的有效性、安全性、经济性等方面进行学科评估。

对卫生技术评估的具体步骤会根据实际评估的卫生技术类型有所区别，总体来说，可以大致分为以下几个主要步骤：①确定评估题目和内容；②明确评估问题；③确定评估角度；④确定评估的设计方案；⑤收集现有资料；⑥分析收集到的数据；⑦综合证据资源及证据分级；⑧得出评估结果和推荐意见；⑨开展评估结果的传播与转化；⑩持续监测及评估技术的应用效果。

（4）卫生技术评估的具体应用领域。

卫生技术评估活动及其结果已逐步成为医疗保险及系列卫生政策决策的内在重要支持。卫生技术评估活动不仅需要在临床医疗活动中开展，还被广泛应用于卫生保健及健康预防领域。完备的卫生技术评估体系有助于开展医疗保险支付方式的改革活动，为政策制定者提供科学有效的决策证据，更有助于促进医疗保险的发展和进一步提高区域内医疗保险基金的有效利用，运用有效的卫生筹资资源为更多居民提供适宜的、优质的、有效的、安全的卫生技术。

目前，我国医疗保障体系由基本医疗保险和城乡医疗救助构成主要结构，其他多种形式的补充医疗保险和商业健康保险作为体系的补充。其中，基本医疗保险作为主体，又包括城镇职工基本医疗保险、城镇居民基本医疗保险和新型农村合作医疗三种模式。在该医疗保险体系的主体结构下，截至2022年底，我国基本医疗保险参保人数共计134 570万人，参保覆盖率已超过95%，基本覆盖了我国全体居民。基本医疗保险政策内规定的报销范围（目录）及报销比例直接关乎居民个人医疗费用负担，该报销范围（目录）主要包括三大模块，分别是《基本医疗保险药品目录》《诊疗项目目录》和《医疗服务设施目录》。

其中，《基本医疗保险药品目录》中的药品分为"甲类"和"乙类"，甲类药品是临床治疗中必需、使用广泛、疗效好，且在同类药品中价格低的药品，按规定全额纳入报销范围；乙类药品是可供临床治疗选择使用、疗效好、同类药品中比甲类药品价格高的药品，该部分药物将按各地政策规定，按比例纳入报销范围，剩余费用由患者个人支付。《诊疗项目目录》中列出了符合诊疗服务需求，且被证实是安全的、有效的、价格适宜的、由物价及卫生部门制定了收费标准的，且由定点医疗机构为参保人员提供的技术性服务项目或其需要用到的卫生材料、设备，其按规定比例纳入报销范围。《医疗服务设施目录》列出了由定点医疗机构在为参保人提供诊疗服务的过程中需要使用到的生活服务设施，主要包括住院床位费及门（急）诊留观床位，其也被纳入报销范围。

这些报销目录的内容及报销比例不是一成不变的，纳入目录的项目内容都将会随着社会和科技的发展、医疗技术的进步和人民群众日益增长的健康需求和健康期望值持续调整和更新。那在目录更新迭代的过程中，政策制定者如何确定加入哪些新项目、淘汰哪些旧项目就需要有科学的证据予以辅佐和支持，这时，卫生技术评估结果就可以为该政策修订提供合适的、有力的证据支持。

（5）卫生技术评估的应用意义。

①患者角度。在新药品、新卫生材料、新诊疗技术正式推出市场并广泛应用于临床实践之前，严格的动物试验、临床研究都会被应用于技术安全性和有效性的检验上，之后还有卫生技术评估系列活动，通过这些活动可以进一步随访并确定该技术在一段时间范围内对人体产生的影响，以确保新的卫生技术可以为患者带来更有效、更安全的诊疗效果，令居民可以享受新技术带来的更优质的医疗技术服务，更有效地提高健康水平。

②医疗机构及医疗保险机构角度。新的卫生技术往往伴随高昂的费用和诊疗成本，如果不采取卫生技术评估对系列新上市的药品、卫生材料或医用设备

进行成本效用等进行经济学评价，贸然纳入医保报销目录，很可能会导致国家医疗资金的浪费和资源利用率的下降，使得其他患者享受基本医疗服务的利益受损。同时，在医疗保险偿付方式日渐进入总额预付制的时代，高昂的医疗成本对医疗机构的运营带来了巨大挑战，医疗机构的管理者及决策者该如何平衡技术发展及运营成本的管理，需要有卫生技术的评估结果作为支撑，促进医疗卫生机构从"成本扩张型"向"成本制约型"转变，以实现高水平、高质量的可持续发展；更有利于推动医疗卫生服务价格和补偿机制的改革，提高区域卫生技术的技术效率、卫生资源的配置效率和利用效率。

③医疗技术发展角度。对卫生技术安全性、有效性、经济性和社会影响的全方位评价，有助于基本药物和诊疗技术的开发和利用，促成落后技术的淘汰。可以通过对照实验等方式将新的卫生技术在安全性、有效性和成本费用上与现有技术进行比较，评价其在实际应用上是否存在有统计学差异的结果，当评估结果提升，新技术明显较现有技术在成本效用、便利程度等方面有更好的结果时，有助于新技术快速通过政策转化，形成开发、遴选、推广和利用的良性循环。

4. 卫生技术评估在我国的发展现状及存在问题

卫生技术评估在我国是卫生政策制定、医疗资源配置和卫生服务质量改进的重要工具。它通过系统评价和比较不同的医疗技术，帮助决策者做出明智的选择，并促进医疗技术的合理使用和创新。尽管卫生技术评估在我国的发展取得了一定的进展，但仍面临着一些问题和挑战。

（1）发展现状。

①政策支持与法规制度建设。我国政府高度重视卫生技术评估的作用和意义，通过发布一系列政策文件，如中华人民共和国卫生计生委《关于加强医疗设备技术经济评价工作的通知》和卫生计生委《关于进一步加强卫生技术评估工作的意见》等，推动卫生技术评估的发展。此外，我国还建立了一批卫生技术评估中心和研究机构，负责开展独立、科学的评估工作。

②评估方法与技术应用。卫生技术评估在我国逐渐引入和应用了多种评估方法和技术，包括临床试验、系统评价、成本效益分析、生命质量评估、健康技术监测等。这些方法和技术为评估不同类型的医疗技术提供了科学有效的工具和手段。同时，一些新兴的评估方法和技术，如实证医学、健康技术评估信息系统等也开始得到应用。

③评估研究与应用范围拓展。卫生技术评估的研究与应用范围在我国逐渐拓展，已经涉及医疗器械、药品、卫生服务、卫生管理等领域。从技术层面来

看，除了传统的新药和医疗器械评价，逐渐扩展到新技术、新方法和新模式的评估。此外，我国还不断加强对国内外医疗技术研究的关注，积极开展国际合作与交流。

（2）存在问题。

①评估方法和数据质量存在差异。目前，我国在卫生技术评估领域的方法和数据质量上存在不足，尤其是与国际先进水平相比，还存在一定的差距。例如，在数据来源的质量控制、评估方法的标准化和推广、技术经济评价的方法论等方面仍需要进一步加强。

②评估结果的应用受限。尽管卫生技术评估提供了科学的决策依据，但在实际应用中，评估结果的应用受到一定的限制。一方面，由于评估结果的复杂性和多样性，政策制定者、医务人员和患者理解和接受评估结果的能力有限，导致评估结果的转化和应用不够充分。另一方面，评估结果的应用还受到经济、政治和管理等多种因素的影响。

③评估资源和能力不足。卫生技术评估需要投入大量的人力、物力和财力资源。目前，我国在评估资源和能力方面还存在一定的不足。一方面，评估人员的数量和专业能力不足，无法满足日益增长的评估需求。另一方面，评估机构的设置和运行机制还需要进一步健全和完善。

④评估与决策的衔接不充分。卫生技术评估的结果应用于决策是评估工作的重要目标之一，但实际上，评估与决策的衔接工作还不够充分。决策者在实际运用评估结果进行决策时，有时会受其他因素的影响，如利益相关者的压力、政策环境的变化等，导致评估结果的应用受到一定的制约。

（二）医院卫生技术评估

1. 卫生技术评估

卫生技术评估是指对卫生技术的安全性、有效性、经济性和社会伦理性进行综合评价，为卫生技术的开发、遴选、推广应用与淘汰提供科学证据，从而合理配置卫生资源，提高有限卫生资源的利用质量和效率。于 2019 年 12 月 28 日通过的《中华人民共和国基本医疗卫生与健康促进法》中提及："第四十四条　国家对医疗卫生技术的临床应用进行分类管理，对技术难度大、医疗风险高，服务能力、人员专业技术水平要求较高的医疗卫生技术实行严格管理。医疗卫生机构开展医疗卫生技术临床应用，应当与其功能任务相适应，遵循科学、安全、规范、有效、经济的原则，并符合伦理。""第四十八条　国家鼓励医疗卫生机构不断改进预防、保健、诊断、治疗、护理和康复的技术、设备与服务，支持开发适合基层和边远地区应用的医疗卫生技术。"通过法律条例可以看出，国家已明确对医疗卫生技术的临床应用进行分类管理，同时国家鼓励医疗卫生机构不断改进医疗卫生技术。

医疗机构既是医疗卫生技术的临床应用主体，又是医疗卫生技术不断改进的重要参与者，医疗机构将卫生技术评估的相关理念应用到临床技术的应用管理工作中去，建立一套基于循证的医疗卫生技术评估体系，优化医疗机构和医务人员在临床应用过程中对卫生技术进行科学的遴选、制定准入标准，进而通过合理使用新技术以提高医疗服务质量，是提升我国医院精细化管理水平的重要方法。

2. 医院卫生技术评估

在此背景下，传统的卫生技术评估体系在评估方法、评估周期等方面已难以满足医院的发展需求，因此，医院卫生技术评估（Hospital-Based Health Technology Assessment，HB-HTA）应运而生，这一基于医疗机构产生的综合评估体系被认为能够在适应医院临床应用需求的情况下开展系列卫生技术评估活动，进而满足医院管理者进行决策活动的需要，成为解决服务效能提高和合理控制成本这两大管理难题的有效途径。

医院卫生技术评估是根据医院的实际情况，为满足医院管理者在开展系列决策活动时获取科学依据需要而开展的卫生技术评估活动，多为医院院内开展或者委托第三方机构协助进行卫生技术评估的方法学工具。

3. 医院卫生技术评估与卫生技术评估的区别

与传统的卫生技术评估体系相比，医院卫生技术评估的根本区别在于是否以医院为基础并在此背景下开展系列的卫生技术评估活动。基于医院的卫生技术评估，是指根据医院情况，为了能在医院管理者进行卫生技术决策活动时提供证据信息，而预先开展的卫生技术评估活动。

（1）从评估活动的发起方来看，传统的卫生技术评估活动多由政策制定者或医疗保险偿付方提出，而医院卫生技术评估活动则多由临床的医务人员根据实际工作需要提出开展需求。

（2）从工具的目标使用者来看，传统的卫生技术评估主要为国家或区域卫生政策制定者所用，而医院卫生技术评估主要为医院管理者或临床技术管理者、应用者所用。

（3）从被评估的卫生技术类型及内容来看，无论是传统的还是以医院为背景开展的卫生技术评估，其评估类型基本均为药品类、医疗设备类、卫生器械类、诊疗技术类，无明显差异。评估内容则多有不同侧重点，首先是传统的卫生技术评估主要从国家和社会的角度，对卫生技术的技术特点、对健康的影响程度、技术使用情况以及伦理道德等社会适应性方面进行系统评价，更倾向于全国性分析，占比较大的是对药品的评估，其结果虽然一定程度上可以帮助医院决策者决策，但可能存在评估结果与医院具体的实际情况不能有效结合的情况，无法真正帮助医院管理者基于卫生技术的价值做出适宜的投资决策。而医院卫生技术评估则多从医院实际情况出发考虑上述问题，并结合特定医院在预算、人力储备、学科发展等方面的个体情况进行适用性评价，再结合其对患者重要结果的影响来综合评价技术情况，以便医院根据具体需要使用。

（4）从参与评估活动的人员及其专业背景来看，传统的卫生技术评估工作多依托国家或区域内专门开展卫生技术评估的部门或第三方机构进行，其团队组成成员涵盖临床医务人员、循证医学专家、流行病学专家、经济学专家、统计学专家、社会学专家和伦理学专家等。与之不同，由于医院卫生技术评估活动多在院内开展，因此参与人员多为院内技术评估部门/小组成员，或由医院委托的第三方机构协助完成；院内工作人员的相关专业背景则更多为临床医务人员、流行病与公共卫生的专家或是经营管理部门的相关专家。

（5）从评估活动的用途来看，传统的卫生技术评估多用于保险赔付或报销项目的遴选，为国家卫生服务的决策提供高质量的证据支持。医院卫生技术评估则多用于服务临床实践，部分实力过硬的高水平医院所需要引进或认为有价值的、新的卫生技术可能并未被国家或地区的卫生技术评估机构评估过，此时医院卫生技术评估活动就可以及时、更全面地提供依据，以协助医院在资源配置、投入、淘汰或撤资、新技术的研发等工作上进行相关决策。

（6）从评估周期的长短来看，传统的卫生技术评估常规需要耗时 1~2 年，涉及的多为国家和地区的卫生技术评估报告，耗时相对较长，而基于医院的卫生技术评估项目多为 1~6 个月可以完成，平均耗时约 3 个月。因此，医院卫生技术评估相较来说更加快速和及时，也可以协助医院相关决策转化更快速地落实，而医院决策者正需要高效、快速地获取卫生技术评估结果来协助管理和决策活动的开展。

4. 我国医院卫生技术评估的发展现况与需求

面对日新月异的新医疗卫生技术，各地医疗机构如何建立完备的决策机制和卫生技术安全管理体系成为当前医院管理中面临的又一热点问题。基于医院的卫生技术评估是一种以循证证据方法学为基础的工具，通过医院自身的行政背景、组织因素、成本管理、预算计划和资源限制情况等特点进行有效的结合，为新医疗政策改革背景下医院的运营管理提供科学的支持，有助于医院健全决策及管理体系，提高决策部门工作的专业性和技术性，推动医院实现由行政决策向循证决策转变。

医院卫生技术评估在医院技术的遴选与决策、医院管理流程的优化、医疗质量安全的提升、诊疗资源配置效率的提高等方面均具有重要的指导和应用价值。近年来，随着医疗机构运营模式的变化以及临床技术决策者对科学决策证据需求的日益增长，医院卫生技术评估在世界范围内形成快速发展的态势，多个国家已将医院卫生技术评估广泛地应用在医院管理决策活动中。随着我国医疗卫生体制改革的逐步深化，"放管服"的改革模式使得医院在医疗卫生技术选择、使用和管理活动中比过去拥有更多的主动权，医疗机构的管理者对卫生技术决策和管理辅助工具的需求也日渐显现。

近年来，我国部分地区及机构，如上海卫生发展研究中心已经陆续开展多项基于医院的卫生技术评估的前沿理论性研究。在国家层面上，医院卫生技术评估试点项目的研究活动也已经逐步开展起来。2015 年，国务院办公厅印发《关于城市公立医院综合改革试点的指导意见》，文件中明确提出要强化公立医院精细化管理，"加强医疗质量管理与控制，规范临床检查、诊断、治疗、使用药物和植（介）入类医疗器械行为"，然而医院卫生技术评估正是基于医院实际情况进行的卫生技术评估，是医院对各类卫生技术做出管理决策的科学工具。

纵观当前世界发展，随着医院对卫生技术决策需求的不断增长，医院卫生技术评估活动呈增长态势，国际上部分国家（如加拿大、美国等）的实践经验给我国进一步开展相关工作提供了借鉴。我国也在 2018 年 3 月确定了医院卫生技术评估的第一批试点医院，分别有北京中日友好医院、天津市人民医院、吉林大学第一医院、上海市第六人民医院、山东大学齐鲁医院、四川大学华西医院、广州市妇女儿童医疗中心，目前已开展基于医院的卫生技术评估试点工作并取得了一定的成绩和影响；在 2019 年 3 月也顺利启动第二批医院卫生技术评估试点研究项目的试点遴选工作。虽然我国的医院卫生技术评估研究工作已经正式开展了几个年头，但部分学者认为从目前开展的内容及程度来看，与国际上的医院卫生技术评估相比，我国还处于起步期，部分问题仍显得较为突出，例如决策者在将评估证据的结果转化为政策的意识始终不足、对卫生技术评估人才的培养不够重视、相关评估专业人才和本土化卫生经济证据缺乏等。此外，在医院内部实际操作层面，目前已开展医院卫生技术评估活动的单位多数没有为该项目设立独立的组织架构或办公室，该项工作任务基本隶属于医务管理部门，但医务管理部门工作任务繁杂，相对来说投入在卫生技术评估工作上的资源（如人力、预算、时间等）有限，难以深入和集中地开展评估活动，也不利于医院卫生技术评估工作的规范、可持续性发展。

总的来说，随着新一轮医疗卫生改革的逐步推进，医保支付方式改革、药品零加成、限制医用耗材加成、DRGs、按病种分值付费等改革措施逐步落实，医院面临着越来越严格的成本费用控制要求，在运营情况日趋严峻的背景下，医院管理者在面对技术准入管理与医保支付方式改革、医疗费用控制等问题时，基于医院开展的卫生技术评估工作也显得越来越重要。医院卫生技术评估不仅可以有效地协助医院获取科学证据，开展合理的卫生技术管理工作和决策活动，以面对日新月异的新技术与医院预算之间的矛盾，而且能够通过科学的形式为医疗活动从事者提供充分的循证证据，帮助他们进一步提高技术改善能力，同时帮助医院管理层优化及顺利推动各项投资决策，提升医院的技术发展速度，优化医院成本管理效果，促进患者安全。

医院卫生技术评估作为一种有效控制成本和提高质量的手段，对医院实现科学管理与科学决策具有重大意义，医院在现实运营层面与理论层面都对此有着极大的需求。

5. 医院卫生技术评估对医院运营管理的意义

医院卫生技术评估作为医院技术管理的一项有力的循证方法学工具，不仅能促进医院规范医疗技术管理、提高医疗质量安全及效果，而且有助于医院制定有效的投资决策，减少不必要的资源浪费，为医院整体的运营管理营造良好、可持续发展的环境，这也是医保支付方式改革背景下医院有效控制医疗费用快速上涨的重要手段。例如，逐步提高技术性服务收入在业务收入中的占比是公立医院绩效考核的重点指标之一，医疗机构如何通过合理的管理卫生技术的使用，或合理降低药品及卫生材料的消耗以提高这一占比，成为医院运营管理的重点问题之一。对于医用耗材存在价格差异明显、种类繁多的特点，医疗机构通过卫生技术评估活动得以匹配患者所需产品，同时有效控制医疗成本。不仅有效降低群众就医负担，还保障了医院的经济运营。因此在这个过程中，基于医院层面的卫生技术评估将发挥极大的作用。

（1）医院卫生技术管理在技术准入与淘汰管理中的作用。

医院技术评估过程是基于医院应用层面进行的，围绕诊疗技术、医用耗材、医疗设备及器械、药品等开展全流程评估，并进行全范围的技术管理，形成闭环的卫生技术准入、使用、评价、管理、淘汰等一系列的管理规范，从而确保医疗质量安全，并促进新技术新项目的开展，推动医院学科的高质量发展。医疗技术作为医疗服务要素之一，与医疗质量和安全直接相关。自 2015 年起，原国家卫计委取消了第三类医疗技术的行政审批，各医院可以自行开展针对卫生技术的管理和决策活动，允许将医院卫生技术评估结果应用在医疗技术的定价和临床应用目录制定的工作中，同时，经过评估顺利纳入临床应用的医疗技术可进一步申请参与医保支付，并为相关医保报销政策提供有效的证据支持。

在大型医用设备方面，医疗机构为了优化医疗设备的资源配置和提高其利用效率，可以通过开展医院卫生技术评估项目，合理评估医疗设备的效用及实际需求，以实现科学化的配置管理和实际应用，达到提高资源利用效率的目的。在医疗器械和高值卫生材料的准入方面，医院卫生技术评估通过对计划引进或替代的产品的有效性、安全性、经济性等方面进行综合评估，可以为临床医务人员的临床实践提供需求导向和全程质控下高质量的数据和证据，在协助优化诊疗服务的同时对医疗耗材及器械的使用进行闭环监管，完善院内卫生技术的准入、使用及淘汰更新过程的管理工作。

（2）医院卫生技术管理在经济运营及成本管理中的作用。

医疗卫生政策的改革，尤其是医疗保险偿付方式的改革，进一步强调了公立医院的公益性和社会性，在要求医院提升医疗质量安全和技术水平的同时，也对医院在经济方面的运营管理提出更高的管理要求，引导及鼓励医院从收入追求型向成本控制型转变，更多地关注提升内涵和服务效率。在医院强化经济管理的关键时期，医院卫生技术评估活动能有效协助医院在决策中实现安全与质量、成本与效益相平衡，通过使用卫生经济学方法进行成本与经济性评估，对卫生技术进行成本—效用、成本—效益等多角度、全面的科学评价，具体分析各项卫生技术在经济管理层面对医院收益和支出的影响，也保障在收费价格制定和招标采购过程中提高资源利用效率，建立合理的费用增长机制，达到成本控制的目标。

开展卫生技术评估项目，积极落实评估结果与决策的转化，将有效帮助医院在取消药品、卫生材料加成，规范医疗服务项目收费、医保支付向以按疾病诊断相关组（DRGs）付费为主的多元复合式支付方式转变；有助于医院合理控制药品、卫生材料、试剂等费用型支出项目，维持医院的合理收入和正常运转，促进医院诊疗服务的规范化、运营管理的精细化。

（3）医院卫生技术管理在制度管理和文化建设中的作用。

在医院整体的制度管理和文化建设上，推行医院卫生技术评估活动有助于医院管理制度的完善，有助于医院在多个管理层面进行持续的革新，并形成良好的文化建设氛围，具体体现在以下几个方面：

①促进医疗行为始终要以患者为中心的基本原则，践行价值医疗。综合性

的卫生技术评估有助于发现、更新和应用更优质的医疗卫生技术，不仅为医院学科建设的发展起到促进作用，而且有利于医疗活动满足人民群众多样化、差异性的健康需求，为患者提供效果更显著、费用更合适的诊疗服务，发挥医院公益性。

②强化医院内部决策的规范性和科学性。医疗机构是卫生技术准入与使用的主体，医院通过建立卫生技术评估部门，规范卫生技术的准入、应用、监测及淘汰制度，根据基于医院的综合性循证评估结果开展院内政策转化，通过流程化确保医院内部专业性、技术性强的决策制定，逐步推动各学科、各部门工作人员参与卫生技术管理的工作体系，提高医院在多项卫生技术管理决策事项上的科学性与专业性水平。

③培养医院内部的卫生技术评估文化。通过组织开展医院卫生技术项目、推动决策转化和成果传播等活动，促进医院知证决策传统与习惯的形成、循证管理理念与文化的建立，巩固医院在医疗质量安全管理和科研管理方面的规范化、精细化。

（4）医院卫生技术评估的技术类型。

医院卫生技术评估的技术类型主要包括医疗设备、医疗器械和医疗服务技术。作为固定资产的大型医疗设备往往由于购入价格过高，医院卫生技术评估会重点分析其预算和中长期的收益情况，避免医疗资源的浪费。医疗器械和配套使用的耗材一般是单价较高或者使用频繁的，医院卫生技术评估更关注使用不同的卫生材料会对患者负担和医疗费用造成何种影响。对于新的医疗服务技术，由于其牵涉的患者安全因素、社会伦理道德问题更多，因此卫生技术评估会相对关注其在临床应用中的安全性、有效性以及社会适应性等问题。此外，由于受到国家基本药物制度的影响，以及医疗保险支付的管理，医院层面较少开展对药品的卫生技术评估活动。

6. 医院卫生技术评估的技术路径及实施步骤

在科学飞速进步的时代，医疗卫生技术日新月异，医院决策者如何判断新医疗卫生技术的准入条件、如何评估新医疗卫生技术的引进能为医院的发展带来何种价值，需要一个科学的方法提供证据辅助管理者进行决策，如医院卫生技术评估。医院卫生技术评估的路径主要包括技术类型、评估流程以及评估效果，根据具体需要评估的卫生技术类型采用不同的评估方法及评估过程。

（1）医院卫生技术评估的技术路径。

①医院卫生技术评估的技术类型主要包括新的仪器设备、新的卫生器械或医用材料、新的医疗技术或新的药品等。

②医院卫生技术评估的流程是指对某个新的卫生技术开展评估的全流程行为，主要包括提议、遴选、开题、评估、准入决策、试用、使用、更新、撤资或淘汰等环节。

③医院卫生技术评估的效果主要关注点为其安全性、有效性、经济性及社会适用性。其中，安全性是该项新技术需要被证实在使用过程中对患者是安全的；有效性是指其在临床应用上需要有显著效果或较其他同类型产品效果更佳；经济性是指被评价的技术需要具有良好的成本效益分析结果，确保医院能够在有限的预算内对卫生资源实现更有效率的配置；社会适用性是指该卫生技术的使用需要符合伦理和法律等要求。

（2）医院卫生技术评估的实施步骤。

医院卫生技术评估的具体步骤包括明确评估问题、确定评估机构、设计评估方案、收集证据、证据评价与合成、形成报告做出推荐。

①明确评估问题。可以根据 PICO 原则，即通过患者或人群（Patient）、干预措施或暴露因素（Intervention）、对比（Comparation）和结果（Outcome）四个维度出发构建评估问题，确定评估目的。

②确定评估机构。医疗机构可以选择在院内成立医院卫生技术评估小组或部门，主要负责开展技术评估活动；也可以考虑委托专业评估机构协助。

③设计评估方案。由医院卫生技术评估工作人员从技术的安全性、有效性、经济性、医院适用性等角度设计评估方案，确定评估指标、纳入及排除的标准，明确具体分工及项目时间进度表，定期组织会议汇报评估进展。

④收集证据。医疗卫生技术评估小组通过收集整理各种相关诊疗指南或是系统评价、Meta 分析等文献资料，或是通过开展各种随机对照试验、队列研究、病例对照、横断面调查等收集证据。

⑤证据评价与合成。根据研究设计类型采用不同偏倚风险评估工具进行质量评价。可采用系统评价再评价、系统评价/Meta 分析、模型分析、非结构性文献研究和定性方法（如小组讨论和专家意见）等证据合成方法进行证据整合。

⑥形成报告做出推荐。根据医院卫生技术评估结果形成报告及推荐意见。

7. 医院卫生技术评估在医院运营管理中的应用

在公立医院逐步改革背景下，医院对运营管理的需求及要求持续上升，在医院卫生管理决策中应用医院卫生技术评估，有助于医院从容面对卫生医疗体制改革给医院运营带来的挑战，帮助医院合理决策，减少不必要的投资。通过卫生技术的经济性评估，协助医疗机构寻求更具经济适用性的诊疗手段、诊疗设备，帮助医院节约运营成本，控制医疗费用的上涨，同时有效解决人民群众看病就医问题的关键环节，因此，医院卫生技术评估在新医改中承担着不可替代的重要作用。

医院卫生技术评估主要可以应用在医院运营管理中的以下方面：

（1）设备采购决策。卫生技术评估的结果对医院设备采购决策具有重要影响。通过评估新技术或设备的有效性、成本效益和风险，医院可以决定是否购买、更新或替换特定设备。这有助于确保医院投资符合患者需求和财务可持续性。

（2）资源分配和规划。卫生技术评估的结果还可以指导医院资源的分配和规划。如果评估表明某项技术可以提高特定领域的效率，医院可以相应地调配更多资源来支持该技术的应用，从而提高运营效率。

（3）质量改进和安全性。卫生技术评估有助于医院识别潜在的改进机会，尤其是在质量和安全性方面。通过分析评估结果，医院可以识别低效率的流程、潜在的安全风险和改进点，并采取措施来提高医疗服务的质量和安全性。

（4）维护和更新。医院可以使用卫生技术评估的结果来决定是否需要维护、更新或淘汰旧的医疗设备。通过定期评估设备的性能和成本效益，医院可以确保其设备处于良好状态，提供高质量的护理。

（5）患者健康教育和参与。卫生技术评估结果还可以用于患者教育和参与。医院可以与患者分享有关新技术或设备的信息，以帮助他们更好地理解治疗过程和选择，从而增强患者的参与感和满意度。

由于医院卫生技术评估重视循证证据在医院层面的应用，在医院运营管理中可以发挥管理功能、经济功能和技术功能，有助于医院优化医疗技术的管理工作，优化医院资本的使用效能，提高医疗行为的质量安全保障，在卫生医疗政策领域被认为有着广阔的应用前景和未来。因此，建议各大医院重视医院卫生技术评估工作的开展，尽早探讨医院卫生技术评估在本医院的开展模式，通过科学的循证决策完成医院的重大决策。

8. 医院卫生技术评估在医疗设备投资决策中的应用

卫生技术评估在医疗设备投资决策中具有重要作用。医疗技术的快速发展使得医院需要持续更新和升级设备，以提供高质量的医疗服务。下面以卫生技术评估在医疗设备投资决策中的应用为例，尝试阐述其对医院手术室设备升级的影响。

对于大型综合性公立医院来说，可能会经常面临手术室设备升级的重要决定。例如，科室医师认为现有手术床已经使用多年，且技术逐渐落后，对患者尤其是需要进行脊柱外科手术患者的临床治疗效果、手术安全性和手术效率形成了制约，申请更新换代为全碳纤维电动手术床，通过360°无障碍自由透视技术以观察术中透视成像图，减少普通手术床对手术效果的监测制约，缩短手术时间，提高手术安全性。当医院管理层希望对是否升级该设备进行合理的评估时，卫生技术评估将在这个决策过程中发挥关键作用。具体的评估步骤可以包括以下几个部分：

（1）确定评估项目的目标。医院本次评估的目标是需要确定全碳纤维电动手术床对骨科手术的治疗效果的影响。首先，评估其能否提高手术治疗的临床效果，包括手术的精确性、成功率和术中监测情况；其次，还需评估其是否有助于降低手术风险，提高患者的安全性；再次，在提高手术室的效率方面，需评估该设备的360°无障碍自由透视技术是否有助于缩短手术时长，增加手术资源利用效率；最后需要评估设备的成本效益，以确保长期投资的可持续性。

（2）建立评估团队。医院根据本次评估项目需要相应地成立一个涵盖多学科的评估团队，其团队成员需要包括临床医生（以了解设备对患者治疗的影响，熟悉手术过程和需求）、核心护理团队（关注围手术期的护理流程，了解设备对患者护理的各种影响）、医疗技术人员（评估设备的操作难度、维护工作量和修复成本等）、医院管理层（负责财务管理评估和战略决策，评估长期投资的风险与回报）、卫生技术评估专家（负责审核卫生技术评估方法的制定、评估工作实施和评估结果的分析及应用）。

（3）进行数据收集和分析。医院组建的卫生技术评估团队需要采取多种方法进行数据和信息收集，以对本次评估内容进行全面的卫生技术评估。评估方法主要包括：文献研究（通过阅读相关医学文献、临床研究和技术报告，了解手术床的最新发展和性能配置）、临床试验（可以通过与设备供应商合作开展系列临床试验，以评估新设备的临床效果，包括开展对手术操作时间、患者术后并发症、手术成功率等方面的试验）、成本效益分析（包括设备的购买成本、维护成本、使用成本以及设备升级后的潜在经济回报等）、患者体验调查（以了解新手术床对患者体验的影响，包括手术前的准备、手术中的舒适度和术后的康复进展等）。

（4）合成证据并开展卫生技术评估。在数据收集和分析的基础上，医院卫生技术评估团队可以对该设备进行综合性的卫生技术评估，分别从以下几个方面评估备选设备：

①临床效果评估。评估团队需要比较不同手术床在临床治疗效果方面的性能区别，经过比较分析发现使用新款手术床进行复杂的骨科手术操作时，精确性和成功率有显著的提高。

②安全性评估。评估团队注重分析新手术床对患者手术的安全性的影响。发现新手术床对降低手术风险具有一定效果，减少术后并发症的发生率及二次手术重返率，进一步保障了患者诊疗安全。

③工作效率及工作流程评估。新手术床由于可以实现无障碍自由透视，有效减少了骨科医师为患者进行操作后的成像次数，明显简化了手术环节，减少准备时间和手术操作时间，有助于医院进一步提高手术室的利用效率，减少其他患者及医师的手术等候时间。

④成本效益分析。成本效益分析显示，虽然新设备的购买和维护成本较高，但由于临床效果的提高、手术风险的降低和手术室资源利用效率的提高，其成本效益分析处于相对合理的范围，该卫生技术评估的结果可供医院决策层进一步讨论。

9. 对我国医疗机构开展卫生技术评估工作的启示

卫生技术评估起源于20世纪60年代的英国和加拿大，随后在全球范围内迅速发展。多个国际组织，如世界卫生组织（WHO）和欧洲卫生经济学协会（European Health Economics Association）积极推动了卫生技术评估的研究和应用。

在国际上，卫生技术评估已被广泛用于制定医疗政策和指导医疗决策。例如，英国的国家卫生服务（NHS）就采用卫生技术评估来决定是否纳入新的药物和治疗方法，以及如何分配有限的医疗资源。此外，加拿大、澳大利亚、瑞典等国家也建立了专门的卫生技术评估机构，为医疗决策提供科学依据。

根据当前的研究资料来看，我国卫生技术评估的发展水平仍与国际存在一定差距，尚处于起步阶段。各界开展的卫生技术评估活动多为学者和研究人员自发的学术活动，在国家层面尤其是医疗机构中基于医院的卫生技术评估活动相对较少，仍未与卫生技术政策的制定、实施以及后续效果评估形成有效的工作闭环，因此，卫生技术评估对国家及各省市的卫生政策制定工作的影响十分有限，医院各类卫生技术的应用、管理及投资决策也未常规使用医院卫生技术评估的结果，因此卫生技术评估的价值仍未得到很好的体现。

但我国相当一部分的政策制定者、医院管理者已经逐步意识到卫生技术评估及其应用的重要性，逐步通过完善制度建设、专业技术人员培养机制以及卫生技术评估结果的政策转化机制等，加强卫生技术评估在政府决策、医院决策制定过程中的应用，使其为政策制定、实施和调整优化提供科学的证据，以进一步促进卫生领域的循证决策，为广大人民群众提供更优质的医疗卫生保障。如何结合国际上的丰富经验在国内推动医院卫生技术评估工作的可持续发展，可以从以下几个方面进行探讨。

（1）完善医院卫生技术评估的制度建设。

为了提高我国医院卫生技术评估在评估能力、评估范围、评估结果的决策转化等方面的应用水平，发挥医院卫生技术评估在医院运营管理上的巨大价值，促进卫生领域尤其是医院内部的科学决策，国家层面需要重点关注大环境下宏观制度建设工作。如进一步完善医院卫生技术的应用规范及开展要求，通过政策导向引导，要求医院在开展卫生技术的准入、试用、使用、调整、淘汰各项工作时及时开展卫生技术评估活动，并要求其根据评估结果进行决策，同步制定工作指导意见，引导医院建立内部的卫生技术评估部门，培养卫生技术评估的专业团队，为医院各项评估活动提供技术支持与保障，此外还可以建立并完善监测机制促进医院卫生技术相关工作的有效、优质落地。

（2）完善卫生技术评估人才的培养机制。

随着卫生技术的不断发展和医疗决策的日益复杂化，需要具备卫生技术评估专业知识和技能的人才来支持决策过程。这些人才包括卫生技术评估师、流行病学家、卫生经济学家、统计学家等专业人员。由于卫生技术评估工作的专业性，这些人才需拥有扎实的学科知识、熟练掌握专业的评估方法和工具，并具有能够独立进行研究和分析的能力。这些人才是取得良好评估结果并为决策者提供可靠建议的关键因素。目前，由于各大高校暂时未开设专门的卫生技术评估培养专业或相关课程，在毕业后的继续教育方面，与卫生技术评估相关的专业培训会议、学术论坛数量也较少，导致对于卫生技术评估人员的培养主要依赖高校附设的各种专业研究机构，但针对卫生技术评估的研究机构数量较少，且该类研究机构培养的人员多为博士研究生或是博士后等科研人才，准入门槛高，对普通医疗机构工作人员显得不那么具有适用性，因此进一步造成了国内卫生技术评估和医院卫生技术评估人才的严重短缺现象，对卫生技术的评估能力也呈现相对不足。

卫生技术评估的专业人才是开展评估活动的核心力量，如何在短时间内完善人才培养机制，尽快缓解由于人才短缺对卫生技术评估工作开展的巨大限制，解决医院卫生技术评估人员受专业、能力限制在方法学上的薄弱难题，国家及各省市可以考虑从短期、中期及长期角度完善不同的培养机制，从多角度提供多种形式的专业培养机会。

例如，从短期培养方案来看，可通过线下定期举行专业的技术培训班或学术会议，组织各医疗机构相关从业人员集中学习卫生技术评估的基本方法，以提高医院卫生技术评估工作人员的专业能力；同时可利用国家现有的线上交流及学习平台提供的支持，并组织相关专家录制教学视频供全国各地的技术人员随时随地进行学习及复习，实现多方评估人力资源对教育培训的整合。

从中长期的人才培养方案建设来看，国家需要加大对卫生技术评估人员的教育、培训投入，在各大高校设立相关专科课程的教学计划，甚至是设立专门的卫生技术评估专业，以培养具有先进管理理念与成熟操作技术的复合型人才；同时，在职业发展方面，需要考虑为该部分卫生技术评估人员设立专业的职称晋升体系，保障该类专业人员从学位教育和职业发展上的晋升途径，避免专业人员由于陷入职业发展困境而不得不放弃该专业，导致国家的专业人才进一步流失。

（3）完善卫生技术评估在医院实践的运行机制。

我国的卫生技术评估活动是基于我国国情完成的，其结果被认为是对医疗技术实施方案的安全、成本和健康产出进行整体评估后得出的，理论上对各类医院在实际诊疗活动中具有良好的参考意义，因此建立完善的卫生技术评估结果应用机制，加强卫生技术评估成果的传播与共享机制，有助于各层级的医院优化自身医疗服务管理活动，转变医院的决策机制，通过循证决策的应用缩小各地区的医疗服务差距，提高各地医院资源利用效率。

从医院层面来看，医院应首先从战略层面明确医院卫生技术评估对医院运营管理、内部决策及技术发展的重要作用，建立与医院发展战略相符的医院卫生技术评估工作制度及运行机制。在机制建设过程中，医院首先需要明确医院卫生技术评估对医院诊疗服务及运营管理的重要影响，同时需要强调在开展医院卫生技术评估时，应立足医院的实际情况，进而再规定医院在卫生技术的准入、试用、使用、调整、淘汰各个环节均需通过医院卫生技术评估决策方能进行，从而将医院卫生技术评估作为一个重要的方法学工具纳入医院管理工作，提升医院管理及决策水平。

从政府部门的层面来看，借助信息技术的不断进步，国家及省市政府相关部门可以通过建设数据共享平台，对全国各地开展的医院技术评估项目及其结果实现信息共享，实现同级医院、不同层级医院间的成果共享，各医疗机构在运营决策时可以参考其他医疗机构的评估结果，帮助卫生技术评估能力不足的医疗机构通过资源共享提高院内决策的科学性，促进各项研究结果的顺利落地和评估项目在临床实践过程中的执行，为各地患者带来更优质的诊疗服务。

（4）加强对医院卫生技术评估的认知与文化培养。

循证医学作为卫生医疗领域的文化已经在世界范围内广泛传播并被接受，我国想要顺利地在医疗机构推广卫生技术评估工作及其应用，并使该项工作能够持续下去，在政府层面，需要加强相关部门、医院、专家学者等在内的医院卫生技术评估专家间的联系，促进各行业间的交流合作，鼓励各机构对卫生技术评估的推广工作献言献计。这样不仅有助于整合医院卫生技术评估领域的人才、信息、技术等资源，还有利于帮助医院卫生技术评估活动得到来自各个专业领域专家的指导与支持，更好地解决卫生技术评估在实际操作中遇到的问题。

在医院层面，医院需要设法加强院内医务人员对医院卫生技术评估的认知，以及通过多种形式营造医院卫生技术评估应用的良好文化氛围。为了加强全体员工对医院卫生技术评估的重视程度及参与程度，医院管理层需要首先积极参与及宣传，提高医院卫生技术评估活动开展次数，积极将评估结果应用于实际诊疗工作中，引导医务人员及相关职能部门工作人员主动了解学习该专业，加强评估结果在政策转化和成果传播中的影响力，逐步培养医院内部评估文化，帮助医务人员形成循证决策的工作习惯，进而将浓厚的循证决策活动氛围渲染至整个医院和患者中。

第九章

医院服务流程优化与资源配置的应用案例

第一节　医院服务流程优化

随着我国社会经济的持续发展、医疗技术的进步和民众对医疗服务质量需求的日益增强，医院服务流程优化已经成为医疗行业改革的重要内容。医院服务流程优化的核心目的是提高医疗服务效率，增强患者体验，提升医疗服务质量，以满足人民群众的健康需求。

党和国家对医药卫生事业越来越重视，关注的问题点也越来越具体。2009年《关于深化医药卫生体制改革的意见》明确提出要推进公立医院改革试点，并把大力改进公立医院内部管理、优化服务流程、规范诊疗行为、调动医务人员的积极性、提高服务质量和效率、明显缩短患者等候时间、实现同级医疗机构检查结果互认、努力让群众看好病规定为这一改革的主要内容。2011年，国务院办公厅《关于印发 2011 年公立医院改革试点工作安排的通知》（国办发〔2011〕10 号）中更加明确地指出，要通过普遍开展预约诊疗服务，优化医院门急诊环境和流程，广泛开展便民门诊服务，推广优质护理服务等来改进群众就医服务。可见，门诊服务流程的优化改革已经被党和国家提上了公立医院改革的重大议事日程。卫生健康部门多次发布关于医疗服务和管理改革的文件，明确提出要深化医疗体制改革，改进医疗服务方式，优化医疗服务流程，以满足人民群众的需求。

政府高度重视医疗质量管理和患者安全，强调在优化服务流程中，应确保医疗质量和患者安全。政策鼓励医院运用现代信息技术，如电子病历、远程医疗、移动医疗等优化医疗服务流程。在学术领域，许多管理理论和方法都被应用于医院服务流程优化中。同时，公立医院在医疗政策改革的大背景下，外部面临着民营医疗机构和其他公立医院的竞争，内部面临巨大的运营管理和经济压力。在此情况下，公立医院只有重视患者体验，通过流程改造提升患者就医体验，吸引患者来院就诊。避免患者流失才能维持医院的正常运转，提高医疗机构的可持续发展能力和竞争力。

一、医院服务流程优化的内容

2023 年 5 月 26 日，卫生健康委、中医药局联合下发《关于开展改善就医感受提升患者体验主题活动的通知》（国卫医政发〔2023〕11 号），要求医疗机构进一步解决人民群众看病就医的急难愁盼问题，改善全过程的就医感受，提升患者体验，保障人民群众享有公立医院高质量发展成果，不断满足人民日益增长的美好生活需要。

对患者而言，就诊活动主要分为两大类：门急诊服务及住院诊疗服务。对于医院而言，业务流程再造与优化就是坚持以患者为中心，不断完善门急诊和住院诊疗服务的提供质量、效率，改善患者的就医感受。如何实现这一要求，需要医院对先行的门急诊、住院业务流程进行根本性的梳理及研究，甄别不合理的流程节点并对其进行改造优化，对不符合规范的流程进行合规化调整，最大限度覆盖可以优化的各个流程节点，追求最优的改造路径以提升医院竞争力和患者满意度。医院业务流程再造和优化理论在中国的实际应用最早见于 1999年，当时由北京医科大学马谢民等人以为患者提供更优质的服务和降低医疗成本为目的，对当时的住院流程进行再造和优化。随后，马谢民等人也对医疗机构中常见的二十几种常见外科手术进行住院流程的分析研究，并首次提出标准住院流程这一概念。

以门诊服务流程优化工作为例。由于门诊是患者在就诊过程当中最先、最频繁、最直接接触的就诊治疗环节，大型公立医院的门诊服务流程往往普遍存在预约等候时间长、就诊当天的现场等候时间长、检查等候时间长、取药等候时间长以及医师诊疗沟通时间短的问题。因此，可以以医院的门诊医疗服务流程优化作为开端进行讨论，其具体的工作内容可以根据各层次人员的职责进行任务分解，主要包括以下部分：

（1）由门诊医务人员参与到问题发现的过程，根据他们日常工作操作评价医院当前门诊的业务流程，向流程改进的执行者反馈存在的问题。

（2）由执行者对医务人员反馈的问题进行流程节点的工作步骤拆解，并对内部业务的整个流程进行深入分析，找出关键的问题环节，对此进行优化改造方案的设计和组织试点验证。

（3）由医院决策者评估新造流程的论证结果，从医院整体发展的角度出发确定流程改造的方案，进而安排执行者推动落实具体的改造方案，跟进改造效果。

医院医疗服务的流程优化是以提高患者就诊便利程度、改善患者就医体验感为原则，对现有的各项医疗服务流程，尤其是关键节点进行重新优化，提高核心工作效率和质量，减少或消除无价值的活动。最终实现医院服务提供量提高、医疗服务质量及整体运营效率提升。

二、医院服务流程优化的理论与方法

（一）标杆瞄准法：选定参照系和对比指标进行战略管理

标杆瞄准（Benchmarking），指企业将自己的产品、服务、成本和经营实践，与那些相应方面表现最优秀、最卓有成效的企业（并不局限于同一行业）相比较，以改进本企业经营业绩和业务表现的一个不间断的精益求精的过程。

该方法起源于企业管理活动，通过与竞争性企业进行标杆研究，可以让企业间有效了解竞争对手和当前产业环境，有助于企业的策略分析及市场定位。在美国，企业常将标杆瞄准法作为一种竞争性策略工具，只要是可以实现对比分析的，任何与营运有关的重要项目都会进行标杆研究。但是由于涉及商业信息，通常难以获得竞争对手的合作，因此可能需要通过倒序制造、竞争对手产品购买分析、竞争对手绩效分析等手段收集各种数据，来获取企业自身与竞争对手之间在产品、服务以及作业流程等各方面的相关对比数据。

标杆瞄准法在医院服务流程优化中的应用，是一种将本医院运营的各方面状况和环节与同等级医院或行业内外一流的医院进行对比分析，同时将优秀医院的突出成绩设定为本医院的内部发展目标，并以此为流程的最终目标，将行业内最优的管理办法应用到本医院提高自身能力及工作效果的方法。实施标杆瞄准法的医院必须不断对行业内的优秀单位进行比较，以发现自身的优势和不足。

1. 标杆设置方法

标杆瞄准法中，有两种被普遍认同的标杆设置可以考虑用于医院优化项目中，一种是通用性标杆设置，另一种是内部标杆设置。

（1）通用性标杆。

使用通用性标杆时，可以了解在同类型的、同等规模和级别的医疗机构在类似工作流程中关键指标的数据情况，并以此作为标杆完善优化计划的设计。主动分析优秀医疗机构能达到该成绩的原因，甄别出关键流程并尝试将对方的成功经验应用在本院中，未来避免受限于对方医院的工作模式，在工作流程优化过程中需要灵活应用经验的启发，尝试追求本院最优的模式。

（2）内部标杆。

内部标杆瞄准是各种标杆瞄准活动的起点，也是任何单位开始对外部单位进行考察之前所应该完成的工作。对于大多数的医院来说，院内会设置不同的专科及护理单元，除部分特殊的专科（如 ICU、手术室、急诊科等）外，有一部分科室工作性质相似，因此，在这些科室间可以进行内部作业方式的比较，如比较病床使用率、各种患者的等候时间还有护理的相关质量及效率指标等，并开展相应的标杆管理活动，以优秀科室为目标，先把院内各科室的运作模式优化至当前医疗机构可实现的最优作业，并以此作为起点向业内最优医院学习，持续优化。

2. 标杆瞄准的实施步骤

（1）成立小组并确定研究选题。成立标杆研究小组，小组作为标杆瞄准活动的平台，小组成员负责发起和管理标杆瞄准活动的全流程，并由该小组共同确定研究主题。

（2）内部数据的收集与分析。在开展系列标杆瞄准活动及研究前，需要先彻底地了解自身业务开展模式及其效果，在该阶段收集分析院内的流程作业信息并甄别存在的问题，以及确定需要改进的环节。完成该项摸底工作后，医院才能准确地评估内部工作能够改善的环节及程度。

（3）确定研究对象。在确定内部工作流程存在的问题后，可以根据需要优化的节点选定研究对象进行外部数据收集与分析，在学习目标选取时，医院需要明确是改善后需要达到一般水平还是达到业内先进水平，这一定位影响着标杆对象的选定。医院可以通过期刊、国家级奖项名录或者咨询公司进行标杆对象的寻找及确定。在选定标杆学习的对象后，可以通过电话联系、参观学习、数据资料查询等方法来收集所需要的研究资料，再根据资料进行深入的对比分析，比较得出关键性的差异，确定需要优化的具体节点。

（4）采取优化行动。在比较得出关键性的差异并确定需要优化的具体节点后，开始制订具体的改进方案，并逐步分解实施步骤及评价标准，注意实施步骤需要切实可行，避免制订标准宽泛及要求不明确的方案导致难以实行。

（5）落实持续改进。与各类型的优化方式相似，标杆瞄准法的改进项目也需要进行持续的改进。在持续改进的过程中，可以先通过流程或程序建立起监测模型，及时预警标杆项目的绩效表现，监测是否达到预期要求，并适时对标杆瞄准数据库进行更新，以实现持续优化的效果。

（二）六西格玛与 DMAIC 模型：辨认需改进的医疗或服务流程

1. 六西格玛

六西格玛是一种管理策略，是被用于改善企业质量流程管理的技术，主要强调制定极高的目标，通过收集数据及分析结果来减少产品和服务的缺陷，并以实现零缺陷的完美商业追求为目标，实现质量提升、成本降低以及最终提升企业财务成效突破。其背后的关键理念是一个企业能检测到缺陷数量，理论上可以对应地设立出相应数量的系统改善方案以消灭这些缺陷，进而使得项目尽量完美。

一般来讲，六西格玛的理念包含以下三层含义：一是一种质量的尺度和追求的目标，用以定义改善行动的方向和界限；二是一套科学工具及管理方法，通过 DMAIC（改善）或 DFSS（设计）的过程进行流程的重造和改善；三是一种经营管理策略，是在提高目标人群满意度的同时降低经营成本、缩短生产周期的改革过程，被认为是企业可以以此获得竞争力和提高持续发展力的经营策略。

六西格玛主要包括 DMAIC 和 DMADV 两个过程，其中，DMAIC 模型是应用在目前作业流程及其标准尚未达到六西格玛质量标准的项目；而 DMADV 模型则是应用于已经达到六西格玛质量标准的项目，并对其进行定义、度量、分析、设计和验证等优化过程。鉴于六西格玛对流程质量及结果的要求较高，对于医院来说，将该流程优化办法应用于医疗业务的优化时，DMAIC 模型的应用场景更为丰富，因此以下主要进一步对 DMAIC 模型的应用作进一步的讨论。

2. DMAIC 模型

在医院流程优化活动中可以使用 DMAIC 模型，对需要改进的流程进行对比分析，确定需要重点改进的流程开展改进活动。首先确定需要优化流程的优先级，有效避免工作队伍的精力分散及影响改进效果。使用 DMAIC 模型进行流程优化主要通过五个步骤，分别为定义、测量、分析、改进、控制。

（1）定义（Define），指首先分辨出需改进的业务流程并确定改进项目所需要的资源。通过甄别流程中的问题（如现在的流程都包括哪些，各个流程需要服务的对象是谁，被服务对象想要的是什么样的效果，我们目前如何达到被服务对象的需求，如果改善了这个流程会给被服务对象带来什么好处等），进而确定现有流程中存在的可优化点、流程优化的重要性及意义。

例如，医院为了解门诊患者就医需求和优化当前的工作开展流程，确定使用 DMAIC 模型进行流程优化，通过问卷调查的方式对门诊患者就诊流程的体验进行调查，通过调查患者对与医务人员间沟通体验、就诊流程与一站式服务、医疗费用与效果等方面的满意程度及意见、建议，识别出患者最不满意的节点，并确定需要优化的流程的优先级，开展优化行动，以提高患者满意度。

（2）测量（Measure），指明确缺陷的存在，建立改进目标。通过收集整理数据，对关键质量指标进行测量，量化分析指标，明确缺陷流程的最差表现数据。

例如，大型综合医院的门诊经常出现患者人多拥挤，就诊流程节点繁多，等候时间过长，在挂号、就诊、检查、拿药等节点中反复排队及往返等问题，为了解门诊患者在各个诊疗节点中需要耗费的等候时间，流程优化小组可以通过统计就诊流程节点数据，确定等候时间较长的就诊流程节点，甄别可以缩短的时间节点，定义为流程中的缺陷以完成测量环节。

（3）分析（Analyze），指分析在测量阶段所收集的数据，运用统计学方法分析并确定对现存问题产生主要影响的因素。常用统计学分析方法有 t 检验统计、ANOVA、线性回归分析、直方图、柏拉图、鱼骨图、散点图、控制图等，得出的分析原因可以根据人、机、物、法、环、测等进行分类。

例如，在分析需要进行超声检查的患者等候时间过长的原因时，可以通过假设检验、回归分析等方法确定影响等候时间的主要因素，进一步识别出具体问题，如超声检查医师人数不足、超声检查设备不足、检查室数量不足、门诊和住院患者的检查时间安排不合理等。

（4）改进（Improve），指优化解决方案，并确认该方案能够满足或超过项目质量改进目标。当明确缺陷问题并确定改进的环节后，按实际情况制订优化方案并落实具体优化工作的实施步骤。改进这一步骤被认为是实现目标的关键环节。

例如，为了优化超声检查的患者等候时间，在确定需要优化的环节后，重新根据患者检查需求量的分布情况确定各个时段提供的超声检查预约号源量，通过人员招聘增加超声检查医师数量，合理调配院内超声检查机器（甄别使用率较低的超声检查机器，纳入超声影像科进行统一的资源调配），根据优化方案，在增加人力及设备后，综合评估检查室的缺口，通过空间资源调配增加超声检查室的数量，并安排门诊及住院患者进行错峰检查，在增加整体超声检查的服务提供量的同时优化安排方案，减少患者等候检查的时间，减少人员聚集情况，改善患者就诊环境，提升满意度。

（5）控制（Control），指确保改进过程能按照方案设计进行并将主要变量的偏差控制在许可范围内，落实改进方案，并在达成目标后持续优化，避免反弹。

例如，设立超声检查患者等候时间的数据监测机制，首先评估优化方案实施前后门诊、住院患者等候时间的长度变化，确定等候时间缩短至目标时间范围内，即确认优化方案目标达成。随后，通过评估后期持续优化阶段可接受的等候时间变化幅度，将相关数值在数据监控体系内进行设置并增加预警功能，一旦数据变化超过可控范围则需要开展新一轮的持续优化活动，避免等候时间又持续上升，甚至超过优化方案落实前。

（三）ESIA 分析方法：减少流程中非增值活动，调整核心增值活动

ESIA 法是减少流程中非增值活动以及调整流程的核心增值活动的实用原则，主要包括清除（Eliminate）、简化（Simply）、整合（Integrate）和自动化（Automate）四个基本步骤。企业使用 ESIA 分析方法，通过重新设计新的流程，替代原有流程，并最终实现价值的增加及尽量减少生产及运营流程中的非增值活动，提高核心活动的价值。

（1）清除，指对企业清除内部现有流程中的非增值活动。现有工作流程中存在一部分不必要的流程，则可以认为是相对多余的非增值活动，应该予以清除，如过量的产出、不必要的运输、反复的加工、过量的库存、反复的检验及跨部门协调等。因此在进行设计流程时，通过深入分析每一个工作环节存在的必要性、对生产结果产生的影响等问题，可以帮助判断这些环节是否为非增值活动，是否为多余的活动，进而重新设计及优化工作流程。

例如，患者在取药时可能会遇到在一个药房不能把所需要的药品拿完，需要到其他楼层或其他楼栋的药房补齐药品，导致增加了患者取药的排队次数和等候时间。为了避免对患者增加流程负担，应对取药的工作流程进行优化，系统自动识别患者所有处方需要的药物，综合判断哪个药房可以提供所有需要的药品，则优先安排患者到该药房取药，一次性完成取药，避免跑多个地方。如果确实由于药品的种类多且存在特殊品类，则考虑通过药房之间的调拨把药物通过运送人员送至主要的药房，代替患者来回跑动，尽量让患者一次性取完所需药物。如果在此基础上仍无法满足患者所需药物时，患者可以通过取药单到指定药房免排队取药，尽可能地减少患者的等候时间，提高患者的就诊满意度。

（2）简化，指在尽可能清除了不必要的非增值活动后，对剩下的活动进一步简化。一般来说可从表格、程序、沟通、物流等方面进行考虑。

例如，各大医院依托信息化技术优化门诊流程，开通多种形式的预约挂号途径，通过现场自助机、电话、微信小程序、区域健康服务 App、医院官网、诊间、现场等形式进行预约挂号，患者到诊区后也无须签到即可实现自动上屏，等候叫号及就诊。诊毕患者可以通过微信小程序、自助机、人工窗口等多种方式完成缴费，无须窗口排队，有效节约患者排队时长。

（3）整合，指对分解的流程进行整合，以使流程顺畅、连贯，更好地满足顾客需求。

例如，中山市人民医院为优化患者就医流程，减少患者来回走动，以器官为分区建立起一体化诊区，如在心脏中心诊区内，患者可以完成心血管内科、心胸外科的诊疗活动，同时可以在诊区内缴费、抽血、做心电图检查及心脏彩超检查，在诊区外同一楼层内有综合药房可以完成取药，因此患者通过诊疗资源的整合，不用上下楼即可完成诊疗服务。此外，中山市人民医院还设置有行政服务中心，为患者集中办理病历打印业务、特殊病种办理业务、医保咨询服务、投诉信访服务、转诊服务等，无须多次往返行政管理部门办理相关业务，减轻患者负担。

（4）自动化，是指在对流程任务的清除、简化和整合基础上应用自动化。例如，预约分诊优化项目中，配套上线的自动预约系统、自动上屏；药房配发药流程优化项目中，配套使用自动化拣药机器；等等。

（四）SDCA 循环：标准化的维持

SDCA（Standardization Do Check Action）循环，也称为标准化维持，即"标准化、执行、检查、调整"模式，包括所有和改进过程相关的流程的更新或标准化，并使其平衡运行，然后检查过程，以确保其精确性，最后做出合理分析和调整使得过程能够满足愿望和要求。通过持续不断的 SDCA 循环，有助于保证质量体系的有效运行以及预期质量目标的实现。

（1）标准化（Standard），指组织为提高产品质量编制出的各种质量体系文件，通过标准化体系的建设，工作流程按照文件执行达到统一的标准。

（2）执行（Do），指按要求执行组织既定的标准化质量体系文件。

（3）检查（Check），指对根据标准化质量体系文件执行的活动的质量、工作效果进行审核及检查。

（4）调整（Action），指通过对质量体系的审核及评价，根据评价结果做出相应调整。

PDCA 循环和 SDCA 循环是企业提升管理水平的两大主要模型，相较于

PDCA 循环，虽然 SDCA 循环在医疗领域的应用尚不广泛，它的重要性还未引起医疗从业者的关注，但已有部分医院开展 SDCA 循环在实际医疗管理活动中的应用研究，如苏州大学附属常熟医院药剂科的陈欢等人已通过开展 SDCA 循环管理法，在"提高医院高警讯药品管理质量与质控指标工作中的应用及影响"的研究中证明了该理论模型的有效性。PDCA 循环被认为是使企业管理水平不断提升的驱动力，而 SDCA 循环则是防止企业管理水平下滑的制动力，在医疗这种对标准化要求相对其他行业更高的专业领域，更需要加强 SDCA 循环在实际工作中的应用，进行医疗质量的优化及管理水平的提高。

三、运筹学在医院服务流程优化项目中的应用

（一）医院服务流程优化对预约系统建设的需求

随着我国公立医院医药卫生体制改革的进一步深入和医疗信息化技术的不断进步，医疗诊疗流程和模式正经历着前所未有的变化。医疗信息化技术已逐渐成为当下医学领域不可或缺的技术手段。尤其是在院级和区域级医疗信息化平台不断推广和技术革新的背景下，传统的半自动、半人工的"到检式"预约模式已难以满足现代医疗信息化的需求。

2020 年 5 月 21 日，国家卫生健康委发出了《关于进一步完善预约诊疗制度加强智慧医院建设的通知》，明确指出应加速完善预约诊疗制度。该通知也鼓励医院建立一站式的患者服务中心，并逐渐推进线上患者服务。为响应这一变化，国内部分大型三甲医院积极重塑诊疗流程，引进了全院诊疗范围适用的预约系统。这一预约系统能够满足多场景、多模式、多渠道的检查预约需求，提高了诊疗效率和患者体验。比如，当医生开具检查申请单时，系统可以实现一键式的智能化预约，避免了患者在各检查科室间反复预约的烦琐步骤，这一进步也摆脱了之前完全由检查科室主导患者预约的模式，综合各项诊疗服务为患者提供全流程的预约安排，有效改善患者的就诊体验感。

1. 门诊就诊

随着社会进步和科技发展，以及公众对医疗服务要求的不断提高，门诊预约系统已经成为现代医院管理的必要组成部分。预约系统不仅能够方便患者快速找到合适的医生，还能优化医院资源分配，提高医疗服务效率。门诊预约就诊服务对预约系统的需求主要体现在以下几个方面：

（1）实时性与准确性。患者在进行门诊预约时，最为关心的是预约信息的

实时性与准确性。通过预约就诊系统的应用，患者能随时随地获取医生的准确出诊时间、个人专业领域介绍以及当前可预约的号源情况等信息，便于患者结合自身工作及生活安排，选择合适的时间和医师来院就诊，此外，预约就诊系统还能在患者预约成功后及时反馈信息，并在就诊日期临近时提醒患者预约就诊信息，避免忘记。

（2）科学合理管理门诊号源。在没有预约诊疗系统时，门诊医师的出诊放号工作主要通过人工管理，医院无法了解医师当天的放号数量，导致无法准确了解医院门诊每天能为患者提供的诊疗服务数量，不利于配套检查、化验、发配药品等辅助服务的服务量评估及安排，无法科学合理地优化门诊诊疗服务。也不利于患者的来访就诊，可能出现患者来到医院却无法挂号、白跑一趟的现象，给患者带来不好的就医体验。通过上线预约系统可以合理规划各医师各时间段的号源，同时让患者提前预约，合理安排就诊活动，避免诊区拥挤。

（3）多样化的预约方式。相较于过去只能当天现场排队挂号的年代，现在医院通过上线预约就诊系统有效地为患者拓宽了预约途径，目前各大医院基本可以实现网上预约、自助机预约、微信小程序预约等方式，患者可以根据个人需求和习惯选择合适的预约方式完成预约。

（4）个性化的服务提供。基于患者的历史就诊信息和健康状况，预约系统可以为患者提供个性化的医生推荐、健康教育等服务。例如，对于长期患有慢性病的患者，通过设置，系统可以定时发送随访调查跟踪患者的病情变化；对于需要复诊的患者，系统可以自动推送复诊提醒。

（5）实现与其他业务系统的集成。为了提高医疗服务的连贯性和效率，预约系统可以与医院的其他业务系统（如 HIS、EMR 等）进行集成。例如，患者在预约时填写的个人信息可以与电子病历系统进行对接，提示患者的历史就诊信息及就诊医生，预约成功后的信息也可以通过系统对接方便医生和护士的后续工作。

因此，门诊预约系统对于现代医院管理具有重要意义。在建设预约系统时，信息部门应当充分考虑患者的实际需求和使用习惯，确保系统的实用性和易用性。同时，预约系统还应当注重信息的安全性和隐私保护，为患者提供安全、便捷的预约服务。

2. 医技检查

在医疗行业中，医技检查在诊断疾病和监控治疗疗效方面发挥着重要的作用。随着患者的就诊需求增加，患者对医技检查的需求量也日益增加。由于患者对检查项目需求增加所造成的服务提供量不足、等候检查时间延长、检查流程效率低下等问题，优化医技检查的预约服务就成了大势所趋。上线医技检查预约系统有助于帮助医技检查服务提供部门对患者的检查需求进行合理的整合。通过合理的错峰检查，优化门诊及住院患者的检查时间，缓解检查候诊压力，进而提高医院服务质量及工作效率。鉴于其重要性，医技预约系统的建设已然成为一个必要且紧迫的任务，以下为医技检查服务对预约系统需求的主要方面。

（1）分类管理检查项目，实现资源最优匹配。在预约系统中，通过具体判断规则的设定可以实现医技检查的分类管理，包括检查类型、子类项目等。系统能够准确判断每一类医技检查的特性，如设备需要、检查时长、是否须空腹等，根据患者在系统内记录的身体条件进行禁忌证匹配，排除不适宜检查的开单，对符合检查条件的患者根据检查室可提供的服务量进行检查预约时间匹配，避免患者多次往返院区进行检查活动。

（2）实现精准排班。医技检查常常需基于医疗设备进行，因此精准排班对预约系统建设至关重要。系统可以准确记录和更新相关设备的使用状况，根据设备等硬件设施的基本情况，结合门诊及住院患者对各类检查项目的需求量、医护人员的工作计划等信息综合制订符合供需平衡的排班计划。

（3）提供预约提醒及指引服务。对于大多数医技检查，患者往往需要事先对身体状况、饮食等进行一定的准备。因此，预约系统需能在患者预约成功之后，以短信、微信推送或其他方式向其提供明确、可执行的准备工作指引，并在检查前的适当时间对患者进行预约提醒。同时，预约系统应提供网上报告查询功能，确保患者在完成医技检查后，能方便、快捷地查看和获取检查结果，保证患者的隐私并节省患者到医院领取报告的时间成本。

（4）实现患者分流，避免预约冲突。医技检查预约系统采用分时段预约的方式，根据历史数据识别门诊患者检查需求的高峰时段，平衡分配住院患者的检查时间段，合理分流门诊和住院的待检患者，缓解高峰检查候诊压力。同时，通过预约系统的应用，每个患者均有各项检查的预约登记信息，作为排队等候依据，不仅方便工作人员安排多个患者的检查顺序，还可以有效避免患者在检查时间安排上发生冲突。

总的来说，医技检查预约系统在设计和实现时均需以提升医疗服务质量和患者满意度为导向，以方便患者完成检查项目为最终目的，为患者提供优质、合理的检查预约服务。

3. 床位管理

对医院而言，床位资源是医院的核心资源之一，床位管理也是医院运营的重要环节之一，高效、精准的床位管理有助于提高医院的经济效益和医疗服务质量。因此，打造一个科学、精细的床位管理预约系统尤为重要，以下将进一步探讨床位管理对预约系统建设的多方面的需求。

（1）床位实时状态管理。床位预约系统可以实时显示床位状态，包括已预约/已占用/空闲等状态，以便于医护人员及时掌握床位的实际使用情况，提高安排患者入院治疗或者调配床位的工作效率。此外，医院运行过程中常在特定情况需要进行床位调动，预约系统具备灵活的床位调动功能，以协助医务人员随时应对有可能出现的临时调整需求。

（2）多角度展示床位信息。床位管理预约系统不仅可以显示床位的状态信息，还可以显示床位所在科室、区域、病房号、床位级别（如单人间、标准床位等）、相应的费用、房间内其余床位收治患者的性别等多维度信息。这有利于床位管理工作人员根据患者情况按需进行床位分配。

（3）床位预约流程优化。系统通过床位预约流程规则设计，尽可能地降低床位安排操作的错误，提高预约效率。同时，预约系统可以根据患者的真实情况（如住院科室、医生建议、患者需求等）进行智能匹配，为其推荐最适合的床位，有效平衡各护理单元的床位使用率。

（4）预约提醒功能。床位预约系统设有预约提醒功能，对接医院短信或人工电话服务等通知系统，以便及时提醒患者成功预约的床位信息和入住时间，避免因患者未按时来院而浪费床位资源。

因此，建立一个高效、全面的床位管理预约系统对医院的运营与管理发挥着至关重要的作用，可以从根本上提高医疗服务的质量和效率，给患者提供更好的就医体验，但在预约系统设计时需综合考虑患者需求、医院工作实际以及保障数据安全等多方面因素，力求打造一个集实用、方便、高效、安全于一身的床位管理预约系统。

（二）运筹学在各类预约管理系统中的应用

运筹学是现代管理学的一门重要专业基础课。它是20世纪30年代初发展起来的一门新兴学科，主要目的是在决策时为管理人员提供科学依据，是实现有效管理、正确决策和现代化管理的重要方法之一。它是应用数学的一个分支，通过建立数学模型和运用优化方法，解决复杂决策问题。在医疗预约管理系统中，运筹学的方法和技术可以用于优化资源利用、提高服务效率和满足患者需求。在医院中，预约排队问题是常见的挑战之一。通过运筹学方法，可以对预约系统进行优化，以缩短患者的等待时间，提高就诊效率。后续，我们将以运筹学中的排队论为其中一个模型，探讨其在医院体检引导系统中的应用及影响。

由于医院的资源（如医生、设备、床位）是有限的，运筹学方法可以帮助医疗预约管理系统实现资源的合理调度和使用，也可以为医疗预约管理系统提供决策支持，为决策者提供合理的决策方案和优化建议。如通过分析就诊需求和医生的工作时间，优化医生的排班计划，以确保在就诊高峰期充分利用就诊资源，提高医生的工作效率和患者的服务体验；针对医疗设备的利用率和效率，通过运筹学方法，优化设备的调度计划，确保设备的充分利用和满足患者的检查需求；通过运用运筹学方法，优化床位的分配和调度，提高床位利用率和满意度，减少因床位不足而造成的排队和拒诊的情况；通过建立数学模型和仿真方法，模拟不同的预约策略，评估其对系统性能的影响，寻找最优的预约方案，使得预约管理系统的整体效果达到最佳状态，为决策者提供客观的参考；还可以通过开发决策辅助软件，集成运筹学模型和数据分析方法，为决策者提供直观、智能的决策支持工具。

此外，在风险管理的工作上，运筹学方法可以帮助医院进行风险评估和情景分析，制定应急策略，应对突发事件和紧急情况。通过分析预约数据和系统状态，建立风险评估模型，及时发现潜在的风险和问题，并帮助医疗机构提前采取措施；也可以根据突发事件时的资源调度、预约系统的紧急优化等，保障医疗服务的连续性和安全性。

运筹学方法在医疗预约管理系统中的应用使得医院资源利用得以优化、服务效率得以提高、患者需求得以满足。通过合理的策略制定和资源调度优化，医疗预约管理系统能够提供更好的患者体验和医疗服务质量，为医疗机构的运营决策提供科学依据。而在风险管理和应急策略方面，运筹学方法能够帮助预约系统在应对紧急情况和突发事件时做出及时反应，保障医院的正常运行和安全。因此，运筹学方法在医疗预约管理系统中的应用具有广阔的前景和重要的实践意义。

以运筹学中的排队论在体检系统中的实际应用为例。医院体检是维护人体健康的重要手段之一，随着居民生活水平和健康意识的提高，对体检服务的需求快速增加，各大医院的体检服务受场地、医务人员数量等因素影响，普遍出现满负荷运转、现场拥挤无序等现象。而体检系统的高效运作对于满足患者需求和提供质量保证至关重要。运筹学排队论是一种强有力的工具，可用于优化医院体检系统的排队和资源分配，从而提高患者的体验和医疗服务效率。

在运筹学排队论的实际应用中，主要包括几个重要组成部分，分别为排队模型、排队策略、队列长度以及服务率。具体来看，排队模型用于描述患者到达的规律、服务台的数量、服务台的处理能力以及排队策略等因素，以预测患者的等待时间和系统的性能；排队策略用于决定患者如何选择排队、就诊和离开，例如先来先服务、优先级排队等；队列长度是指正在排队等待的患者数量，它是评估体检系统中各项排队项目繁忙程度的重要指标；服务率是指每个服务窗口每小时能够处理的患者数量，它反映了医院资源的利用效率。

　　各大医院体检中心的日常工作中常会遇到的，并可以考虑通过在体检系统中内置排队论协助解决的问题主要有以下几个方面：一是患者等待时间长。患者在医院体检时不可避免地需要等待，但长时间的等待可能会导致不满和体验差。运筹学排队论可以帮助优化排队策略，减少患者的等待时间。二是资源利用不均衡。有些服务窗口可能会比其他服务台更加繁忙，导致人力资源利用不均衡。通过排队论模型，可以确定资源调度的最佳方式，以平衡负载并提高效率。三是突发情况处理。如突然增加的患者流量或医务人员短缺，可能会导致系统崩溃或延误。排队论可以帮助开发应急策略，确保系统在紧急情况下能够有效应对。

　　此时，我们可以加强运筹学在医院体检系统中的应用，将排队论的相关模型应用在导检系统中，帮助体检中心工作人员为客户安排最优路径，以在最短的时间内完成各项体检项目，提高客户的体检感受。

　　（1）建立排队模型。首先，我们需要建立适用于医院体检系统的排队模型。这包括确定患者到达的分布规律、服务窗口的数量和性能、排队策略等因素，排队模型可以帮助我们理解系统的运作方式，并为进一步的优化提供基础。

　　（2）优化排队策略。排队策略的选择对于患者的等待时间和系统性能至关重要，运筹学排队论可以帮助我们分析不同策略的效果，并找到最佳策略，以使患者的平均等待时间或系统的总成本最小化。

　　（3）优化资源调度。由于在医院体检导检系统中的资源，如医生、设备和检查室等都是有限的，运筹学方法可以帮助优化资源的分配和调度，以确保资源的充分利用，减少拥堵和浪费。

　　（4）制定应急策略。在面对突发情况时，医院体检导检系统需要迅速采取措施以维持正常运行，排队论可以帮助制定应急策略，如重新分配资源、调整排队策略或增加服务台，以应对紧急情况。

　　运筹学排队论在医院体检系统中的应用可以显著提高患者的体验和医疗服务效率。通过建立排队模型、优化排队策略、调度资源和制定应急策略，医院可以更好地满足患者需求，提供高质量的体检服务。这种方法不仅有助于提高医疗机构的运营效率，还有助于改善患者的医疗体验，对于医院管理和患者关怀都具有重要意义。

第二节   诊疗全流程数据监测体系建设

一、医院运营管理对数据监测的需求

在科技飞速发展的背景下，大数据技术、人工智能、机器学习等领域的技术应用也愈发成熟，为各行各业运营管理的工作开展提供了科学的数据支持，更为决策者在关键决策上提供了数据参考。在医疗卫生领域，大数据背景下创新医院的运营管理模式对于医院医疗卫生服务事业的发展同样具有重要意义。借助大数据技术深入研究医疗政策改革背景下的医院运营管理实践的问题，积极探讨医院运营管理的创新办法，将有助于医院推动运营管理工作的新发展。

2020年12月21日，卫生健康委、中医药局联合下发《关于加强公立医院运营管理的指导意见》（国卫财务发〔2020〕27号），要求公立医院在收支规模不断扩大，医教研防等业务活动、预算资金资产成本管理等经济活动、人财物技术等资源配置活动愈加复杂的背景下，面对自身经济运营压力的逐渐加大，需要坚持公益性方向，并要求各大公立医院加快补齐内部运营管理短板和弱项，向精细化管理要效益。提出了"公立医院运营管理是以全面预算管理和业务流程管理为核心，以全成本管理和绩效管理为工具，对医院内部运营各环节的设计、计划、组织、实施、控制和评价等管理活动的总称，是对医院人、财、物、技术等核心资源进行科学配置、精细管理和有效使用的一系列管理手段和方法"的总体要求和基本原则。

在文件中，提及了公立医院需要"推进运营管理信息化建设。按照国家和行业已发布的医院信息化建设标准，加强医院内部运营管理信息系统建设，促进实物流、资金流、业务流、信息流四流合一；加强各个信息系统的有效对接，确保各类数据信息的规范性、完整性和有效性，支撑运营数据的统计、分析、评价、监控等利用；加强运营管理信息安全，完善信息保护技术措施和制度"。此外，还要求建立运营管理系统和数据中心，实现资源全流程管理。围绕人力、财务、物资等领域实现业务系统与运营系统融合，同步要求医院充分利用数据分析技术，构建运营数据仓库，在大数据技术的支持下，积极推行运营助理员、价格协管员制度等，通过数据分析掌握医院与科室运营情况，辅助协同临床业务科室加强科室内部运营和价格管理工作，并协助医院进行各项精细化运营管理。

在此政策背景下，医院需要设立专门的运营管理部门，引入运营助理员岗位，安排专人跟进全院运营情况，对院内人力、设备、物资、空间等资源的配置进行密切监控，定期完成全院及各专科的运营数据分析、医保病种费用结构分析、诊疗流程监控、绩效考核与绩效评价结果分析等多项运营分析工作，每月向医院管理层提交全院运营数据分析报告，反馈当月存在的运营问题并提供解决方案协助管理层决策。运营助理员方面，则需要每月及时与分管专科反馈运营分析过程中发现的问题，协助专科积极寻找背后存在的问题，提供解决的建议。

为了实现上述运营管理运行机制，其重要的支持条件是运营数据监测及分析体系的建设，包括数据监测系统的建设、数据指标的梳理与结果分析。通过充分利用医院业务流程中产生大量的运营数据，整合各种信息数据为医院领导者进行精细化管理和决策，是目前运营管理工作的重要环节。如何通过数据治理的各种技术手段将这些海量数据转化为用于决策的资源，值得每位医院管理者思考，运营数据的监测体系也是目前各大医疗机构运营管理工作者的重点需求。

二、医院在运营数据应用上的问题

虽然大数据技术日趋成熟，但是大数据平台在医院当前的应用过程中仍然存在不少的问题，并且其对新时期大数据背景下医院运营管理工作的发展造成了一定的不利影响，具体有以下两个方面：

（1）医疗大数据平台的智能化数据分析程度较低，难以为管理者及决策者提供高质量的运营管理数据分析结果。大数据平台的建设是通过集成院内各种业务应用系统及其数据，形成数据湖，建造数据仓库，首先对数据进行标准化清洗为后续的数据分析工作提供海量的数据资源。但在实际的建设过程中，大部分的大数据集成平台目前主要的建设内容仍然是对 HIS 系统、电子病历系统、PAS 系统、LIS 系统等业务系统的集成与数据对接、清洗，其对基于大数据技术对各类型运营数据进行智能分析与决策的专业化程度不高，导致难以发挥大数据技术平台对运营管理的实际作用，也难以实现数据为医院运营管理工作带来的巨大价值。

（2）医疗大数据平台中记录的数据在实际工作中应用程度较低。尽管大数据平台已经将大部分的业务系统集成到统一的交互平台，数据也实现互联互通，但是数据仍然更多地是以一个存储的过程存在于系统内，在展示层面、监测层面、分析与应用层面的应用仍处于起步阶段，因此无法很好地给予流程优化工作者用于优化患者诊疗服务的资讯与数据证据。这会使得在大数据背景下的医院管理服务信息化建设的作用发挥受到较大的局限，进而难以推动医院内部实现运营管理工作实质性的改善和创新，也难以促进医院内部的制度完善、人力资源配置优化和医疗服务流程再造等管理工作的落实，不利于促进医院运营管理发展。

三、就诊流程数据监测对患者及医疗机构的意义

基于上述提及的大数据平台当前应用中存在的问题和限制，我们应该将重点逐步从数据集成、清洗转移至数据的分析与结果应用上，持续创新数据管理与应用模式，探索数据监测、数据分析与数据分析结果的应用模式，将大数据功能更好地应用在医院运营管理的各个方面。通过深化大数据平台的数据分析应用程度，利用大数据挖掘能力，结合医院数据库平台管理，构建医院的知识管理系统，并通过人工智能技术和大数据挖掘的数据分析能力，对数据库资源进行深度分析，全面提升医院信息数据库中大量医疗服务数据信息的高效利用，为医院运营管理工作的高质量、高效率开展提供保障。

例如，在诊疗资源配置与流程优化工作上，应以患者服务为系统设计核心，建立诊疗节点的资源监测和数据分析体系，利用大数据挖掘和人工智能技术，基于运营管理的实际需求，对医疗服务就诊流程节点中的指标数据进行监控并设置预警机制，及时发现诊疗过程中存在的可优化点，为医院运营流程优化管理决策的落实提供有效的数据分析支持；同时，将大数据技术与运营管理中成本管控有机结合，借助大数据技术平台的数据分析能力，深入分析运营管理中成本投入（如人力资源、设备资源、服务窗口资源等）与实际使用效果的相关数据信息，开展成本效益分析，评估资源投入的合理性及理想值以切实降低医院的运营成本，通过这些应用途径最终实现通过大数据的信息挖掘能力落实医院运营管理工作的创新需求。

按照国家政策要求，运营助理员应专注于科室日常运营管理，需要辅助协同临床业务科室加强科室内部运营，如果有了较为全面的流程监测数据资源，

他们可以更好、更全面地通过日常运营数据的监测分析诊疗过程各环节的数据，以及时、充分地了解医院诊疗过程现况，及时发现问题并提出解决问题优化流程的办法，缩短问题发现的时间和改进的过程，节约成本，提高患者诊疗体验。例如，分管手术麻醉系统的运营助理员在监控手术流程节点时，在发现首台择期手术开始时间晚、接台时间长、麻醉完成后至手术开始之间的等候时间长等问题时，可以从数据监测系统中提取数据并利用管理工具进行分析，查找原因，形成问题的反馈报告供医务管理部门参考等。

四、就诊流程数据监测在国内医院的发展现况

随着国家医疗卫生政策改革的持续推进，相关政策从医院高质量发展、医院运营管理、患者诊疗服务等多方面对医疗机构提出了更高的要求。各地医疗机构也逐步向精细化管理转变，通过优化流程、优化资源配置、加强运营管理等手段多措并举提升医院发展水平。经过多方面的资料查询，可知目前在国内的医院中，全流程监测机制暂未在医院中被完整地建立起来，仅查到上海一信息公司发布的"基于诊疗节点的就诊流程优化分析方法，装置及电子设备"与流程节点的监测活动较为相符。综合其他现有文献来看，对于资源监测的实际应用或研究，更多的医院暂时会在后勤模块中开展相关实践，例如对全院各区域的消防情况监测、警卫资源监测等；或是对于某一个工作流程进行梳理及分析，例如对药品出入库的流程、疫苗管理的流程、某疾病围手术期的流程等进行较为单一的数据监控及分析。对于以患者为中心、以患者就诊流程各个节点为主线的数据监测及指标体系暂未有明确的报道。

为什么需要对患者就诊流程的每一节点进行数据监测？对于患者的就诊流程监测，我们到底需要监测哪些模块、哪些层面、哪些指标？如何客观评价患者在就诊流程中的体验感？如何有效地甄别就诊流程中不合理的地方、亟待优化的地方、存在优化可能性的地方？哪些环节属于影响患者就诊体验的关键环节？哪些就诊流程存在资源浪费？哪些就诊流程的工作效率还可以进一步优化？哪些就诊流程的运营成本可以进一步缩减？患者的就医负担有无增加？患者的等候时长在哪个环节最久？哪些方面的配套设施没有满足患者的需求？哪些窗口开设的数量、服务时间不合理……这些问题都在医院精细化管理工作中一次又一次地在工作人员面前出现，如何科学地、客观地回答这些问题，找到这些问题的答案，进而解决这些问题，都是他们苦恼许久的困惑。

正因如此，中山市人民医院为了全面了解门诊及住院患者在诊疗全流程中的就诊情况，包括各节点的等候时间、各类诊疗活动的费用负担、各类资源的提供量等，自 2022 年起就启动以患者为中心、以患者就诊流程各个节点为主线的就诊流程节点监测体系建设工作，分别对门诊患者、住院患者就诊全流程的各大模块、各个节点进行指标梳理，梳理出近三百个流程监测指标，并将所有指标纳入数据监测系统建设中，以协助医院管理者更好地甄别就诊流程中存在的问题，及时寻找可以优化的路径，解决影响患者就医体验的流程缺陷。下文将从门诊、住院两大模块具体介绍就诊流程各个节点对应需要纳入监测的数据指标，包括指标的设置意义及计算口径，以协助大家进一步了解将这些指标纳入监测的意义以及对医院运营工作的影响。

五、门诊就诊流程节点梳理及监测指标设置

针对门诊患者的就诊全流程进行全面分析，形成数据监测模型并通过有效的数据系统进行展示，不仅有利于运营管理工作人员及决策者客观、及时、全面地了解患者就诊过程中每个环节所消耗的诊疗资源、时间成本，发现诊疗流程中的可优化点，及时优化流程及资源配置，而且有利于改善患者就医体验，落实精细化运营管理的目标（见图 9-1）。

本部分将从门诊患者的预约挂号、候诊就诊、缴费退费、取药、化验、检查、治疗和满意度调查共八大模块进行监测指标分解，介绍指标设置的意义以及可采用的数据获取口径，以具体明确数据监测体系的建设方法。

（一）门诊患者预约挂号监测模块

1. 总号源量

指标意义：医疗机构在管理预约放号情况时将预约号源分为多种类型，以中山市人民医院为例，预约号源主要分为外部预约号、现场号和诊间号三种，其中外部预约号用于居民通过微信小程序等途径公开预约，现场号主要用于服务线上预约不便或老年人就诊，诊间号主要服务于医师给患者预约下一次复诊时间或当前患者转诊。三类号源总和基本反映了医院门诊诊疗服务的计划供给量，该数据同时可供相关检查化验部门作为参考，以更精准地评估日常工作量，进而合理安排人力等诊疗资源。

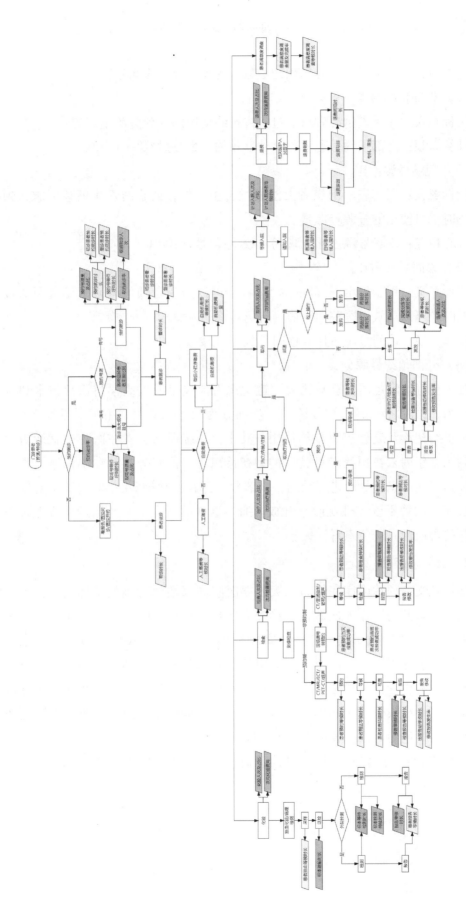

图9-1 门诊医疗服务流程作业监测节点

计算口径：总号源量 = 外部预约号数 + 现场号数 + 诊间号数

（1）外部预约号源占比。

指标意义：用于表示患者可通过自主预约使用的号源资源量。

计算口径：外部预约号源占比 = 外部预约号数/总号数×100%

（2）现场号源占比。

指标意义：用于表示当患者无法通过自主预约，或临时产生就诊需求，到达现场时仍可使用的号源资源量。

计算口径：现场号源占比 = 现场号数/总号数×100%

（3）诊间号源占比。

指标意义：用于表示医师在诊疗过程中可以为患者预留未来复诊资源的数量，同时也可以反映出医院用于协调现场转诊的应急诊疗资源数量。

计算口径：诊间号源占比 = 诊间号数/总号数×100%

（4）外部预约号源分类。

为了更好地满足居民就诊需要，避免患者流失以及提高学科诊疗技术和专科吸引力，医院将外部预约号源进一步细分为初诊患者号源和复诊患者号源，分别提供给初诊及复诊患者预约使用。其中，系统根据患者在医院的就诊历史自动判断半年内未在预约专科就诊的为初诊患者，该部分患者在小程序上预约时可以选择初诊患者号源进行预约，该部分号源在就诊前 24 小时内暂不对复诊患者（半年内曾于该专科就诊）开放。通过这样的区别，有效保障初诊患者预约就诊的可及性，避免患者流失。

2. 预约诊疗率

指标意义：预约诊疗率作为三级公立医院国家绩效考核的指标之一，考核年度门诊患者预约诊疗人次数占总诊疗人次数的比例。国务院办公厅《关于印发 2011 年公立医院改革试点工作安排的通知》（国办发〔2011〕10 号）要求普遍开展预约诊疗服务。全国所有三级甲等综合医院实行多种方式预约诊疗，社区转诊预约的患者优先诊治，因此该指标不仅可以反映院内预约程度，还可以在一定程度上反映医疗机构的预约方式、预约便捷程度、预约号源是否满足居民预约需要，进而对预约放号管理工作提供数据支持。

计算口径：门诊患者平均预约诊疗率 = 预约诊疗人次数/总诊疗人次数×100%

3．外部预约率

（1）普通门诊外部预约率。

指标意义：外部预约率这一指标主要是用于监测在医院正常对外放号的情况下，有多少患者成功预约或使用了该部分号源，如果监测数据显示部分专科的外部预约率长期达到100%或在较短时间内达到100%，则提示该专科号源需求量仍存在缺口，在资源安排可行的情况下可以进一步增加出诊医师或预约号源。

计算口径：门诊患者外部预约率＝外部预约人次/外部号源×100%

（2）特需门诊外部预约率。

指标意义：该指标主要计算通过特需外部号源预约成功患者占特需外部号源的百分比来表示特需外部号源的使用程度。在分析外部号源的数据监测指标下，我们可以进一步拓展分析，如部分专科外部预约率较高时，通过分析特需门诊外部号源的预约率有助于评价号源紧缺的专科是否目前无法满足患者的就诊需求。如果监测数据反馈特需门诊外部预约率仍较满，则医院需要进一步考虑释放该专科的诊疗资源，以满足区域内居民对该专科的就诊需求。

计算口径：特需门诊外部预约率＝特需门诊预约人次/特需门诊号源量×100%

4．外部放号率

指标意义：外部放号率指就诊患者中可以通过多种途径预约就诊的患者的占比。该指标与预约诊疗率为协同指标，只有确保外部放号率达到一定数值，才有助于提高患者的预约诊疗率，落实预约诊疗的相关政策要求。

计算口径：外部放号率＝外部号源/门诊人次×100%

5．特殊门诊号源量

指标意义：特殊门诊号源量主要包括专家门诊号源量和特需门诊号源量两种。该类型号源一定程度上能反映医院提供专家诊疗资源和特需诊疗资源的服务能力，也有助于公立医院监控特需服务的供给比例，平衡医院公益性。

专家门诊号源量主要是医师职称为主任医师和副主任医师的号源量。

专家门诊号源占比＝专家门诊号号数/总号数×100%

特需门诊号源量为特需门诊号数。

特需门诊号源占比＝特需门诊号数/总号数×100%

6．取消就诊率

指标意义：取消就诊率指标主要用于监控患者预约后临近就诊时间取消就

诊的情况。可以通过掌握大概的取消就诊率，适当增加预约号源量，以确保被取消的诊疗资源在医师出诊当天尽量不被浪费，如王医师每班次放号30个，数据提示取消就诊率约为10%，即预计将有3人会在临近就诊时间取消就诊，在王医师理论可以为30名患者提供诊疗服务的背景下，结合取消就诊率，可以在外部预约号源、现场号源或诊间号源增加3个以避免诊疗资源的浪费。

计算口径：取消就诊率＝预约状态为取消的人次/预约人次×100%

7. 爽约率

指标意义：爽约率指标主要用于监控患者预约后未按时就诊的情况。医院在掌握爽约率数据后适当增加预约号源量，以确保被爽约诊疗资源不被浪费，如王医师每班次放号30个，数据提示爽约率约为10%，即预计将有3人预约后不来就诊，在王医师理论上可以为30名患者提供诊疗服务的背景下，结合爽约率，可以在外部预约号源、现场号源或诊间号源增加3个以避免诊疗资源的浪费。此外，医院在监测到爽约率过高时，可以加强预约管理限制，增加患者爽约的机会成本，从而降低患者爽约率，有助于维持门诊诊疗服务供给的稳定性。

计算口径：爽约率＝已预约未按预约时间就诊的人次/预约人次×100%

（二）门急诊患者候诊就诊监测模块

1. 急诊人次

指标意义：指急诊就诊人次。通过就诊系统中患者类型及危急程度分级进行数据常规监测，有利于分析急诊就诊患者数量的变化情况是否与现有急诊诊疗资源匹配，为急诊就诊流程优化及应急储备能力提供参考价值。特别是不同级别危急患者的监测数据，对于评估及预测未来一段时间内或来年同一季节的危急患者就诊需求，以及医院调整人力资源配置有重要意义。

2. 急诊患者等候就诊的时长

指标意义：该指标用于评估不同危急程度的急诊患者等候就诊时长。监测该指标不仅有助于医院管理者了解当前一段时间内急诊科的工作效率及工作负荷，对优化急诊应诊区和抢救室内资源配置有重要意义，还有利于提高危急患者的医疗质量。

计算口径：急诊患者等候就诊的时长＝急诊患者就诊时间－开始候诊时间

3. 门诊人次

指标意义：指普通门诊的就诊人次。常规监测门诊就诊患者的组成结构有利于分析就诊患者对诊疗资源的需求，也有助于了解患者对诊疗相关的辅助服务或院内辅助设施的需求，为院内门诊流程优化及配套设施设备、辅助服务的安排提供参考。对门诊人次的分类数据监测可参考以下区分维度：

（1）预约途径：外部预约（初诊、复诊）、现场预约、诊间预约、非预约。

（2）患者结算身份类型：医保患者（居民医保、职工医保）、自费患者。

（3）年龄构成：覆盖婴幼儿、青壮年、中年及老年各年龄段。

（4）性别构成等。

通过上述分类，医院管理部门可以更充分地了解到院内患者结构的多样性及侧重点，通过预测未来一段时间内患者的各种服务需求，对院内提供的服务窗口、设施设备及时地进行优化，提高患者就诊体验。

4．预约就诊时长

指标意义：该指标主要监测患者就诊前预约等候的时间长度，可以一定程度上反映居民"看病难"的情况。部分专科患者可能需要提前两个月预约，部分专科可能只需要提前两天预约，当出现这种情况时，医疗机构需要积极寻求优化方案，增加紧缺诊疗资源的供给，包括增加出诊医师、增加诊室资源等，尽可能地缩短患者预约等候的时间长度。

计算口径：预约就诊时长 = 预期就诊的预约时间 - 预约操作时间

考虑到预约放号的特点，部分患者按该统计口径计算出来的等候时间较长的情况存在自主选择的影响，例如 A 医师可预约时间有本周和下周五，患者预约时结合自身时间安排选择了下周五，如果单纯按照上述公式进行计算，可能分析出来的数据会掺杂其他人为因素，不利于精准判断资源的紧缺程度。因此可以考虑在纳入数据样本时，仅获取患者预约预期就诊时间时，前面可选日期已为满号状态的数据，尽量降低混杂因素对数据产生的影响。

（1）初诊患者预约就诊时长。

指标意义：由于医院为方便初诊患者预约就诊，避免患者流失，故在设计预约放号规则时分别设立了初诊患者的预约号源及复诊患者的预约号源，分别供不同患者预约选用。因此，为了解预约号源设置量是否满足初诊患者需要，可以进一步根据患者身份进行分类计算，日常监测诊疗资源的配置是否合理。

计算口径：初诊患者预约就诊时长 = 初诊患者预期就诊的预约时间 - 预约操作时间

（2）复诊患者预约就诊时长。

指标意义：鉴于初诊患者的预约号源及复诊患者的预约号源构成了整体号源池，如何平衡两类号源的分配量，合理兼顾初、复诊患者的就诊可及性，需要同步监测复诊患者的预约就诊时长。例如某专科平均复诊时长多为 1 个月，预约中心在管理预约号源时需要密切关注复诊患者等候时间是否在1个月内，不应由于初诊号源的分配过多影响复诊患者的正常诊疗资源配置。

计算口径：复诊患者预约就诊时长＝复诊患者预期就诊的预约时间－预约操作时间

5. 现场号等待呼叫时长

指标意义：该指标主要监测到场后预约挂号的患者的等候时长。可能部分人认为患者没抢上预约号，那现场号等候时间长一点也是应该的。但实际情况会复杂得多，例如许多老年人受限于手机操作能力，无法通过智能手机自主预约号源，或其他特殊就诊人群需到院经过初步分诊后才能明确就诊专科，需要关注这部分老年人或特殊患者的就诊等候时间，避免患者在诊区内长时间等候，影响就诊感受的同时也可能加重候诊区服务负担，不利于确保诊疗安全。

计算口径：现场号等待呼叫时长＝呼叫时间－现场号预约操作成功时间

6. 看诊时长

指标意义：该指标是指患者从被医师呼叫进入诊室问诊交流开始，到患者结束本次与就诊医师的沟通离开诊室的时长。监测该指标有助于了解不同专科的看诊时长需要，和同一专科不同医师的看诊时长的区别，进而了解不同专科的诊疗差异以及不同医师的看诊习惯，有助于专科内部进行诊疗资源的合理安排，尤其是号源的设置，可以更精准地设定号源量及时间间隔，减少患者现场等候时长并优化诊区候诊秩序，营造良好就诊环境，提高患者就诊体验及满意度。

计算口径：看诊时长＝就诊结束时间－就诊开始时间

（1）初诊患者看诊时长。

指标意义：该指标指初诊类型的患者看诊时长。监测意义在于医师接诊一名初诊患者往往需要比接诊一名复诊患者花费更多的时间，尤其是需要了解患者的病情进展情况、生活习性、症状及其变化，同时需辨别诊断有无其他疾病，进而才能开具相应的处方。而复诊患者诊断较为明确，复诊期间更多是监控病情或相关指标的变化情况、确定药物调整方案等，因此，诊疗时间的不同将影响后面候诊患者的等候时间，也影响预约服务中心对号源量的设计与平衡。

计算口径：初诊患者看诊时长＝初诊患者就诊结束时间－初诊患者就诊开始时间

（2）复诊患者看诊时长。

指标意义：该指标指复诊类型的患者看诊时长。正如上述指标的描述所提及，医生每班次提供的诊疗时间有限，例如从上午的 8:00 到 12:00，一共 4 个小时（240 分钟），如果初诊患者平均看诊时长在 20 分钟，复诊患者平均看诊时间在 10 分钟，则存在号源设置的平衡点：240 分钟 = 20 分钟 × 初诊患者号源数 + 10 分钟 × 复诊患者号源数，同时，按照医院相关管理规定或政策导向，可能存在初诊患者号源需要占到一定比例，在此背景下，该部分数据的基本情况及变化情况就对预约放号工作提供了比较有意义的参考。

计算口径：复诊患者看诊时长 = 复诊患者就诊结束时间 – 复诊患者就诊开始时间

（三）门急诊患者缴费退费及费用监测模块

1. 缴费流程

缴费流程属于门诊患者整个就诊活动中比较重要的环节之一，因为几乎每个进入医院就诊的患者都起码需要完成一次缴费，有的患者可能还需要进行多次缴费，如缴费检查后医师根据报告结果开具治疗药物等。在过去没有移动支付和自助缴费机的年代，缴费与取药共同成为医院排队的主要环节，曾令医院管理者甚是头痛，但是随着科技进步，移动支付在医院的应用大大地减少了缴费对人工窗口的需求，也大幅节约了患者来回跑和排队缴费的时间。尽管如此，仍有部分医院正在经历移动支付上线的过程，也有相当一部分患者无法通过移动支付完成缴费，因此对各个类型的缴费途径仍需做好数据监测，以及时地了解患者在该环节所需要耗费的时间成本，也有利于医院合理评估窗口设置数量，同时平衡服务的提供质量。

（1）人工缴费等候时长。

指标意义：该指标指患者就诊完毕前往缴费窗口等待缴费的时长。可以通过数据统计了解不同时段患者等候的时长，医疗收费主责部门相应弹性调整人工收费窗口的设置数量以满足患者及家属的缴费需求。由于该指标很可能采集不到患者开始排队的时间，鉴于患者得到医师开具的诊疗处方后需要完成缴费才能进行下一步流程，因此采用患者的就诊结束时间作为等待缴费的开始时间，其他缴费类指标的数据计算考虑同理。在数据处理时需要注意设定异常值的检测线，剔除异常值的影响，以排除个人原因延迟缴费导致的数据影响。

计算口径：人工缴费等候时长 = 人工收费时间 – 就诊结束时间

（2）自助机缴费等候时长。

指标意义：该指标指患者就诊完毕前往自助机区域等待缴费的时长。随着越来越多的患者和家属选择自助机提供的预约、报到、缴费、查询报告等服务，自助机为患者提供某项特定服务的效率、自助机的资源分布与配置数量等被越来越广泛地探讨，自助机缴费时长给自助机的功能配置方式（如自助机是每台都提供多功能服务，还是部分机器只提供某项主要功能）和数量配置（集中分布还是分散分布）提供了更好的数据证据支持。

计算口径：自助机缴费等候时长 = 自助机缴费时间 – 就诊结束时间

（3）自助机使用量。

指标意义：该指标主要用于统计患者及家属对自助机的使用频率，可以侧面反映自助机的受欢迎程度，同时也是自助机相关的宣传及使用协助工作成效的一个体现。如果从自助机投入使用以来，使用量始终未能达到一定比例（与所有缴费形式服务数量相比）或未呈现明显的上升趋势，一定程度上提示自助机的推广力度不足，为患者解决排队缴费问题的能力也有所局限。可以继续加强宣传或进一步研究患者及家属不选择使用自助机的原因，如果是因为操作不便可考虑在机器旁边配备协助操作的志愿者，如果是因为某些业务或某些身份的患者无法自助操作，信息技术部门需积极响应系统的改造升级工作，以满足更多患者的使用需求。

计算口径：自助机使用量 = 自助机缴费账单数/总缴费账单数 × 100%

2. 退费流程

由于诊疗活动的复杂性和特殊性，退费的发生无法避免，但过高的退费频率需要消耗医务人员的大量精力，由于诊疗流程的安全需要，核对流程也显得相对复杂，不仅降低医务人员的工作效率，还会影响患者的就诊体验及其满意度，甚至会引起医疗纠纷影响医院形象等。因此，及时关注医院退费流程的工作情况，加强退费工作的统筹与管理，有助于医院降低运营成本，提高患者满意度。对于退费流程，我们主要关注退费人次及其占比、退费费用及相关项目、退费专科及医师等。

（1）退费人次。

指标意义：该指标用于统计出现过退费的人次。密切监控退费人次的数据变化，以提示何时增加退费办理窗口、何时需要进行深入的退费原因分析研究及开展相关优化工作。

计算口径：只要患者有退费记录即纳入计算，一个流水号次数算一人，同一个流水号多次退费也计为一人，退费重开也算退费。

（2）退费人次占比。

指标意义：该指标用于评估退费人次在总体诊疗人次中的占比，当退费人次提示持续上升时，管理者需结合退费人次占比，综合分析退费人次上升是由于就诊人次增加,但占比未发现明显变化所导致,还是总诊疗人次未明显增加但退费人次及其占比均上升,如果是后者则需要提高警惕,积极寻找退费发生率上升的背后原因。

计算口径:退费人次占比 = 退费人次/门诊人次 × 100%

(3)次均退费费用及退费项目。

指标意义:该分析维度主要用于进一步分析退费情况增加的原因,通过识别退费频率最高的退费项目以剖析患者退费的原因,及时做出优化调整;同时统计其相关退费金额以评估对医院运营产生的经济影响。

计算口径:次均退费费用 = 退费总额/退费人次。退费项目的常规监控可按数量从大到小排序,日常监测排序是否有明显的变化。

(4)退费专科及退费医师。

指标意义:该分析维度同样可以用于了解退费增加的具体原因,可以通过专科及医师维度缩小分析范围,更精准地研究退费情况产生的原因并做出优化。

3. 费用监测

作为缴费模块的一个补充,费用监测数据有利于管理人员在监控缴费退费情况的同时了解费用数据的变化情况,通过指标设计逻辑将同类及相关指标同步设置在数据监控模块中,协助管理人员减少数据监控的精力。在该模块里,我们主要的费用监控指标有全院及各专科的门诊次均费用(必要时可以将该指标与退费指标合并研究其之间的关系,分析费用上升或下降对退费发生率的影响)、次均药费、次均材料费、次均技术服务费、次均检查费、次均化验费等,在分类费用指标的计算口径上需要注意,总体思想为费用/人次,但人次应当选取有该类费用的人次,而不是总的诊疗人次。

(四)门急诊患者取药流程监测模块

1. 现场取药人次

指标意义:该指标用于衡量需要现场取药的人次,以评估对各时段现场配药、发药及等候区域的资源占用量,同时可以结合选择药品邮递寄送服务的使用人次,综合调配两种配发药模式的人力资源。

计算口径:以缴费时选择现场取药的患者人次作为统计口径计算,如需要统计配发药工作量可以同步统计处方数量。

现场取药人次占比。指标意义:该指标用于评估现场取药占总门诊服务人次的占比,评估在整体就诊人群中需要取药,尤其是现场取药的群体变化情况,及时了解患者对现场取药服务的需求变化，也可以通过占比数据的变化侧面监测患者结构的变化。

计算口径：取药人次占比 = 药费人次/门急诊人次 × 100%；现场取药人次占比 = 现场取药人次/门急诊人次 × 100%；

2. 患者现场等候取药时长

指标意义：该指标指当患者选择现场取药后，从完成缴费起，到其药品完成分拣及核对并呼叫领取药物这一过程的时长。该部分时间往往在医院门诊就诊流程中占据大部分时间，也是门诊就诊流程优化工作中常见的重点及难点，通过数据监测有助于发现患者等候时间的基本情况、某一时间段内等候时间的变化情况以及识别配发药物的高峰时间，有利于药房管理部门及时优化资源配置模式，尽可能地缩短患者的等候时间，舒缓药房等候区域的拥挤程度及提高患者满意度。

计算口径：患者现场等候取药时长 = 呼叫发药时间 - 缴费时间

（1）药品分拣时长。

指标意义：该指标指患者完成处方缴费后，药品分拣信息传递到对应药房开始，经过药品分拣及处方一次核对并递交给发药窗口等待呼叫发药这一过程所需要的时长。对进一步解析患者现场等候取药时长的主要成因有重要意义，用以监测主要构成流程的所需耗时变化情况。

计算口径：药品分拣时长 = 配药完成时间 - 缴费时间

（2）完成分拣等候发放时长。

指标意义：该指标指处方完成分拣及一次核对后，从药品被递交至发药窗口等待呼叫发药开始，到患者听到首次呼叫前来取药的这一过程所需要的时长。该过程为现场药品配发过程中的第二大主要流程，监测该部分时间对缩短患者等候取药的时间有重要意义，如果现实药品完成分拣后等待分发的时间较长，则药学管理部门需要考虑在高峰时间段加开分发窗口，合理调配配药人员与分发人员的人力资源配置。

计算口径：完成分拣等候发放时长 = 发药时间 - 配药完成时间

3. 选择邮递人次

指标意义：该指标用于反映选择邮递药品服务，而不选择现场取药的患者人次。随着诊疗服务的不断优化，药品配发形式的多样化，现在许多医疗机构都已经配套上线药品邮递服务，供那些不方便在医院等候取药的患者选择，有效节约了患者等候取药的时间，提供了更为便捷的就诊服务。通过监测该部分数据，可以了解到患者的取药偏好变化情况，帮助药学部门及时平衡现场和邮递服务工作的人力资源配置，更好地为两种取药模式的患者提供优质的服务。

计算口径：以缴费时选择药品邮递服务的患者人次作为统计口径计算，即字段"是否邮寄"选择"是"的患者，如需要统计邮递类型处方的配发药工作量可以同步统计选择了邮递的处方数量。

4. 选择邮递人次占比

指标意义：该指标用于评估选择邮递取药占总门诊服务人次的占比，评估在整体就诊人群中需要选择邮递服务的群体变化情况，以便于及时地与服务提供方沟通服务优化方案，也可以通过占比数据的变化侧面监测邮递服务的宣传工作落实效果，以及患者对该项服务的接受程度、欢迎程度等。

计算口径：选择邮递人次占比 = 邮寄人次/门急诊人次 × 100%

5. 患者等候药物邮递时长

指标意义：该指标指当患者选择药品邮递服务时，从完成缴费后起，到其药品完成分拣、进入配送，并由快递员首次上门派件这一过程的时长。该过程耗时的长短对患者是否愿意选择邮递服务有着关键性的影响，由于药品及诊疗服务的特殊性，除常规复诊配药的患者外，其他患者都希望能尽快拿到药物并进行治疗，因此过长的配送时间并不利于这一服务的延续。通过数据监测可以发现患者等候时间、各个地区等候时间的基本情况及变化情况，有利于药房管理部门及时与服务提供方沟通服务优化方案，尽可能地缩短患者的等候时间，提高患者满意度。

计算口径：患者等候药物邮递时长 = 患者首次接到取件通知时间 − 缴费时间

此外，为进一步跟踪分析患者等候药品邮递配送的时长，可将该流程的主要子任务（药品分拣、药品等待揽收、药品运输）进行深入分解并分别进行数据监测，以协助医院在患者等候时长增加时，有效甄别是院内流程存在优化点，还是第三方配送服务公司需要进一步调优服务模式。

（1）药品分拣时长。

指标意义：该指标指药品从患者完成缴费后起，到药品完成分拣及核对，可以交由配送公司揽收这一过程的所需时长。用于反映院内药品配送的所需时长及工作效率变化情况。

计算口径：药品分拣时长 = 配药完成时间 − 缴费时间

（2）完成分拣等待运输时长。

指标意义：该指标指药品从等待配送公司揽收起，到配送公司完成揽收这一过程的所需时长。用于反映院内药品完成分拣与正式进入配送环节期间的所需时长，以及医院与配送公司之间的流程衔接效率。

计算口径：完成分拣等待运输时长＝药品包裹揽收时间－配药完成时间

（3）药物运输时长。

指标意义：该指标指药品从配送公司完成揽收起，到首次派件并签收这一过程的所需时长。用于反映药品离开医院后在途运输及派送环节所需的用时长短，有利于院方评估及监督配送公司的服务效率及质量。

计算口径：药物运输时长＝首次派件并签收时间－药品包裹揽收时间

6. 门诊次均药品费用

指标意义：作为取药监测模块的一个补充，次均药品费用的监测数据有利于药学部门管理人员在监控取药流程数据的同时了解药品费用、数量的数据变化。通过指标设计逻辑将同类及相关指标同步设置在数据监控模块中，协助药品管理人员减少数据监控的精力，实现同步监测。在费用数据产生波动时能及时给药学部门管理人员予以提示，及时分析药品供应的调优需要。

计算口径：门诊次均药品费用＝门诊患者药费总额/门诊开药人次

（五）门诊患者化验流程监测模块

1. 化验人次

指标意义：该指标用于衡量需要进行抽血等化验的患者人次。以评估各时段、各诊区抽血的资源需求量。

计算口径：以患者在各专科单次就诊时处方内存在化验类项目为统计标识计算患者人次为化验人次。

化验人次占比。指标意义：该指标用于了解需要化验的患者占总门诊服务人次的占比，评估在整体就诊人群中需要使用化验服务的群体变化情况，及时了解患者对化验服务的需求变化，也可以通过占比数据的变化侧面监测患者结构的变化。

计算口径：化验人次占比＝化验人次/门诊人次×100%

2. 患者抽血等候时长

指标意义：该指标指需要抽血的患者从开始排队等候抽血时起，到完成抽血这一过程的时间长度。该部分时间往往因医院门诊抽血管理模式的设置方式不同而不同，部分医院选择建立集中抽血区，通过取号、叫号的形式为患者提供抽血服务，该种模式下患者抽血时长因集中管理而显得更平均，但由于在集中区域设置，患者需要从不同的就诊区域前往指定地点，增加了路途，也对抽血等候区域的空间和秩序管理提出了更高的要求。另一部分会考虑到减少患者上下楼或来回走动，选择在各个就诊诊区设置相应的抽血室，提供抽血服务，该种管理模式虽然能有效减少患者走动以及对公共扶梯、电梯的使用需求，但是受到各诊区诊疗疾病的差异性，需要抽血的患者和患者需要抽血的时间（如空腹）都不尽相同，这就导致了患者抽血的等候时长长短不一。中山市人民医院实行门诊专科一体化管理，各门诊诊区挂靠一个住院护理单元，在此管理模式下，当诊区遇到抽血高峰期时，诊区也能按情况及时、合理地调配护士人力。

因此，无论在何种管理模式下，对患者抽血等候时长这一指标进行常规监测都可以协助医疗机构了解患者等候时长，以及抽血的高峰期，为人力资源的调配提供科学的数据支持。

计算口径：患者抽血等候时长＝抽血确认时间－取号采血时间（如无，可考虑使用缴费时间）

3．患者化验报告等候时长

指标意义：该指标指患者从完成抽血或化验样本采样起，到可以查询到化验报告结果这一过程的等候时长。由于不同的化验项目需要的监测时间或开展检测的频率不同，其报告的等候时长也不尽相同，但报告的出具时间对患者的诊疗及复诊有着重要意义，等候时间越长越不利于患者诊疗及其满意度评价，因此医疗机构需要及时监测各项检验报告的等候时长，根据患者诊疗需要合理优化项目检测频率、缩短报告出具时长等。

计算口径：患者化验报告等候时长＝报告时间－采样时间

此外，为进一步跟踪分析患者等候化验报告的时长，以下将该流程的主要子任务（标本等待运输、标本运输、标本检测、报告出具、报告审核）进行深入分解并分别进行数据监测，以协助医院在患者等候时长分析过程中有效甄别是哪一环节需要进一步调优服务模式。

（1）标本等待运输时长。

指标意义：该指标指化验标本从完成采样起，到运送人员完成运送接收这一过程的所需时长。用于反映院内采样标本运输的频率，可以评估该频率是否需要进一步增加以缩短该环节所需时长，也可以用于评价运送人员的工作质量是否达到预期要求。

计算口径：标本等待运输时长 = 标本运送接收时间 – 采样时间

（2）标本运输时长。

指标意义：该指标指化验标本从完成运送接收起，到检验部门完成标本接收这一过程的所需时长。用于反映院内采样标本运输的时长，该时长不仅影响整个化验检测流程的等候时长，而且是标本质量管控的一项重要监测指标，因此建议常规纳入监测，以监控运输时长是否在合理范围内，同时可以考虑是否需要进一步优化运输路径以缩短该环节所需时长。

计算口径：标本运输时长 = 标本接收时间 – 标本运送接收时间

（3）标本检测时长。

指标意义：该指标指化验标本从被检验部门完成接收起，到检验部门可以根据检测结果的数据开始出具报告这一过程的所需时长。用于反映检验部门内部检测工作所需时长，不同项目的该过程时长长短不一，如何调优耗时长的项目的检测工作，缩短患者整体报告等候时间存在重要的流程优化意义，常规监测该项数据有助于为检测部门优化工作安排提供数据支持。

计算口径：标本检测时长 = 检测完成时间 – 标本接收时间

（4）报告出具时长。

指标意义：该指标指从化验标本检测结果的数据出现开始，到完成报告出具（未审核版）并提交审核这一过程的所需时长。用于反映检验部门内部报告出具工作所需时长，相关数据可供管理人员使用，以合理调配操作人员及报告人员的人力资源需求及安排。此外，大部分流水线作业的检测项目在标本完成的同时，已有检测系统同步出具首份检测报告，导致该指标计算时间可能为零，故该项指标更适合用于需要人工判读出具报告的检测项目。

计算口径：报告出具时长 = 提交审核时间 – 最晚项目的检测完成时间

（5）报告审核时长。

指标意义：该指标指化验标本完成报告出具（未审核版）并提交审核起，到完成审核最终发布这一过程的所需时长。该步骤是患者获取报告结果前的最后一环，因此，监测审核工作完成的及时性有着重要的意义。如果审核工作不能及时完成，相关管理人员需要评估审核岗位的人力资源是否短缺，及时优化调配，避免报告审核工作出现积压的情况，影响患者的正常诊疗效率。

计算口径：报告审核时长 = 完成审核时间 – 报告提交审核时间

4. 送检外院项目数量

指标意义：该指标指患者因诊疗需要进行的、但院内暂无开展该项检测技术的检验项目。该部分项目的数量监测对评估医院检验技术发展、满足患者诊疗需求具有重要意义。同时，随着送检外院项目数量的增加，与外院检测服务提供方商议合理的成本标准也对医院的经济运营管理有关键性意义。

计算口径：以患者处方中需要送到第三方机构或外院做进一步检测的化验类项目数量为送检外院项目数量。

（1）送检外院项目占比。

指标意义：该指标用于评估送检外院的化验项目占门诊患者所需化验项目总数的比例，以评估在整体就诊人群中对该部分特殊项目的检测需求，也从一定程度上反映院内检测水平能满足患者检测需求的程度，进而供检测部门、医院管理层对开展是否增加新项目新技术的评估工作提供参考数据。经济管理部门也可以对相关特殊检测项目进行成本分析及数据测算，进而评估该部分项目是否在院内开展更具有经济适用性。

计算口径：送检外院项目占比＝送检外院项目数量/门诊患者所需化验项目总数×100%

（2）送检外院报告等候时长。

指标意义：该指标指患者的送检外院检测项目从完成抽血或化验样本采样起，到可以查询到化验报告结果这一过程的等候时长。由于报告的出具时间对患者的诊疗及复诊有着重要意义，等候时间越长越不利于患者诊疗及其满意度评价，因此医疗机构需要及时监测各项送检外院的检验报告的等候时长，根据患者诊疗需要与服务提供方合理优化项目检测频率、缩短报告出具时长等。

计算口径：送检外院报告等候时长＝送检外院检测项目的报告时间－送检外院检测项目的采样时间

（3）送检外院检测等待时长。

指标意义：该指标指患者的送检外院检测项目从标本完成接收起，到可以查询到化验报告结果这一过程的等候时长。如该过程时间过长，则为检测机构内部检测流程存在问题，需要对服务提供方提出优化要求，缩短检测时间；反之，如果此等候时间合理，但整体报告等候时长较长，则需要考虑是否检测服务机构收取标本的频率过低，增加了不必要的等候时长。明确地识别出等候时长较长的症结所在，更有利于流程的优化和患者体验感的提高。

计算口径：送检外院检测等待时长＝送检外院检测项目的报告时间－送检外院检测项目的标本接收时间

5. 门诊次均化验费用

指标意义：作为化验监测模块的一个补充，次均化验费用的监测数据有利于化验检测部门管理人员在监控检测流程数据的同时了解化验费用、数量的数据变化。通过指标设计逻辑将同类及相关指标同步设置在数据监控模块中，协助检测管理人员减少数据监控的精力，实现同步监测。在费用数据产生波动时能及时给检测部门管理人员予以提示，及时分析检测服务供应的调优需要，也有利于医院管理者评估患者就诊负担的变化情况。

计算口径：门诊次均化验费用 = 门诊患者化验费总额/门诊化验人次

（六）门诊患者检查流程监测模块（治疗类项目可通用）

1. 检查人次

指标意义：该指标用于衡量需要进行 CT、MRI、超声检查的患者人次，以评估对各时段、各检查项目的资源需求量。

计算口径：以患者在各专科单次就诊时处方内存在检查类项目为统计标识计算患者人次为检查人次，需要注意完成项目的字典整理，并对几个主要检查项目进行分类统计，如 CT、MRI、超声等。

检查人次占比。指标意义：该指标用于了解需要行各类型检查的患者占总门诊服务人次的比例，评估在整体就诊人群中需要使用检查类服务的群体变化情况，及时了解患者对各项检查服务的需求变化，也可以通过数据的变化侧面监测患者结构变化情况。

计算口径：检查人次占比 = 检查人次/门急诊人次 × 100%

2. 患者预约当天检查不成功率

指标意义：该指标主要用于计算需要进行非预约型检查项目的患者在就诊当天完成缴费后，因资源不足的原因不能完成检查，需要翌日或择日再来院完成检查的情况，该类需要纳入监测的非预约型检查主要有心电图、超声检查、X光、CT 等常规无须提前预约的检查项目。为最大限度地满足患者就诊需求，非常规需要预约的检查项目都应在患者来院就诊当天提供检查服务，避免患者多次往返医院。

计算口径：患者预约当天检查不成功率 = 预约结果日期与预约操作日期不相同人次/当天预约人次 × 100%

3. 患者预约当班次检查成功率

指标意义：该指标主要用于计算需要进行非预约型检查项目的患者在就诊当班次完成缴费后，即可完成检查的人数占比。其用于评估检查资源的提供量与需求量的匹配程度，数据显示越高，患者等候时长及往返医院次数越低。

计算口径：患者预约当班次检查成功率＝预约结果班次与预约操作时间对应班次相同人次/当班次预约人次×100%

4. 患者预约等候时长

指标意义：该指标主要监测需要预约的检查项目（如 MRI），以医师为患者开具检查单并由患者完成缴费进入预约流程起，到患者成功预约的计划检查时间之间的时长。该指标可以一定程度上反映患者"检查病难"的情况，如过去我院通过数据监测发现 MRI 检查需要预约等候超过 1 个月的时间，该情况不仅严重影响患者诊疗，而且会导致部分等不及的患者流失，退费到别的医疗机构进行相关检查。因此，当出现这种情况时，医疗机构需要积极寻求优化方案，增加紧缺检查资源的供给，提高检查及报告出具效率，通过系列优化流程我院成功地将 MRI 检查的预约等候时间缩短至一周内。

计算口径：患者预约等候时长＝预约成功的计划检查时间 − 预约操作时间

5. 患者到达等候时长

指标意义：该指标用于监测患者等候检查的时长。检查项目一般分为两种类型：预约型项目及非预约型项目。相较于预约型项目，非预约型项目的患者到达后等候时长更具有不确定性。但该种不确定性不等于不可控，通过综合评估患者的检查次数需要、每设备可提供的诊疗服务效率可以计算得出设备需要量，通过合理地调配资源可以实现减少患者等候时间。对于预约型项目，由于患者已经提前预约好检查时间，因此在患者按预约时间到达检查等候区域时，等候时间不应过长，因为这不仅会给患者带来不好的就诊体验，还会造成等候区的人员积压，如确实出现相应情况，则需要考虑预约规则是否存在还可优化的地方。因此，该部分监测数据对预约服务中心检查放号及安排工作具有重要的指导意义。

（1）（预约型项目）患者到达等候时长。

计算口径：（预约型项目）患者到达等候时长＝检查开始时间 − 患者签到时间，如没有检查开始时间可以使用第一次呼叫时间作为代替。

（2）（非预约型项目）患者到达等候时长。

计算口径：（非预约型项目）患者到达等候时长＝检查开始时间 − 患者签到时间，如没有检查开始时间可以使用第一次呼叫时间作为代替；如患者无须签到，亦可采用患者缴费时间代替。

6. 患者检查持续时长

指标意义：该指标指检查操作者为一名患者行一次检查活动，从开始到结束一共需要的时间长度。该指标是用于评估服务提供量、预约放号时间间隔设置的重要参考指标。同时也可以用于评估检查科室的工作效率变化情况。

计算口径：患者检查持续时长 = 检查（拍片）结束时间 − 检查（拍片）开始时间

7. 检查报告等候时长

指标意义：该指标指患者从完成检查起，到可以查询到检查报告结果这一过程的等候时长。由于不同的检查项目需要的报告审阅时间不尽相同，但报告的出具时间对患者的诊疗及复诊有着重要意义，等候时间越长越不利于患者诊疗及其满意度评价，因此医院需要及时监测各项检查报告的等候时长，根据患者诊疗需要合理优化项目报告出具时长等。

计算口径：检查报告等候时长 = 报告时间 − 检查完成时间

此外，为进一步跟踪分析患者等候检查报告的时长，以下将该流程的主要子任务（主要为报告出具、报告审核、报告修改）进行深入分解并分别进行数据监测，以协助医院在患者等候时长分析过程中有效甄别是哪一环节需要进一步调优服务模式。

（1）报告出具时长。

指标意义：该指标指从患者完成检查开始，到完成报告出具（未审核版）并提交审核这一过程的所需时长。用于反映检查部门内部报告出具工作所需时长，相关数据可供管理人员使用，以合理调配检查报告检查及审核人员的人力资源需求及安排。

计算口径：报告出具时长 = 提交审核时间 − 检查完成时间

（2）报告审核时长。

指标意义：该指标指检查报告从初次出具（未审核版）并提交审核起，到完成审核最终发布这一过程所需的时长。该步骤是患者获取报告结果前的最后一环，因此，监测审核工作完成的及时性有着重要的意义，如果审核工作不能及时完成，相关管理人员需要评估审核岗位的人力资源是否短缺，并及时优化调配，避免报告审核工作出现积压的情况，影响患者的正常诊疗效率。

计算口径：报告审核时长 = 报告发布时间 − 报告提交审核时间

（3）修改报告发生率。

指标意义：该指标用于监测报告在发布之后召回并修改报告结果这一现象的出现频率，更多地被认为是一个检查项目内部工作的质量指标。高的修改报告发生率作为一项负向指标，需要引起管理人员的高度重视，因为这对患者的诊疗结果起着一定程度的决定性影响。

计算口径：修改报告发生率＝修改的报告数/报告数×100%

（4）出报告后修改时长。

指标意义：报告修改理论上不应该出现，所有需要修改及补充的内容都应在审核过程中被发现及修改完毕。但当修改报告这一行为无法避免时，什么时候对报告进行修改就显得非常重要，是检查工作质量评价的重要指标。虽然出具报告后的修改时间可能很短，但该数据的变化情况也对该部门工作的质量评价有重要参考意义。如果超出质控要求的时间长度必须设置警示功能，相关部门需要及时做出整改，确保该行为不会影响患者的正常诊疗结果。

计算口径：出报告后修改时长＝最后一次报告时间－第一次报告时间

8. 门诊次均检查费用

指标意义：作为检查监测模块的一个补充，次均检查费用的监测数据有利于医院管理者在监控检测流程数据的同时了解患者的检查费用、数量的变化情况，在了解患者对各类检查的需要量变化的同时，评估患者就诊负担的变化情况。

计算口径：门诊次均检查费用＝门诊患者检查费总额/门诊检查人次

（七）门诊患者满意度

1. 患者满意度调查量

指标意义：该指标指在完成门诊就诊或在就诊过程中，收到来自院方的患者满意度调查邀请的患者数量。患者满意度调查作为三级公立医院绩效考核的重要评价指标，需要医院的高度重视。除此以外，通过开展及时的、匿名的患者满意度调查更有利于医院了解患者想法和需求，及时对就诊流程、就诊环节及服务设施进行优化，以提升患者就诊体验及优化医院形象。

计算口径：以各种形式（电话、短信、微信推送、现场访问等）收到患者满意度调查邀请的患者人数为统计口径计算该部分数据。

患者满意度调查量占就诊人次的比例，指标意义：该指标用于评估收到来自院方以各种形式（电话、短信、微信推送、现场访问等）开展的患者满意度调查邀请的患者数量占总患者人次的比例，以反映在整体就诊人群中能得到意见反馈、评价途径的人群占比。只有达到一定的调查量，才能保证被调查人群就诊经验能覆盖医院就诊的大部分流程，才能更好地暴露医院服务过程中存在的问题。

计算口径：患者满意度调查量占就诊人次的比例＝以各种形式收到患者满

意度调查邀请的门急诊患者人数/总门急诊就诊人次×100%

2. 患者满意度调查量完成率

指标意义：该指标指患者按填写要求或回答满一定数量（如90%）题目的答卷数量。在前面我们强调了满意度调查的发出量，但是完成率也是满意度调查的重要指标，如果完成率低说明有效的答卷数量较少，那可用的满意度反馈样本也不足以协助医院很好地发现问题，此时就需要结合该数据调高问卷调查的邀请量，以增加回收答卷数量。低完成率也可能提示患者满意度调查问卷设置的不合理性（如问题过多、问题设置不合理）或回答操作平台的使用不便问题等，优化该部分问题可能可以提高问卷完成率，而不需要扩大调查样本量。因此该指标对患者满意度调查的管理工作具有一定的指导意义。

计算口径：患者满意度调查量完成率＝符合填写要求的答卷数量/以各种形式收到患者满意度调查邀请的门急诊患者人数×100%

（1）二维码调查完成率。

指标意义：该指标用于评估通过二维码进行患者满意度调查时，能回收回来的合格问卷的百分比，以评估该形式调查的有效性。如果完成率较差，则需要考虑从该形式上进行优化，包括扫码的便捷性、扫码后患者信息的安全性、扫码后问卷平台操作的便捷性等方面。

计算口径：二维码调查完成率＝符合填写要求的二维码调查答卷数量/收到二维码调查邀请的门急诊患者人数×100%

（2）电话调查完成率。

指标意义：该指标用于评估通过电话进行患者满意度调查时，能回收回来的合格问卷的百分比，以评估该形式的调查有效性。如果该调查形式的完成率较低，则需要考虑从电话调查的时间、提问方式（对问题的阐述形式）、调查语言（普通话、粤语、英语或其他方言）、调查者的语速及态度等方面进行优化，以提高被调查人的完成意愿。

计算口径：电话调查完成率＝配合完成的电话调查数量/收到电话调查邀请的门急诊患者人数×100%

（3）现场调查完成率。

指标意义：该指标用于评估在现场进行患者满意度调查时，能回收来的合格问卷的百分比，以评估该形式的调查有效性。如果该调查形式的完成率较低，则需要考虑从现场抽取的患者当时是否有空、是否身体及精神状态不适合被调查、调查耗费患者的时间长度、提问方式及调查者沟通态度等方面进行优化，以提高被调查人的完成意愿。

计算口径：现场调查完成率＝符合填写要求的现场调查答卷数量/收到现场调查邀请的门急诊患者人数×100%

3．患者满意度电话调查等候时长

指标意义：该指标用于评估门急诊患者从完成一次就诊活动起（以缴费时间作为判断时间），到其接收到院方以各种形式开展的患者满意度调查邀请这一过程的时长。由于患者满意度调查具有时效性，如在患者就诊后较长时间才对其进行满意度调查，调查结果可能因为记忆模糊导致不准确，不利于准确发现问题，降低满意度调查结果的指导意义，因此满意度调查应在合理的时间范围内开展。随着科学进步的发展，通过短信、微信推送链接或二维码的调查形式可以通过系统设置，统一在患者完成就诊的次日或指定时间内推送。受人为因素影响较大的形式为电话调查，因此该等候时长主要监测通过电话形式进行的患者满意度调查。以中山市人民医院为例，为确保患者满意度调查工作的客观性，院方特地购买了第三方服务进行相关调查，如果该等候时长过长，则院方有权要求服务提供方增加调查工作人数，以确保调查的质量。

计算口径：患者满意度电话调查等候时长＝电话调查拨打时间－患者就诊当天的最晚一次缴费时间

4．患者满意度调查分数

指标意义：根据有效的调查问卷和既定规则进行统计得出，该指标的变化情况反映了患者近段时间对医院提供的各项诊疗服务的满意情况，能有效帮助医院及时发现存在的问题并做出相应优化。

计算口径：按照满意度调查问卷设置规则进行分数统计，同时需要考虑满意度分数的归集规则，如医师的满意度分数归位所属专科。在门诊专科一体化的管理模式下，护士的满意度分数不仅需要归集给所属诊区，还需要归集给负责管理该诊区的专科护理单元。

六、住院就诊流程节点梳理及监测指标设置

针对住院患者的就诊全流程进行全面分析，形成数据监测模型并通过有效的数据系统进行展示，不仅有利于运营管理工作人员及决策者客观、及时、全面地了解到患者就诊过程中每个环节所消耗的诊疗资源、时间成本，发现诊疗流程中的可优化点，及时优化流程及资源配置，而且有利于改善患者就医体验，提高工作效率及病床使用率，落实精细化运营管理的目标。

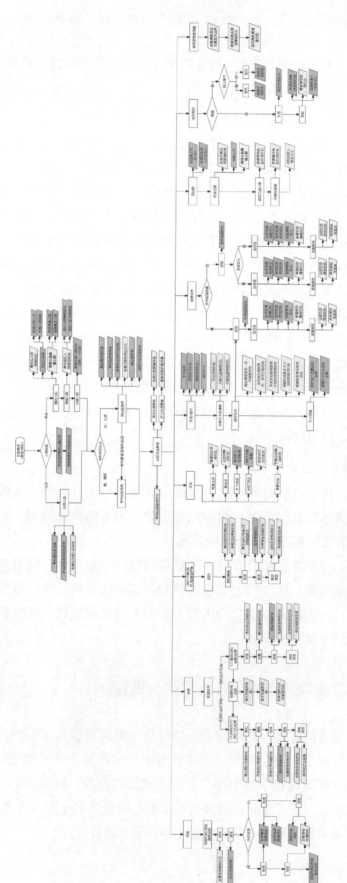

图9-2　住院医疗服务流程作业监测节点

本部分将从住院患者的床位预约及安排，入院办理，病区收治情况，化验，检查，治疗、会诊，手术，预出院与出院办理，取药和满意度调查共九大模块进行监测指标分解，介绍指标设置的意义以及可采用的数据获取口径，以明确数据监测体系的建设方法。

（一）床位预约、床位安排及入院办理流程监测模块

1. 计划入院人次

指标意义：该指标指床位管理系统中医师通过开具计划入院处方的患者人次。该指标用于反馈一定时间范围内需要入院治疗的患者对床位资源的需求，可以与出院人次进行比较，如计划入院人次与出院人次基本相当，则院内床位资源仍基本能满足患者住院需求，如在统一时间单位下，数据显示计划入院人次远高于出院人次，则等候入院的患者会逐步形成积压，医院管理者应积极提高院内住院患者诊疗效率，提高病床周转效率，满足患者入院需求。

计算口径：按拟入院时间统计计划入院人次。

计划入院人次占比，指标意义：该指标指计划入院的人次占实际入院的患者的比例，用于评估实际入院的患者中，有多少比例的患者是有入院计划并通过床位管理中心预约系统进行预约及轮候床位安排的，余下部分可理解为非计划入院患者或急诊入院患者，监测该数据有助于床位管理中心工作人员了解需要预留多少床位资源供急诊入院患者使用，同时为医院管理者提供数据支持，使其了解当前的床位周转情况是否能满足计划与非计划入院患者的诊疗需求。

计算口径：计划入院人次占比 = 计划入院人次（有入院时间的）/入院人次

2. 患者拟入院等待时长

指标意义：该指标指以患者在就诊时医师开具计划入院医嘱为起始时间，以患者在床位预约系统中得到明确的拟入院时间为目标时间，计算这两个时间之差。该指标用于评估患者在经过医师诊断后，判断为需要入院治疗，但由于院内床位资源紧缺，需要等候一段时间才能入院治疗的该段时间长度。入院等待时长一定程度上反映了医院床位资源的紧缺程度，过长的等候时间不利于患者诊疗及康复，更容易导致患者资源流失，管理人员需要重视该项数据的变化情况。

计算口径：患者拟入院等待时长 = 拟入院时间 – 申请时间

此外，除了了解医院整体的患者拟入院等待时长，也要进一步了解不同类型患者的等待时长变化情况，例如医院基于加快学科建设与技术能力发展，希

望对部分罕见病或病情较为急重的患者予以优先收治，因此在系统内将该部分患者设置为目标（重点）患者，需要监控该部分患者的等待时长是否过长；此外，还要比较分析各专科等待时长的差异性，对等待时间过长的专科予以干预，通过资源调配协助患者缩短等待时间，尽快入院接受诊疗。

（1）普通患者拟入院等待时长。

计算口径：普通患者拟入院等待时长＝普通患者拟入院时间－普通患者申请时间

（2）目标（重点）患者拟入院等待时长。

计算口径：目标（重点）患者拟入院等待时长＝目标（重点）患者拟入院时间－目标（重点）患者申请时间，需要注意整理目标（重点）病种的字典。

（3）各专科患者拟入院等待时长。

计算口径：各专科患者拟入院等待时长＝各专科患者拟入院时间－各专科患者申请时间，需对各专科等候时间进行排名并显示时间变化等指标的情况。

3. 患者实际入院等待时长

指标意义：该指标指以患者在就诊时医师开具计划入院医嘱为起始时间，以患者实际入院时间为结束时间，计算这两个时间之差。该指标用于评估患者自有入院需求后，实际上需要等候多长时间才能开始接受诊疗活动，不仅可以较为准确地反映医院床位资源的紧缺程度，还可以通过与患者拟入院的等候时长进行比较，判断拟入院时间的准确程度，进一步评价床位预约工作的开展情况。

计算口径：患者实际入院等待时长＝入院时间－申请时间

此外，除了解医院整体的情况，也要进一步了解不同类型患者的等候情况，因此建议同步按照普通患者、目标（重点）患者、各专科患者这几个口径分类对该指标进行数据监测。

4. 患者实际入院较拟入院时间差

指标意义：该指标指患者实际入院的时间与预约时得到的计划入院时间的时间差，可以用于评估预约排床结果的准确性，进而协助床位管理中心对排床工作进一步优化，缩短实际时间与计划时间之间的差异，便于患者及家属更好地安排工作和生活，按原定计划入院诊疗。

计算口径：患者实际入院较拟入院时间差＝实际入院时间－拟入院时间

此外，除了解医院整体的情况，也要进一步了解不同类型患者的等候情况，因此建议同步按照普通患者、目标（重点）患者、各专科患者这几个口径分类对该指标进行数据监测，以进一步明确需要调优的患者类型。

5．日均等待排床患者人数

指标意义：该指标指每日在床位管理中心完成当日床位安排的工作后，预约系统中仍在轮候床位的患者人数，可以反映床位的平均缺口，同时数据的变化情况可以了解等候排床的患者是否出现明显的积压。

计算口径：以18:00的等待入院人数为统计口径。

此外，除了解医院整体的情况，也要进一步了解不同类型患者的等候情况，因此建议同步按照普通患者、目标（重点）患者、各专科患者这几个口径分类对该指标进行数据监测。

6．取消入院人次

指标意义：该指标指患者由于各种原因取消入院的人次，用于了解患者取消入院的数量情况，如因病情变化不需要入院诊疗，该部分主要由医师协助其取消入院预约，数据主要体现在HIS系统内；或因等候时间过长，选择到其他医院就诊而取消的情况，这种主要会在床位管理中心通知患者时被患者告知不来入院了，该部分数据主要体现在床位预约管理系统中。

计算口径：取消入院人次 = 床管取消人数 + HIS系统取消人数

（1）取消入院人次占比。

指标意义：该指标指在拟入院患者中，取消入院的患者人数占比，用于评估取消入院人群的比例情况。如果该数据出现异常波动，相关工作人员需要积极寻找背后的原因，避免由于医院业务流程存在的问题影响为患者提供正常的诊疗服务，也避免患者流失对医院发展产生不良影响。

计算口径：取消入院人次占比 = 取消人数/当月拟入院人数

（2）各类取消入院原因人次。

指标意义：该指标指在拟入院患者中，由于各种原因取消入院的患者人数。对于患者取消入院的主要原因，如果分析结果提示患者由于等候时间过长导致取消入院，则表明等候时长已导致患者出现流失的情况。此时，医院管理者需要提高重视程度，优化住院各项流程的工作效率，提高病床周转率，避免患者进一步流失对医院发展产生不良影响。

计算口径：根据系统内设定的取消入院的原因分类进行选择，统计各类原因人数，同步"其他"这一选项的非结构化数据进行分类统计。

7．收费处办理住院业务时长

指标意义：该指标指患者到达收费处/入院办理处起，到工作人员首次呼叫办理的时长。用于评估患者现场等候办理入院的时长，如果时间过长，则管理人员需要考虑在高峰期增加窗口服务患者，或开拓多种形式的入院办理途径，分散人流。

计算口径：收费处办理住院业务时长 = 同一窗口呼叫间隔时间

8. 住院患者人次

指标意义：指通过各种方式住院诊疗的患者人次。常规监测住院患者的组成结构有利于分析就诊患者对诊疗辅助资源的需求，如医保报销等，也有助于了解患者对医院诊疗水平的接受程度，以及医院诊疗服务的辐射广度，对于评价医院的发展水平具有一定参考意义。对住院人次的分类数据监测可参考以下区分维度：

（1）入院途径：平诊、急诊、上转等。

（2）患者结算身份类型：本地医保患者（居民医保、职工医保）、自费患者、异地医保患者、外籍患者等，以最后一次结算为准。

（3）年龄构成：覆盖婴幼儿、青壮年、中年及老年各年龄段。

（4）性别构成等。

通过上述分类，医院管理部门可以更充分地了解到院内患者结构的多样性及侧重点，通过预测未来一段时间内患者的各种服务需求，对院内提供的服务窗口、设施设备及时地进行优化，提高患者就诊体验。

（二）各病区住院患者收治情况监测模块

由于中山市人民医院实行"全院一张床"的床位管理模式，因此需要通过监测下列指标以了解不同专科的患者在不同护理单元的收治情况。

1. 专科病区收治率

指标意义：该指标指 A 专科护理单元收治的所有患者中，属于 A 专科的患者占用的床日数占该护理单元所有患者占用床日数的比例。

计算口径：专科病区收治率 = 专科患者收治床日数/病区开放床日数 × 100%

2. 等待病区接收时长

指标意义：该指标指患者完成入院手续办理到达病区后，病区完成接收并安排患者入住这一过程的等候时长，用于反馈病区接收患者的工作时间。该指标计算口径可以通过两种方式：一种是根据首条住院医嘱的开具时间，另一种是以首条住院护嘱的开具时间，作为患者开始进入住院诊疗流程的标识。

（1）首条住院医嘱开具口径。

计算口径：等待病区接收时长 = 首条住院医嘱开具口径时间 – 入院时间

（2）首条住院护嘱开具口径。

计算口径：等待病区接收时长 = 首条住院护嘱开具口径时间 – 入院时间

3. 病区病床使用率

指标意义：该指标指以护理单元为床位管理单位对所收治的患者计算病床使用率。该指标可以用来反映护理单元的床位使用情况（饱和程度），也可以一定程度上反映该护理单元护理工作人员的繁忙程度。

计算口径：病区病床使用率 = 病区患者收治床日数/病区开放床日数 × 100%

4. 专科病床使用率

指标意义：该指标指以专科为床位管理单位对所收治的患者计算病床使用率。该指标可以用来反映专科的床位使用情况（饱和程度），也可以一定程度上反映各专科床位数量的配置合理性。

计算口径：专科病床使用率 = 专科患者收治床日数/专科开放床日数 × 100%

5. 各专科占用床日比例

指标意义：该指标指在"全院一张床"的模式下，各专科患者可以跨病区收治，通过监测各专科占用床日的比例以评估当前专科/护理单元被借床的情况。该指标也可以用来衡量护理单元由于患者结构的复杂性，在护理工作量、工作难度及工作风险上所受的影响。该指标可以按专科和护理单元两个维度呈现。

计算口径：各专科占用床日比例（专科） = 各专科患者收治床日数/某专科开放床日数 × 100%；各专科占用床日比例（护理单元） = 各专科患者收治床日数/某护理单元开放床日数 × 100%

6. 患者回专科病区时长

指标意义：该指标用于监测借床在外的患者需要等候多少天可以回到专科所属病区进行诊疗。该指标主要针对患者借床在外时，专科将患者转至自己病区的情况进行监测。如果患者病情允许，可以在借床病区治疗至出院为止，但仍由专科医生负责患者的跨病区诊疗。如果数据显示患者长时间无法轮候到专科病区的床位转回，则床位配置部门需要考虑该专科对床位资源的需求量与实际拥有量是否差距较大。

计算口径：患者回专科病区时长＝转回专科病区时间－入院时间。纳入统计的样本量为入院专科与入院护理单元不相符的患者，按天数计算，同时需要排除 ICU 患者。注意：病区与护理单元概念相同。

7．病床空床率

指标意义：该指标用于反映护理单元的病床空置情况，与护理单元病床使用率为互补指标，但该指标能更直观地反映出各护理单元的病床空置比例。

计算口径：病床空床率＝1－护理单元病床使用率

（三）住院患者化验流程监测模块（病理类检测项目可通用）

1．患者化验报告等候时长

指标意义：该指标指患者从完成抽血或化验样本采样起，到可以查询到化验报告结果这一过程的等候时长。由于不同的化验项目需要的监测时间或开展检测的频率不同，其报告的等候时长也不尽相同。但报告的出具时间对患者的诊疗及复诊有着重要意义，等候时间越长越不利于患者诊疗。因此医院需要及时监测各项检验报告的等候时长，根据患者诊疗需要合理优化项目检测频率、缩短报告出具时长等。

计算口径：患者化验报告等候时长＝报告时间－采样时间

此外，为进一步跟踪分析患者等候化验报告的时长，可将该流程的主要子任务（标本等待运输、标本运输、标本检测、报告出具、报告审核）进行深入分解并分别进行数据监测，以协助医院在患者等候时长分析过程中有效甄别是哪一环节需要进一步调优服务模式。

（1）标本等待运输时长。

指标意义：该指标指化验标本从完成采样起，到运送人员完成运送接收这一过程的所需时长，可用于反映院内采样标本运输的频率。同时可以评估该频率是否需要进一步增加以缩短该环节所需时长，也可以用以评价运送人员的工作质量是否达到预期要求。

计算口径：标本等待运输时长＝标本运送接收时间－采样时间

（2）标本运输时长。

指标意义：该指标指化验标本从完成运送接收起，到检验部门完成标本接收这一过程的所需时长，可用于反映院内采样标本运输的时长。同时该时长不仅影响整个化验检测流程的等候时长，而且是标本质量管控的一项重要监测指标。因此建议纳入常规监测，以监控运输时长是否在合理范围内，同时可以考虑是否需要进一步优化运输路径以缩短该环节所需时长。

计算口径：标本运输时长 = 标本接收时间 − 标本运送接收时间

（3）标本检测时长。

指标意义：该指标指化验标本从被检验部门完成接收起，到检验部门可以根据检测结果的数据开始出具报告这一过程的所需时长，可用于反映检验部门内部检测工作所需时长。不同项目的该过程时长长短不一，调优耗时较长的项目的检测工作、缩短患者整体报告等候时间存在重要的流程优化意义，常规监测该项数据有助于为检测部门优化工作安排提供数据支持。

计算口径：标本检测时长 = 检测完成时间 − 标本接收时间

（4）报告出具时长。

指标意义：该指标指从化验标本检测结果的数据出现开始，到完成报告出具（未审核版）并提交审核这一过程的所需时长，可用于反映检验部门内部报告出具工作所需时长。相关数据可供管理人员用于合理调配操作人员及报告人员的人力资源需求及安排。此外，大部分流水线作业的检测项目在标本完成的同时，已有检测系统同步出具首份检测报告，导致该指标计算时间可能为零，故该项指标更适合用于需要人工判读出具报告的检测项目。

计算口径：报告出具时长 = 提交审核时间 − 最晚项目的检测完成时间

（5）报告审核时长。

指标意义：该指标指化验标本完成报告出具（未审核版）并提交审核起，到完成审核最终发布这一过程的所需时长。该步骤是患者获取报告结果前的最后一环，因此，监测审核工作完成的及时性有着重要的意义。如果审核工作不能及时完成，相关管理人员需要评估审核岗位的人力资源是否短缺，及时优化调配，避免报告审核工作出现积压的情况，影响患者的正常诊疗效率。

计算口径：报告审核时长 = 发布时间 − 报告提交审核时间

2. 送检外院项目数量

指标意义：该指标指患者因诊疗需要进行的、但院内暂无开展该项检测技术的检验项目。该部分项目的数量监测对评估医院检验技术发展、满足患者诊疗需求具有重要意义。同时，随着送检外院项目数量的增加，与外院检测服务提供方商议合理的成本标准也对医院的技术发展与经济运营管理有关键性意义。

计算口径：以患者处方中需要送到第三方机构或外院做进一步检测的化验类项目数量为送检外院项目数量。

（1）送检外院项目占比。

指标意义：该指标用于评估送检外院的化验项目占住院患者所需化验项目

总数的比例，以评估在整体就诊人群中对该部分特殊项目的检测需求，也从一定程度上反映院内检测水平能满足患者检测需求的程度，进而供检测部门、医院管理层对开展是否增加新项目新技术的评估工作提供参考数据。经济管理部门也可以对相关特殊检测项目进行成本分析及数据测算，进而评估该部分项目是否在院内开展更具有经济适用性。

计算口径：送检外院项目占比＝送检外院项目数量/住院患者所需化验项目总数×100%

（2）送检外院报告等候时长。

指标意义：该指标指患者的送检外院检测项目从完成抽血或化验样本采样起，到可以查询到化验报告结果这一过程的等候时长。由于报告的出具时间对患者的诊疗进程具有重要意义，等候时间越长越不利于患者诊疗及病床周转效率。因此医疗机构需要及时监测各项送检外院的检验报告的等候时长，根据患者诊疗需要与服务提供方合理优化项目检测频率、缩短报告出具时长等。

计算口径：送检外院报告等候时长＝送检外院检测项目的报告时间－送检外院检测项目的采样时间

（3）送检外院检测等待时长。

指标意义：该指标指患者的送检外院检测项目从标本完成接收起，到可以查询到化验报告结果这一过程的等候时长。如该过程时间过长，则为检测机构内部检测流程存在问题，需要对服务提供方提出优化要求，缩短检测时间；反之，如果此等候时间合理，但整体报告等候时长较长，则需要考虑是否检测服务机构收取标本的频率过低，增加了不必要的等候时长。明确地识别出等候时长长的症结所在，更有利于流程的优化，以提高患者体验感。

计算口径：送检外院检测等待时长＝送检外院检测项目的报告时间－送检外院检测项目的标本接收时间

（四）住院患者检查流程监测模块（治疗类项目可通用）

1. 住院患者预约等候时长

指标意义：该指标主要监测需要预约的检查项目（如 MRI），从医师为患者开立检查医嘱并由护士完成医嘱确认进入预约流程起，到患者被成功预约的计划检查时间之间的时长。该指标可以一定程度上反映住院患者术前等候时间、住院时长，如患者需要术前完成检查并得到检查结果，则等待时间过长时不仅严重影响患者诊疗，更会导致医院病床周转效率降低，增加院外轮候床位的患者等候时长，也可能导致部分等不及的患者流失，形成恶性循环。因此该指标需要得到重视并建议纳入常规监测。

计算口径：住院患者预约等候时长＝预约成功的计划检查时间－预约操作时间

2. 住院患者到达等候时长

指标意义：该指标用于监测患者等候检查的时长。对于门诊患者来说，检查项目一般分为两种类型：预约型项目及非预约型项目，但对于住院患者来说，检查时间相对更具预约的可操作性。过长的患者等候时间会增加患者在等候期间病情变化带来的风险，不利于保障医疗安全，因此需要密切监控该等候时长，持续优化检查项目的预约安排工作。

计算口径：住院患者到达等候时长＝检查开始时间－患者签到时间，如没有检查开始时间可以使用第一次呼叫时间作为代替；如患者无须签到，亦可采用两种时间代替：一是运送人员将患者送达检查等候区域的时间（但具有一定人为操作性），二是检查部门通知的检查时间。

3. 住院患者检查持续时长

指标意义：该指标指检查操作者为一名患者行一次检查活动，从开始到结束一共需要的时长。该指标是用于评估服务提供量、预约放号时间间隔设置的重要参考指标。同时也可以用于评估检查科室的工作效率变化情况。

计算口径：住院患者检查持续时长＝检查（拍片）结束时间－检查（拍片）开始时间

4. 住院患者检查报告等候时长

指标意义：该指标指患者从完成检查起，到可以查询到检查报告结果这一过程的等候时长。由于不同的检查项目需要的报告审阅时间不尽相同，但报告的出具时间对患者的治疗方案及手术排期复诊有着重要意义，等候时间越长越不利于患者诊疗及其满意度评价，因此医疗机构需要及时监测各项检查报告的等候时长，根据患者诊疗需要合理优化项目报告出具时长等。

计算口径：住院患者检查报告等候时长＝报告时间－检查完成时间

此外，为进一步跟踪分析患者等候检查报告的时长，以下将该流程的主要子任务（主要为报告出具、报告审核、报告修改）进行深入分解并分别进行数据监测，以协助医院在患者等候时长分析过程中有效甄别是哪一环节需要进一步调优服务模式。

（1）住院患者检查报告出具时长。

指标意义：该指标指从患者完成检查开始，到完成报告出具（未审核版）并提交审核这一过程的所需时长。用于反映检查部门内部报告出具工作所需时长，相关数据可供管理人员用以合理调配检查报告检查及审核人员的人力资源需求及安排。

计算口径：住院患者检查报告出具时长＝提交审核时间－检查完成时间

（2）住院患者检查报告审核时长。

指标意义：该指标指检查报告初次出具（未审核版）并提交审核起，到完成审核最终发布这一过程的所需时长。该步骤是医生和患者获取报告结果前的最后一环，因此，监测审核工作完成的及时性有着重要的意义，如果审核工作不能及时完成，相关管理人员需要评估审核岗位的人力资源是否短缺，及时优化调配避免报告审核工作出现积压的情况，影响患者及专科正常的诊疗效率。

计算口径：住院患者检查报告审核时长＝审核时间－报告提交审核时间

（3）住院患者检查修改报告发生率。

指标意义：该指标用于监测报告在发布之后召回并修改报告结果这一现象的出现频率，更多地被认为是一个检查项目内部工作的质量指标。高的修改报告发生率作为一项负向指标，需要引起管理人员的高度重视，因为这对患者的诊疗结果起着一定程度的决定性影响。

计算口径：住院患者检查修改报告发生率＝修改的报告数/报告数×100%

（4）住院患者检查出报告后修改时长。

指标意义：报告修改理论上不应该出现，所有需要修改及补充的内容都应在审核过程中被发现及修改完毕，但当修改报告这一行为无法避免时，什么时候对报告进行修改就显得非常重要，是检查工作质量评价的重要指标，虽然出具报告后的修改时间可能很短，但该数据的变化情况也对该部门工作的质量评价有重要参考意义，如果超出质控要求的时间长度必须设置警示功能，相关部门需要及时做出整改，确保该行为不会影响患者的正常诊疗结果。

计算口径：住院患者检查出报告后修改时长＝最后一次报告时间－第一次报告时间

5. 住院患者检查改期率

指标意义：该指标指住院患者在预约检查项目检查时间后，因为身体条件准备情况、病情变化或其他诊疗安排导致时间冲突等无法如期进行检查的人数占比。监测该项指标有助于预约管理部门评估每日可能被闲置的号源量，在设置基础号源或机动号源量时纳入考虑，将因患者改期带来的资源浪费影响程度降到最低，确保诊疗资源的利用效率。

计算口径：住院患者检查改期率＝修改预约时间的患者数/检查人数×100%

6. 住院患者检查取消率

指标意义：该指标指住院患者在预约检查项目检查时间后，取消检查的人数占比。该指标监测意义与"住院患者检查改期率"类似，有助于预约管理部门评估每日可能被闲置的号源量，在设置基础号源或机动号源量时纳入考虑，将因患者取消带来的资源浪费影响程度降到最低，确保诊疗资源的利用效率。

计算口径：住院患者检查取消率＝取消检查的患者数/检查人数×100%

7. 住院患者未预约检查率

指标意义：该指标指住院医师为患者开立检查项目医嘱后，一段时间内未被安排检查预约的人次占比。监测该项指标主要用于发现预约工作中的漏洞，避免患者因为漏预约导致长时间没被安排检查，耽误诊疗过程及效果。

计算口径：住院患者未预约检查率＝未预约患者数/检查人数×100%

8. 住院患者出院当天检查取消率

指标意义：该指标指住院医师为患者开立检查项目医嘱后，因各种原因直到出院当天仍未完成检查，并在出院当天取消检查项目的人次占比。监测该项指标不仅可用于发现预约工作中的漏洞，避免患者因为漏预约导致长时间没被安排检查，耽误诊疗过程及效果，而且有助于管理人员分析项目开立后取消的各种原因，制订出优化方案，避免开立不需要或不适用的检查项目，减少资源的浪费。

计算口径：住院患者出院当天检查取消率＝存在出院当天取消检查项目情况的患者人数/出院人数×100%

（五）住院患者会诊流程监测模块

1. 普通会诊等待时长

指标意义：该指标指各专科患者常规需要跨专科诊疗时，自本专科医师发起会诊邀请时起，到相应专科医师来给患者诊疗并书写会诊记录这一过程需要等待的时间，该时间作为会诊质量、会诊时效性的重要监测指标，对管理会诊工作的及时性有重要意义。

计算口径：普通会诊等待时长＝普通会诊时间－普通会诊申请时间

2. 急会诊等待时长

指标意义：该指标指各专科患者因病情需要跨专科紧急诊疗时，自本专科医师发起会诊邀请时起，到相应专科医师来给患者诊疗并书写会诊记录这一过程需要等待的时间，由于急会诊对时效性要求较高，该指标有助于质控管理部门、医务管理部门及时地监测各专科完成急会诊的工作情况，对落实医疗质量安全等院内管理工作有重要意义。

计算口径：急会诊等待时长 = 急会诊时间 – 急会诊申请时间

3. 专家会诊等待时长

指标意义：该指标指各专科患者因病情需要，或患者及家属的诊疗意愿，申请专家为其进行诊疗时，自本专科医师发起会诊邀请时起，到相应专家来给患者诊疗并书写会诊记录这一过程需要等待的时间，该指标也作为会诊业务的系列质量控制指标，建议纳入常规监控。

计算口径：专家会诊等待时长 = 专家会诊时间 – 专家会诊申请时间

4. 院内扩大会诊数量

指标意义：该指标用于统计院内危急重症或疑难复杂疾病患者需要进行院内多学科扩大会诊的数量情况，该指标可以在一定程度上反映一定时间段内医院或各专科收治的危急重症或疑难复杂疾病患者的数量，该指标如呈现上升趋势，对医院学科技术的发展与进步也将有积极的意义。

计算口径：以电子病历系统中记录的院内扩大会诊记录为统计口径计算数量。

5. MDT 开展数量

指标意义：在临床诊断和治疗过程中，如患者存在多系统、多种疾病，其到某一专科就诊难以有效解决由所有疾病引起的问题，此时就需要多学科共同探讨。MDT 的全称是 Multi-Disciplinary Treatment，即多学科会诊，是由多个学科的资深专家以共同讨论的方式，为患者制订个性化诊疗方案的过程。MDT 开展数量这一指标指在院内开展的 MDT 诊疗活动次数，尤其是肿瘤初诊患者的 MDT 诊疗活动开展情况，为医院目前推行 MDT 诊疗的重点方向之一。

计算口径：MDT 诊疗系统中记录的 MDT 诊疗次数 = 病例数/会诊报告数。

6. MDT 会诊率

指标意义：该指标指接受了 MDT 诊疗组诊疗的肿瘤初诊患者占所有肿瘤初诊患者出院人次的比重。中山市人民医院 MDT 相关管理办法规定，所有肿瘤初诊患者首次入院应当由 MDT 诊疗组对其进行诊疗，并制订个体适用的诊疗方案并按此执行相关诊疗活动。通过该指标的监测，可以反映出医师是否按医院管理规定对所有肿瘤初诊患者开展 MDT 诊疗，有助于医务部门对 MDT 工作开展的质量进行定量评估。

计算口径：MDT 会诊率 = 肿瘤初诊患者 MDT 会诊人次/肿瘤初诊患者出院人次 × 100%

7. 等待 MDT 讨论时长

指标意义：该指标指肿瘤初诊患者自入院起，到 MDT 诊疗组开始第一次 MDT 会诊的时长。该指标反映出患者受到 MDT 诊疗的及时性，如果等候时间过长，则侧面反映出该患者初期的部分诊疗活动可能未经过 MDT 小组讨论制定，也可能由于患者因等候 MDT 小组讨论而延长了等候诊疗的时间，无论是哪一种都不是医院管理者想要看到的，因此监控此指标有助于医务部门对 MDT 工作开展的质量进行定量评估。

计算口径：等待 MDT 讨论时长 = MDT 文书创建时间 − 入院时间

（六）住院患者手术/操作流程监测模块

1. 择期手术患者术前等待时长

指标意义：该指标指需要行择期手术的患者在入院之日起，到其接受手术前等候的时长，医院流程优化致力于减少患者在择期手术前的等候时间，提高医院住院诊疗的效率，以释放更多诊疗资源为更多的患者服务。为了进一步缩短患者的术前等候时间，各地纷纷出台支持性医保政策，允许术前检查前移至门诊并按入住院报销，进一步帮助医疗机构缩短患者的术前等候时间，提高运营效率。

计算口径：择期手术患者术前等待时长 = 手术时间 − 入院时间

2. 麻醉完毕距手术开始等待时长

指标意义：该指标指麻醉医师为患者实施麻醉后起，到主刀医师正式开始手术操作这一期间的等候时长。随着手术室资源的日趋紧张、手术流程优化工作的逐步细化，越来越多的手术室管理者开始关注“麻醉医师等主刀医师”这一时间长度，因此该项指标可以为手术室管理者提供较为客观的数据，协助提醒主刀医生按时上台，节约手术室因等候而耗费的资源。

计算口径：麻醉完毕距手术开始等待时长 = 手术开始时间 − 麻醉开始时间

3. 手术时长

指标意义：该指标用于衡量手术过程中需要耗费的时长。该指标不仅用于表示每个手术需要消耗的手术室资源进而合理安排手术场次的调配，也可以一定程度上作为手术成本的一项重要评估指标。此外，中山市人民医院为了提高紧缺的手术室资源利用效率，将外科科室在手术室承担的支出根据该科室的手术时长进行计算，敦促科室提高手术效率，减少不必要的等候时间，提高手术室资源的整体利用效率。

计算口径：手术时长 = 手术结束时间 – 手术开始时间

4. 首台择期手术开始时间

指标意义：该指标用于监测手术室每常规手术日第一台手术"刀碰皮"的时间，该数据作为手术室资源利用效率的重要指标之一，将提供给手术室管理人员、医务部门工作人员以及医院管理层等对手术室的首台开始时间予以参考。手术室管理人员在面临手术室资源高度紧缺，但首台手术的主刀医师迟迟未上台时总感觉无计可施，此时，医院就需要监测该部分数据配合出台相应的管理规定及惩罚措施，对无故迟到的手术医生予以惩罚，避免医师浪费宝贵的手术室资源。

计算口径：按各专科、各主刀医师统计其首台手术的开始时间。

5. 择期手术接台时长

指标意义：该指标用于监控从一台择期手术完成后起，到下一台手术开始前手术室空置的时间。在优化手术室资源利用效率时，除了需要关注"麻醉完毕距手术开始等待时长""首台择期手术开始时间"，也需要关注择期手术的接台时间长度，手术与手术之间如果衔接不密切，则容易导致手术室资源浪费的情况出现，通过监控手术接台时长，结合手术室清洁及消毒时间，如果两个时间中仍存在可优化、可缩短的时间，则需要考虑对手术流程进一步优化，持续提高手术室利用效率。

计算口径一：按出入室时间计算，择期手术接台时长 = 第二台入室时间 – 第一台出室时间。计算口径二：按手术结束时间计算，择期手术接台时长 = 第二台手术开始时间 – 第一台手术结束时间。

6. 工作量数据监测

作为手术/操作模块的一个补充，工作量数据监测有利于管理人员在监控流程情况的同时了解工作量的变化情况，通过指标设计逻辑将同类及相关指标同步设置在数据监控模块中，协助管理人员减少数据监控的精力。在该模块里，主要的工作量监控指标有全院及各专科的手术台次、四级手术台次、微创手术台次、操作台次等，不仅协助手术资源管理部门了解手术数量的变化，更了解手术量的结构变化，以协助其更好地应对、满足手术医师对手术室配套资源的需求。

（七）住院患者预出院与出院办理流程监测模块

1. 医生开具出院医嘱时间

指标意义：该指标指医师为达到出院条件的患者或有需要主动出院的患者开具出院医嘱的时间点。监测该医嘱的开立时间分布有利于了解医师的工作时间，由于医院已设立相关管理制度，鼓励医师在患者达到出院条件时尽早开立出院及预出院医嘱，为床位资源的管理提供便捷性，提高床位资源的利用效率，因此，为检验各专科医师是否有配合落实，可以通过监测该指标数据了解实际操作情况。

计算口径：医生开具出院医嘱时间以出院医嘱提交时间进行计算，并关注该时间的分布规律。

2. 患者等待病区办理时长

指标意义：该指标指从医师为患者开具出院医嘱，到患者可以去缴费处完成出院结账这一流程前的等候时长。该"病区办理"流程作为患者办理出院的第二个子流程，对患者什么时间可以到收费处办理最后的出院结账手续有着关键性影响。在该流程中，护士需要核对住院过程中的各项医嘱、护嘱，确认是否所有检查项目都已经进行等，核对完毕确保无误后方可安排患者进入下一阶段的结账。往往护理人员工作繁忙，该部分工作也需要耗费一定的精力，因此关注该指标的数据有助于评估患者等候时长及协助评估护理人力安排的合理程度。

计算口径：患者等待病区办理时长 = 护理人员操作时间 – 出院医嘱开始时间

3. 患者等待出院缴费时长

指标意义：该指标指患者按病区指示，到达缴费区域等候并办理出院结账流程的整个过程需要耗费的时长。该流程为患者办理出院的最后一个流程，监测该指标的数据有助于评估患者在缴费处的等候时长和评估收费窗口及其人力配备是否足够。

指标口径：患者等待出院缴费时长 = 出院患者交费时间 – 首页出院时间

4. 预出院人次

指标意义：该指标指医师为达到出院条件的患者办理预出院手续的患者人次。该指标是基于医院正在推行的预出院管理制度，医师为患者开立预出院医嘱后，患者翌日的治疗项目将相应停止，出院带药也将发送至药学部门提前为患者准备及配送至病房，与此同时，床位预约管理中心也会收到相应床位明日将空出的消息，及时、合理地安排好明日入院患者，避免床位资源的浪费，提高整体资源的运营效率，因此需要密切监控预出院工作的落实情况，根据数据变化情况及时对工作方案进行优化。

计算口径：在 HIS 系统中办理了预出院的患者人次。

预出院人次占比。指标意义：该指标指在所有的出院患者中，医师为其办理了预出院的患者所占的比例。预出院的办理不仅方便患者及家属提前知道出院时间，做好工作及出院后的生活安排，更有利于各部门提前为患者出院做好各项准备工作及服务工作，有效提高患者的就医体验，更能提高床位的利用效率。因此，预出院人次的占比越高越好，监测该指标有助于了解该项工作的落实情况。

计算口径：预出院人次占比 = 预出院人次/出院人次 × 100%

5. 挂账出院人数

指标意义：挂账出院指患者在离院时未结清本次住院医疗费用。该部分患者可能由于病情的紧急变化或其他原因，其家属来不及结账离院，故选择先行挂账处理。虽然该情况不能避免，但过多的挂账出院人数有可能增加欠费概率，对医院的经济运营带来负面影响，因此需要关注该部分数据，及时提醒专科联系家属按时结账或补缴押金等。

计算口径：（结算时间 − 出院时间）大于 24 小时的患者人数。

挂账出院人数占比。指标意义：该指标指挂账出院患者人数占所有出院患者的人次比例。该占比若持续上升有可能会与欠费患者人数上升呈正相关，欠费患者的增加将对医院的经济运营带来负面影响，因此需要关注该部分数据，避免引起欠费。

计算口径：挂账出院人数占比 = （结算时间 − 出院时间）大于 24 小时的患者人数/出院人数 × 100%

（八）住院患者出院取药流程监测模块

1. 出院患者现场取药人次

指标意义：该指标用于衡量需要现场取药的人次，以评估对各时段现场配药、发药及等候区域的资源占用量，同时可以结合选择药品邮递寄送服务的使用人次综合调配两种配发药模式的人力资源分配。

计算口径：以缴费时选择现场取药的作为统计口径计算患者人次，如需要统计配发药工作量可以同步统计处方数量。

2. 患者现场等候取药时长

指标意义：该指标指当患者选择现场取药后，从完成出院缴费起，到其药品完成分拣及核对并呼叫领取药物这一过程的时长。该部分时间往往在出院流程中占据相当一部分时间，通过数据监测有助药房管理部门及时优化资源配置模式，尽可能地缩短患者的等候时间，缓解药房等候区域的拥挤程度及提高患者满意度；也有助于药学部门为预出院患者提前配送药物至病区，避免患者结账后自行前往药学窗口重新排队等候取药。

计算口径：患者现场等候取药时长＝呼叫发药时间－出院缴费时间

（1）药品分拣时长。

指标意义：该指标指患者完成出院缴费后，药品分拣信息传递到对应药房开始，经过药品分拣及处方一次核对并递交给发药窗口等待呼叫发药这一过程所需要的时长，用以监测主要构成流程的所需耗时变化情况。如出院患者确实仍需自行取药，则监测该数据对优化流程有一定的参考意义。

计算口径：药品分拣时长＝配药完成时间－出院缴费时间

（2）完成分拣等候发放时长。

指标意义：该指标指处方完成分拣及一次核对后，从药品被递交至发药窗口等待呼叫发药开始，到患者听到首次呼叫前来取药的这一过程所需要的时长。该过程为现场药品配发过程中的第二大主要流程，监测该部分时间对缩短患者等候取药的时间有重要意义，如果药品完成分拣后等待分发的时间较长，则药学管理部门需要考虑在高峰时间段加开分发窗口，合理安排配药人员与分发人员的人力资源配置。

计算口径：完成分拣等候发放时长＝发药时间－配药完成时间

3. 选择邮递人次

指标意义：该指标用于反映选择邮递药品服务，而不选择现场取药的患者人次。随着诊疗服务的不断优化、药品配发形式的多样化，现在许多医疗机构都已经配套上线药品邮递服务，供那些不方便在医院等候取药的患者选择，有效节约了患者等候取药的时间，提供了更为便捷的就诊服务。通过监测该部分数据，可以了解到患者的取药偏好变化情况，以为药学部门及时平衡现场和邮递服务工作的人力资源配置，更好地为两种取药模式的患者提供优质的服务。

计算口径：以缴费时选择药品邮递服务的作为统计口径计算患者人次，即字段"是否邮寄"选择"是"的患者人次。

选择邮递人次占比。指标意义：该指标用于评估选择邮递取药占总出院人次的占比，评估在整体住院人群中需要选择邮递服务的群体变化情况，以便于及时地与服务提供方沟通服务优化方案，也可以通过占比数据的变化侧面监测邮递服务的宣传工作落实效果以及患者对该项服务的接受程度、欢迎程度等。

计算口径：选择邮递人次占比＝邮寄人次/出院人次×100%

4. 患者等候药物邮递时长

指标意义：该指标指当患者选择药品邮递服务时，从完成缴费后起，到其药品完成分拣、进入配送，并由快递员首次上门派件这一过程的时长。该过程耗时的长短对患者是否愿意选择邮递服务有着关键性的影响，由于药品及诊疗服务的特殊性，除常规复诊配药的患者外，其他患者都希望能尽快拿到药物并进行治疗，因此过长的配送时间并不利于这一服务的延续。通过数据监测有助于发现患者等候时间、各个地区等候时间的基本情况及变化情况，有利于药房管理部门及时与服务提供方沟通服务优化方案，尽可能地缩短患者的等候时间，提高患者满意度。

计算口径：患者等候药物邮递时长＝患者首次接到取件通知时间－出院缴费时间

此外，为进一步跟踪分析患者等候药品邮递配送的时长，以下将该流程的主要子任务（药品分拣、完成分拣等待揽收、药品运输）进行深入分解并分别进行数据监测，以协助医院在患者等候时长增加时有效甄别是院内流程存在优化点还是第三方配送服务公司需要进一步调优服务模式。

（1）药品分拣时长。

指标意义：该指标指药品从患者完成缴费后起，到其药品完成分拣及核对，可以交由配送公司揽收这一过程的所需时长。用于反映院内药品配送的所需时长及工作效率变化情况。

计算口径：药品分拣时长＝配药完成时间－出院缴费时间

（2）完成分拣等待揽收时长。

指标意义：该指标指药品从等待配送公司揽收起，到配送公司完成揽收这一过程所需的时长。用于反映院内药品完成分拣与正式进入配送环节期间的所需时长，以及医院与配送公司之间的流程衔接效率。

计算口径：完成分拣等待揽收时长＝药品包裹揽收时间－配药完成时间

（3）药品运输时长。

指标意义：该指标指药品从配送公司完成揽收起，到首次派件并签收这一过程所需的时长。用于反映药品离开医院后在途运输及派送环节所需的用时长短，有利于院方评估及监督配送公司的服务效率及质量。

计算口径：药品运输时长 = 首次派件即签收时间 – 药品包裹揽收时间

（九）住院患者满意度

1. 住院患者满意度调查量

指标意义：该指标指在住院期间或出院后，收到来自院方的患者满意度调查邀请的患者数量。患者满意度调查作为三级公立医院绩效考核的重要评价指标，需要医院高度重视。除此以外，通过开展及时的、匿名的患者满意度调查更有利于医院了解患者想法和需求，及时对就诊流程、就诊环节及服务设施进行优化，以提升患者就诊体验及优化医院形象。

计算口径：以各种形式（电话、短信、微信推送、现场访问等）收到患者满意度调查邀请的住院患者人数为统计口径计算该部分数据。

患者满意度调查量占就诊人次比。指标意义：该指标用于评估收到来自院方以各种形式（电话、短信、微信推送、现场访问等）开展的患者满意度调查邀请的住院患者数量占总出院患者人次的比例。以反映在整体就诊人群中能得到意见反馈、评价途径的人群占比。只有达到一定的调查量，才能保证被调查人群覆盖医院就诊的大部分流程，才能更暴露医院服务过程中存在的问题。

计算口径：患者满意度调查量占就诊人次比 = 以各种形式收到患者满意度调查邀请的住院患者人数/总出院人次 ×100%

2. 住院患者满意度调查量完成率

指标意义：该指标指患者按填写要求回答或回答满一定数量（如90%）题目的答卷数量。在前面我们强调了满意度调查的发出量，但是完成率也是满意度调查的重要指标，如果完成率低说明有效的答卷数量较少，那可用的满意度反馈样本也不足以协助医院很好地发现问题，此时就需要结合该数据调高问卷调查的邀请量，以增加回收答卷数量。低完成率也可能提示患者满意度调查问卷设置的不合理性（如问题过多、问题设置不合理）或回答操作平台的使用不便等，优化该部分问题可能可以提高问卷完成率，而不需要扩大调查样本量。因此该指标对患者满意度调查的管理工作具有一定的指导意义。

计算口径：患者满意度调查量完成率 = 符合填写要求的答卷数量/以各种形式收到患者满意度调查邀请的住院患者人数 ×100%

（1）住院患者二维码调查完成率。

指标意义：该指标用于评估通过二维码进行患者满意度调查时，能回收回来的合格问卷的百分比，以评估该形式调查的有效性。如果完成率较差，则需要考虑从扫码的便捷性、扫码后患者信息的安全性、扫码后问卷平台操作的便捷性等方面进行优化。

计算口径：二维码调查完成率＝符合填写要求的二维码调查答卷数量/收到二维码调查邀请的门急诊患者人数×100%

（2）住院患者电话调查完成率。

指标意义：该指标用于评估通过电话进行患者满意度调查时，能回收回来的合格问卷的百分比，以评估该形式调查的有效性。如果该调查形式的完成率较低，则需要考虑从电话调查的时间、提问方式（对问题的阐述形式）、调查语言（普通话、粤语、英语或其他方言）、调查者的语速及态度等方面进行优化，以提高被调查人的完成意愿。

计算口径：电话调查完成率＝配合完成的电话调查数量/收到电话调查邀请的门急诊患者人数×100%

（3）住院患者现场调查完成率。

指标意义：该指标用于评估通过现场进行患者满意度调查时，能回收来的合格问卷的百分比，以评估该形式调查的有效性。如果该调查形式的完成率较低，则需要考虑从现场调查抽取的患者当时的身体及精神状态是否适合被调查、调查耗费患者的时间长度、提问方式及调查者沟通态度等方面进行优化，以提高被调查人的完成意愿。

计算口径：现场调查完成率＝符合填写要求的现场调查答卷数量/收到现场调查邀请的门急诊患者人数×100%

3. 住院患者满意度电话调查等候时长

指标意义：该指标用于评估住院患者从出院起（可以出院时间为判断时间），到其接收到院方以各种形式开展的患者满意度调查邀请这一过程的时长。由于患者满意度调查具有时效性，如在患者出院后较长时间才对其进行满意度调查，调查结果可能因为记忆模糊导致不准确，不利于准确发现问题，降低满意度调查结果的指导意义，因此满意度调查应在合理的时间范围内开展。然而，随着科学进步的发展，短信、微信推送调查链接或二维码的调查形式可以通过系统设置，统一在患者出院的次日或指定时间内推送，减少等候时间；受人为因素影响较大的形式为电话调查，因此该等候时长主要监测通过电话形式进行的患者满意度调查。以中山市人民医院为例，为确保患者满意度调查工作的客观性，特地购买了第三方服务进行相关调查，如果该等候时长过长，则院方有权要求服务提供方增加调查工作人数，以确保调查的质量。

计算口径：住院患者满意度电话调查等候时长 = 电话调查拨打时间 - 患者出院时间

4. 住院患者满意度调查分数

指标意义：该指标根据有效的调查问卷和既定规则进行统计得出，该指标的变化情况反映了患者近段时间对医院提供的各项诊疗服务的满意情况，能有效帮助医疗机构及时发现存在的问题并做出相应优化。

计算口径：按照满意度问卷设置规则进行分数统计，同时需要考虑满意度分数的归集规则，如医师的满意度分数归所属专科，护理的满意度分数归护理单元。

七、诊疗流程监测数据监测系统建设

在完成指标梳理工作后，通过何种方式对数据进行监测、用什么工具展示数据监测结果是接下来需要确定的问题，经过反复的讨论与研究，我院决定与信息公司联手开发一套全新的服务流程监测系统，内置门诊及住院监测模块，以患者诊疗流程的方式展示各个环节之间的逻辑关系，通过鼠标选指显示所选环节的基础数据，通过点击的方式展开该节点的专属浮窗，进一步展示节点相关的其他关键指标数据，同时可以在浮窗内调整时间范围，查看不同时期的相关数据，如需要进一步下钻发掘底层数据，可以持续通过点击指标或对应数据实现。

服务流程监测系统的第一阶段建设主要是完成历史数据层面的数据监测体系建设，自动监测前一天、前一周、前一个月的数据及其同比情况，并可以实现按月、季度、半年、年或按指定日期实现数据监测时间区间的自主选择，灵活满足监测者的数据需求。通过及时的数据统计分析，协助数据监测者、流程优化者了解各诊疗节点的指标情况，发现存在的问题，缩短优化时间。

在未来服务流程监测系统的第二阶段建设中，计划时间数据的实时监测，从事后分析管理前移至事中的及时调整，通过设置报警机制，当关键流程节点出现资源紧缺、等候时间过长的现象时，可以为资源调配中心提供信息支持，协助工作人员及时调配人力资源或增开服务窗口，疏通现场拥挤现象，减少患者等候时长，提升患者就医体验。

对于服务流程监测系统的细节设计，项目组高度强调几个方面，一个是监测指标配置的灵活性需要满足，另一个是指标排列及展示的逻辑性需要明晰，最后一个是界面设计需要便于使用者在浏览过程中发现存在的问题。项目组认为，只有有效地实现这三个要求，该数据监测系统才能更好地提高使用者的使用意愿并发挥数据监测的功能。

1. 数据指标管理的灵活性

虽然在第一阶段的建设中，我们已经为各个节点梳理了数百个监测指标，但是随着监测工作及流程优化工作的持续推进，在诊疗流程优化后，该监测系统内的监测指标也需要同步进行调整，可能是调整节点位置，可能是增减监测指标，也可能是对指标的计算口径进行优化，这些调整工作的基础都需要系统从建设初期就提供灵活的配置功能，以高度的灵活性满足后续多种多样的使用调整需求。

2. 数据指标排列的逻辑性

面对纷繁复杂的数据指标，如何让数据监测人员全部掌握，或记得需要留意某一部分指标的变化情况？此时就需要确保数据指标排列具有逻辑性，例如对床位预约管理的指标模块进行监测，我们需要梳理整个床位管理工作内容体系的逻辑性，在患者预约入院时获得一个拟入院的时间，到患者实际被安排入院时获得实际入院时间，在这中间紧接着插入实际入院时间与拟入院时间差（即两个时间作差）这两个指标进行监控与分析，用以评估预约入院安排的准确性。如果该指标被放在别的模块，或者该模块的最后，例如放在病区病床使用率之后，与前一指标不存在明显逻辑时，一是容易被数据监测者忽略，二是即使工作人员留意到该数据，但他需要重新思考该数据监测的意义，不仅增加工作人员思维负担，更容易弱化三个相关指标对工作流程实际情况的反映程度，不利于数据监测系统发挥其实际应有的功能。

3. 页面设计的阅读便捷性

最后一个设计关键就是页面设计给阅读者带来的便捷程度。很多页面设计会更多地追求不同的展示形式、多样化的图表及模版，但是对于需要不停地、反复地监控庞大数据指标的工作人员来说，相对固定的、统一的或是单一的指标监测模式、数据分析图表以及警戒提示形式会更有利于其发现数据中的异动，提高其甄别就诊节点中存在的问题，因此，在展示页面设计时以实用性为主，摒弃了华丽的展示模版，只为更好地发挥数据监测系统带来的监控协助。

八、监测数据分析与资源优化配置的联合应用探索

在服务流程节点的数据完成监测系统建设后，如何对数据进行综合分析，

如何将分析结果应用到实际工作中，如何利用好该庞大的数据体系，使其产生应有的数据价值等成了我们需要重点思考的问题。

　　数据监测往往指示提出指标数据变化的情况，例如患者等候时长是长了还是短了，医师对外发布的预约号源数是多了还是少了，患者的预约就诊率是高了还是低了。仅仅通过单一数据指标简单的比较分析并没有发挥数据的最大价值，其实可通过一定的统计学模型对这三个指标进行联合分析，评估是否由于医师提供的预约号源数量减少，导致更多的患者需要提早到场抢占现场号源，并进一步影响患者的等候就诊时长，如果通过数据模型计算分析得出的结论是"与医师调整预约号源量有关"，则我们还可以进一步通过合理的计算模型计算出最优的放号量供医师参考，进而将数据分析结果应用到实际的资源优化配置工作中，发挥出数据价值。

第三节　就诊—服务流程优化

　　流程管理起源于 20 世纪以来机械化大生产的发展和企业规模扩大的分工和管理的需要。从精益管理的视角出发，从流程的层面切入，关注价值的流动、流程是否最终导致价值的增值，伴随流程描述与流程改进等一系列方法、技术与工具，流程管理的体系得以建立。

　　医院作为大型组织机构，集合了不同专业技术知识人员集中为患者提供医疗服务。从患者出发，就医流程从患者为寻求医疗服务进行线上预约挂号，或进入医院场所寻求帮助开始；从医院视角看，医疗服务流程是医疗服务工作流转的过程，在不同部门、不同角色的配合下共同做好医疗服务，通常流程开始于第一位接触患者的医务工作人员。然而不论政策、技术如何演变与发展，医疗服务流程的触发与流转，始终围绕患者的需求，以患者需求为目的，以患者满意为终点，以终为始不断提升、优化和持续改进。

一、门诊就诊流程优化

（一）门诊就诊流程优化路径

1. 门诊服务的特性

根据 2022 年《国家卫生健康委办公厅关于印发医疗机构门诊质量管理暂行

规定的通知》（国卫办医发〔2022〕8号），门诊指在医疗机构内，由医务人员根据患者有效挂号凭证提供疾病咨询、预防、诊断、治疗、护理、康复等医疗服务的行为。门诊作为医院的窗口，是患者就诊的第一站，直接展现医院的水平、形象和服务质量。近年来，随着我国医疗卫生事业的发展，医院门诊诊疗服务量日益增加，服务范围逐渐拓展，服务内涵更加丰富，根据《2022中国卫生健康统计年鉴》，2021年全国综合医院门诊诊疗人次27.15亿，除2020年受疫情影响外，近20年几乎都呈逐年递增趋势。

与此同时，医疗机构提供的门诊服务的内涵也不断丰富，预约诊疗、多学科（MDT）门诊、特需门诊、专病门诊、护理门诊、药学门诊、医技门诊、健康管理等新的服务形式日益增多。目前，按全国医疗服务价格项目规范管理规定，门诊一般分为普通门诊、专家门诊、特需门诊三类。随着深化医药卫生体制改革工作的不断推进，逐步明确了构建新型医疗服务模式，满足人民群众多样化的健康服务需求的工作方向。《关于推动公立医院高质量发展的意见》（国办发〔2021〕18号）提出推进医疗服务模式创新，包括推广多学科诊疗模式，开展延续护理服务，开设合理用药咨询或药物治疗管理门诊，开展精准用药服务，等等。推广提供普通专科治疗后的延续性医疗服务，打破学科间交叉壁垒，提高医疗服务质量，解决患者及家属在护理、治疗、医学知识方面的难题或疑问，体现向以患者为中心的医疗服务模式的转变。

2. 建设门诊质量管理制度

门诊质量是医院医疗工作的重要桥梁，连接医院与患者，可以从中一瞥医院整体医疗工作质量水平，并直接决定了患者满意度情况。健全的门诊质量管理制度包括医务人员出诊管理制度、号源管理制度、预检分诊制度、门诊医疗文书管理制度、多学科（MDT）门诊制度、特需门诊制度、门诊转诊制度、门诊手术管理制度及门诊突发事件应急处理制度等。根据国家有关法律法规和管理要求，建立完善门诊质量管理制度，落实医疗质量安全院、科两级责任制，并运用现代科学管理方法，对门诊服务要素、过程和结果进行管理与控制，推动门诊质量持续改进。延续形成维护公益性、调动积极性、保障可持续的公立医院运行新机制和决策、执行、监督相互协调、相互制衡、相互促进的治理机制，推动医院管理规范化、精细化、科学化，建立现代医院管理制度改革的核心目标与脉络。

3. 优化门诊服务流程

门诊流程直接影响患者的就医体验，也直接影响门诊的诊疗效率。从患者视角的就医流程出发，拓展到整个门诊管理的环节，可以发现门诊处于全院医疗工作的最前沿，服务任务繁杂紧急，不仅要应对突发事件、安全秩序等复杂、紧急情况，也要做好医院环境与配套服务相关的便民措施等服务细节。包括但不限于停车入院、排队提示、便民门诊、绿色通道、老年就医、健康义诊宣教、信息公开、手机充电、轮椅租赁、中药代煎、药品邮递、病历邮递、环境介绍、流程指引、休息设施、厕所清洁等。此外，为不断适应人民群众日益增长和变化的就医需求，提供更多的便利与就医获得感，推进慢病防治、分级诊疗、日间病房、医学检查检验结果互认共享，以及专病门诊、多学科门诊、特需门诊新的服务模式，这也是门诊质量与服务提升的发展新趋势。

　　挂号是门诊就诊的第一步，医疗机构根据挂号凭证提供疾病咨询、预防、诊断、治疗等一系列的医疗服务。搭乘信息化支撑的智慧医院建设，围绕门诊挂号，推出多种途径预约挂号、实名就医、分时段预约自助签到、排队叫号、便捷有序的复诊、智能导诊、科学动态的医务人员出诊排班管理等细节功能（见图9-3）。就诊过程配合规范化电子病历、处方、合理用药的管理，完善信息交叉查询、完整的数据记录、知识库辅助和警示提醒等功能。诊毕后增设相关功能完善全流程的就诊自助信息服务，支持多样化的费用结算方式、畅通的满意度评价与投诉建议渠道、便捷完整的信息推送与公开（见表9-1）。随着信息化支持的便捷服务逐渐普及，配合医院医疗质量的制度化管理和文明就诊环境的建设，一系列改善措施基本覆盖医院加强门诊管理的全部环节，以此为支点进一步优化门诊服务流程，将有力破解看病就医难题，切切实实改善患者就医体验。

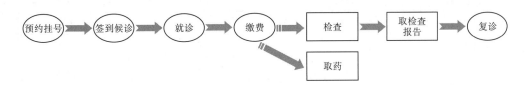

图9-3　门诊患者就诊流程

表9-1　门诊管理环节

门诊挂号	问诊就诊	内部质量管理	文明就诊环境
出诊管理	首诊负责制	诊疗规范	信息公开
实名就医	电子病历	危急值管理	健康宣教
号源管理	门诊手术	疑难病例管理	环境与安全
挂号时限与复诊	检验和检查	预检分诊	引导与便捷服务

（续上表）

门诊挂号	问诊就诊	内部质量管理	文明就诊环境
预约诊疗	静脉输液	突发事件	满意度调查
排队叫号	多学科门诊	药事服务	投诉管理

4. 优化资源配置，满足就医需求

近年来，随着深化医药卫生体制改革工作的不断推进，我国卫生健康事业健康发展，卫生资源总量稳步增长，卫生总费用及人均卫生费用持续增长，医师队伍建设也取得了明显进展。但对照中共中央、国务院关于卫生健康事业高质量发展的要求，以及相比人民群众不断增长的健康需求，仍然存在着一些发展不平衡、不充分的问题，如医师总量不足，布局不均衡。根据《2022 中国卫生健康统计年鉴》《2021 年我国卫生健康事业发展统计公报》《2021 年广东省医疗卫生资源和医疗服务情况简报》数据分析，2021 年，我国每千人口医师数为3.04 人，其中，农村每千人口医师数为2.42 人，为城市的65%；每千人口医师数最高的北京市为 5.14 人，最低的江西省为 2.47 人，广东省为 2.52 人。2021年，全国医院医师日均担负诊疗 6.5 人次，广东省医院医师日均担负诊疗 9.0 人次。部分紧缺专业的医师数量相对较少，存在学科短板。通过比较不同专科的门急诊人次构成和医师构成，找出门诊工作负荷量较高、门诊就诊资源紧缺的专科（见表 9 - 2）。

表 9 - 2　2021 年医疗卫生机构门诊分科工作负荷情况

分科	门急诊人次数构成/%	执业（助理）医师构成/%	差异比
皮肤科	1.99	0.3	6.6
传染科	1.19	0.2	6.0
急诊科	4.03	0.7	5.8
眼科	2.23	0.7	3.2
耳鼻咽喉科	1.83	0.6	3.1
儿科	8.41	2.8	3.0
全科医学科	12.39	9.4	1.3

为缓解医疗资源发展不平衡不充分与人民群众日益增长的医疗服务需求之间的矛盾，推动公立医院高质量发展的方向，一方面指向落实分级诊疗制度建设解决医疗资源错配问题；另一方面指向加强公立医院运营管理，优化资源配置、再造业务流程，以提高医疗服务的供给效率和水平。在实际优化管理流程的过程中，坚持成本效率原则，权衡运营成本与运营效率，具体表现为医务人

员工作时间与患者的等待时间的关系，医务人员服务效率与医疗服务质量及患者满意度的关系。

（1）"人性化"服务让门诊就医更有温度。

2023年5月，国家卫生健康委等部门印发通知，在全国范围实施改善就医感受、提升患者体验主题活动。多地推进夜间门诊建设，越来越多的医院、社区卫生服务中心等推出夜间门诊，通过调整医疗资源，分流医院白天和夜晚急诊就诊压力，延长接诊时间，为患者提供便利。夜间门诊并不是一个新事物，个别地区个别医院已实行十余年。作为缓解医疗资源稀缺的一种思路，夜间门诊的开设体现了以患者为中心的服务导向，通过对医院医疗资源的进一步整合和优化，满足患者的多元需求。

在推动公立医院高质量发展的新时期，需要将门诊服务改善作为一项系统工程，夜间门诊的开设涉及医院工作安排的整体调整、医护人员工作时间的延长、医疗机构运营成本的增加。平衡好有限资源和工作增量的关系，平衡好运营成本与服务效率的关系，科学客观地设置夜间门诊，才能对广大医护人员负责，更好地为广大患者提供高水平的诊疗服务。

首先，加强医务人员出诊管理，结合实际人力资源情况量力而行，根据医院具体医疗资源的紧缺程度，合理安排各专业不同年资医师出诊，更有针对性地满足当地患者的实际就诊需求。其次，从患者角度出发，考虑患者便利，日间门诊可更多倾向于老年人患者较多的科室，夜间门诊更多倾向于年轻患者居多的科室。最后，优化配置夜间就诊空间，合理规划就诊路线，尽量将夜间门诊诊室统归同一楼栋、楼层，不仅给患者提供便利，也降低医院运营成本。

除了夜间门诊，部分医院还增设了"晨光门诊""黄昏门诊""无假日医院"等，不同名称之下的共同之处都是相关部门和医疗机构通过调整医疗资源，延长就诊时间，优化号源供给结构，满足患者的多元需求。

（2）缩短患者等候时间。

再造门诊流程，将"以患者为中心"贯穿于医疗服务各环节，整体提升医疗服务的舒适化、智慧化、数字化水平，多举措、转思路优化门诊流程设计，缩短患者在门诊的滞留时间，改善患者就医感受。

一是积极推行分时段预约诊疗，提高患者到院30分钟内就诊率。加强预约挂号管理，提供多种预约挂号方式。完善预约号源动态调整机制，加强退号与爽约管理，建立退号候补机制，提升号源使用效率。为做好预约挂号工作，多环节配合打好便民就医"组合拳"。

二是压缩门诊取号、报到、打印报告等环节，支持人工、自助机、移动终端、医院范围内自动签到等多种签到方式；推行无纸化报告，推广支持检验、检查报告云查询，缩短患者在门诊的等候时间。

三是提供门诊检查集中预约、自助预约、诊间预约等多种形式的预约服务，探索实施一站式检查预约服务。按照规定时限内出具检验和检查报告，并对出报告时长进行统计、分析，根据实际情况逐步缩减报告出具时间。明确当日检查检验结果回报患者的接诊流程，保障有序就诊，减少就诊区域内的无序流动。

四是提供多种付费渠道，在确保资金安全的前提下，探索推行"先诊疗后付费""一次就诊一次付费"制度。

（二）案例一：中山市人民医院门诊专科一体化和一站式服务

中山市人民医院实行门诊专科一体化和一站式服务逾二十年，医院门诊以脏器功能划分诊区，架构上同时设置非实体机构，整合相关专科资源，以患者为中心构建诊区"中心化"发展模式（见表9-3）。

表9-3　中山市人民医院诊区中心

诊区	挂靠专科	出诊专科
心脏中心	心血管内科	心血管内科、心胸外科、冠心病精准治疗中心
消化中心	消化内科	消化内科、肝胆外科、胃肠外科、肛肠科、介入医学科
妇女健康中心	妇科	妇科、产科、产前诊断中心
肾脏中心	肾内科一区	泌尿外科、男科、肾内科、普通外科
脑科中心	神经内科	神经内科、神经外科、脑血管介入科
骨科中心	骨一科	关节创伤科、脊柱外科、疼痛医学科、中医骨科

坚持门诊专科一体化和一站式服务的管理思路，通过组建多学科管理团队，并明确一个中心挂靠专科，诊区中心集专科诊疗与医技检查检验为一体，配套挂号、收费、取药等窗口，共同搭建高质量的疾病综合诊治平台。从专业诊疗角度看，多学科联合参与的会诊中心，实行按疾病系统分区诊治方式，取消了以内、外科就诊的传统习惯，使患者获得了更加完整的诊疗方案；从患者角度看，在中心诊区就能够完成就诊全流程，避免了来回往返的无效移动，以及各种不同治疗方案造成的就医困惑和医疗浪费。

集统一与合作共建的中心诊疗模式，既提升了门诊医疗服务技术水平，也提高了门诊服务效率，改善患者就医体验。在门诊心脏中心服务模式的基础上，中山市人民医院拓展中心发展建设经验，计划历时5年建成高水平的心血管疾病诊治中心。由心血管内科、心脏外科、大血管外科及心脏中心门诊组成，以

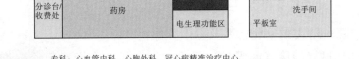

图 9-4 中山市人民医院心脏中心平面布局图

解决心脏急危重症为重点，以精准诊治为导向，心血管疾病诊治中心努力提高解决心脏疑难和急危重症的医疗技术水平能力，做好学科建设、专业人才队伍建设，以及做好复杂高危冠脉（CHIP）患者的介入中心、电生理中心、心力衰竭综合诊治中心及心外科特色技术示范中心和临床科研平台建设，目标建设成为珠三角区域现代化的心脏中心，更好地服务珠三角区域的群众。

医院心血管内科作为心血管疾病诊治中心的领头科室，于 2023 年成功获选为国家临床重点专科建设项目，同时也获得广东省特色专科、广东省"十四五"临床重点专科，国家标准版胸痛中心等一系列荣誉。砥砺前行、立新图强，以器官/疾病划分诊区，并以向患者提供最优治疗方案为初心，医院积极探索心内科、心外科融合协作，成立冠心病精准治疗中心，大力推进医院心血管疾病诊治中心建设。此外由心血管内科牵头，与心胸外科、重症医学科、大血管外科、临床药学科及康复医学科等多专业学科组成亚专科团队，针对冠心病患者开展多学科诊疗，攻坚高危复杂冠心病病例，取得显著成效。医院年开展冠脉介入手术 3 500 余人次，房颤手术和各类起搏器安装 600 余台。

1. 门诊专科一体化管理模式

专科对门诊、住院进行一体化管理，加强门诊与住院部的联系，有利于推进专科品牌提升和强化专科规划建设管理；诊区挂科专科，明确权责归属，利于统筹解决矛盾，推进专病专治等发展。专科负责医师出诊管理、专业培训、病历质控等具体工作，根据专科自身情况并依照流程申请批准后开设专家门诊、亚专科/专病门诊、慢病门诊、名医门诊、专家工作室、特需门诊等，促进专科能力发展。

具体管理模式：规范医务人员出诊管理，设置医生开诊与停诊流程。诊区出诊医生由各专科安排，专科负责本科室出诊医生资质认定，以及其技术和技能的专业培训，确保专科门诊的正常运行。门诊医生出诊安排每半年调整一次，原则上各专科出诊时间相对固定，如医务人员因故停诊，应提前通知诊区并安排其他人员暂时顶替，诊区护士负责将此替代方案及时通知已预约的患者。门诊部负责对以上流程进行审批备案，完善院、科两级责任制管理闭环。

2. 一站式服务模式

医院一站式服务理念涉及以下方面：

（1）做好门诊咨询服务。门诊大楼一楼大堂设置门诊咨询服务中心，各诊区设置分诊台，为患者提供预约挂号、分诊咨询、预检分诊等各项服务。此外，一楼门诊咨询服务部集中开展各类证明开具、清单打印等各项事务办理。

（2）实行"先诊疗后结算"，方便患者就医。

（3）为老年人、军人、优抚对象、急危重症等提供优先服务，提供饮用水、一次性水杯、轮椅及充电宝租赁、药品邮递等服务。

（4）提供药学咨询及健康咨询服务。

（5）导医导诊。各楼层设置志愿服务台，负责为患者指引路线，介绍名医、专科特色等，帮助患者实现就诊及检查，协助老、弱、病、残和行动不便的患者缴费、取药、代打电话、陪送办理住院手续等服务。完善门诊各项信息公示、就医流程介绍等，清晰指引患者就诊。

（6）在本院现有结构条件下合理调整各科室布局，并在地面绘制引导线及路标，患者可根据不同颜色的引导线到达所要去的诊室。

（7）指导患者使用电脑查询系统及自助打印门诊病历、各种检验报告单，做好领取报告的患者或家属登记签收工作，为外地患者邮寄检查报告。

（8）为患者提供各种医保政策、转诊等医学有关的咨询服务，并接受检验单结果释疑和电话咨询。

（9）建立院长代表制度。设置院长代表为患者排忧解难，倾听患者及家属对本院医疗服务的评价和建议，以及协调处理医患双方的有关问题。

中山市人民医院各诊区实行护士长负责制和专科一体化管理，诊疗、缴费、抽血和检验，为患者提供一站式的医疗护理服务。

具体管理模式：为确保门诊日常工作的正常进行，设立一名护士长全面负责诊区的日常管理工作，护士长和门诊护士由专科大护士长安排分批适当轮换，但保持相对固定。为保障和提升部分科室技术难度和要求较高的护理岗位的工作质量，部分诊区同时设立1~2个岗位的专职护士。

诊区挂靠管理专科，专科负责诊区医生出诊、医疗质量和多学科门诊管理，护士长负责诊区全面的日常管理，护理人员的调配，包括诊室的安排、出诊医生的协调管理服务、诊区预检分诊、护理操作和安排及护送入院，尽量保证患者在同一诊区内完成一般的医疗和护理措施，减少患者不必要的频繁走动。

坚持"以患者为中心"，诊区"中心化"发展模式为患者提供一站式的全方位优质医疗服务，避免了不同专科的医生在治疗理念上的偏颇（如外科医生倾向于手术治疗，内科医生倾向于保守治疗），融合疾病相关学科的资源，规范的中心化管理，为患者制订最优化的治疗方案，为患者提供最合适和最方便的医疗服务。中心一体化无缝隙管理，也避免患者各个科室来回跑，给患者带来了一站式的便利就医体验。

3. 门诊流程优化新思路

（1）门诊空间布局与"统分管理"。

设置门诊一站式服务中心。门诊就诊一站式服务中心设置在门诊楼一楼大堂，统一为患者提供导诊、咨询、缴费退费、投诉建议受理、便民设备租借等服务，第一时间帮助患者熟悉就医流程，解决就医相关问题。人工预约服务中心设置于门诊中间楼层，提供部分复杂检查项目的人工预约、项目改约、预约咨询及预约入院服务。

由于门诊部建筑楼栋占地面积不大，用房相对紧张，布局较为紧凑，医院因地制宜，优化就诊空间布局，推进门诊空间资源的合理利用。每层楼空间作为相对独立的就诊单元，合理分配专科就诊诊室、治疗室、抽血室、收费处、药房等资源，减少患者往返移动，以及每层楼设置志愿导诊台，提供咨询引导服务。

诊区实行分诊挂号一站式服务，方便患者就诊治疗，分诊台提供相关服务：当班医师现场号源的挂号；激活过期号源；协助急危重症患者优先就诊；协调医生停诊善后处理；协调疑难疾病患者单科或多科会诊；与医院预约中心联系，协调院内转诊患者挂号，切实解决患者"看病难"的问题；处理诊区发生的突发紧急事件等。

（2）银医通一站式服务。

基于银医合作模式下的一站式服务系统，围绕以患者为中心的原则，结合医院及银行医疗业务和管理业务，以及相应的网络、硬件、软件、安全、标准等支撑体系，对医院就诊流程进行革命性的改造。建设统一身份认证管理平台，实现患者建档管理、实名制认证、患者身份识别；实现挂号、签到、缴费、查询和报告打印等应用的自助操作。一站式服务通过合理的点位布局、流畅的系统响应速度、多介质的实名认证方式、一站式的挂缴查业务集成，使患者在同一楼层甚至同一诊区就能完成就诊全流程，减少患者排队次数，提高患者就诊效率。2023年中山市人民医院门诊患者使用自助机缴费比率约为35%，加上微信小程序支付，门诊自助缴费人次占比达到72%。

（3）入院准备中心。

为持续改善就医感受，提升患者体验，在中山市医保等政策的配套支持下，中山市人民医院开展"预住院"机制，成立"入院准备中心"，提供"一站式预入院服务"。服务内容包括：入院登记、缴纳押金、术前检查、麻醉评估、手术预约、护理评估、健康宣教等。患者在入院准备中心可一站式完成抽血、心电图、超声和胸片等常规检查，并提前预约 CT、核磁共振等特殊检查。于患者体验方面，缩减患者就医环节，减少患者等待时长；于医院运营方面，优化门诊—住院衔接流程，有利于缩短患者住院天数，提高床位使用率，进一步提升医疗服务效率。

（三）案例二：中山市人民医院门诊改善服务行动

门诊服务以预约挂号为中心，为改善就医感受，提升患者门诊体验，各地纷纷以规范挂号有效期、多途径挂号方式、医联体内便捷挂号、信息化预约诊疗、强化门诊号源管理、创新门诊服务模式等多种手段，探索提高门诊医疗服务水平。

2020 年，新冠疫情暴发，为满足人民群众需求，有效防控疫情，各地医疗机构及更多的公共服务机构推广完善"预约制"，尝试用更科学、更有效的管理手段，实现供需两端的有效衔接。医疗机构更是广泛实行"全面预约诊疗"，减少门诊等待时间，保障患者就医需求。"预约制"不是新事物，预约原则上为诺成合同及非要式合同，为双方合意的基础上设置一项意定的缔约强制。西方国家普遍推行预约文化，公共服务体系与个人生活都提倡通过预约方式合理安排时间，以提高工作效率，保证服务质量。精准的预约管理，包括守约双方履约、清晰完善的预约流程、完整的信息告知、违约追责等部分内容。

2009 年 9 月 30 日，原卫生部印发了《卫生部关于在公立医院施行预约诊疗服务工作的意见》（卫医管发〔2009〕95 号），要求自 2009 年 11 月开始，公立医院中的所有三级医院都要开展预约诊疗服务。提倡实行分时段预约，按照预约优先的管理原则，逐步做到预约挂号患者优先安排就诊。2011 年，《卫生部办公厅关于进一步推进预约诊疗服务工作的通知》（卫办医管发〔2011〕111 号）（以下简称《通知》）出台，对进一步推进预约诊疗服务工作做出具体要求。三级医院要逐步增加用于预约的门诊号源，达到绝大部分号源开放给患者预约，至 2011 年底，所有普通门诊号源要开放预约，所有三级医院实行分时段预约就诊；至 2012 年底，所有专家门诊号源全部开放预约。同时为保障预约诊疗服务顺利开展，《通知》对预约诊疗服务的各个环节，如实名制预约、宣传引导、医务人员出诊管理、患者爽约等都做出了具体的要求。在最新的《国家三级公立医院绩效考核操作手册》（2023 版）中，作为服务流程模块的考核指标，要求"门诊患者平均预约诊疗率"持续提高，"门诊患者预约后平均等待时间"持续降低，并尽量提高患者到院 30 分钟内的就诊率。

进入信息化高速发展的新时代，预约制在医疗机构场景内的应用不仅局限于预约挂号，而是全方位的预约诊疗服务，涉及挂号、检查、床位、手术、出院等多方面，在紧急医疗服务以外，通过预约安排，优化诊疗流程，不仅从供给方提高医疗服务效率和质量，也从需求方确保了医疗资源享有的公平公正，减少患者等待时长，大大提高就医体验。近年印发的一系列关于深化医药卫生体制改革的国家文件，包括《关于印发公立医院高质量发展促进行动（2021—2025 年）的通知》（国卫医发〔2021〕27 号）、《国家卫生健康委办公厅关于印发医疗机构门诊质量管理暂行规定的通知》（国卫办医发〔2022〕8 号）、《国务院办公厅关于印发"十四五"国民健康规划的通知》（国办发〔2022〕11 号）均要求医疗机构建立健全预约诊疗制度，还应当提高医技科室工作效率，缩短检验、内镜、超声、CT、核磁等检查的预约等候时间，鼓励提供门诊检查集中预约、自助预约、诊间预约等多种形式的预约服务，有条件的可以提供一站式检查预约服务。

坚持以患者为中心，深化医药卫生体制改革，新的发力点在于改善就医感受，提升患者就医体验。加强预约挂号管理，创新门诊预约挂号形式，能够有效提升患者诊前体验。以实名制为前提，多渠道探索精准预约挂号服务方式，将门诊预约号源分为外部预约、现场预约、诊间预约、复诊预约、中长期预约等，针对性地为各类型患者提供便捷、精准、高效的诊疗服务，满足患者、专科个性化需求。此外，加强退号与爽约管理，建立退号候补机制，提升号源使用率，有效解决"挂号难"问题，构建更加公平有序的文明就诊秩序。

1．新角色

（1）统一的预约服务管理机构。

为加强医院医疗资源的统一管理及合理使用，提高医院运营效率，满足患者就诊需求，实现对医院服务的统筹动态管理，中山市人民医院成立预约服务中心，进行门诊号源管理、医技预约检查安排、全院床位统筹管理与调配、入院准备中心管理等入院患者服务工作。明确预约服务中心作为患者预约服务管理事项的主责部门，统筹组织多部门协调行动，科学设置各途径号源投放量，并定期对医院提供的各项预约服务进行数据监测和动态调整。

（2）统一的行政综合服务中心。

成立中山市首家医院行政综合服务中心，开设医疗相关业务、医保相关业务、病历复印、病历快递办理、社保问题咨询等窗口。作为门诊部下级科室，按照"精简效能、整合资源、便利办事"的原则，实行"平台式"管理模式，与医务科、医保部、病案室等科室通力合作，进一步提升服务效能和群众满意度。

2. 新平台

搭建运营流程监测平台（见图9-5）。从患者体验出发，根据就诊流程设计监测指标架构模型。对各就诊环节的节点指标进行监测，尤其是等候时长、人次等影响患者体验、体现服务效率的指标。对异常指标可实现预警、溯源分析、批注、任务流转办理等功能，实现对运营数据的精细化利用和服务流程改善的精准管理。特别设计门诊预约挂号和诊区监测两个定制场景，加强门诊从患者预约到接诊环节的指标监测，对门诊号源情况、诊室利用情况进行实时和定期分析，以期持续改进患者体验，优化医疗资源配置。

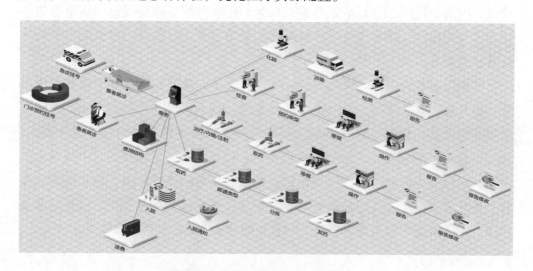

图9-5　医疗服务流程监测平台

3. 中山市门诊服务改善行动方案

针对医院门诊预约挂号、出诊管理、诊室资源配置等现状进行分析，针对相关服务短板，制订改善行动方案。进一步提升门诊整体服务效率，创造优质的门诊预约诊疗环境。

（1）分析概况。

①预约挂号数据分析时间段：抽取半年数据。

②分析指标。各专科各医生门诊量、初诊患者量、复诊患者量、放号量、预约量、号源约满时长（号源第一次约满时间距放号时间），放号率、预约率、预约比（见表9-4）。

表9-4 预约分析指标内涵

序号	指标	计算方法	内涵
1	预约率	预约量/放号量	号源预约比例，检验号源是否被充分预约
2	放号率	放号量/门诊量	反映号源充足情况，号源是否满足就诊需求（从供给角度考虑）
3	预约比	预约量/门诊量	预约诊疗服务比例，检验门诊患者是否经预约就诊（从患者角度考虑）
4	初诊患者量	近半年在某专科未就诊按初诊患者统计	
5	复诊患者量	近半年在某专科就诊超过一次按复诊患者统计	

③通过现场调研和数据分析，明确存在的主要问题：缺少电话预约服务；部分专科号源不足，慢病专科号源严重紧缺；名专家号源相对紧缺；部分专科周末号源紧缺；特需门诊部分号源紧缺；号源设置与放号安排各专科各行其是，未统一管理；部分门诊诊室利用率不高；医生出诊时间不准时、随意取消出诊。

（2）问题分析及解决措施。

①缺少电话预约服务。

【现况分析】门诊现行预约方式：官方微信公众号、官方网站、地方卫生健康局官方App、现场自助机、现场人工预约等，缺少电话预约服务，不利于老年人预约。

【解决措施】与中山市红十字会共建"爱心桥"服务热线，在提供各种就医咨询的基础上，增加门诊预约服务，同时与114平台合作，将市民的预约挂号来电转接至"爱心桥"热线。

②部分专科号源不足，慢病专科号源严重紧缺。

【现况分析】部分专科号源不足，尤其是三大慢病专科（心血管内科、内分泌科、神经内科）慢病复诊患者占7~8成，在号源预约较满情况下，外部预约的放号量相比就诊量短缺严重。

根据心血管内科、内分泌科、神经内科工作日平均预约复诊人数、复诊患者工作日常规接诊量,并结合专科接诊每位患者所需时间测算,具体情况如下:为满足心血管内科、内分泌科复诊患者需求,应至少新增加 2 个复诊诊室(共 4 个半天班次);为满足神经内科复诊患者需求,应至少新增加 1 个复诊诊室(共 2 个半天班次)。

【解决措施】试行设置专科复诊诊室,提供日常复诊开药服务。建议在心血管内科、内分泌科、神经内科首批试行开设专科复诊诊室,根据专科复诊患者流量的历史数据测算,复诊诊室分别参考 2、2、1 的数量设置。

开放心血管内科、内分泌科、神经内科的专科复诊号源。

为就诊后需看报告的患者优先提供服务。复诊诊室及未设置复诊诊室的专科指定诊室(至少 1 间)为看报告患者优先提供服务。明确全院 48 小时内就诊同专科不同专家不再另外收取诊金(不影响工作量核算)。于门诊分诊系统开发看报告排队优先功能,患者姓名后增加看报告标识。

加快建设互联网医院,鼓励慢病专科医生开展互联网诊疗。

③名专家号源相对紧缺。

【现况分析】按总预约率高于 95%,半年内总门诊量不低于 300 人次,并结合号源消耗速度比率(平均提前放号天数/平均约满花费天数),测算出部分名专家号源相对紧缺。

【解决措施】增设周末名医门诊,鼓励号源紧缺的医生增加周末门诊出诊或特诊出诊班次;向上级主管部门备案协商调整诊查费价格。

④部分专科周末号源紧缺。

【现况分析】医院门诊在周末及节假日的整体放号率和对外预约比偏低,相对患者的需求,号源不够充足,影响因素有:周末出诊专科少,出诊班次也少。分析周末门诊及节假日门诊预约率高于 95% 的紧缺专科。

【解决措施】紧缺专科尽快增加周末普通门诊班次。根据专科整体预约情况以及周末出诊情况,明确相关紧缺专科必须保证周末门诊班次量,常设周末门诊,并根据就诊人次变化,动态调整出诊班次和号源量。

增加周末门诊开放专科。为保障患者周末就医服务,鼓励非紧缺门诊专科及尚未开展周末门诊的专科根据提升服务、业务扩展、医生职称晋升等需要申请开设周末门诊。

按照历史数据,根据专科紧缺度、专家号源紧缺度,提供需增设周末出诊的专科名单及需出诊班次数。

配套专项绩效激励。按初诊患者和复诊患者工作日、周末及节假日门诊工作量数据,测算调整诊查费奖励比例。

⑤特需门诊部分号源紧缺。

【现况分析】特需门诊部分专科和医生都达到了较高的预约率水平，放号率和预约比较低，针对优质医疗服务的需求仍有释放空间。分析预约率在 90% 以上，号源较为紧缺的特需门诊出诊专家。

【解决措施】优化特需门诊排班，增开周末康怡门诊。优化工作日康怡门诊排班，鼓励紧缺专科、专家适当增加康怡门诊排班。制订周六上午增开康怡门诊方案。

⑥号源设置与放号安排各专科各行其是，未统一管理。

【现况分析】现行放号安排中，一是不同医生放号量差别较大，不只专科与专科之间放号差异大，同一专科内不同医生放号的差异也很大；二是放号时间不统一，提前半天至半年不等，当天具体放号时间五花八门，总体全院平均提前放号天数约为 20 天，多为 18：00 左右；三是复诊患者占比大的专科，存在部分患者密集预约了多个号源，之后又随意取消等现象；四是部分诊区安排专家出诊未开放对外预约号源。

【解决措施】

A. 统一管理放号量、提前放号时长、放号时间。

设置最低放号量，统一对外预约号源的最低放号量为医生上半年门诊量的 90%；统一号源发布时间规则，分两批放号，第一批为提前 14 天，第二批为提前 1 天，具体时间均为 18：00；优化门诊开诊申请审批流程，开诊班次需经门诊部备案审批，并由预约服务中心统一评估开放号源数量，设置出诊排班。

B. 合理分配号源，设置初诊号源。

增加初诊患者、复诊患者标识，设置初诊号源。为拓宽急危重症和疑难疾病患者就医渠道，保障普通疾病诊疗需求，科学合理设置号源，对近半年内未在我院就诊患者增加初诊患者标识，开放初诊号源。

提供各专科门诊预约情况，初复诊占比的历史数据。于医生工作站常态设置门诊预约挂号情况报表供专科和职能部门进行查询，完善预约诊疗制度管理。

设置专科初诊号源量。引导初诊、复诊患者分流就诊，根据专科疾病特色、患者年龄构成、医师出诊安排等具体情况，结合科室建议设置初诊号源。如初诊号源有余号，将于第二批放号时间（提前 1 天）按普通号源放号。

C. 加强失约管理，明确爽约黑名单机制。

专家门诊号源紧缺，不能到诊的患者需及时在预约就诊时刻前登录医院官微官网或在医院自助机操作取消预约。对爽约者实行黑名单机制：爽约 1 次，14 天内不可预约；连续累计爽约 2 次，1 个月内不可预约；连续累计爽约 3 次，3

个月不可预约，其间不影响急诊和门诊现场预约就医。

⑦部分门诊诊室利用率不高。

【现况分析】分别按工作日、周末区分上午、下午班次分析全院及各诊区诊室利用率（面向患者开放预约号源或当班次就诊人次大于10，均算有效班次正常使用诊室）。医院整体诊室利用率仍有较大提升空间，工作日下午及周末门诊诊室利用率较低。

【解决措施】提供各诊区诊室利用率的历史数据。根据诊室利用率、专科门诊量等历史数据，提出专科增加或调整出诊安排的方案（重点增加下午门诊出诊安排）。诊室利用率不达标者，限期改进，连续3月不达标，门诊部可根据医院整体资源利用对其诊室重新调整，以免造成资源浪费。

修订门诊诊区管理办法，各诊区的诊室不得固定使用专科，不得擅自挪作他用，诊室资源由诊区护士统筹安排。

加强诊室利用的精细化管理。固定诊室电脑IP地址，便于后续对门诊运营数据的采集和分析利用。

⑧门诊医生出诊不准时、随意停诊。

【现况分析】部分专家因工作忙、会议较多，门诊时间不确定，一旦提前预约，专家临时变动无法出诊很容易引起矛盾。现有出诊乱象有：频繁取消出诊班次，未按开诊时间出诊，出诊未达到医院要求次数。

【解决措施】加强对门诊出诊考勤监管。加强对门诊各专科医师出诊情况的监督、检查，确保专科医生按时接诊患者。明确专科门诊开诊时间，要求全体开诊医生必须准时开诊，不得以查房、手术和开会等为由影响出诊（前晚参加夜班医生可推迟半小时出诊）。在门诊医生工作站设置签到、签退功能。

优化取消门诊的管理规定。优化门诊停诊申请审批流程，停诊班次需经门诊部备案审批，临时停诊专科应落实替代方案或善后处理，诊区护士及时办理班次停诊，关闭预约渠道，并做好患者告知。

规范出诊申请流程。完善出诊申请审批放号流程，门诊部审批同意后，由预约服务中心统一设置班次和号源。

二、住院就诊流程优化

（一）住院就诊流程优化思路

住院服务指患者经过门诊或急诊诊疗后，因疾病需要进一步住院接受治疗的过程。按照《中国医院质量安全管理 第2—8部分：患者服务住院服务》，住院服务质量安全管理涉及患者入院、接诊检诊、检查治疗、住院用药、患者护理、出院转归和质量监测与改进七大关键模块。住院流程优化通常集中在出入院办理环节。在按病种分值付费模式（DIP）下，通过实行一站式服务，便捷、简化出入院办理手续，提高诊疗服务效率，控制医院感染，在确保医疗服务质量的前提下，缩短平均住院日，提高医疗服务效率和效益，实现患者和医院双赢的目的。

1. 出入院服务流程优化

患者入院办理包括医生开单、身份登记、住院预交按金、床位安排、病房接收、入院宣教等，出院办理包括医嘱下达（暂停长期医嘱，开具出院医嘱和出院带药医嘱）、医嘱核对、费用核对、出院宣教、出院结算（医保审核和费用清算）、出院取药等，均涉及多个角色多个部门多个环节工作（见图9-6）。

各地在优化出入院服务流程方面，纷纷探索全预约出入院服务、全院床位资源统一调配管理、住院一站式服务、床边出院结算等新模式，大力缩短患者候床时间、手续办理时间等，改善患者体验，提高医院床位周转率。

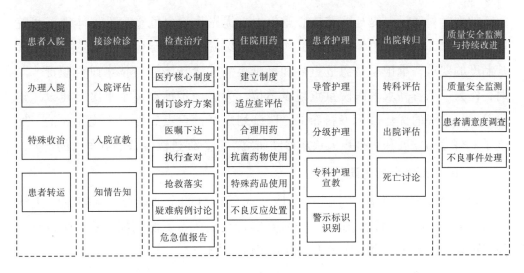

图9-6 住院服务质量管理关键要素

2. 手术流程优化

开展日间手术是针对部分病种（通常根据病种诊疗特性等限制）缩短住院时间，提高住院服务效率的有效手段。针对更广泛病种的手术治疗，优化手术流程可以通过增加医生收治患者的计划性、实行手术排程的预约机制、保障手术室首台手术的开台时间，实现手术时间和空间的科学管理，提高手术间的利用率，优化手术接送流程等方面，通过加深各级医生、护士、技师诊疗活动的密切配合，减少患者等待时间，提高医疗服务效率。

（二）案例一："全院一张床"预约与床位调配管理

1. "全院一张床"预约管理细则

为加强医院床位的管理和充分合理使用，满足患者住院需求，提高医院床位使用率，实现对床位资源的统筹动态管理，即时了解医院床位信息，根据空余床位情况、患者病情及手术预约时间，合理、有序安排患者住院。我院设立预约服务中心，统一管理全院床位，使用住院床位预约系统，负责全院床位智能化调配管理工作。

床位调配原则：坚持人民至上、生命至上，筑牢医疗质量与安全的底线。"全院一张床"改革项目破除了原有以科室为主的床位管理模式，实施床位统筹调配，最基本的原则是实行急危重症优先、专科专治、跨科专管、依据学科相近或位置相邻进行错峰跨科收治患者，在保障患者安全的前提下，最大限度地有效利用全院的床位资源。

加强学科建设，提升医院核心竞争力。优先收治急危重症不仅体现了我院以人民健康为中心，也体现了落实作为三级医院的功能定位，贯彻落实分级诊疗制度的要求，承担起对急危重症和疑难疾病的诊断治疗与技术研究职责。同时，作为广东省高水平医院重点建设单位，为进一步推动高水平医院建设，建设差异化发展的优势临床专科布局，医院划定一批重点病种适当优先收治，加强了专科专病发展和一批重大疾病诊断研究治疗，促进医院核心竞争力的提升。

2. 床位预约系统建设规则

2021年2月，随着"全院一张床"改革项目的全面推行，医院配套上线"床位预约系统"，由预约服务中心统筹实行线上床位资源调配，院科两级平台及时更新患者动态，全院医务人员及时了解患者情况。

信息化系统支持：

（1）动态更新床位信息，使医护能实时掌握床位资源的利用情况。

（2）系统可智能化自动分配床位，设置不同的病情分类标记，由医生进行人工选择，系统按类别和申请入院时间自动进行智能排序，在床位空出后立即自动筛选符合条件的患者，为其安排床位。

（3）系统可根据部分专科的特点设置特色条件，例如在一般规则以外，急诊患者较多的专科可按实际需求预留更多空床用于收治夜间急诊的患者，在出现空床情况下，系统不会自动安排跨科患者，有效保障专科的发展要求。

为更加方便患者，使患者及时了解入院、出院的状态，系统持续优化改进，力争使患者获得更好的体验，作出如下功能改进：

（1）系统开发完善了"预约床位信息通知""入院通知信息告知""电话提醒办理入院"的全程提醒，第一时间通知患者办理住院，缓解患者等待床位过程的焦虑情绪。

（2）为了给患者足够的时间准备入院，同时又让住院的患者家属提前准备好出院安排，系统还设计了"预出院"通知项目，使床位情况可以提前一天了解，提前通知准备出院和入院的患者。

目前患者办入院，只需医生在系统中提交住院申请，床管系统将根据患者病情以及专科床位情况，智能分配床位。医生只负责专心诊治患者，不用再分心去寻找床位，患者床位安排在哪里，医生就跟踪到哪里，通过医生多跑动，更高效率盘活床位资源。

3. 建立长效的监测和改进机制

2021年2月，医院正式推行"全院一张床"模式，并陆续出台《床位统一管理办法》《跨科收治患者管理办法》《"床位预约系统"管理办法》等文件。又于2022年4月印发《住院床位调整管理办法及相关工作流程》，根据专科的住院服务量合理配置专科床位，实行动态调整。10月，经医院分析研究，选取跨科借床最多和借出床位最多的部分科室，进行供需平衡分析，实行了床位调拨，进一步加强了床位管理和合理使用，优化了床位资源的配置，统筹兼顾院内专科发展和资源供需平衡。

在"全院一张床"改革项目逾一年半的运行过程中，我院逐步形成以医院党委书记为项目抓总，以党委办公室、运营管理部、医务部、护理部、预约服务中心为先锋，其他多部门协作配合的工作机制，持续对医院的床位改革项目进行监测和改进。医院运营助理员从加强医院运营管理的角度，定期在专科发展需求、床位使用率情况、患者入院各节点相关指标的数据分析等方面论证分析编制床位的使用和管理，根据论证分析结果进行 PDCA 循环改进。

4. 配套绩效管理方案

"全院一张床"模式下医院绩效评价与绩效工资分配，实行按核算单元性质分系统独立核算，医护分开核算，便于加强护士的垂直管理。护理系统绩效核算分为护理单元级别与工作考核指标（综合考评分、患者满意度、工作量）两大部分。其中护理级别部分核算，一方面根据工作性质、工作量、工作风险、技术要求等维度的客观量化指标将全院护理单元划分不同层级，合理体现各护理单元的实际工作强度；另一方面根据病床使用率等指标核定当月对应岗位实际编制数，通过护理单元级别系数与编制数共同确认当月护理级别部分奖励性绩效工资。

适应"全院一张床"管理模式，确定护理系统绩效核算具体方法：

（1）对入院当天转护理单元的，核算入院护理单元床日数为护理单元的加权床日数。

（2）按核算护理单元统计病床使用率，并结合护理单元病床使用率调整当月核算绩效的护理编制人数。

（3）对护理单元下的各科室床日数结合患者所在病区的综合考评分、护理级别（采用孰高一方的级别）进行加权。

通过精细化的绩效评价管理，使得护理绩效分配在"全院一张床"的管理模式下，更好地体现护理单元实际的工作强度与难度，鼓励护理单元根据床位安排情况跨科室收治患者，提高病床周转率与病床使用率。

（三）案例二：预出院管理制度与考核

1. "预出院"实行管理细则

（1）在住院床位系统内设立"入院床"，满足患者顺畅办理入院手续，该床位仅用于接收入院患者，办理转科或跨科收治。

（2）全院各部门密切配合：①科室主管医生当日提前开具预出院医嘱，安排明日出院带药，医嘱为"拟明日出院"。药学部配合做好送药或退药工作。②科室护理人员审核预出院医嘱，负责通知患者及家属前来结账离院。③开具明日出院的患者出院当日无注射类医嘱的，尽量安排于出院上午办理出院，并于中午前离院。④开具明日出院医嘱患者的出院带药配送后，由科室护士负责签收、核对和发放。发药时由护理人员与患者当面核对清楚，并交代用药。⑤预约服务中心提前一日预约患者入院，同步发送短信给收治医生和患者，科室护士负责联系系统已排入院患者，沟通、协调并落实患者入院具体时间。

2. 修订配套绩效评价方案

调整医院绩效考评方案，引导做好预出院工作。为进一步提高床位资源的利用效率，加强床位周转工作的管理效能，解决日益增长的床位需求，调整内科、外科科室的综合考评分"工作效率"维度考核指标，增设"患者预出院办理率"指标考核。"患者预出院办理率"达80%计为满分（见表9-5）。

表 9 – 5　患者预出院办理率得分计算办法

序号	患者预出院办理率	得分
1	0 ~ 40%	0 ~ 15
2	40% ~ 60%	15 ~ 30
3	60% ~ 80%	30 ~ 45

三、医技项目服务流程优化

随着医学诊疗模式向"循证医学"的转变，现代的疾病诊治更加重视循证医学证据，这意味着医技检查检验结果对临床诊断，以及疾病的预防和监测将发挥更大的影响和作用，甚至具有决定性意义。近年来，随着人民群众对医疗保健和对优质医疗服务需求的日益增长，大型综合医院影像学检查资源不足的问题逐渐凸显，患者"看病难""术前等候时间长""影像学检查资源不足"等现象频发。如何盘活检查检验资源，优化医技项目服务流程（见图 9 – 7），提高设备仪器使用率及医疗服务供给效率，使得优质资源能惠及更多的群众，成为医院管理工作中亟待解决的重要瓶颈之一。

中山市人民医院自 2018 年 4 月起，引入第三方机构每月开展门诊、住院诊患者满意度调查工作。截至 2020 年 12 月，通过患者满意度调查共收到 450 余条关于影像学检查的相关意见反馈，其中 80.04% 的意见与建议和超声影像检查相关，该部分意见与建议主要集中在排队登记时间长、检查等候时间长、无法预约检查时间、登记检查重复排队、超声检查地点多导致跑错地方等问题，进一步数据分析发现，"检查等候时间长"的意见与建议占其中的 86.98%，因此，超声影像科的资源配置与流程优化工作已成为影像学检查最为迫切的需求。

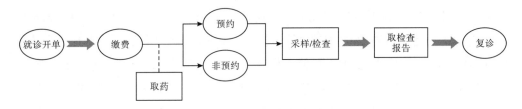

图 9 – 7　医技项目服务流程

（一）医技预约系统的建设规则

将完善预约服务作为便民利民、优化医技科室服务流程的一项重要工作内容。按照《医疗机构门诊质量管理暂行规定》，医疗机构应当提高医技科室工作效率，缩短检验、内镜、超声、CT、核磁等检查的预约等候时间，鼓励提供门诊检查集中预约、自助预约、诊间预约等多种形式的预约服务，有条件的可以提供一站式检查预约服务。

（1）建设医技统一预约平台，集中进行医技检查项目预约。提供待预约数据处理、已预约数据查询、剩余号源查询；支持自动预约以及人工统一批量预约、修改预约、取消预约、批量打印预约单的一体化预约全业务管理流程；支持预约号源设置的个性化定制，按实际项目与需求情况动态设置不同时段号源数，定制选择号源投放方案。

（2）分批逐步上线各项医技检查项目预约功能。首批上线支持超声预约功能，随后分批次开放X光、CT、MRI、内镜等预约分诊功能。

（3）线上线下预约相结合。统一管理，预约服务中心统筹管理医技项目预约服务工作；区分自动预约项目和人工预约项目，设立人工预约登记窗口，人工项目预约，以及改约事项办理由预约服务中心下设置的人工预约登记处办理。

（二）案例一：超声影像检查流程再造

1. 实施方案

（1）优化人力资源配置，实现服务供需平衡。

早在2018年，中山市人民医院已通过信息系统建设、数据监测、运营助理员协助科室运营等手段，实现对超声影像科服务供给情况的精细化分析。运营助理员通过现场调研和数据分析发现多个门诊超声检查等候区上午的患者等候时间长、门诊患者无法于当天完成、检查体检中心及特诊中心下午的检查需求量较其他诊区低、检查资源闲置等问题。为解决患者等候及资源不足的问题，超声影像科着力优化人力资源配置，根据各时段业务需求灵活调整工作人员排班，增加早班（7:30上班）、直落班（12:30—14:00）、体检班（7:30—12:30）等，安排体检班医生下午到其他诊区接班，最大限度提高科室人力资源的利用率及服务供给能力。

（2）优化空间资源配置，提高服务供给能力。

①通过业务用房腾挪，扩大住院超声检查区域面积。原住院部超声检查区设置在外科楼三楼，受空间资源限制，仅设置检查室2间（含分诊及等候区空

间约为80平方米，见图9 – 8），服务能力只能基本满足外科楼及妇科楼住院患者的检查需求，内科楼及门诊楼的住院患者均需到门诊超声检查区完成检查，容易在门诊患者就诊高峰期引起资源挤兑。为进一步满足住院患者的超声检查需求，优化空间布局，提升资源服务供给能力，医院通过业务用房腾挪，将住院超声影像检查区调整至内科楼，增加住院部超声检查区域面积120平方米，使诊室资源由原来2间普通检查室增加至4间普通检查室、1间介入操作室（见图9 – 9）。

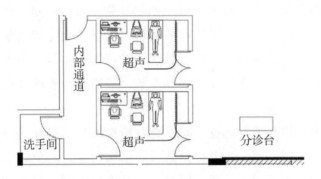

图9 – 8　原住院部超声检查区平面图（约80平方米）

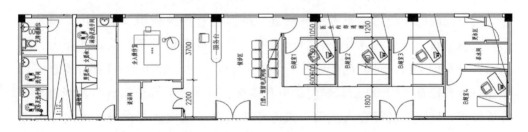

图9 – 9　新住院部超声检查区平面图（约200平方米）

　　②通过诊室资源优化管理，改造新增超声检查室。中山市人民医院实行门诊一站式服务管理模式，患者在就诊诊区即可完成就诊、缴费、抽血、检查、取药等事项。妇女健康中心诊区内设有超声检查区，主要为患者及孕产妇提供妇产专科超声检查。因需求量持续增加，妇女健康中心超声检查区日渐拥挤，门诊部联合超声影像科、妇女健康中心，通过诊室资源使用情况的重新梳理与评估，决定调整1间门诊诊室为超声检查室，由原来4间增加至5间，有效地缓解了诊区资源紧张情况。

　　（3）优化设备资源配置，提升超声检查服务供给灵活度。

　　为进一步提升超声检查服务供给灵活度，医院结合学科技术发展要求，对超声影像科的检查设备开展一系列功能梳理、升级优化、老旧设备精准更新换代等工作；于2021—2022年升级换代高端彩色多普勒超声诊断系统、便携式彩色多普勒超声诊断仪共12套；完成对原心脏中心7－8号超声检查室设备及探头的升级，升级后可完成心脏彩超及其他普通超声检查，有效减少需多部位检查的患者分次进行的情况。

（4）强化信息化支撑作用，落实信息技术与医疗服务深度融合。

医院于2021年7月开始启用医技预约系统，通过信息化手段实现超声影像科检查登记管理，并配套同步上线了签到及呼叫系统。

①运用数据分析手段，精准设置预约—签到—叫号规则。根据设备配置及区域划分情况，分析各检查室可进行的项目、项目平均完成时长、项目可预约的时间等数据，按照患者检查项目所需时长进行预约占号，多项目合并检查由单个项目检查时间叠加后乘以项目合并系数，最后综合各项数据在系统内配置按小时分段开放号源数。

合理安排预约检查项目地点。同一类型检查项目安排在同一区域，同区域检查室使用同一个叫号池，患者按排队顺序依次叫号，避免分开排队序列导致因各诊室叫号速度不同引发矛盾；同时，普通项目设置自动预约，患者无须排队；特殊安排的其他项目，统一集中至指定地点办理。

实行住院患者与门诊患者错峰检查，确保检查资源利用率最大化。通过对历史数据分析，科学测算住院、门诊等各类患者对检查时间的偏好和需求，经由患者身份识别后，对检查室号源进行科学合理分配。如10:00前部分检查室只做住院患者检查，10:00后只做门诊患者检查，以保证大部分门诊患者能在当天完成检查，住院患者能在入院第二天内完成检查，体检患者在当天班次即可完成检查。

保障急危重症患者的检查通道畅通。急危重症患者经预约服务中心登记后，可使用绿色号源，到检查点签到后优先叫号检查。

②超声检查号源实行全面开放预约。全院超声检查资源由系统统一配置，预约时自动选择能最快完成该检查的诊室，保证医院资源充分利用，减少患者就医等待时间。

③在预约信息告知方面着力提升患者体验。配套线上线下预约信息通知，除短信通知外，微信小程序缴费后将自动推送告知患者预约状态，线下缴费还将打印纸质指引单，准确指引患者完成相关检查。

（5）加强高质量发展新文化建设，建立医院预约服务体系。

我院坚持以患者为中心，以强化患者需求为导向，持续改善医疗服务和患者就医体验，于2021年2月成立医院预约服务中心，推行床位预约管理服务、超声影像检查预约服务，设立人工预约服务窗口，为患者提供方便快捷的集中式预约业务办理服务。同时，医院将特殊检查项目预约、急危重症患者登记、病房特殊情况处理等功能集中到预约服务中心办理，方便各科室医护人员为患者统一办理检查预约登记等相关业务，有效避免住院患者因自行前往护士站登记检查导致跑错地方等问题，为构建和谐医患关系营造良好社会氛围。

通过医技预约系统、签到叫号系统等信息化技术支持，预约服务中心可对各检查区医师的检查速度、患者排队等候情况的远程监控及实时数据监测，做到及时发现各检查区问题，动态调整资源配置（如临时开放号源等），有效地解决各检查区因特殊情况造成的患者堆积或资源闲置等问题。

（6）建立绩效评价体系，完善绩效激励机制。

一套高效的绩效管理体系被认为能够为组织带来整体绩效的提升，并能体现出巨大的战略价值。我院自 2017 年起，先后完成两轮绩效管理改革，通过建立客观绩效评价体系，将工作量、服务质量、行为规范、医疗质量安全和患者满意度等指标纳入绩效考核，考核结果与医务人员个人薪酬挂钩，充分调动医生积极性。

医院按工作量、质量安全、患者满意度三个维度对超声影像科进行绩效考核。其中，在评价超声影像科工作量时，为合理地体现医师的工作强度、技术难度及风险系数等工作价值，运营管理部协助科室对所有超声检查项目按对学科发展的影响、技术要求、难易程度、耗时长段等因素赋予绩效考核分值，按项目数量、分值计算总工作量。

为进一步提高科室工作的积极性，医院建立医技绩效核算模型。通过大数据分析，计算超声影像科的保本服务量，实际工作量在保本服务量的基础上每增加一定比例，奖励性绩效工资按阶梯式累计递增，并以之核算科室的奖励性绩效工资的总额（见表 9−6）。此外，在医院层面明确要求医技科室须按工作量进行二次分配，通过强化信息系统建设，协助科室统计与分析工作量相关数据并以此为分配依据，确保绩效激励机制的有效落实。

表 9−6　医技绩效核算模型工作量与绩效工资核算比例

工作量增长（下降）比例下限/%	工作量增长（下降）比例上限/%	工作量按比例增长时奖励性绩效工资增长（下降）比例的倍数
	−30	−1.3
−30	−20	−1.2
−20	−10	−1.1
−10	0	1

（续上表）

工作量增长（下降）比例下限/%	工作量增长（下降）比例上限/%	工作量按比例增长时奖励性绩效工资增长（下降）比例的倍数
0	10	1
10	20	1.1
20	30	1.2
30		1.3

（7）建立学科建设与人才培养机制，注重人才技术要素。

自 2021 年起，为持续提升医院核心竞争力，实现全面可持续发展，我院出台年度绩效评价方案（《中山市人民医院专科能力建设评价办法暨临床、医技科室年度绩效考核工作方案》），方案明确要建立专科能力建设评价体系，包括人才、技术、质量、综合绩效、工作量、亚专业建设、科研、教学八大考核维度，每年度按照评价办法进行绩效评价，评价结果与科主任聘用及绩效工资挂钩。

专科能力建设评价体系重点关注科室的技术发展情况、亚专业建设情况和人才储备情况。以超声影像科为例，技术能力考核对标《广东省高水平医院评价指标》文件要求，考核科室的技术能力情况，以促进科室技术能力的快速提升。此外，为进一步提升科室专业技术的核心竞争力，院领导班子牵头，由医疗高级专家委员会成员协助各科室明确亚专业建设计划，超声影像科设有心脏超声、血管超声、妇产超声、介入超声、腹部超声、浅表超声、肌骨超声、小儿超声共九个亚专业组，医院按文件要求对各专业组进行年度绩效考核，公布考核结果，确保亚专业工作落到实处。

（8）建立运营管理长效机制。

我院建立了以信息系统为支撑，PDCA 循环为保障，由院领导牵头、各行政部门进行纵向专项负责、运营助理员实现网络状联系跟进各项专科事宜的运营管理长效作用机制，以高效实现医院各项资源配置优化管理政策的落地。

数据监测机制。运营助理员从工作量、工作效率、预约率、门诊患者等候时长、术前等候时长、当天及第二天检查完成率、患者满意度等角度，每月协助科室进行运营分析及数据监测，根据科室实际情况制作运营数据分析报告，向运营管理部和科室负责人反馈。对异常情况进行调查和分析，及时查找原因，及时反馈超声影像科及预约服务中心，提出科学合理的对策建议，必要时向职能部门和主管院领导反馈，协助处理临床科室存在的问题，并进行跟踪反馈。

持续改进机制。超声检查预约功能上线后，运营助理员通过数据监测发现住院患者第二天完成率低于75%，通过进一步现场调研及流程分析发现，由于超声检查上午提供给住院患者使用的号源紧张，需要行空腹超声检查的患者预约等候时间较长。发现该问题后，预约服务中心、超声影像科、医务部、护理部联动出台流程优化方案，各护理单元配合安排患者在12:00前完成进食，超声影像科16:00后预留号源用于完成住院患者需空腹检查的项目，有效解决早上高峰时期的资源不足导致预约等候时增长的情况。

患者诊疗资源监测平台。目前医院正在推进门诊、住院患者诊疗资源监测平台的建设工作，对患者在门诊、住院就诊流程中的各个节点设立监测指标，细化到患者预约等候时长、患者到达等候时长、患者检查持续时长、患者预约当班次检查成功率等，通过大数据分析及数据平台建设纳入运营数据监测分析体系，通过监测提醒功能及时了解各项资源的配置及使用情况，建立预警机制、任务分配机制，形成监测—反馈—改进的资源优化闭环管理。

（三）案例二：MRI检查预约等候时间缩短

近年来，随着精准医疗的日益进步和发展，核磁共振（MRI）因分辨率高、获得图像清晰、无创性、对病灶定位准确性高等优点，在临床应用中越来越广泛，尤其是在癌症诊断方面。但是，由于该设备价格昂贵，医院配置数量有限，而需检查患者人数越来越多，通常无法满足需求。我院共有3台MRI，相对于其他影像学诊断仪，MRI检查所需时间更久，而检查患者较多，预约和排队时间长，等候处拥挤嘈杂，患者容易产生负面情绪，甚至会与医护人员发生冲突，产生医疗纠纷，影响医院运行效率和患者就医感受。为解决MRI检查预约和排队问题，减少患者候诊时间，我院开展了分时段预约检查服务，取得了满意效果。

1. 预约等候现状

2021年上半年，全院MRI检查申请共20 258人次，平均每月3 376人次；MRI室实际执行检查19 293人次，平均每月完成3 215人次的检查工作；通过计算可得，共积压965人，平均每月约有161人次未能及时完成MRI检查，详见表9-7、9-8及图9-10、9-11。

表 9-7 2021 年上半年 MRI 检查申请及执行人次统计

时间	申请人次	执行人次	积压人次 （含退费人次）
2021 年 1 月	3 199	3 095	104
2021 年 2 月	2 439	2 408	31
2021 年 3 月	4 122	3 739	383
2021 年 4 月	3 807	3 371	436
2021 年 5 月	3 348	3 251	97
2021 年 6 月	3 343	3 429	-86
合计	20 258	19 293	965

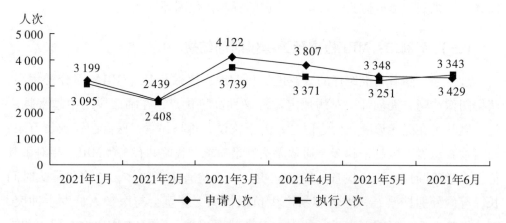

图 9-10 2021 年上半年 MRI 检查申请及执行人次情况

2021 年 3—4 月，MRI 检查申请人次增加，但是科室在目前排班的情况下，执行量相对固定，导致部分患者未能及时完成检查，逐渐出现积压，门诊患者预约检查时间从 3 月的 7 天逐渐增加到 5 月的 15 天。

表 9-8 2021 年上半年门诊患者及住院患者预约检查等候时间和报告等候时间

时间	门诊/住院	数量	预约等候时间/天	报告等候时间/天
2021 年 1 月		1 204	2.74	2.07
2021 年 2 月		918	2.00	1.71
2021 年 3 月	住院	1 479	2.48	2.16
2021 年 4 月		1 217	3.41	2.04
2021 年 5 月		1 261	3.82	2.54
2021 年 6 月		1 190	3.06	2.22

（续上表）

时间	门诊/住院	数量	预约等候时间/天	报告等候时间/天
2021 年 1 月	门诊	1 717	9.72	2.39
2021 年 2 月		1 332	4.16	2.35
2021 年 3 月		1 709	7.27	2.41
2021 年 4 月		1 639	10.85	2.43
2021 年 5 月		1 412	15.50	2.77
2021 年 6 月		1 652	14.80	2.47

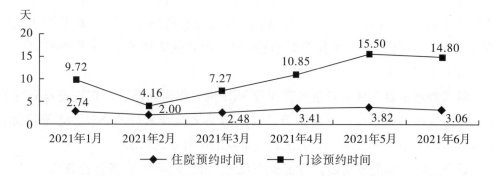

图 9 - 11   2021 年上半年门诊患者及住院患者预约检查等候时间

2. 原因分析

（1）人员因素。

①人力资源不足。

技师人力不足，目前科室 3 台 MRI 机器，8 名技师，只能保证每天 8:00—22:00 这 14 个小时内的检查正常开展，无法进一步延长设备扫描工作时间。

护士人力不足，对于增强患者检查，需要护士打针后才可进行，科室目前只有 2 名护士，需要同时兼顾咨询预约及为患者打针的工作，导致需进行增强 MRI 检查的患者只能安排在 8:00—12:00、14:30—17:30 进行，增强患者非扫描时间延长，等候检查时间延长。

医师人力不足，由于检查工作量的增加，医生在保证及时书写报告的前提下，很难常规参与技师扫描指导工作，导致技师扫描的部分报告无法满足临床诊疗的需求，需要加扫或重扫。

登记员人力不足，由于科室目前没有专职的咨询预约人员，导致部分患者的检查前告知、准备不充分，无法及时完成检查。

②人员工作效率不高。

科室技师多为近两年招聘入职、经验不足，无法最优化扫描方案，漏扫序列、多扫不相关序列甚至用错扫描方案，部分需要返工，浪费时间。

与患者沟通、人文关怀不足，部分患者缺乏思想准备、紧张、情绪不良，导致检查无法顺利完成，降低检查成功率，浪费时间。

技师排班不合理，由于受技师人力的限制，为保证患者及时检查及机器的充分使用，所有技师安排直落班次（连续 7~8 小时）上班，长时间工作导致人员疲惫、无法集中精力，尤其是第 6~8 小时开始出现效率降低情况。

分工职责不够明晰，部分细节没落实到具体人员，没有特殊检查完成的量化标准及监督落实的方案，导致特殊患者检查前准备环节，需要多系列的人员配合完成，目前科室在相互配合时不够流畅，导致准备时间过长，影响效率。

（2）设备因素。

设备数量不足，目前科室只有 3 台 MRI 机，超高场强（3.0T）设备只有 1 台。随着临床科室诊疗技术的提升，对核磁共振检查质量的要求也逐渐增加，导致（3.0T）检查需要排期，无法满足全院临床科室的需求。

设备层次、功能不均衡，特定检查机型（设备场强）、特定检查部位（心脏、功能成像、多部位联合检查等）只能安排特定设备，科室需要按设备功能安排患者，患者检查的统筹安排受限制。

部分设备陈旧。由于设备的老化，故障率随之增加，一旦发生故障，设备无法完成检查。

（3）流程因素。

引导信息不完善，院内标识、指引、告知不够全面，患者无法及时、准确到达待检区。

待检区较混乱，2 号机、3 号机共用待检区兼注射区，待检患者与注射患者无法明确区分，影响工作效率。

预约分诊大屏语音系统不完善，无法直观快捷批量获取患者相关信息（患者基本信息、诊断、检查部位、是否车床、轮椅等）。

（4）其他因素。

医院业务量增加，核磁共振需求量增加。随着临床科室水平提升，高精尖技术的开展，复杂疑难病例、增强病例增加，耗时增加。内部激励机制不够。病房护士、医生未提前评估患者病情及能否配合检查，病房、MRI 室以及运送员之间沟通不充分，导致患者爽约或不按时报到、检查。（见图 9-12）

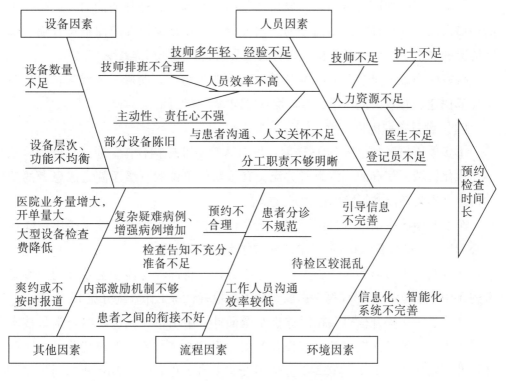

图 9-12 MRI 预约检查时间长原因分析

3. 优化举措

（1）人力资源优化举措。

人力资源部通过特招增加 2 名技师，培训、考核合格正式上岗后，科室 3 台核磁共振每日每台延长扫描时间 3 小时，每天增加扫描部位 40~50 个。增加 1 名科秘书，减少护士的咨询预约工作，专职科秘书对接科室的咨询预约，确保患者检查前告知、准备充足。

护理部通过内部调配，临时增加 1 名在岗护士及 1 名夜间轮值护士。改进前科室仅有 2 名护士，夜间与周末、节假日由于无护士值班（每周最多只能安排周末值班 1 天），科室的特殊检查及所有增强检查无法正常开展，通过临时增加护士确保设备运行期间所有项目均可开展，有效解决了特使、增强 MRI 检查预约时间受限的掣肘，缩短 MRI 增强检查患者的预约时长。

由于核磁共振的医生培训周期长，短时间内难以补充足够的人力，医院内部影像中心（普通放射科、CT 室、核磁共振室）联动，鼓励影像中心内其他科室的医生利用空闲、业余时间书写核磁共振的报告，再由核磁共振室的二线医生审核发送，缩短核磁共振检查发送报告的时间。

科室组织技师进行培训，加强技师扫描特殊部位、序列的能力，提高技师的扫描技能，优化科室的扫描序列、扫描卡，有效减少扫描图像不符合临床诊断情况的发生，减少患者重复扫描的次数及频次，提升扫描效率。

科室明确各个岗位人员在 MRI 检查流程中的分工，明确具体要求，提高各个环节快速、有效衔接，减少两次检查之间的等候时间。

（2）设备资源优化举措。

①多渠道拓展与市区/镇区医院、民营医疗专业机构合作，通过构建的医联体，优化区域医疗资源，将患者分流，有医联体单位的下级医院完成患者的拍片检查，本院核磁共振室的医生发放报告。

医院与南区中山市骨科医院建立医联体合作，由积水潭医院承接康怡体检中心 MRI 检查申请项目，每工作日平均分流 5～10 个部位。

医院与中山市影和医学影像诊断中心合作，将部分身体状况较好的门诊患者的 MRI 检查分配至影和医学影像诊断中心检查，每工作日约分流 15 个部位。

②为进一步提升核磁共振服务供给全面性，中山市人民医院结合学科技术发展要求，对核磁共振室的检查设备开展一系列功能梳理、升级优化、老旧设备精准更新换代等工作。2022 年上半年安装 1 台 3.0 T 高端 MRI 机，同步完成 1.5T 旧款 MRI 报废、置换，并进行软件升级换代。升级后检查工作效率及工作量都得到人幅提升。

③加强与临床服务中心的交流，要求科室技术组所有人员参与 MRI 机的日常维护，保持与厂商维修服务部的密切沟通，利用夜间或者休息日定期对设备进行安检，减少设备故障发生次数，降低故障发生率，保障机器正常运行。

（3）流程优化举措。

运用数据分析手段，精准设置预约—签到—叫号规则。根据设备配置及区域划分情况，分析各检查室可进行的项目、项目平均完成时长、项目可预约的时间等数据，按照患者检查项目所需时长计算预约号源数，多项目合并检查由单个项目检查时间叠加后乘以项目合并系数，最后综合各项数据在系统内配置按小时分段开放号源数。

合理安排预约检查项目地点。同一类型检查项目安排在同一区域，同区域检查室使用同一个叫号池，患者按排队顺序依次叫号，避免分开排队序列导致因各诊室叫号速度不同引发矛盾。同时，普通项目设置自动预约，患者无须排队；特殊安排的其他项目，统一集中至指定地点办理。

实行住院患者与门诊患者错峰检查，确保检查资源利用率最大化。通过对历史数据进行分析，科学测算住院、门诊等各类患者对检查时间的偏好和需求，经由患者身份识别后，对检查室号源进行科学合理分配。如夜间尽量安排住院患者检查，门诊患者的检查尽量安排在白天的各时段开展，以保证大部分门诊患者的检查不会拖至夜间进行，降低患者爽约的发生率，保证检查高效率的开展。

保障急危重症患者的检查通道畅通。急危重症患者经预约登记后，可使用绿色号源，到检查点签到后优先叫号检查。

（4）其他举措。

2021 年 8 月，MRI 室突击加班，每人每日延长工作 1 个小时，并通过优化排班，使 MRI 机每日延长工作 2 个小时。经过 MRI 室全体工作人员两周多的奋战，原定 1 个月内住院患者 3~4 天内、门诊患者 5~7 天内完成 MRI 检查的第一阶段目标基本达成。经多部门调配，增加 2 名技师、1 名护士及 1 名夜间轮值护士、1 名秘书，自 2021 年 12 月起，每日再延长加班检查时间 2 小时，比 8 月前每日增加了 4 个小时，每日多检查部位近 50 个。

住院检查由平均 4 天缩短至 2 天、门诊检查由平均 10 天缩短至 3~4 天。在 MRI 检查量明显提升情况下，诊断组全体医生更是发挥"困难时刻站得出来"的优良作风，自觉利用每日中午、下午的业余时间，主动加班 1~2 小时书写、审核诊断报告，在没有增加人员的情况下，有效缩短诊断报告出具时间，保障了患者的 MRI 服务体验。

4. 整改效果

经过 7 个月的整改（整改前为 2021 年 1—7 月，整改后为 2021 年 8 月—2022 年 2 月），整改前完成扫描人次 30 277 人，整改后完成扫描人次 32 646 人，扫描人次增加 7.82%；整改前完成报告人次 23 069 人，整改后完成报告人次 25 201 人，报告人次增加 9.24%；整改前患者平均等候拍片时间 7.66 天，整改后患者平均等候拍片时间 5.44 天，等候时间缩短 2.22 天，减少 28.98%；整改前患者平均等候报告时长 27.97 小时，整改后患者平均等候报告时长 23.16 小时，等候时间缩短 4.81 小时，减少 17.20%，详见表 9-9、图 9-13。

表 9-9　整改效果数据一览

项目	天数	扫描量/人次	报告量/人次	开单至拍片时长/天	拍片至报告时长/小时
整改前工作日	144	22 117	20 400	8.23	27.86
整改后工作日	142	24 284	22 566	5.41	22.94
整改前节假日	68	8 160	2 669	6.12	28.8

（续上表）

项目	天数	扫描量/人次	报告量/人次	开单至拍片时长/天	拍片至报告时长/小时
整改后节假日	67	8 362	2 635	5.55	24.99
整改前（合计）	212	30 277	23 069	7.66	27.97
整改后（合计）	209	32 646	25 201	5.44	23.16

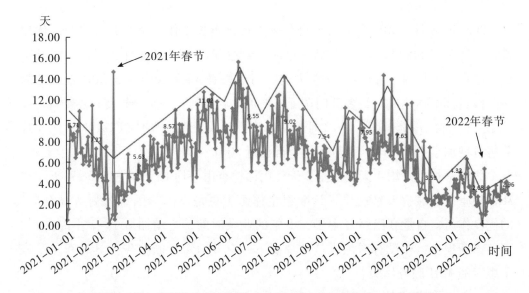

图 9 - 13　2021 年 1 月—2022 年 1 月 MRI 室患者开单—拍片时间

　　2021 年 7—12 月，随着"缩短 MRI 检查预约时长"项目的进行，患者对 MRI 检查的意见、建议逐渐减少，尤其是在预约时间及等待报告时间方面，到 2021 年 12 月月均仅有一位患者提建议。2021 年 9—12 月，MRI 检查门诊满意度得分随患者等候时间的缩短逐月上升（见图 9 - 14、9 - 15）。

	7月	8月	9月	10月	11月	12月
—— 反馈总数	27	23	15	22	13	15
…… 预约时间（排期）长	9	11	6	7	4	1
-·-·- 等候报告时间久	6	2	3	0	2	1
---- 其他反馈	12	10	6	15	7	13

图 9 - 14　2021 年 7—12 月 MRI 室患者满意度反馈

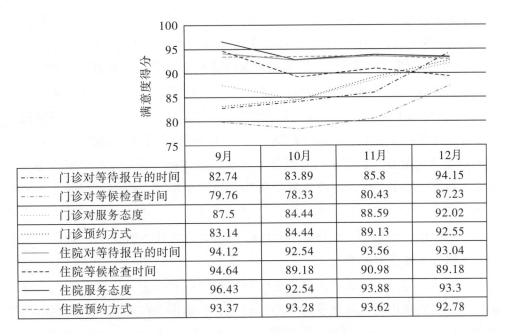

	9月	10月	11月	12月
门诊对等待报告的时间	82.74	83.89	85.8	94.15
门诊对等候检查时间	79.76	78.33	80.43	87.23
门诊对服务态度	87.5	84.44	88.59	92.02
门诊预约方式	83.14	84.44	89.13	92.55
住院对等待报告的时间	94.12	92.54	93.56	93.04
住院等候检查时间	94.64	89.18	90.98	89.18
住院服务态度	96.43	92.54	93.88	93.3
住院预约方式	93.37	93.28	93.62	92.78

图 9 – 15　MRI 检查门诊、住院满意度调查

本次调研发现导致 MRI 检查预约时长的因素非常繁多，本轮整改主要解决人力资源不足与设备数量不足两个要因，在流程优化工作流程中，也将一些相关的次要因素进行整改。经过医院各部门的全力协助配合、MRI 室全体人员的共同努力，显著提升了 MRI 室的服务能力及服务质量，有效缩短了 MRI 检查预约时长。将 MRI 住院检查由平均 4 天缩短至 2 天、门诊检查由平均 10 天缩短至 3 ~ 4 天，本次项目整改取得良好的成效和社会效益，作为中山市人民医院 2021 年度"我为群众办实事"的亮点，写入医院 2021 年工作总结报告。

在新的 PDCA 循环中，医院将保持初心、干劲，巩固成果，并根据临床工作实际，着力解决"缩短 MRI 检查预约时长"项目中存在的其他相关因素，诸如优化 MRI 检查流程，加强与临床沟通，进一步拓展医联体合作、患者外上检查特别是按照新 3.0T MRI 机与旧 1.5T MRI 报废、置换期间，以期进一步提高工作效率，提升患者 MRI 检查的服务体验。

（四）案例三：胃肠镜检查等候时间缩短

习近平总书记强调，要更加聚焦人民群众普遍关心关注的民生问题，采取更有针对性的措施，一件一件抓落实，一年接着一年干，让人民群众获得感、幸福感、安全感更加充实、更有保障、更可持续。为全面贯彻落实党的二十大精神，进一步优化医疗服务，改善全过程就医感受，提升患者体验，保障人民群众享有公立医院高质量发展成果，根据国家卫生健康委、国家中医药管理局《关于开展改善就医感受提升患者体验主题活动的通知》（国卫医政发〔2023〕11 号）和广东省卫生健康委、广东省中医药局关于印发《广东省改善就医感受提升患者体验主题活动方案（2023—2025 年）》的通知（粤卫医函〔2023〕51 号），结合中山市实际，中山市卫生健康局也制订了《中山市改善就医感受提升患者体验主题活动方案（2023—2025 年）》。文件提到，医疗机构的工作目标是将"以患者为中心"贯穿于医疗服务各环节，整体提升医疗服务的舒适化、智慧化、数字化水平，推动形成流程更科学、模式更连续、服务更高效、环境更舒适、态度更体贴的中国式现代化医疗服务模式，进一步增强人民群众就医获得感、幸福感、安全感。此外还提到医疗机构的重点任务有"创新理念、服务向前，提升患者诊前体验"。

随着社会经济的发展和医疗卫生体制改革的不断推进，迫使医院经营理念向"从患者需求出发，以患者为中心"转变，中山市人民医院一直根据指导思想和工作目标坚持守正创新、问题导向、系统思维，全面梳理医疗服务流程，充分运用新手段、新技术、新模式，认真组织实施，确保工作取得实效，打通人民群众看病就医的堵点、淤点、难点。虽然公立医院，特别是大型公立医院的规模发展受到限制，医院的硬件设施无法与群众日益增长的健康需求同步提升，但医院可以通过自身优化，提高管理水平来提高医院的运行效率。医院的检查活动在患者诊疗过程中起到了纽带的作用，提高医疗检查的效率能有效提高医院患者的周转能力，降低医院的拥挤程度，减少患者看病所花费的时间成本、提高医疗服务感知。

医院医技检查是医院运营中的重要环节，是医护人员对患者病情进行诊断、治疗以及康复的重要参考，患者在就诊检查过程中感知的"三长一短"，其中一长就是等候时间长，并且患者感知的检查时间会随着等候时间的增加而更加强烈。作为典型的服务型组织，医疗机构在面对医疗行业市场化和服务化的过程中必须处理好患者的排队时间过久的问题，提高患者的服务感知，才能在同等级的医疗机构竞争中脱颖而出。流程优化旨在通过分解流程中的活动，在不影响流程主要价值链的条件下尽可能减少流程中不必要的活动和动作，缩减流程的非价值产生过程。医院流程优化可以在医院不大规模增加医疗投入的前提下重新对医院的现有设备、人员和场地等资源进行合理和有效的再次分配，提高医院的运营效率。

缩短门诊胃肠镜预约等候时间就是一个重要的医疗管理问题。随着生活水平的提高，人民对健康的关注度也越来越高。胃肠镜检查作为一种先进的技术，凭借着物理成像的原理，能直接取样、治疗等，成为消化系统疾病诊断和治疗的一种重要检查手段，可以帮助医生早期发现和诊断各种胃肠道疾病。然而，由于胃肠镜的需求量大，很多患者需要长时间等待才能进行检查，这给患者的健康和医院的运营都带来了一定的困扰。因此，缩短门诊胃肠镜预约等候时间具有重要意义。

（1）提高患者满意度。患者满意度是评价医院治疗结果和医疗服务质量的指标之一，也是医院开展"以患者为中心"、针对患者需求改善服务质量的客观依据。门诊作为医院的窗口，其服务质量、工作效率的高低，尤其是患者满意度，不仅直接影响医院的医疗秩序、医疗质量和经济效益，更关系到医院的社会形象和声誉。缩短预约等候时间可以让患者更快地进行检查，减少他们的焦虑和不适感。这样可以提高患者对医院的满意度，增强他们对医疗系统的信任感。

（2）提高胃肠疾病诊治效果。通过相关检查尽早发现和诊断胃肠道疾病可以及时采取治疗措施，避免病情的进展和严重后果。缩短预约等候时间可以加快患者就医速度，从而提高疾病的诊治效果。

（3）减少患者等待时间和痛苦。过长时间的预约等候对患者来说往往是一种折磨，不仅增加了患者病痛的忍受，也耽误了患者及家属其他事务。缩短预约等候时间可以减轻患者的痛苦和焦虑，提高他们的就医体验。

（4）提高医院运营效率。长时间的预约等候会占用医疗资源和设备，使得医院的效率降低。缩短预约等候时间可以合理利用医疗资源，降低医疗成本，提高医院整体运营效率。

（5）优化医院形象和提高医院声誉。一个能够高效快捷地安排预约的医院会给人留下良好的印象，有助于树立良好的医院形象和声誉。这样有利于医院吸引更多患者，并与其他竞争对手形成差异化。

（6）促进医疗服务公平。缩短预约等候时间可以让更多患者平等享受到及时的医疗服务，避免了因等待时间差异而导致的医疗资源分配不均和服务质量差异。

中山市人民医院作为集医疗、教学、科研、预防保健为一体的三级甲等综合医院，门诊人次呈逐年上升趋势，2017 年门诊人次为 269.48 万，2018 年门诊人次为 277.21 万，其中电子胃镜为 21 733 人次（增幅 25.89%），电子肠镜为 13 782 人次（增幅 38.86%）。胃肠镜检查作为临床常用的检查方法，其工作效率、服务流程等会直接影响到患者的就医感受和对医疗服务质量的满意度。患者满意度是衡量医疗服务质量的重要指标，因此，缩短患者胃肠镜预约等候时间，是医院始终关注的问题之一。

2018 年，医院部分科室以及通过第三方机构调查的患者满意度反馈的意见和建议中发现门诊患者胃肠镜预约等候时间过长，医嘱量大于胃肠镜实际检查量，导致胃肠镜检查患者积压，预约等候时长近 2 个月，门诊患者需提前 1 个月预约胃肠镜检查，造成患者满意度低、患者流失严重等问题。为解决胃肠镜预约等候时间过长问题，以门诊患者胃肠镜预约等候时间缩短至 2 周内为预期目标，通过与相关科室与人员沟通、交流，采用根本原因分析法（Root Cause Analysis，RCA），针对现状，通过"人、机、物、法、环"（即人员、机器、物品、方法、环境）五要素全面、系统地分析胃肠镜预约等候时间过长的原因（见图 9 – 16），整理工作流程，确定影响患者预约等候时间的关键因素和根本问题所在，采取对应措施并进行监控和效果评价，对比改进前后患者的等候时间，对该检查项目进行优化再造。

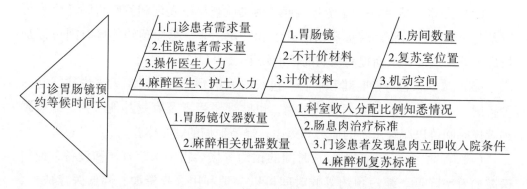

图 9 – 16 　"门诊胃肠镜预约等候时间长"根因分析鱼骨图

（1）人为因素分析：涉及参与活动的人员，包括操作者、管理者、使用者等。重点考虑人员的能力、技能、经验、健康状况等对活动的影响。

优化前每天平均完成肠镜（含胃肠镜）33 人次，2017 年 10 月至 2018 年 3 月日间肠镜月均需求量为 665 人，工作量为 647 人。消化内科可操作胃肠镜医生有 8 人，安排在胃肠镜室的医生有 4 人，平均每工作日工作时长为 8 小时；安排在胃肠镜室的手术麻醉医生有 2 人，麻醉护士有 2 人，麻醉医生和麻醉护士平均每工作日工作时长为 7 小时。优化前会出现胃肠镜室工作繁忙、医护人员工作量大、人力不足的现象。

（2）仪器、物品因素分析：涉及使用的设备、工具、机器等物质资源。主要考虑设备的数量、质量、性能、可靠性、安全性等因素对于活动的影响。

原有胃肠镜机器 5 台，胃镜 19 条（其中 3 条维修、1 条不可用），肠镜 11 条（其中 3 条维修），清洗消毒时长需 20 分钟。另外胃肠镜室的麻醉检测仪有 3

台，心电监护仪 23 台，血氧监测仪 2 台，除颤仪 1 台，呼吸机 2 台。预估 15 条胃镜可做 80 个患者的胃肠镜，而且肠镜实际可用的只有 8 条，胃镜和肠镜数量相对不足。

（3）方法因素分析：涉及活动进行的具体方式和流程，包括工艺、规范、标准、操作程序等；分析方法的合理性、科学性、规范性等对活动的影响。

①消化内科规定胃肠镜操作过程中，镜子从进入所有患者体内到取出时长要达到 5 分钟，这对于检查发现问题不大的患者来说，操作时间相对较长，延长了患者的等候时间。且胃肠镜室在工作日 11:30 就陆续关停，在周六医生也只为急诊患者做胃肠镜，不接收普通患者，会导致不能及时满足患者做胃肠镜需求，造成积压的情况。

②消化内科胃肠镜室检查工作人员的绩效发放参照以前在病房收入标准，简单根据资质设定个人分值，进而进行奖励性绩效工资的二次分配，难以体现多劳多得，很难调动工作人员积极性。

（4）环境因素分析：涉及活动进行的环境条件，如工作场所、气候、社会文化等，关注环境因素对活动的影响。

目前有 6 间胃肠镜室（只开放 4 间胃肠镜室），其中 5 间胃肠镜室配有设备，1 间无设备配置；复苏位置有 18 个，其中共用的位置 10 个，妇科专用位置有 8 个；关于机动空间，有 2 个房间是可以使用的，其中 1 个房间设备齐全随时可以使用，1 个房间无设备但有接口，日常用于存放物品。可见，胃肠镜室开放数量不足，胃肠镜日工作量较少。

通过几方面分析，胃肠镜预约等候时间过长的原因可概括为以下两点：

（1）胃肠镜等检查设备、医生和护士等专业人员（胃肠镜操作医生、麻醉医生及护士）的供给不足，限制了患者预约胃肠镜的数量。

（2）每日预约人数不能满足门诊患者的需求，医嘱数量远大于实际胃肠镜检查数量。

根据以上现状分析及结合工作的实际情况提出几点建议以供参考：

（1）加大投入力度，增加胃肠镜设备，提高设备利用率，从而缩短患者等候时间。

（2）加强临床科室内部协调，临床科主任统一协调胃肠镜室工作，科室内部调配，适当增加有资质的胃肠镜医师数量。

（3）加强临床科室与手术麻醉科的协作，增加麻醉医师和护士数量。

（4）为增加每日胃肠镜操作数量，建议多开一间胃肠镜室，调整内镜室工作时间，取消午休时间，采用直落上班制度，即 8:00—16:00，并通过调整科室奖励性绩效工资二次分配方案来激励医生进行胃肠镜工作。

（5）弹性排班，合理配置人力资源，考虑增设胃肠镜检查的周末或晚间门诊，以便更多工作日有时间约检的患者能够得到满足。

（6）提高胃肠镜检查过程中的流程效率，减少等候和操作时间。

（7）通过绩效方案调动工作人员积极性。绩效考核是医院管理一个重要的组成部分，做好绩效考核对调动员工的积极性和主动性具有十分重要的作用。建立具有可操作性的绩效考核体系，促使各个临床医技单元主动提升"战斗力"和"持久力"。

中山市人民医院临床科室及麻醉科积极采取优化措施：

（1）仪器、设备方面，增加开设1间胃肠镜室，目前5间胃肠镜室同时工作，并向特诊中心借镜子数条。

（2）人员方面，消化内科增加1名胃肠镜操作医师，目前5名医师常驻操作胃肠镜；麻醉医师方面，现1名麻醉医师带2名麻醉护士及2名规培医师（1名非麻醉专业）配合麻醉；护士方面，医院安排手术麻醉一科副护士长调往手术麻醉二科全面主管，其他两名护士长助理配合消化内科操作胃肠镜。

（3）操作流程方面，优化前消化内科规定镜子从患者体内到取出时长要达5分钟，目前对于检查发现问题不大的患者检查时长相对缩短，对于病情严重的患者保证操作时长。

（4）工作时间安排方面，优化前11:30各胃肠镜室陆续关停，目前到12:30左右各胃肠镜室才下班；优化前周六医师只做急诊患者胃肠镜，目前周六也会为普通患者做胃肠镜。

（5）科室绩效考核方面：胃肠镜室之前的绩效方案无法调动工作人员积极性，经相关部门协调，制订新的绩效方案：根据手术、操作难度，工作时间和医师级别设定系数，体现多劳多得，实现阶梯式发放绩效，调动工作人员工作积极性。

在流程优化的三个月后进行复查，之前结余的患者做完之后，胃肠镜预约平均等待时间已缩短至3天，门诊患者能够更快速地得到胃肠镜检查服务，不仅缩短患者等候时间，减轻患者焦虑心理，提高了患者及家属对医院的满意度，而且为医务人员创造了良好的工作环境，医院整体运营绩效进一步提升。

患者对医疗机构的满意度指患者由于健康、疾病、生命质量等诸方面的要求，对所经历的医疗机构提供的医疗服务与其所期望的进行比较后的一种评价。医疗机构所提供医疗服务包括诊疗服务（诊疗前、诊疗中、诊疗后）、医疗环境、医疗设备等，具有自身的内涵及相关法律法规的特性，这些特性在为患者提供服务的同时，决定着患者对服务流程、服务效率和服务水平的感受、认知和评价，患者对医疗服务的满意程度，最终决定着医疗服务的质量。门诊作为医院的窗口部门，患者满意度的高低直接影响医院的医疗秩序、医疗质量和经济效益，更关系到医院的社会形象和声誉。缩短门诊胃肠镜预约等候时间对于提高患者满意度、优化医院运营和医疗服务质量具有重要意义。同时，它也是医疗管理和优质医疗服务的体现，有助于推动医疗体制改革和提高全民健康水平。缩短门诊胃肠镜预约等候时长是一个复杂的问题，需要各方面的共同努力。只有通过合理的资源配置，提高医院管理效率，才能缩短胃肠镜预约等候时间，提高患者就医体验，促进医疗服务的进一步发展。

第四节　医疗资源配置

一、医疗资源配置的概念

医疗资源配置指在卫生经济系统内，根据医疗服务的需求和供应，对医疗服务设施、医疗经费、卫生技术服务、卫生技术人力等资源进行合理分配与使用的过程。国家政策对医疗资源配置具有至关重要的指导作用。例如，政府通过投资决策、医保政策、行业准入、技术引导等手段，影响医疗资源的供应和使用。在国家层面，政府常以宏观调控手段，进行区域性、层次性的医疗资源配置，以满足不同地区、不同人群的健康需求。

医疗资源配置主要存在三大发展阶段，分别为供给导向阶段、需求导向阶段以及平衡发展阶段。在供给导向阶段，医疗资源的配置主要依赖于供应端，如政府投资、医院规模扩张等，对于需求端的反应相对迟钝；在需求导向阶段，随着社会经济的发展和卫生需求的多样化，医疗资源配置开始向需求端倾斜，更加注重满足人们的实际健康需求；到达平衡发展阶段时，供给和需求在医疗资源配置中均得到平衡考虑，实现了医疗服务的有效性和效率性。

相关的学术理论经常被应用于医疗资源配置中，有从资源稀缺性、机会成本等角度，研究如何实现医疗资源的最优分配，以获得最大卫生效益的卫生经济学理论；也有认为医疗资源配置不仅是简单的数学分配，还需考虑医疗系统内的各种相互关联、相互影响的因素的系统论；还有认为医疗资源配置应以人们的健康需求为导向，即资源的分配和使用应反映人们的真实健康需求的需求理论。

研究学者认为，医疗资源配置的影响因素主要有以下几个方面：一是经济发展水平，经济水平的高低直接决定了医疗资源的总量和投入方向；二是政策导向，政府的政策决策对医疗资源配置具有决定性作用；三是技术进步水平，医疗技术的更新换代会改变医疗资源的需求结构；四是人口结构，例如老龄化、人口迁移等人口因素均会影响医疗资源的需求；五是文化因素，不同人群的健康观念、就医行为等，都会影响医疗资源的使用。

医疗资源配置是一个复杂的系统工程，受多种因素影响。为实现医疗资源的合理配置，不仅需要深入研究各种影响因素，还需构建科学、有效的资源配置机制和模型。此外，与时俱进的政策调整、技术革新以及公众健康教育等都是推进医疗资源合理配置的重要途径。

二、医疗资源配置涉及的内容

人力资源、技术资源、空间资源、床位资源、设备及物资资源均是医院赖以生存及发展的关键要素，通过医院管理开展系列精细化运营管理活动、资源优化配置及利用效率提升工作，促进专科强化自身的核心竞争力，协助医院建立优质医疗品牌，保障医疗机构的可持续发展。因此，面对有效的医疗资源时，如何通过合理的资源配置获得最优的社会效益及经济效益，值得医院管理者深入研究。医疗资源是指提供医疗服务的生产要素的总称，通常包括人员、医疗费用、医疗机构、医疗床位、医疗设施和装备、知识技能和信息等。医疗卫生资源配置是指医疗卫生资源在医疗卫生行业（或部门）内的分配和流动，它包括了卫生资源两方面的分配，即增量分配与存量调整，又称"初配置"与"再配置"。

1. 人力资源供需特点

由于医院内需要接受诊疗服务的人众多且性质特殊（需要全年无休）、不同患者需要的诊疗服务的种类也多种多样、不同种类的诊疗服务（如诊断、检查、化验、治疗、手术、护理、康复、配药制药等）对应需要不同的高度专业人员等，这些都对医院的人力资源结构提出了相对于其他行业来说更高的要求，也进一步说明，为保障医院学科建设，医院人力资源的合理配置必不可少。

但实际调查情况却反映出国内相当一部分医院的人力资源配置情况仍未到达总体的供需平衡状态，当前的公立医院高质量发展、现代医院管理制度建立以及"健康中国"战略等政策的实施，为医院推进人力资源供给侧改革提供了良好的政策环境。医院应从提高供给质量出发，以需求为核心，调整供给结构，实现人力资源的最优配置，扩大有效供给，更好地满足人民群众的医疗需求。面对医院人力资源的资源配置及管理工作，各大医疗机构可以关注以下几个方面，可能会帮助医院工作人员在人才管理、人力资源配置等方面有更多的启发：

一是积极健全人力资源管理制度，建立合理的薪酬价值体系。随着医院间的竞争加剧，人才争夺比以往任何一个发展阶段都更为激烈，这进一步加剧了医疗机构人才短缺的现象。这些人才不仅包括带来医疗技术的医学人才，更包括带来优质护理、精准检查的护理及医技人才，此外还包括专业的复合型医院管理人才，医疗机构制订何种人力资源及人才培养方案才能吸引人才、留住人才、发展人才，是迫在眉睫需要解决的问题。受到医院传统编制的管理模式影响，在编制数量不能满足医疗机构人员招聘的时候，医疗机构如何平衡编制内外工作人员的薪酬水平，对是否能有效留住编外人才起到关键影响。因此，医院可以考虑统筹管理编制内外人员，在体现岗位差异的同时做到同工同酬，减少因编制、岗位和薪酬而产生的不公平。同时，在消除编内外员工的薪酬制度差异后，员工更重视的是薪酬与自身工作付出相比的合理性，因此，医院需要同步优化绩效考核及激励机制，确保医务人员的薪酬收入合理反映其劳动价值。

二是通过人力资源价值链管理，帮助员工实现自身价值。除了需要有合理的薪酬体系，当今社会的人才更注重自身的发展路径，尤其关注工作岗位能给自己提供的发展机会，人力资源管理的核心是如何通过价值链的管理来实现人力资本价值的实现以及其价值的增值。因此，医疗机构需要重点考虑优化人才培养制度，为各类型人才提供充足的、具有竞争力的学习深造、出国留学和对外交流的机会，不仅能帮助员工实现自身价值，更有助于其将所掌握的高水平技术应用于业务工作中，激励其发挥在医院价值创造中的主导作用，提升专科及医院的核心竞争力。除了注重提供培养机会，更要注重形成医院人才的核心层、骨干层的队伍，实现医院人力资源的分层、分类管理模式，有助于通过培养—任用的模式巩固人力资源的管理效能。

三是以心理契约为纽带，建立员工与医院的战略合作伙伴关系。医院人力资源管理职能包括向医务人员持续提供客户化的人力资源产品和服务，即可以认为医院医务人员同患者、患者家属、亲友、来访者一样也是医院的客户。除了薪酬及培养体系外，工作环境尤其是工作氛围是当前医务人员愈发重视的一个方面，医院如何加强以人为本、尊重人才的院内文化，向医务人员提供满意的服务来吸引、留住人才，满足院内人员的精神需求，营造不断提升自我的学习氛围，通过情感纽带的联系，促进员工主动将人才个人发展与医院发展联系在一起，形成共同成长的价值理念和文化氛围以及双赢的战略合作伙伴关系，值得医院管理者的思考。

2. 医疗费用供需特点

随着社会经济的持续发展，居民生活水平相应提高，与之相伴的是居民对健康管理的意识明显增强，同时由于生活条件及医疗条件的改善，还有医学技术的进步，各地人口的预期寿命延长了。此外，由于居民的健康意识持续增强，对疾病的诊疗期盼以及对健康的管理促使我国医疗需求激增，医疗服务供给结构逐步显示出难以平衡的状态。

除了居民对医疗服务的需求量持续上升，相关数据也显示医疗相关的药品或卫生材料价格呈现出不断上涨的现象，导致居民的总医疗卫生费用逐年增加。2023 年 7 月 17 日，国家统计局发布的《2023 年上半年居民收入和消费支出情况》显示，上半年全国居民人均医疗保健消费支出 1 219 元，同比增长 17.1%，占人均消费支出的比重为 9.6%，较 1990 年的 2% 上升了近 40 倍。如何在加大卫生投入、提高国民保障标准的同时，控制医疗卫生费用的不合理增长，已经成为我国政府及卫生管理部门密切关注的课题。国家在近年来已逐步出台系列文件，落实医疗卫生费用增长的管控措施，例如全面取消药品及卫生材料的加成、调整医疗保险偿付方式倒逼医疗机构及医务人员加强医疗费用的控制、逐批次推进国家药品集中采购、卫生材料药品集中采购等活动，有效地降低医疗费用，确保医疗服务的提供高效、公平，确保公立医疗机构的服务公益性。

百姓"看病难、看病贵"问题出现的主要原因是医疗资源供给量与人民群众对医疗的需求不断增长之间的矛盾。我们希望能从医疗卫生服务供需情况及其费用变化的特点进行进一步探讨，帮助医院管理人员在实行医疗资源分配及医疗费用管理时能有更多新的想法和管理措施解决现有矛盾。

第一，卫生费用增长被认为是社会进步与经济发展的必然结果。这主要是因为随着科技的飞速发展，大量医疗设备和检查化验仪器更新换代，以及新的疾病诊断方法面世，新一代的诊疗技术配套仪器设备价格会较上一代增加，导致诊疗成本也相应增加，同时，随着经济的不断发展和社会结构的深入变化，居民对健康的需求随之改变，对健康的关注程度也持续升高，因此对新诊疗技术、先进仪器设备及治疗效果更好的手段的需求更高，这就使得医疗机构在学科发展的同时引入新的诊疗设备以满足患者的需求，同时增加医疗机构自身的竞争力，留住患者及医疗人才，而这些都会最终导致医疗卫生费用的持续增加。尽管如此，随着医疗改革的推进，国家还是会加大卫生投入，完善医疗服务结构，为满足需求创造条件。

虽然医疗设备、药品及卫生材料等持续进步，提高了医务人员对疑难病症患者的诊断水平，降低了误诊率的同时提高了诊疗效果，但是诊疗技术的进步同时也带来高昂的卫生医疗费用，大量的卫生资源根据医院技术的发展需要、患者对基本诊疗效果的追求而投向了耗资巨大的先进医疗设备、药品、检测试剂及卫生材料等。但是在有限的区域诊疗资源分配中，加大了先进医疗技术的资源投入势必会减少另一部分诊疗服务的资源投入，导致部分地区居民的诊疗需求达不到满足，例如某地区花费高昂的费用购入世界先进的仪器设备用于疾病治疗，但由于其治疗费及配套材料仍需患者承担大部分费用，可能实际上能负担起该治疗项目的患者数量难以达到预期目标，导致机器的使用率偏低，造成大量卫生资源的浪费，如果将该部分卫生资源投入居民其他的诊疗活动中，其使用率或资源利用效益会明显提高。

第二，我国政府卫生支出总体缺乏，医生待遇不公正导致医患矛盾日益激化。经过多年的发展，虽然我国政府卫生支出已初具规模且保持稳定的增长态势，但与快速增长的医疗卫生需求相比，当前卫生资源的供给仍显不足。因此，无论从政府卫生投入方面来看，还是从个人卫生费用承担方面来看，仍存在较大优化空间，以实现进一步减轻个人在医疗卫生方面的负担。

由于医疗资源的政府投入不足，长期以来，医疗机构为了维持自身运营逐步养成了以药养医及滥用高端设备和技术的不良现象，部分医务人员利用信息不对称，引导不必要消费，增加医院运营收入；与此同时，由于医疗机构难以维持运营，医务人员的收入也难以体现其自身价值，导致国内的医师与国外医师薪酬水平相距甚远，在这样的背景下，就会使得部分医生为弥补待遇上的差距和心理上的不平衡，开始接受医药机构的回扣和好处，进一步使其行为偏离医德准则，造成医生职业的权威性被社会否定，进而导致医患矛盾日益激化。因此，医生社会待遇不公正所导致的医患矛盾激化，也是造成医疗资源供给结构失调的重要原因。

3. 医疗服务的供需特点

国家统计局数据显示，2022 年，我国共有医疗卫生机构 103.3 万个，其中医院 3.7 万个，基层医疗卫生机构 98.0 万个，专业公共卫生机构 1.3 万个。医院中，公立医院 1.2 万个，民营医院 2.5 万个。基层医疗卫生机构中，乡镇卫生院 3.4 万个，社区卫生服务中心（站）3.6 万个，门诊部（所）32.1 万个，村卫生室 58.8 万个。专业公共卫生机构中，疾病预防控制中心 3 385 个，卫生监督所（中心）2 796 个。医疗卫生机构床位 975 万张，其中医院 766 万张，乡镇卫生院 145 万张。

随着我国卫生事业的逐步发展，政府逐步开始加大对巩固卫生和社区基层医疗机构的资源投入，因此，为了在资源投入结构逐步变化的同时确保对原有医院的投入不受影响，政府加大改革力度，大力推广多种形式的医疗保险，实现医疗机构资金来源的多元化，促进社会各界参与医疗机构的投入，解决医疗费用的投入问题。在政策改革的背景下，各大医疗机构间的竞争日趋激烈，不仅促进了医疗机构专业技术的进步，更促使各大医疗机构加强经营管理活动，提高运营效率，降低运营成本，提高自身竞争力并实现可持续发展，民营医院也将如此。

伴随市场经济的大力发展，医疗机构不管是公立医院还是民营医院都应进一步增强人事分配制度变革、收入结构调整以及成本控制。改革的关键是以配合医院发展和战略绩效管理模式的调整为基础。公立医院需打破传统"铁饭碗"任职，转变为聘任制和岗薪制度的变革，以提高医生的绩效，同时提高医院管理者和学科带头人的待遇，促进医院专业技术人才流动。私立医院也须增加人力成本投入，进一步提高医院竞争力。医保控费和分级诊疗限制了医院业务收入的增长，使医院的经营压力进一步增强，因此医院要想稳定发展需要变革绩效管理模式，促进企业化管理，这虽然是医院的重大难点，但同时也是医院持续发展所必须突破的难题。

医保费用的管理也对医院发展和正常运营起到了重要的决定性作用，到医院进行诊疗的患者大部分都是医保患者，医院的收入来源近一半以上源于医保基金，医疗费用的全民医保化要求医院要根据医保资金的投入和产出不断调整医院的业务结构，同时也要重视床位、业务、患者结构以及专科等非医保业务。此外，医院的相关绩效考核也都与医保政策密切相关，因此，医院如果想要实现稳定的发展，就需要加强医疗行为监管，严格控制医疗费用的不合理上升，同时加快内部周转，提高工作效率，提升医疗技术及保障医疗安全。积极推进临床路径管理，强化医疗费用的控制。

三、可用于医疗资源配置优化的理论与方法

在医疗资源配置优化中，有许多理论和方法可供选择。下面将介绍几种常用的理论和方法。

（1）线性规划。线性规划是一种数学优化方法，可以用于解决资源配置问题。它基于线性数学模型，将目标函数与一组线性约束条件相结合，以确定最佳的资源分配方案。在医院资源配置中，线性规划可以根据不同的目标，如最

小化成本、最大化服务水平等，优化分配医生、护士、设备和物资等资源。

（2）模拟方法。模拟方法是通过构建仿真模型来评估不同资源配置方案的效果。它可以模拟医院的运作过程，考虑各种变量和随机事件，如患者到达、治疗时间、突发事件等。通过运行多个模拟实验，可以比较不同方案的性能，并找到最佳的资源配置策略。

（3）排队论。排队论是研究排队系统的数学方法，可以用于优化医院的就诊流程和减少患者的等待时间。通过排队论模型，可以分析不同排队策略对患者等待时间和系统性能的影响。排队论可以帮助确定最佳的医生排班、就诊顺序、服务台数量等，以提高资源利用效率。

（4）负荷均衡。负荷均衡是一种通过合理分配工作负荷来优化资源利用的方法。在医院资源配置中，负荷均衡可以通过平衡医生、技术人员和设备的工作量，避免资源的过度使用或浪费。这可以通过制订合理的排班计划、调整服务台的分配等方法实现。

（5）数据分析与预测。数据分析和预测方法可以帮助医院理解资源利用的模式和趋势，并作出相应的优化决策。通过分析历史数据和收集实时数据，可以识别瓶颈和优化机会，以改进资源配置。预测模型可以预测患者需求、病房使用率等，从而调整资源分配以满足未来需求。

（6）约束规划。约束规划是一种综合应用规划和数学模型的方法，以解决资源分配中的复杂问题。在医院资源配置中，约束规划可以考虑各种约束条件，如人力资源限制、设备能力限制、患者优先级等，以制定最佳的资源配置策略。

（7）人工智能和机器学习。人工智能和机器学习技术可以利用大数据和算法，对医院资源配置进行智能化优化。通过分析历史数据、模式识别和预测，人工智能可以自动调整资源分配，并提供实时决策支持。例如，可以利用机器学习算法预测手术时间和手术室利用率，并优化手术室排班。

医院资源配置的优化需要综合运用各种理论和方法，不同的方法可以根据具体情况和优化目标进行选择和组合，以提高医院资源利用效率、提供优质医疗服务并改善患者体验。

第五节　医疗空间资源的配置与优化

一、医院业务用房资源的概念

医院业务用房是指以提供医疗服务为目的而建造的建筑，通常由政府或私人捐赠建立，主要用于为患者提供需要的诊疗服务，包括用于提供门诊、住院、手术、检查等服务的急救室、值班室、换药室、注射室、医生办公室、药房、观察室等。医院业务用房的建筑规模和设施设备要求较高，需要满足医疗卫生的要求，同时也需要考虑到患者的舒适度和安全性。除了提供医疗服务外，医院业务用房需要承担其他社会责任，例如应急救援、疾病预防等。在一些特殊情况下，医院业务用房还会被用作隔离区域，例如在疫情暴发时用作隔离病房，用于隔离患者并防止疾病的传播。因此，医院业务用房是为了提供医疗服务而建造的公共建筑，其性质属于公共服务设施。

二、医院业务用房紧缺的原因分析

随着人民生活水平的持续提升，人口老龄化的逐步加剧，也随着医疗技术的进步和医疗模式的改变，居民对医疗卫生服务的数量需求及质量要求日益增长，越来越多的居民对医疗模式的追求从过去单纯的诊疗活动需求转向综合生理、心理以及社会的健康服务改善需求，同时也对就医环境提出了更高的要求，这些新的需求和期望与原有的医疗机构内部设计与外部配套设施产生了一定的矛盾，也使得医疗用房愈显紧张。

同时，由于许多仍在使用旧有院区的大型综合医疗机构的业务用房已经投入使用数十年，在这之前，我国整体经济实力仍较弱，当时的政务没有足够的资金打造许多高级的、先进的医疗场所，同时居民对就医环境的要求不高，因此，综合医院的建设基础是未来满足居民的基本诊疗需求，经过数十年的洗礼，当时建造的医院内部诊疗空间布局在现在看来难以很好地符合当今社会对诊疗活动的需求，虽经过不断地改造与优化，但由于硬件设施条件受限，也较难符合众多居民的期望。此外，由于基层医疗机构诊疗能力相对欠缺、社会上的家庭医师制度不完善等原因，一些本可以在基层医疗机构进行健康管理的慢性病患者长期占据三级综合医院的门诊，加剧了大医院挂号难、看病难问题。

　　首当其冲的是车位，随着各地社会经济的不断发展，驾车就诊的患者或家庭越来越多，基于固有院区的医疗机构一般位于城区较为中心的地带，除了道路较为拥挤，院内配套的地面及地下车位也明显不足。此外，随着医疗卫生技术的飞速发展，诊疗技术已经从原来单一的内科与外科开刀治疗扩展至微创手术、腔镜手术、介入手术等，由此对手术室、治疗室的数量需求也大大超过以前，即便医疗机构积极开展改造项目也难以满足医师对该部分专项功能区的需求。

三、医院业务用房空间资源配置与优化的方法

（一）新建院区

1. 新建院区的优缺点

　　新建院区采用现代医学设计理念作为载体，按照更为合理的分区规划与布局设计，科学划分门诊、住院及医技检查等功能区域，既能按医疗流程将具有不同诊疗需求的人群相对分开，又能通过功能设计形成关键节点的联系。

　　（1）新建院区更能满足人性化需求。

　　随着人类社会的不断进步，个体化的、人性化的需求也逐步向多元化发展，在新建院区中会相应地把患者及家属所需要的在人体工学、社会心理学、隐私等方面纳入医院建筑建设的考虑，使得新建建筑及室内设计在视觉、触觉、美学等方面上充分体现人性化需求。例如，设施、设备、仪器等将根据不同患者的特殊需求进行优化设计；后勤配套服务将更好地满足不同人群的使用要求，如无障碍设施的设置；诊室、检查室、治疗室、操作间、手术室等功能空间将会按照多元化原则进行合理设置，满足医务人员为患者提供不同诊疗服务的需求；医院的室内外环境设计也将会进一步兼顾审美功能，强调人与自然和谐共处的理念。

　　（2）新建院区更能满足智慧化与自动化需求。

　　新建院区在设计之初已将最新领域的智能化信息建设理念融入其中，形成一套全新的融入互联网、物联网等先进智能化服务的智慧信息建设体系，已建立起面向患者的"智慧服务"、面向医务人员的"智慧诊疗"和面向管理人员的"智慧管理"。在医院建筑设备与医疗设备建设中，通过起初的建设设计与布局，能将最新的自动化管理体系融入建设中，并且由于是新建项目，可以将建筑设

计方案根据自动化体系的铺设需要完成适应性设计，这些都是在旧院区改造中难以实现的。

（3）新建院区可能会面临的问题。

经统计，大部分新建院区从立项到开工建设可能需要耗时 8 ~ 10 年，项目建设耗时相对较长，而医院的原地改扩建项目耗时更短，能为医疗机构在更短的时间内实现业务用房改善的目的。此外，受到城市发展的影响，城市用地已经向外发展，可用于新院区建设的地块可能较原有地块更为偏僻，较城市生活中心远，新院区建成后对市民就医的便捷性存在两面性影响，可能经过合理的布局和资源配置，停车位已大大改善，但对于老城区乘坐公共交通工具的就诊患者来说，需要耗费更长的通行时间，一定程度上带来了不便。

2. 新建院区的建设思考

新建院区的设计应合理规划医疗机构重点发展的学科及特色发展专科。处理好与周边省市级医院的关系，做到良性竞争、错位发展。结合地区医疗资源的分布，控制合理床位数，减轻运营负担，提高服务品质；合理进行医疗规划、建设规划，保证新建院区的正常运营。医院的总平面布置及门诊、急诊、医技、住院的各功能科室的平面布置应充分考虑到患者就医安全、高效的要求，体现病患友好、绿色建筑的特色，并为教学、科研等工作的开展提供良好的硬件设施。院内重点科室的设计，应根据科室发展、逐步扩容的基调，合理布局科室区位，为科室预留可拓展空间，满足科室水平、垂直发展的需求。

中国医院正经历着从管理型到管理经营型的转变，医疗模式也从传统的"生物模式"向"社会、心理、生物模式"转变，医院的内外环境应为患者、访客与工作人员提供舒适、便捷、无障碍的人性化空间，保证患者在就诊过程中需求得到关注，隐私得到保护，痛苦得到缓解，保证医生在工作过程中压力得到释放，身心得到放松，让医学人文达到双向关怀，医患之间得到双向认同。建筑可承袭城市文化风格，采取合理安排建筑物的朝向、间距及院内园林绿化等有效措施，尽可能自然采光、通风，降低能耗。新建院区的规划应依据实际情况，满足城市未来发展的需求。新建院区还需达到绿色医院建筑评价标准二星级以上，落实建筑的节能减排，以有效降低能效及运营管理成本；体现社会效益与经济效益，成为有生命力、可持续发展的三级医疗机构。相关设施设备应考虑后期方便维修，降低日常运行费用，践行高效、安全、低运行成本的建设理念。

（二）旧院区改扩建

1. 旧院区改扩建的优缺点

随着医疗机构的发展与人民群众对健康需求的增加，现在越来越多老医院的建筑布局及内部功能已不能满足诊疗活动开展的要求，但通过系列的改造工程、原地改扩建项目能在一定程度上解决医疗机构业务用房紧缺的问题，缓解医院门诊、住院、医技部门的业务用房需求，有效改善患者的就医条件，同时可以在一定程度上满足医院的临床服务技术发展和创新的需求。

与新建院区相比，在原有院区进行改扩建项目的改造成本较低，施工量小，施工速度也会相对较快，因此总的建设成本会比新建院区低，也不会浪费原有院区的地块资源，保留旧院区给居民就诊带来的地理位置的便捷性。但在原有院区上进行的改扩建项目，可以进行优化的空间有限，受到院内建筑群的原有布局影响，不能完全将现代化医院建设的理念应用于改扩建项目中，导致其改造的效果不如新建院区，其改造的合理性也难以达到最优状态。此外，对建筑进行局部的改造可能会影响原有的诊疗活动的开展，会引起由于停工建设造成的诊疗资源损失。

2. 改扩建的方法

（1）改建指在原有的基础上改造建设，如将一建筑物变为另一建筑物，可以指改变外形、特点、性质或作用。即在原有的院区范围内，对已有建筑群的楼栋进行功能改造，如将原有的某公寓楼宇通过加固改造成住院大楼，或将原有老旧楼栋推倒，新建成医疗用房，以满足院内对医疗业务用房的需求。

（2）扩建指扩大建筑或建筑群。即以原有院区的地理位置为中心，通过征用附近与院区相连的地块用于扩大医院的用地面积，如中山市人民医院的公交枢纽综合大楼改扩建项目是将原有院区前面的一个商业综合体及其用地纳入医院用地范围，并对原有建筑进行改造，以满足医疗、科研等业务使用。

（三）医院建设的政策及建造规范文件

医院建设的政策及建造规范文件有：《综合医院建筑设计规范》（GB51039—2014）、《综合医院建设标准》（建标110—2021）、《三级综合医院评审标准》（2020年版）、《三级综合医院评审标准实施细则》（2020年版）、《三级综合医院医疗质量管理与控制指标》（2011年版）、《三级医院评分标准》、《医院感染管理办法》（卫生部令第48号）、《卫生监督机构建设指导意见》

（2005）、《急救中心建筑设计规范》（GB/T 50939 – 2013）、《急诊科建设与管理指南》（2009）、《全国儿童保健工作规范》（2009 年版）、《病理科建设与管理指南（试行）》（2009 年版）、《静脉用药集中调配操作规程》（2010 年版）、《医院洁净手术部建筑技术规范》（GB50333—2013）、《医院手术部（室）管理规范》（2010）、《卫生部关于医院洁净手术部验收和年检的规定》（2007）、《外科手术部位感染预防和控制技术指南（试行）》（2010）、《生物安全实验室建筑技术规范》（2011）、《临床实验室生物安全指南》（WST442—2014）、《临床实验室废物处理原则》（2009）、《医疗机构制剂配制质量管理规范》（2005）、《医院感染暴发报告及处置管理规范》（2010）、《医院隔离技术规范》（WS/T311—2009）、《医院消毒卫生标准》（GB15982 – 2012）、《无障碍设计规范》（GB50763 – 2012）、《绿色建筑评价标准》（GB/T50378 – 2014）。

（四）工艺流程设计的概念及重要性

医疗工艺流程设计，是指通过系列设计、医疗工艺设计咨询减少不必要的来往通道，在诊、治、查科室布局上保证各功能区域合理分布，确保医疗动线和流程合理设计以尽可能减少医务人员移动的动线，确保就诊环境优化舒适，让患者得以在良好的环境下就诊，帮助患者节省就诊时间，缓解他们的不良情绪，同时简化医护工作动线，提高工作效率。

医院是诊疗活动的开展场所并与患者的生命安全密切相关，因此，安全是医院必须具备的属性，具体来说需要做到以下几点：场地设计结果需要呈现出合理的人群分流、分区控制、通道隔离，使患者在医院的就诊、治疗及康复的全过程中得到合理、安全的治疗服务；同时，还需要通过场地的合理规划，充分降低医务人员在工作过程中受到职业暴露和人身伤害的风险，使其能够有安全的工作环境；还需要有效的硬件设施帮助对各类物品的运输、存储和发放的过程进行管理、核对和监督，以最终实现患者的安全、医务人员的安全、物品的安全和信息的安全。

为了实现上述目的，应在医院开展新建项目、改扩建项目前进行工艺流程设计，这有助于使平面布局满足现代化医院对安全的严格要求、对空间资源的合理配置要求、对功能分区及流线安排的要求等。医疗工艺流程设计是指对医院内部医疗服务过程及程序进行策划，主要包括医疗业务结构、功能和规模，相关医疗流程、医疗设备、技术条件和参数，并以此为基础对相关空间开展合理布局、动线设计等工作。同时，在建筑方案设计阶段完成一、二、三级流程，其试错成本是最低的，不仅可以准确地把握建筑单体的形态及各项指标，还可以有效地避免施工图阶段的反复修改，最终达到提高设计质量、真正降低设计周期和费用的目的。

1. 医疗工艺一级流程设计

该部分设计过程主要通过现场调研、实地勘察、座谈等形式，根据医院的战略及管理规划，并结合既有建筑竣、施平面图纸及现状条件，分析各医疗功能单位的空间规划及功能关系、建立各科室功能房间面积、医疗用房配置要求、大型医疗设备配置规划，作为建筑设计单位进行深化设计和各相关医疗功能单元工艺平面方案设计的依据。根据学科规模估算急诊、门诊、住院、手术等临床量化需求，估算检验、病理、消毒、配剂等医技科室工作量；根据学科规模和历史数据及类似项目经验，估算各科室门诊住院及医技的量化需求，完成各类功能科室设置，并对使用单位内在需求发展做出评估，使现在与日后升级改造形成传承关系，避免（或减少）日后因改造而造成的浪费与影响。主要的工作内容包括：

（1）梳理全院医疗功能及图纸情况，复核图纸与现场实际情况。

（2）全院总体目标及定位分析，医护人员配置标准分析，医院各项建筑面积评估（含急诊、门诊、住院、医技、行政管理、保障、院内生活、科研、教学等）。

（3）各功能分区面积、相应配套功能及面积计算。

（4）主要医技科室功能房间和关系及空间形态关系分析。

（5）主要的医疗设备体现（主要医疗设备总体配置及规模）。

（6）非临床科室功能房间及关系。

（7）各交通流线分析，人流、车流、物流、消防流线等交通流线以及竖向交通分析。

（8）资源配置及分期实施计划建议。

在上述一级流程设计工序完成后，需要为业主提供成果界面，如《医疗工艺一级流程平面图》，其设计深度包括对初期建筑改造方案图纸医疗功能进行校核；总平面分析（内、外交通、物流体系流程等）各楼层平面、各功能单元平面分析；重点临床医疗科室工艺流程建议及保障科室的流程建议等信息。

2. 医疗工艺二级流程设计

在经业主确认的一级流程 CAD 图纸的基础上，开始医疗工艺二级流程，即对功能单元内部进行细化布局，使其功能完备的设计阶段。同时，二级流程设计需最大限度地提高医务人员与患者的工作及就诊效率，提升患者就医体验与医务人员工作环境品质，明确建筑内部各医疗单元组团院感，梳理医疗单元内部房间布局及医疗流线，简称"面积与形态"。主要工作内容包括：

（1）患者的行为动线、医务人员的行为动线分析。

（2）功能单元的不同类型的污物处理及运输路线、洁物运输路线分析。

（3）功能单元内用房之间的医疗关系统筹。

（4）功能单元面积与形态的确定。

（5）大型医疗设备运输分析和技术依据。

成果界面及深度：成果为《医疗工艺二级流程平面图》，界面及深度包括所有医疗区域均以 CAD 图纸形式提供平面图；需标示房间名称、面积、尺寸；大型医疗设备空间摆放示意；门窗样式及开启方向，房间隔墙尺寸；降板等条件范围区域示意。

3. 医疗工艺三级流程设计

医疗工艺三级流程主要指室内的具体设计需要基于患者和医护人员在房间或特定区域内的行为，以及其满足实现这些行为的功能设计。可进一步理解为通过平面设计的细节部分改善患者及医护人员的体验，包括诊室内的桌椅摆向、插座布局、洗手池的方位及类型等。三级流程设计要求医疗工艺设计师清楚每一个医疗环节的操作方式及习惯，并且要站在患者的行为安全、隐私和方便性等多个角度去考虑问题，因此这也是医疗工艺设计中最难以把握、最费时间的设计阶段。在很多新建成的医院中，医院的建筑外观、整体环境都很不错，但是患者和医护人员在就医和工作时就是感觉不方便，甚至在就医细节上还不如老医院好，大概就是因为三级流程在设计过程中的缺失。

四、案例一：原口腔医疗中心门诊改造

1. 诊区改造项目背景

2021 年，由于原本设置于医院门诊大楼 6 楼的口腔医疗中心（院本部诊区）出于业务整合统一搬迁至口腔分院开展相关诊疗业务，因此门诊大楼空置出一块位于 6 楼的约 800 平方米的诊区可供医疗活动使用。医院计划在了解各专科对业务的需求情况后，制订合理的空间使用方案（见图 9 - 17）。同时，为了节约空间改造的时间，如何设计及改造能够到达影响最小、工期最短，尽快地将现有诊区投入使用，也是院方考虑的一个重点。

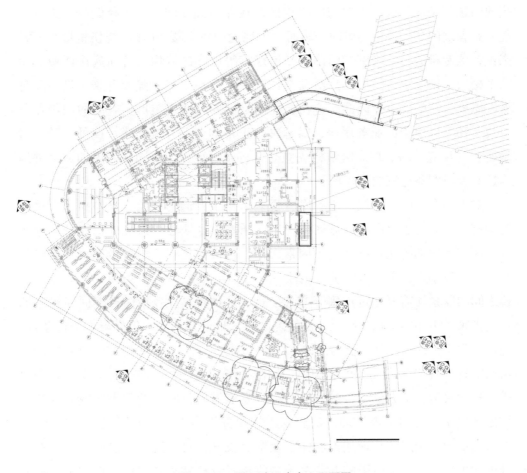

图9-17 原口腔医疗中心平面图

2. **业务用房条件**

原口腔医疗中心诊区所在区域为门诊大楼（杨郭恩慈大楼6楼）靠西一面，总面积约800平方米，为一片长方形区域，配有一整面的落地玻璃窗户作为采光面，诊区内配套有口腔手术室一间、供男女分开使用的公共厕所，同楼层的其他配套科室有门诊区域内最大的综合药房（配有自动配药机器）、中药房、眼科医疗中心，以及中医科和皮肤科的共用门诊诊区。

3. **医院业务用房紧缺程度分析**

原口腔医疗中心地处门诊大楼，该楼栋为医院的一栋门诊住院综合性能的诊疗大楼，地面往上共有11层业务用房，地下共有2层人防车库。其中1楼为急救中心，2~7楼为门诊诊疗区域，8~10楼为普通住院病区，11楼为学术会议中心及中山市急救调度中心等辅助用房区域。该处业务用房空置时正处于2021年下半年，仍为新冠疫情防控工作的重要阶段，当时正面临的一个亟待解决的问题就是住院病区需要与门诊诊区形成相对独立的空间，降低门诊患者与住院患者之间交叉感染的风险。然而对于地处门诊大楼 10 楼的烧伤整形美容科来说，该专科的门诊诊室、门诊激光治疗室等诊疗区域均与普通病房区域共用一个楼层，即无法将门诊诊疗活动与住院诊疗活动很好地隔离开来，进而满足医院感染管理的要求，因此，迫在眉睫的是需要为烧伤整形美容科的门诊业务寻找一片可以使用的业务用房，以解决其正常的业务开展需求。此外，随着过敏变态（反应）科、疼痛医学科成立与专科发展，也需要同步考虑如何合理地为这些专科配备适宜的诊疗场所。

对于一个老院区来说，业务用房紧缺是一个普遍的现象，以中山市人民医院为例，医院处于市中心老城区，周边交通繁忙且缺乏可以往外扩展的业务用地，而院区内部的建筑群受历史因素影响，各楼栋之间多为分散布局，楼栋体积及高度较小，适用于医疗业务的空间不多，且受到楼栋分散布局的影响，楼栋之间的联系均需要通过连廊等方式进行，这种布局在疫情防控期间对患者的运送带来了不小的影响。因此，虽然院区总占地面积不小，但受限于当前条件，适用于门诊诊疗的楼栋主要为门诊大楼 2 ~ 7 楼区域。业务用房如此紧缺的情况给医院管理者带来的问题就是如何才能用好当前空置的 800 平方米。为对该项目进行科学决策，全方位了解各专科的诊疗发展需要，医院管理层在院内发布了该区域使用的意向征求活动，欢迎有增加业务用房需求的专科提交用房申请，要求提供业务用房的功能用途、面积及配套设施，对应提供的诊疗服务及业务开展的可行性等，再由医院办公室统一收集各专科意见及建议，将相关资料同步共享给各职能部门进行进一步的评估与分析，以最终确定需解决的业务用房扩张问题的优先级，并落实建设方案。

4. 改造思路与建设方案

（1）使用专科的确定。

医院经过两轮业务用房需求征集活动之后，对各专科需要增加业务用房的理由、用途等有了更加充分的了解，根据各专科需求的问题进行进一步的讨论分析，确定其优先级后，由医院最终确定了该诊区的使用专科，分别用于建立烧伤整形美容科门诊（内涵慢创治疗区域）、过敏变态（反应）科门诊、疼痛医学科门诊，并在确定使用专科后，根据各专科的诊疗业务开展量的评估情况、功能房的需求情况对区域内的诊室及治疗室进行初步的数量评估与调研，论证整体区域是否能满足各专科的使用需求以再一次确认入选专科是否适宜。

（2）改造工作安排。

医院为使本次设计工作能够最大限度利用该区域的诊疗资源，减少资源的不合理使用及诊室资源浪费、空置等情况，专门聘请医疗工艺咨询公司对该项目进行一级流程的验证及二级流程的设计，根据前期调研需求进行可行性分析、需求论证，出具二级流程设计成果图后才交由建设单位进行深化设计及后续施工验收、投入使用等，确保区域面积设计不浪费，医务人员及患者动线符合诊疗活动需求、符合医院感染管理等多方面的实际管理要求。

（3）室内分区与布局的设计理念。

经过医疗工艺二级流程的设计，最终该诊区内布局呈现出图 9 - 18 的效果。该区域内主要包括常规诊室、候诊区、护士站、抽血室、换药室、不同功能的独立治疗室、大治疗室、MDT 诊室、公共卫生间以及医务人员配套使用的更衣室、配餐室、休息室以及专用卫生间等功能区。接下来将根据不同专科的使用需要，对设计思路进行进一步阐述。

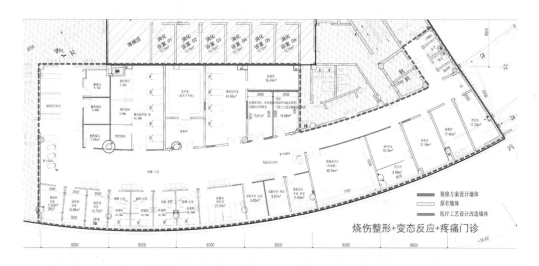

图 9 - 18　诊区布局设计效果

①烧伤整形美容科。

烧伤整形美容科开展的业务主要包括激光美容、脱毛、点痣、水光针等医疗美容项目，以及瘢痕治疗、慢性伤口促进愈合等病理性治疗项目。因此，该专科对业务用房的主要需求更多地体现在各类治疗室上。其诊室虽然需要的数量不多，但由于其对皮肤状态评估的特殊性，该专科在诊断过程中对自然光的需要还是相对敏感，因此将诊室设置在了自然采光一面。

对于医疗美容项目，部分涉及患者隐私的治疗项目需要配套设置独立的治疗房间，用到灼烧技术的皮肤治疗项目需要配套通风装置等。但部分通用项目为了节约诊疗空间，提高诊疗效率，可以考虑在大的治疗室内进行，通过拉帘的形式将诊疗床独立开来，增加有限区域内能提供的诊疗数量，同时，由于该专科治疗项目将使用到不同的仪器设备，大治疗室也更方便治疗师取放各类专用设备，增加搬运的便捷性及灵活性。

对于慢性伤口促进愈合项目，由于该部分患者伤口多数存在感染情况，需要先清创处理，再进行愈合治疗，且该部分患者多为老年人或行动不便人士。因此，在为该部分诊疗活动设置诊疗区域时尽量配套比较开阔的空间，方便需要使用轮椅的患者进入，同时配以四个独立的治疗床位，在治疗室内部设立专门的清创室，方便医师在同一区域内为患者进行清创处理，减少带伤患者的走动，具体布局如图 9 – 19 所示。

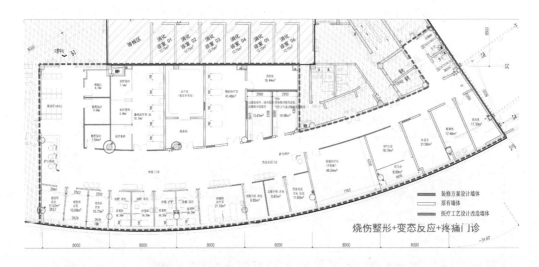

图 9 – 19　慢性伤口促进愈合诊疗区域布局效果

②过敏变态（反应）科。

对于过敏变态（反应）科来说，该专科涉及多学科诊疗，主要包括皮肤的过敏变态反应、耳鼻喉的过敏变态反应、呼吸道的过敏变态反应的诊断与治疗，因此在诊区内为该专科设置了多学科诊疗（MDT）诊室，供各专科对患者病情开展协作讨论使用。此外，该类型疾病不仅对诊断要求高，在系列脱敏治疗项目上也有着一定的特殊性，因此该专科对业务用房的需求不仅体现在各类功能室上，更对功能室的具体配套有着严格要求。

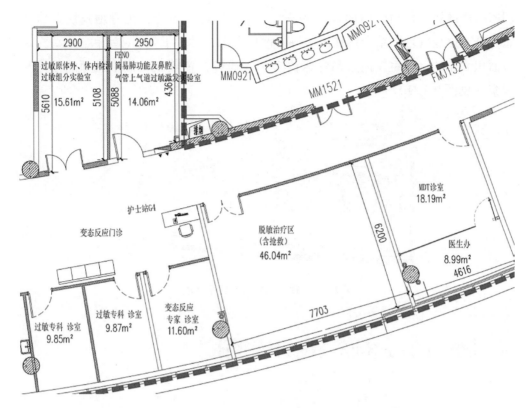

图 9 – 20　过敏变态（反应）科业务用房设计

如图 9 – 20 所示，在检查实验室的设置上，按专科业务开展需要分别设置了过敏原体外、体内检测过敏组分实验室和简易肺功能及鼻腔、气管上气道过敏激发实验室。在治疗区的设置上，为该专科设置了一个具有近 50 平方米的脱敏治疗区及抢救区，内含供患者等候治疗和治疗后观察共用的区域，该大治疗室的设计理念也是基于该专科的治疗特性，为患者进行脱敏治疗时，由于患者的身体原因可能对治疗用药产生严重的过敏反应，因此需要在注射脱敏药物半小时内在护士的检测下进行观察，一旦发生过敏情况需要呼叫医师就地进行抢救，因此会设有抢救单元。与此同时，由于这两个实验室内开展的检查项目和脱敏治疗项目都存在患者忽然出现全身过敏反应的风险，因此将这三个区域相对集中设置，并与医师诊室相连，便于医护人员应对突发情况，保障患者生命安全。

③疼痛医学科。

疼痛医学科作为我院其中一个新成立的专科，在近年来为广大市民患者带来许多有效的疼痛管理方案。为进一步扩大该专科的影响力，力求为患者提供更多的疼痛管理诊疗资源，减轻病痛给患者生活带来的影响，医院决定调整原有疼痛医学科的出诊区域，从原来的骨科中心调整至新诊区，为该专科提供专门的门诊区域，包括门诊诊室及疼痛治疗室，以协助该专科更好地发展及服务患者进行疼痛管理。结合疼痛医学科的诊疗需求，设置了2个诊室和具有2个诊室面积大小的治疗室，内置治疗床位2张并通过拉帘隔断，便于医师的治疗与观察（见图9-21）。

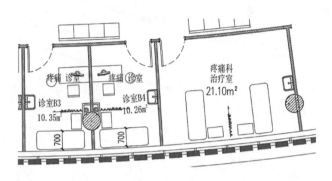

图9-21　疼痛医学科诊区平面图

五、案例二：公交枢纽综合楼改扩建项目

（一）项目背景

早在2008年，中山市就着手开展人民医院公交枢纽中心的"三旧"改造项目的规划建设，按计划通过迁移市人民医院左前侧的居民区，同步拆掉该地块原有的旧建筑，重新建起一座高标准的公交枢纽综合楼。按设计规划方案，该综合楼的一楼为人民医院公交枢纽中心，配套负一、负二层为地下停车场近500个停车位，综合楼上开发为便民服务的购物广场及酒店公寓用房。该公交枢纽综合楼商业体的建成，不仅解决了周边居民购物不便的难题，也使得莲塘路至孙文东路一线的商圈更加丰富。2011年，人民医院公交枢纽综合楼地下停车场和首层的公交换乘中心启用，2012年12月30日，中山首个依托公交枢纽通过"三旧"改造建成的大型购物广场开业；但由于各种经营原因，截至2017年，综合楼内所有商业项目均已撤场，除一楼的公交枢纽以及负一、负二层地下停车场正常使用外，楼上综合体及配套酒店区域均空置。

直至2021年末，中山市政府计划重新盘活该公交枢纽并交由中山市人民医院作为业务用房的拓展，缓解医院业务用房紧张的问题。该公交枢纽改造项目将对原人民医院公交枢纽站内的综合楼（除沿街商铺部分）、地下室等进行改造，建设集轻医疗、实验平台、医技及后勤保障等功能于一体的医疗综合楼，为医院部分科室门诊、科研教学培训提供扩展空间，对地下车库进行翻新。本次改造涉及总面积 52 264.96 平方米，其中，原物业改造面积 51 964.96 平方米，新建面积 300 平方米（包括新建电梯、污水处理泵房、高压配电室），综合楼单体建筑面积为 27 362.69 平方米。

目前途经人民医院的公交线路共有 25 条，覆盖中山大部分镇街，本次改造项目位于市人民医院公交枢纽上方，通过依托完善的公共交通网络，医院将更好地为中山市民的健康服务，同时助力中山市卫生健康事业高质量发展。

（二）业务用房条件

1. 建筑条件

该公交枢纽综合楼原建筑方案为发展交通枢纽、购物及生活综合体、塔楼为酒店或公寓式住宅用途，故该楼体在建造初期并未按照医疗用房的建筑等级进行建造，如需将其改造为医疗用房则需要对其进行整体加固使其抗震能力达到医用级别，则工程造价大增，远远超出可承受的范围。同时，受到该楼栋既有钢筋水泥的铺设影响，内部柱子及楼板横梁数量多、间隔密，如果大面积铺设医气管道需要绕开楼板下悬梁，对纵向空间牺牲较大，影响层高。因此，受限于建筑条件，该综合楼体改造难以满足规范要求，而更适用于对医疗设备依赖程度不高的轻医疗、科研、医技或辅助类业务用房。

2. 地理位置

虽然公交枢纽综合楼地理位置便捷，为患者前来就诊提供了一定的交通便利性，但该楼栋与院内主要的医疗功能大楼距离较远，患者如需使用院内诊疗服务设施，会增加在路上花费的时间，对患者的就医体验带来一定的影响。另外，当患者出现病情变化时，如需要将其从公交枢纽综合楼转运至院内抢救单元或 ICU 都将会由于远距离运输而增加患者的诊疗风险。鉴于此地理位置特点，相对独立或对其他医技部门、辅助医疗部门依赖性较少的专科会更适合被安排在该区域。例如眼科、中医科、皮肤科、口腔科、体检中心等部门的患者情况相对稳定，专科诊疗基本在诊区内可以完成，对其他医技部门的依赖性不高，表现出相对明显的可独立性，因此可以考虑将该部分专科从原来的门诊大楼中迁移过来，一方面可以优化其诊疗环境，另一方面有助于原门诊大楼增加机动的业务用房，缓解其他专科业务用房紧缺的状态。

3. 采光条件及电梯等配套设施

受到原有的楼栋设计影响，该综合大楼的主楼部分仅有一面具有较大面积采光，其他面均有不同程度的墙体遮挡，因此，对于需要使用自然光进行诊疗活动的专科需要被优先纳入考虑。塔楼部分，由于为酒店模式的建筑，故每个房间均有落地采光面，采光较为理想，但也正是由于其起初设计为酒店，故其楼层高度、走道均达不到医疗用房的要求，因此更适合用于进行科研试验平台等部门所用。与此同时，由于酒店与楼下商业体相对独立，主楼的扶梯无法通向塔楼部分，因此也不适于常规诊区的设置，否则很可能导致高峰期患者拥挤乘搭电梯的情况。

（三）使用专科的确定

受到上述公交枢纽综合楼的建筑条件、地理位置、采光条件及电梯等配套设施的整体限制，经过医院领导层、各专科医务人员、职能部门工作人员、医疗工艺设计专家等人的共同研究讨论，就公交枢纽综合楼的医疗功能规划提出了以下方案：由于公交枢纽综合楼改造为医疗楼的建筑条件难以满足规范要求，且该综合楼距离院区较远，从院区整体规划考虑，计划将公交枢纽综合楼功能定位为集试验平台、教学培训及轻医疗为一体的综合大楼。

实验平台模块主要可以考虑纳入检验类、病理类、分子诊断类；教学培训模块可以考虑在塔楼部分设置临床技能培训中心，为教学培训提供配套场所及设施设备；在轻医疗模块，主要考虑开展健康管理、眼科诊疗、心理咨询等专科门诊。

在公交枢纽综合楼完成建设后，从主门诊大楼空置出来的原专科的业务用房可以用于资源配置优化，医院希望通过有效的空间资源腾挪解决当前急诊科面积不足的问题，同时改善现有部分诊区/专科较为拥挤、诊疗区域面积不足的现况，疏通门诊大楼空间拥堵问题，补足科研、试验平台、教学等功能的配置，为医院科研、教学板块提供可扩展空间。

（四）改造工作安排

医院为使本次改造工作能够最大限度上提高空间资源的利用效率，合理配置业务用房，减少空间资源的不合理使用及空间资源浪费、空置等情况，专门聘请医疗工艺咨询公司对该项目进行一级流程及二级流程的设计，根据调研需求进行可行性分析、需求论证，出具一级、二级流程设计成果图，完成工艺流程设计工作后再交由建筑建设单位进行后续的深化设计、施工验收、投入使用等。确保区域面积设计不浪费、医务人员及患者动线符合诊疗活动需求、符合医院感染管理等多方面的实际管理要求。

（五）设计方案和配套的空间优化与腾挪方案

本轮公交枢纽综合楼改造项目的整体方案主要包括四个模块，一是公交枢纽主楼及裙楼的设计方案，二是门急诊大楼的腾挪设计方案，三是急诊科改扩建设计方案，四是手术室扩建设计方案。下面将进一步介绍各个模块设计方案的主要内容及设计思路，为需要进行改扩建或空间腾挪的同行提供一些参考经验。

1. 公交枢纽主楼及裙楼的设计方案

综合前期的综合评估结果，医院最终决定将健康管理中心、门诊药房、眼科医疗中心、口腔医疗中心、皮肤科、心理科、针灸及物理治疗科、特诊门诊、技能培训中心、分子诊断中心、中心实验室、心血管研究所专科及科研部门设置于公交枢纽综合楼内。继而根据各专科业务特点（如采光、通风需求等）、诊疗需求及患者人流量等，为各专科选取较为合适的楼层及区域，并根据业务开展与发展规划配套相应的业务用房面积。

（1）主楼二层——健康管理体检中心。

鉴于人民医院现有体检中心为一独立楼栋，共6层高，单层面积约200平方米，受限于建筑物条件，体检患者在体检过程中需要多次上下楼，同时因为单层面积小，用于设置楼道、楼梯、公共等候区域及洗手间等公摊面积占用严重，每层楼都需要配备足够的医务人员确保诊疗服务的提供，导致该楼栋空间及人力资源利用率低，体检服务提供量供不应求，患者体检感受也在一定程度上受到影响。各大医疗机构的体检模块业务均与主要诊疗活动呈相对独立的状态，因此体检中心可以考虑从主院区脱离出来，使用相对独立的空间。同时，考虑到体检活动的人流量大及人员流动高峰期明显，体检人员因有多种类检查需要多次往返于检查区域内，因此大平层的区域更适合布局体检中心。

公交枢纽综合楼项目的主楼共有五层，其中一层是交通枢纽，二层至五层可以纳入本次改造项目，医院为健康管理体检中心选址主楼二楼，该楼层平面面积近2 500平方米，相当于现有体检中心两倍。且为大平层布局，方便体检客户在体检区域内等候及走动，避免多次上下楼，同时，上下楼通过扶梯、电梯以及楼梯即可到达及离开体检区域，也方便市民乘坐公共交通工具来院体检。如体检中心搬迁至此，该场地能为居民提供每日300人次的检查服务量，同步植入体检放射设备，让患者尽可能地在诊区内完成除MRI及特殊项目外的所有检查项目。

（2）主楼三层——眼科医疗中心、口腔医疗中心、门诊药房。

主楼的三、四两层平层面积均较大，能达到 4 600 余平方米，因此每层楼可考虑植入多个适宜专科（见图 9 - 22）。眼科医疗中心、口腔医疗中心被安排在该楼层内。其中，眼科医疗中心区域为靠北的一面，该区域采光条件较差，但考虑到眼科诊疗主要通过仪器设备并需要配备相应的暗室，因此该片区域可以满足眼科医疗中心的诊疗条件。该区域总面积近 1 500 平方米，通过植入准分子手术室、激光手术室、视光学中心及多种眼科疾病功能室，让眼科专科条件配置得以进一步优化。

口腔医疗中心被安排在靠北的区域，整体面积近 2 200 平方米，预估可设置牙椅数量 30 余套，口腔诊疗时间较长，明亮宽敞的就诊环境有助于患者放松心情，同时口腔科由于诊疗特性，容易产生污染的气溶胶，对环境及通风设备的要求更高，因此选取了采光较好的区域用来设置口腔医疗中心，并便于满足新风系统的布设要求。此外，为了满足主楼栋的患者取药需求，在该中间楼层植入了一个门诊药房，以满足上下楼及本楼层患者的取药需求。

（3）主楼四楼及五楼。

由于主楼五楼总建筑面积不足 1 900 平方米，且四楼存在一片相对独立的附楼区域能与之独立联通，呈现出较好的私密性，因此该部分区域计划用于拓展特需门诊的诊疗空间，满足市民日益增长的特需诊疗服务需求。相应地，四楼剩余的诊疗空间根据专科对采光条件的需求进行区域布局，分别布设了皮肤科、心理科、针灸物理治疗科三个相对独立的诊疗专科。其中，皮肤科由于诊疗需要，优先设置到采光条件较好的区域，心理科考虑其患者的特殊性，将其诊区安排在窗户较少、相对安全及可独立管理的南面区域进行统一管理。

（4）塔楼。

受限于塔楼的建筑条件，该部分共六层楼均不适宜作医疗用房，因此植入了临床技能培训中心、分子诊断中心、肿瘤研究所、中心实验室及心血管研究所等机构的业务用房。其中，由于分子诊断中心与肿瘤研究所需要的功能用房存在较多的共通点，可以实现空间资源共享，故这两个部门将共用两层业务用房。同时中心是实验室作为研究机构的重要组成部分，纳入平台化管理，实现塔楼实验室及研究机构的资源共享。

2. 门急诊大楼的腾挪设计方案

随着公交枢纽综合楼改造项目的落地，部分轻医疗专科门诊已迁移至公交枢纽综合楼，该部分专科在原门诊大楼的业务用房也将相应空置，空置的区域将如何使用以最大限度疏通门诊急诊大楼目前的拥挤问题，满足各专科发展所

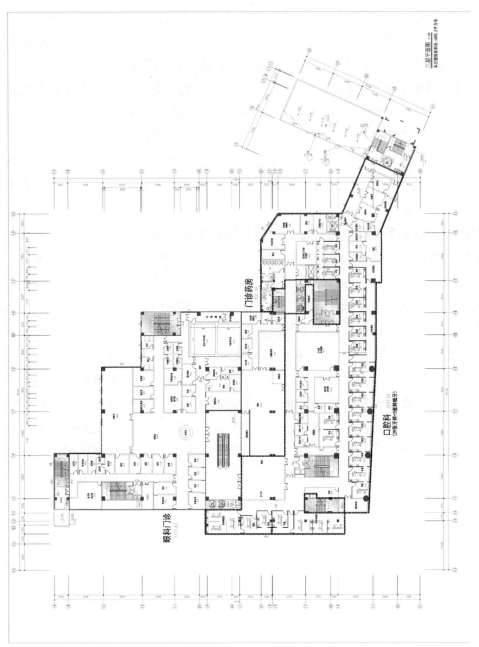

图9-22 主楼三层平面图

需要的空间资源，是接下来需要进一步探讨的问题。按照公交枢纽综合楼内部的专科布局，门急诊大楼将腾空五楼的心理科、六楼的眼科医疗中心及皮肤科、七楼的针灸及物理治疗科。由于公交枢纽综合楼的整体修缮、改造及装修需要持续一段时间，中山市人民医院新院区建设项目也同步启动，因此在整体改造项目完成后，门诊大楼的整体腾挪方案可以根据医院的发展定位进行优化配置。但在区域布局及腾挪思路上，有以下几个方面需要纳入考虑：

（1）腾挪与改造的次数。由于人口老龄化及疾病谱的变化带来患者的诊疗需求变化，导致现有的专科区域布局、资源配置已经与当年楼栋投入使用之初的空间资源配置情况存在不合理或矛盾的情况，在理想的资源配置方案下，可能需要通过多次的腾挪、布局调整才能达到方案最优化。但此时需要结合实际情况进行考虑，一是空间腾挪可能需要配套以部分区域的改造工程，这将会对楼栋正常诊疗服务的提供带来一定的影响，在施工期间无法正常使用，如果腾挪及改造次数过多，项目耗时过长，则其综合配置效果将不太理想。因此调配方案需要考虑减少腾挪次数，以尽量减少因改造工作对诊疗活动带来的影响。

（2）人流量及人员动线。在进行专科腾挪时，除腾挪次数需要考虑外，专科布局的合理性也需要纳入评估。以中山市人民医院门急诊大楼为例，五楼现有专科有儿科诊区、内分泌及甲状腺头颈外科诊区、内科综合诊区（含呼吸等内科专科）。该三大诊区均为日常人流量较大的就诊诊区，儿科除就诊儿童外还有家属，且陪诊家属数量可能较其他专科更多，导致诊区内更为拥挤，对诊区外的等候资源占用程度也相对较高。另外，内分泌科和内科诊区也是日常就诊量较高的专科，因此，综合来看，五楼整一楼层已容纳三大人流高峰专科，在心理科诊区空间腾出后，需要植入哪个专科，是否会进一步增加该楼层的人流负荷，需要设计者引起注意，例如可以从空置空间所处的地理位置出发，原心理科诊区位于儿科旁，与儿科诊区密切相连，同时，院区内的儿童康复治疗区因业务用房紧缺，目前设置在儿科住院区同楼层内，尤其是疫情防控期间，门诊与住院患者的管理难度凸显，因此可以考虑将该区域用于发展儿童康复治疗中心，将儿科诊疗资源进行整合。

3. 急诊科的改扩建设计方案

由于医院急诊科长期空间资源不足，在急诊药房调整位置后，急诊科附近空出部分可以用于扩建的空间，同时，急诊科后方仍保留了一个较大的输液室。随着诊疗模式的逐步改进，目前就诊患者中需要输液服务的患者已大量减少，因此为了更好地改善急诊科的空间资源利用率，在本次改扩建项目中将急诊药房及输液室空间纳入改造计划，改造前的急诊科抢救室内仅有 5 个抢救单元，暂无作留观用途的业务用房区域，在改造后，抢救单元将增加一倍，同时配套10个留观床位供有需要的患者使用（见图9-23）。改造后的急诊科将更能符合当前急救业务的发展需求，为区域内的居民提供更有质量和数量的急救服务保障。

4. 手术室扩建设计方案

除急诊科外，医院的中心手术室资源也长期处于高度紧缺的状态，因此在本次改扩建项目中，中心手术室也作为一个重要的项目组成部分纳入改扩建，以尽可能地通过现有条件改造出更多的手术间，提供更多的手术室资源，缩短患者的手术等候时长，同时尽量缓解因手术室不足导致手术医师长期等接台至下午、晚上甚至是凌晨的状况。但是手术室的改扩建项目与普通医疗空间的改扩建项目具有一定的差异，作为手术专项，其对建筑条件要求更高，因此改建的方案设计及改造难度也相应更大，改造方案需要解决的矛盾及问题也由此凸显，具体我们将对出现频率最高的以及医院遇到的问题进行逐一讨论。

（1）楼宇承重、结构与高端手术室设备需求的矛盾。

不难理解，由于手术室内有自成体系的医院感染管理路径，局部改造工作常规来说对日常影响较大，对手术室资源的正常使用具有较大影响，因此一般不容易对手术室进行改扩建。但当有机会对手术室进行升级改造时，无论是手术室的工作人员还是外科医生都希望能将业界当前较为高端、先进的手术设备植入手术室内，例如MRI或CT复合手术室、达芬奇手术室等，但对于地处老院区的医疗机构来说，该类型高端复合手术室的建造往往对楼栋的建筑架构提出相对较高的要求，例如在承重方面、墙体防辐射改造方面是否能满足改造条件？如果现有承重条件无法满足，是否考虑投入高昂的费用对整个楼体进行有效的加固？如果需要，则投入资金过大，会远超整体项目的预期。因此，楼宇承重、结构与高端手术室设备需求的矛盾很可能是改造项目遇到的第一个问题。

（2）手术室数量与复苏室空间分配的矛盾。

除了楼宇承重与复合手术室之间的矛盾，在有限空间内手术室数量配置与复苏室数量配置的矛盾也一样突出。可能在改造前，手术室与复苏室刚好达到平衡状态，当需要增加手术室数量时，手术患者对复苏室资源的需求量也会同步增加，如何平衡这两者之间的空间分配需要深入评估。在改造前，手术室区域也可能未有足够或明确的复苏区域，那在面临手术室改扩建时，该部分区域是用于复苏室的布设还是手术室的扩增呢？如果仅增加手术室，那手术麻醉科发展所需的配套资源，如复苏室、预麻间、麻醉监护室等是否纳入学科发展的考虑呢？因此，手术室数量与复苏室空间分布的矛盾可能会给改造空间有限的

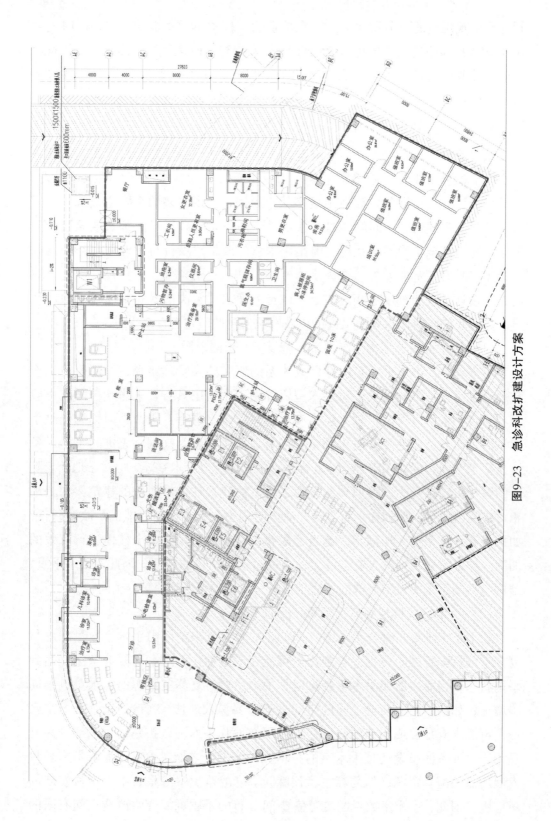

图9-23　急诊科改扩建设计方案

医疗机构带来较为突出的矛盾。

（3）员工休息及生活用房与业务用房之间的分配矛盾。

在手术室改扩建时，中山市人民医院由于受到场地空间限制的影响，能重新用于扩建手术室的区域有限，如何通过这次机会尽可能地增加更多的业务用房，是否考虑将原有的休息区域、就餐区域以及会议学习区域等生活类用房同步纳入本次改造范围，重新调整医务人员的生活区，或可能迁移至附近区域？虽然该模式可以提供更多的空间资源用于手术室的改造，但是会对医务人员的休息及其他工作产生一定的影响，在该矛盾出现时应该如何平衡与取舍，也是在改造项目中可能面临的问题。

第六节　床位资源配置与管理

为深化落实医药卫生体制改革中关于公立医院发展方式从注重规模扩张转向提质增效的相关政策要求，提升资源利用效率，床位资源作为医疗资源的最小配置单元，同时也是医疗服务供给能力重要的体现方式，将床位资源结合该专科该区域人群需求并于科室工作效率进行精准配置，有利于医院在尽力满足患者就诊需求的同时提升医疗服务能力与资源利用效率。

因此，床位资源配置与管理是一项十分重要的任务，它对于医疗机构的运营和患者的就医体验都有着深远的影响。在面对不断增加的患者数量和有限的床位资源的情况下，合理地配置和管理床位资源，可以有效提高医院的治疗效率、优化医疗服务、保障患者的安全和舒适，并实现医疗资源的最佳利用。

首先，床位资源的合理配置可以提高医院的治疗效率。医院是一个以床位为基础的组织，床位资源直接关系到患者能否得到及时、有效的治疗。如果床位资源分配不当，可能导致不同科室之间的床位空置率不均，使得部分科室等待就医的患者较多，而其他科室的床位却闲置。这不仅会延长患者的等待时间，还会浪费医疗资源，降低医院的整体运营效率。通过合理地配置床位资源，可以避免上述问题的产生，进而提高医院的诊疗效果，缩短患者的住院时间，更好地满足患者的需求。

其次，合理配置床位资源可以优化医疗服务。床位资源不仅仅是提供患者观察和治疗的场所，还是患者获得均等、高质量医疗服务的基础。通过合理规划床位资源，可以确保患者在不同科室之间的转科顺畅，减少等待时间，并提供全方位的医疗服务。

再次，合理配置和管理床位资源可以保障患者的安全和舒适。床位资源的合理配置，可以避免因床位不足或过剩而导致的患者拥挤、病房条件差等问题。例如，在重症监护病房中，床位资源的充足与否直接关系到患者的生命安全。通过合理规划，可以确保急救患者及时入住重症监护病房，从而提供高质量的治疗和监护。此外，合理配置床位资源还可以确保患者的专属空间，减少感染交叉和医疗纠纷的风险，提升患者的治愈率和生活质量。

最后，合理配置和管理床位资源可以实现医疗资源的最佳利用。床位资源是医疗机构宝贵的资产，其高效利用有助于提高医疗机构的经济效益。通过建立科学的床位管理制度，可以实现床位的流动性，提高床位的周转率，减少床位的空置时间，最大限度地发挥床位资源的作用。此外，床位资源的合理调配还可以避免不必要的扩建和投资，减少医疗机构的运营成本。

总而言之，床位资源配置与管理的重要性不容忽视。合理配置和管理床位资源，能够提高医院的治疗效率、优化医疗服务、保障患者的安全和舒适，并实现医疗资源的最佳利用。

一、医院床位配置的含义与意义

随着社会、经济、医疗技术的不断发展，卫生资源固有的稀缺性与日益增长的卫生服务需求之间的矛盾日益突出，如何合理配置并充分利用现有卫生资源，提高卫生资源的利用效率，是当前医疗工作亟须解决的重要问题。床位是医院收治患者、正常运转的基础，是医院核算经济效益、评价运营效率的基本单位，也是人员、设备等医疗资源配备、经济分配等核定的重要依据。近年来国家发布的《国务院办公厅关于加强三级公立医院绩效考核工作的意见》《关于加强公立医院运营管理的指导意见》等卫生政策文件，不断提及床位管理有关的运营要求，例如平均住院日、床位周转率、床位使用率等。床位作为常年纳入各个统计年鉴和医院考核中的重要指标，其利用情况直接反映医疗服务能力和医疗服务质量。为进一步指导"十四五"期间的床位资源管理，国家卫生健康委于2022年1月印发《医疗机构设置规划指导原则（2021—2025年)》，指出床位指标对医疗机构设置的重要性。

（一）医院床位配置的含义

医院床位配置是指在医疗机构中合理规划和分配床位的工作。它涵盖了医院床位数量、类型、布局和分配等方面，对于提供有效的医疗服务、优化医院资源利用、改善患者就诊体验具有重要的意义。

首先，床位配置与疾病防控密切相关。不同的疾病有不同的治疗需求和感染风险，合理的床位配置可以确保患者得到正确的隔离和治疗。例如，在传染病高发时期，需要预留一定比例的隔离病房，以应对可能的突发情况。同时，合理的床位配置还能够提高医院应对突发公共卫生事件的能力，并减少疾病传播的风险。

其次，床位配置与医院流程管理紧密相关。医院床位的分配与转诊、手术安排、入院出院等流程直接相关，合理的床位配置能够提高医院的运转效率和手术室利用率，减少患者等待时间，并提供更好的治疗环境和护理服务。

再次，床位配置与医院资源管理和经济效益密切相关。通过合理规划床位布局和类型分配，可以更好地提高医院资源的利用率。例如，针对不同科室的就诊需求和病情复杂度，确定相应的床位数量和类型，可使医院更有效地分发资源，提高医疗质量，优化患者流程和患者照顾。

最后，床位配置还与人员培训和床位管理等工作息息相关。医院需要合理规划床位在各科室间的调配，同时培训专业人员，为他们提供必要的技术支持和床位的操作管理指导以确保床位有效、安全地使用。

医院床位配置具有多方面的含义，包括但不限于疾病防控、流程管理、资源管理和经济效益。合理的床位配置有助于提高医院的整体运营效率、提供更好的医疗服务和优化患者体验，是医院管理中非常重要的一环。

（二）医院床位配置的意义

随着国家全民医保政策的不断完善，全面医疗、保健需求的日益提高，医院的医疗床位越来越不能满足全面医疗、保健的需求，医院床位越来越紧张，运营负荷越来越重。由于医疗需求的不断增加，很多医院为满足日益增长的医疗需求，不断扩大医院规模，增加床位。床位的增加虽然在很大程度上可以缓解一时的就医困难问题，但也增加了社会和医院的运营成本。如何加强病房管理，深挖潜力，提高工作效率，把扩规模与抓内涵放在同等重要的位置，全面提高医疗、管理质量，是摆在医院管理者面前的重要课题。

医院作为提供医疗服务的重要机构，床位的配置与管理直接关系到医院的运营效率和患者就医体验。合理的床位配置是医院规划和管理的重要内容，对于优化医疗资源利用率、缓解医疗压力、提升患者满意度、提高医院的经济效益都具有重要意义。

1. 优化医疗资源利用率

（1）提高医院床位的使用效率。合理配置医院床位，可以使医院科室之间协调配合，有效提高医疗资源的利用效率，提高医疗效率，提高病床周转次数。通过科学的床位规划和管理，保持医院床位的合理利用率，避免出现空置床位或者需求超过供给的情况，最大限度地实现医院床位的利用价值，提高医疗资源的利用效率。

（2）缩短患者等待时间。合理的床位配置能够减少患者入院等待的时间。对于需要住院治疗的患者，如果床位不足或床位分配不合理，会造成入院排队等待的情况，给患者带来不便和痛苦。通过合理的床位配置，可以更好地满足患者的需求，减少等待时间，提高患者的就医体验。

2. 缓解医疗压力

（1）应对突发事件和灾难。合理配置医院床位可以为应对突发事件和灾难提供充足的床位资源。在重大事故或突发事件发生时，大量伤员需要住院治疗，医院床位配置的合理性将直接决定受伤人员的救治效果。合理调配医院床位，能够更好地应对突发情况，提供临时救护和疏散安置。

（2）缓解医院拥挤压力。随着人口城市化和老龄化趋势的加剧，医院面临日益增长的医疗压力。合理配置医院床位是缓解医院拥挤压力的关键。通过科学的床位规划和管理，优化床位分布，提高病房使用率，确保医院能够及时有序地接纳患者。

3. 提升患者满意度

（1）满足患者需求。合理的床位配置可以充分满足患者的就医需求，确保患者在就医时能够得到及时有效的治疗和护理服务，也有助于提高医院的服务水平和患者满意度。

（2）提供更好的医疗服务。合理配置医院床位能够为患者提供更好的医疗服务。患者得以及时入院和治疗，可以获得更好的治疗效果，提高治愈率和康复速度。同时，通过适当的床位安排，使病区环境舒适、疾病管理便捷，减少患者在医院的住院日数和不必要的来回转诊，提升患者对医疗服务的满意度。

（3）保障医疗质量和安全。合理配置医院床位也与医疗质量和安全密切相关。科学的床位规划和管理可以避免因床位不足或床位分配不合理而造成的医疗事故和感染传播等风险。合理配置床位，确保患者间的空间充足，并采取科学的医护分离和防控措施，有利于保障医疗质量和患者安全。

4. 提高医院的经济效益

（1）控制医疗成本。合理配置医院床位有助于控制医疗成本。通过科学的床位规划和管理，可降低空置床位和低利用率床位的存在，合理安排床位使用，避免床位资源的浪费，从而减少医院的运营成本。

（2）提高收入效益。合理配置床位还能够提高医院的收入效益。通过增加治疗空间和可入院床位的数量，可吸引更多患者就医，提高就诊量，增加医疗服务的收入来源。

床位数量决定接纳患者的数量，床位不足会造成患者无床可住，床位过剩又会导致资源浪费，因此，床位的合理配置是关键。医院床位配置是医院规划与管理中非常重要的一环，直接关系到医院、科室的医疗服务能力和效益。在"优质、高效、低耗"的全新医院管理理念引导下，需要根据医院实际情况和未来发展需求进行科学规划，既要继续严控床位规模增长，又要重点提升床位工作效率。根据医院的实际情况设计一套科学合理的资源配置体系，合理配置床位，提高床位利用效率，精细调控科室的床位数量，对于提高医院的服务能力和效益、保障医院高质量发展具有非常重要的意义。

二、医院床位配置的原则和方法

（一）床位资源管理的相关评价指标

统计在医院日常管理中充当着极其重要的角色。管理者不再仅仅依据专家评价法来评价科室、医疗组、医生，而是借助信息化手段，获取最准确的临床过程信息，运用客观、公正的指标进行评价。医院评价指标是评估和监测医院服务质量的重要依据，可用于衡量医院在各个方面的表现，包括管理水平、服务质量、资源利用和患者满意度等。

制定和实施科学合理的评价指标体系，并不断完善和优化，推动医院的可持续发展和为患者提供更优质的医疗服务，这意味着医院逐渐由粗放式管理向精细化管理推进。在兼顾质量和效率的前提下，使用合理、有效的床位工作效率评价模型，对医院特别是三级医院的床位利用情况进行分析、评价，是实现医院床位合理、有效利用和提高医院资源使用效率的关键，也是评价医院质量、医院科学化管理的关键。

评价医院床位使用情况的所有指标应该是统一的整体，单独分析任何一项指标都不会达到应有的效果。将相关指标应用于医院管理中，及时掌握床位使用效率的波动，才能及时发现床位在运行过程中存在的问题，从而挖掘内在潜力，有效利用资源。为医院床位的综合调控提供科学依据，使有限的卫生资源创造出最大的综合效益。正确地分析床位的工作效率，及时地发现床位运转过程中存在的问题，最大限度地发挥床位的利用率，对医院的管理工作来说有着重大的意义。其中，医院床位资源管理有以下常用评价指标：

1. 实际开放床位数

实际开放床位数就是实际开放的总床数，包括核定床位数与加床数。该指标用于衡量医院床位供应的数量，对于评估医院的床位管理能力和服务水平都非常重要。在现实中，医院实际开放床位数往往大于核定的编制床位数，主要是受学科发展、患者需求及规模扩张驱动。

2. 实际开放总床日数

实际开放总床日数是一个累计概念，指报告期内每日零点实际开放床位的综合。该指标反映医院床位使用的总体情况，包括患者入住时间的长短和床位的利用率等因素。

计算公式：实际开放总床日数 = 实际开放床位数 × 统计期自然日历天数

3. 实际占用总床日数

实际占用总床日数由每天实际占床日数中累加得到。该指标可以反映患者在医院的实际住院情况，对于评估医院的床位利用率和周转率都非常重要。

4. 床位使用率

床位使用率是反映每天使用床位与实有床位的比率，即实际占用的总床日数与实际开放的总床日数之比。使用率只能说明病床的工作负荷情况，不能说明病床的工作效率。该指标可以衡量医院床位的利用程度，较低的床位使用率可能表示床位资源的浪费，较高的床位使用率意味着医院床位得到了充分的利用，而过高的床位利用率也可能导致床位紧张，潜在影响医疗质量和患者的满意度。

计算公式：床位使用率 = 实际占用总床日数/实际开放总床日数 × 100%

5. 床位周转次数

床位周转次数是指在一定时期内每张床位的患者出院人数。较高的床位周转次数表示医院床位能够快速释放和重新利用，提高床位资源的利用效率。床位周转次数的增加有助于减少患者的等待时间和缩短住院周期，同时也降低了医院的经济负担。

计算公式：床位周转次数 = 出院人数/平均开放床位数

6．平均住院日

平均住院日是指患者在医院住院的平均天数。平均住院日是反映医疗资源利用情况和医院总体医疗服务质量的综合指标，是集中表现医院管理、医院效率和效益较重要而敏感的指标，也是评价医院工作效率和效益、医疗质量和技术水平的综合指标。较短的平均住院日反映了床位资源的迅速周转和医疗服务的高效性，对于提高医院的综合运营效率非常重要。然而，平均住院日过短可能会导致医疗质量的下降，因此，医院需要综合考虑医疗质量和床位资源的合理平衡。

计算公式：平均住院日 = 出院者占用总床日数/出院人数

7．时间消耗指数

时间消耗指数表示治疗同类疾病所消耗的时间。一般来说，将某一地区的时间消耗指数均列为 1，当医院时间消耗指数大于 1，表明该医院治疗同类疾病所需时间高于地区的平均水平，当医院时间消耗指数小于 1，则表明该医院治疗同类疾病所需时间低于地区的平均水平。时间消耗指数用于衡量医院床位利用的质量和效率，它综合考虑了床位使用率、床位周转次数等因素，是一个综合性指标，可以反映床位的利用效率和患者的就医体验。

计算公式：时间消耗指数 = $\sum$ （医院各 DRGs 各组平均住院日比 × 医院 DRGs 各组病例数）/DRGs 分组总病例数

8．出院人次

出院人次是指在一定时间内，所有住院后出院的人数，包括医嘱离院、医嘱转其他医疗机构、非医嘱离院、死亡及其他人数，不含家庭病床撤床人数。出院人次可以反映医院的床位利用情况和治疗效果，帮助医院合理调配床位资源，提高病床周转率和床位利用效率。

9．门诊人次数与出院人次数比

门诊人次数与出院人次数比即门诊患者人次数与同期出院患者人次数之比，可通过该指标推算出患者住院需求。医院除了考虑基本医疗需求，还应根据三级公立医院定位，专注于疑难复杂病例，促进新技术发展和学科建设，鼓励科室多收治疑难复杂疾病和疾病的急性期患者，不断降低门诊人次数与出院人次数比，提高医疗资源利用效率，实现最优效能，促进医院内涵建设，推动医院高质量发展。

计算公式：门诊人次数与出院人次数比 = 门诊患者人次数/同期出院患者人次数

10. 办入院人数

办入院人数是指在一定时间内，通过医院门诊或急诊申请住院治疗的人数。办入院人数反映了患者通过门诊或急诊诊断后需要继续住院治疗的情况。该指标能够及时了解通过门诊或急诊需要继续住院治疗的患者数目，有助于医院安排住院资源，满足患者的治疗需求，同时也能在一定程度上反映区域内的疾病发病率和患者就医习惯。

计算公式：办入院人数 = 急诊入院人数 + 预约入院人数

综上所述，床位资源管理的评价指标是为了衡量医院在床位利用、周转效率、住院周期、供需平衡和服务质量等方面的表现。在实际应用中，这些指标的合理运用有助于优化床位管理，提高医疗机构的运营效率和患者满意度。

为便于了解专科病床运营有无异常情况，每月运营助理员会把相关指标通过科室运营数据分析等方式反馈给科室，对于超出上限或下限控制反馈的分析原因并采取措施，对确实由特殊原因造成的异常则抓紧解决，以确保床位效率和医疗质量的稳定和提高。

（二）床位配置的原则和方法

床位配置是医院对不同科室和病房床位数量和布局进行合理确定的过程。医院床位配置的原则和方法应根据不同的医院类型、规模和特点而有所不同。一般来说，医院床位配置的主要原则是根据需求进行合理的分配，以满足患者的就医需求，确保医疗资源的充分利用。

床位配置受多种因素影响，例如每天出入院患者数量、节假日、患者病情、住院时长、医生调岗等，需要在复杂的医疗环境中决策出合理的床位配置。医院床位配置的原则和方法要考虑患者需求、医疗效率、资源利用和医疗安全等因素，以科学规划和合理配置床位，提高医院的服务能力和效益。

1. 床位配置应遵循的原则

（1）满足患者需求。床位配置应以患者的就医需求为本，合理配置不同类型、不同级别的床位，保证患者的就医需求得到满足。

中山市人民医院于 2021 年 2 月正式上线"床位预约系统"。患者到我院就诊如需住院，只需要医生提交住院申请，我院的床管系统会按照患者病情以及专科床位情况，智能分配床位。医生只负责专心诊治患者，不用再分心去寻找床位，患者床位安排在哪里，医生就跟踪到哪里，更高效率解决群众的住院床位紧张问题。此外，系统开发完善了"预约床位信息通知""入院通知信息告知""电话提醒办理入院"的全程提醒，通知患者第一时间办理住院，缓解患者等待床位过程的焦虑情绪。为了给患者足够的时间准备入院，同时又让住院的患者家属提前准备好出院安排，系统还设计了"预出院"通知项目，使床位情况可以提前一天了解，提前通知准备出院和入院的患者。

在"床位预约系统"中，医生可给排床的患者标记为急诊患者、重症患者、目标患者、普通患者四个类别，系统会按类别和申请入院时间进行智能排序，只要病区有患者办理出院，出现空床，即可立即自动筛选符合条件的患者，为其安排床位。系统还会动态更新床位信息，医护能实时掌握床位资源的利用情况，而且系统能根据部分专科的特点设置特色条件，例如一般情况下，各科室可预留 1～3 张空床用于收治急诊及双向转诊患者，而普外三科、呼吸内科等急诊患者较多的专科可按实际需求预留更多空床用于收治夜间急诊的患者，在出现空床情况下，系统不会自动安排跨科患者，既满足急诊患者的需求，又有效保障专科的发展要求。

对于转科患者，重症患者转出监护室时，经会诊同意转科的患者相应专科须优先安排转出；转出困难时由预约服务中心优先安排床位到挂靠科室或相应专科；会诊后需要转科的患者由于床位原因未转出时由转出科室在床位预约系统上申请转科，由预约服务中心优先安排转科患者到相应专科。目前预约服务中心床位调整管理的优先原则为重症患者、急诊患者、转科患者、目标患者、普通患者。

（2）提高医疗效率。床位配置应考虑医院科室之间的协调配合，提高医疗效率，缩短患者等待时间，加快康复速度。

中山市人民医院打破原有运行模式，于 2021 年推出"全院一张床"改革项目，通过调研、走访，制定了《中山市人民医院床位同一管理办法（实行）》，在广东省首创全自动床位预约系统，把原来分布在各科室的零散床位资源集中整合在全院范围内统筹管理，按公开透明、公平正义的原则实现床位的全院共享。医院依据学科相近或位置相邻进行跨科收治有利于患者的医疗和护理安全，例如内科、外科等同一楼栋，学科相近的科室相互跨科，医生能短途内处置患者，护理也能适应相近学科的业务，促进专科护理的发展。

与此同时，为了进一步优化医疗卫生资源，深入推进分级诊疗和双向转诊服务，我院先后托管了南朗医院、中山市骨科医院和黄圃人民医院三家分院，并先后与全市 23 家医院、5 家社区服务中心、2 家民营医疗机构签订协作协议，逐步组成"中山市人民医院医联体体系"，实现医院间资源共享、双向转诊。此外，积极响应中山市卫生健康局和医疗保障局大力推行日间手术的政策，我院增加骨科、普外科、泌尿外科等多个日间手术病种，2022 年日间手术占择期手术比例较 2020 年高 7.55 个百分点，降低患者住院费用，缩短平均住院天数，加快病床周转，充分释放床位，将资源留给更有迫切需求的疑难患者。

（3）优化资源利用。床位配置应根据医院实际情况和未来发展需求进行科学规划，合理配置床位，以优化资源利用，提高医院经济效益。

中山市人民医院根据各科室的床位使用特点错峰跨科收治患者，例如周末眼科中心病房专科患者收治较少，可收治普外一科等外科手术患者，利用周末时间做好术前检查，周一进行手术后快速空置出床位给予眼科收治专科患者，进而解决外科患者待入院较多的问题。

（4）确保医疗安全。床位配置应考虑医疗安全因素，避免因病床不足而导致的交叉感染等问题。

中山市人民医院实行急危重症优先、专科专治、跨科专管、依据学科相近进行跨科收治患者，确保患者安全的情况下，最大限度地有效利用全院的床位资源。基于高水平三级甲等医院的功能定位，医院优先收治急危重症、重点病种；依据学科相近进行跨科收治有利于患者的医疗和护理安全，一是医生能短途内处置患者，二是护理也能适应相近学科的业务，促进专科护理的发展；同步出台《跨科室收治患者管理办法》，分别对医疗单元和护理单元有相关管理规定，确保患者安全。

此外，全面取消加床，为病区医护减负，保证医疗、护理工作的开展，保障了医疗质量，而患者的住院位置可以是全院任何一张床，医生根据患者的物理位置提供诊疗服务，让"患者跟床位走，医生跟患者走"。

2. 床位配置方法

（1）科室病床需求测算。

中山市人民医院是集医疗、教学、科研、预防保健为一体的三级甲等综合医院，开放编制床位 2 040 张，开设 61 个临床医疗科室，拥有国家级临床重点专科 1 个，广东省临床重点专科 11 个，中山市"十四五"医学研究中心 3 个，高水平医学重点专科 7 个，医学重点专科 19 个。中山市人民医院作为中山市最大的三甲医院，服务人口约 450 万。随着经济的迅速发展、科技的进步和人民医疗观念的改变，三级医院就诊患者数、服务量等均逐年大幅递增。这种日益攀升的服务需求与相对有限的医疗资源之间的矛盾，促使医院管理者不断思考如何提高工作效率，最大化利用卫生资源，为患者提供高效率、高质量的医疗服务。

由于床位资源零散地局限在临床各科室，不同疾病发病率也存在季节性差异，部分科室床位资源长期处于供不应求状态，床位资源的短缺一方面增加了患者入院等待时间，另一方面也导致科室部分业务需求流失，影响科室整体收入。只有将床位在各科室之间进行优化配置，才能合理有效地利用有限的床位资源，充分发挥现有床位资源的作用。

病房床位设置不是一成不变的，医院住院患者是由医疗市场、疾病构成、发病情况、医院专科水平等因素决定的，为了使医院合理有效地利用有限的病床资源，要根据科室床位使用情况，阶段性进行科室床位调整，合理增加、减少床位，对展开床位高于、低于上下限控制线的科室应给予限制并调整，避免造成卫生资源的短缺和浪费，对提高医院的社会效益和经济效益具有促进作用。

为合理测算科室实际业务需求，基于历史数据推断科室理论应配置的床位数，通过计算各科室床位使用率和患者入院等候时间推断床位资源理论缺口，同时相关指标数据也为医院管理层宏观管理和决策、优化科室病床资源配置方案、充分利用卫生资源提供数据支持和参考依据，有较强的实用性和科学性，对医院近远期规划的制订都有着十分重要的意义。

①各科室床位使用率。床位利用统计是医院信息管理最活跃的要素之一，合理分析床位利用情况对于提高医院经济效益、改善病房管理、挖掘潜力增强服务能力等有十分重要的意义。在"优质、高效、低耗"的全新管理模式中，用"床位使用率"这一指标作为医疗质量切入点，科学地评价医院床位的工作效率，及时发现床位使用过程中存在的问题，最大限度地提高床位的利用率。

统计分析方法：将科室实际占用总床日数与实际开放床日数对比，分析科室床位需求缺口数。

A. 假设各科室床位使用率为100%，通过科室的实际占用总床日数、期内日历日数，推算出科室需求床位数。

B. 假设各科室床位使用率为全院水平即全院病床使用率，通过科室的实际占用总床日数、期内日历日数，推算出科室需求床位数。

将理论总床位数与各科室实际总床位数进行对比评价，根据诊位、床位的配置关系，将科室床位资源状态划分为三种类型：床位过剩、配置合理、床位不足。

②各科室入院等候时间。各科室入院等候时间的统计分析是医疗管理的重要手段之一。通过各科室的入院等候时间数据分析，医疗机构可以及时了解资源利用的情况，为医疗机构的资源配置提供依据。通过比较不同科室的等候时间，医疗机构可以发现资源紧缺的科室，合理调配资源。此外，通过及时反馈和跟进患者的等候体验，医疗机构可以改善服务流程，提高患者满意度，树立

良好的医院形象。

统计分析方法：对比各科室患者等候时间为 0 天、1 天、2~3 天、4~6 天、大于或等于 7 天的患者数，总等候入院患者数以及患者平均入院等候时间，分析科室床位业务需求情况。

（2）床位资源动态分配。

临床科室的床位设置应当根据科室业务的变动进行阶段性的调整，以适应实际工作中的需要。通过合理测算各科室床位需求缺口数和床位业务需求，结合医院和各临床科室的实际情况，对全院各临床科室的床位进行调配。

2020 年，中山市人民医院开放 2 040 张编制床位，另机动性设有大约 270 张加床。长期以来，医院各临床科室实行"诊疗＋护理"一体化的运行模式，科室容易产生本位思想，使得不同科室的床位资源存在壁垒，相互借用需要进行协调和办理相关手续方可完成。由于床位资源局限在临床各科室且较为分散，以及不同疾病发病的季节性差异，会出现部分科室床位紧张，其他科室床位空余的现象，无法最大化发挥床位使用效能，2020 年全院的床位使用率仅为78.48%，其中有 5 个病区床位使用率超过 100%，占全院病区 9.80%，有 16 个病区床位使用率低于 70%，占全院病区 31.37%，资源利用呈现低效率、不平衡的现象。部分科室加床严重，不但影响了医院环境美观，更重要的是存在患者的安全隐患，降低医疗质量。对患者而言，紧缺的床位资源是他们一直以来的痛点，"看病难"问题仍需迫切解决。为了深入推动床位资源稳供给、提效能、调结构，更好满足群众多层次医疗服务需求，不断增强人民群众获得感、幸福感、安全感，2021 年，中山市人民医院推出"全院一张床"改革项目，通过调研、走访，制定了《中山市人民医院床位同一管理办法（实行）》，在广东省首创全自动床位预约系统，把原来分布在各科室的零散床位资源集中整合在全院范围内统筹管理。2022 年 10 月，中山市人民医院通过分析研究，选取了跨科借床最多和借出床位最多的部分科室，进行进一步分析，并实行了床位调拨（见表 9 - 10）。

表 9 – 10　2022 年 10 月床位调整方案

单位：张

护理单元	编制床位数	各专科床位数		调整情况
眼科护理单元	28	眼科	23	– 8
		血液内科	5	5
内分泌科护理单元	52	内分泌科	47	– 5
		血液内科	5	5
骨二科护理单元	43	骨二科	38	
		泌尿外科一区	5	5
冠心病精准治疗中心护理单元	32	冠心病精准治疗中心	17	– 5
		心血管内科日间手术病房	5	
		普外一科	10	10

床位动态分配机制进一步激励了科室提升床位利用效率，医院管理者可以通过明确的数据、可比的指标直观明了地了解医院和科室各阶段的情况，对床位资源进行合理配置，避免床位资源盲目配置导致的短缺与浪费现象，提高医院的社会效益和经济效益。

（三）床位配置配套核算办法

随着医疗行业的不断发展和医院管理的重要性日益凸显，制定并实施合理有效的且与医院发展方向配套的核算办法变得至关重要。医院绩效核算办法是医院在确立了总体目标后，对临床、医技、护理、职能等科室选择关键指标进行评价考核，并将其直接与医院员工个人利益挂钩。在员工个人的努力下，科室完成绩效目标，从而实现医院的既定目标。也就是通过合理的绩效评价机制发挥经济的激励和导向作用，通过关键业绩指标考核体系，使医院的生存和发展与各科室的工作质量、服务效率以及职工个人的经济利益紧密结合，调动职工的积极性和主动性，增强科室的建设，促进医院的发展。

配套核算办法有利于促进医院管理水平的提升。医院配套核算办法可以帮助医院建立科学合理的管理机制，提升管理水平。通过评估不同科室和岗位的绩效表现，发现问题、分析原因，并针对性地制定改进措施，推动医院各项管理工作的持续改进和优化。这样可以提高医院资源利用效率，减少浪费，提升医疗服务品质，使医院具备更强的竞争力和可持续发展能力。

配套核算办法有利于优化医疗资源配置。医院配套核算办法可通过对医疗资源的评估和监测来优化资源配置。通过合理的指标体系和评估方法，可以评估医院各个科室、医生和护士的绩效水平，了解资源利用状况，发现资源紧缺的科室，避免某些科室过剩或闲置。基于对医疗资源的评估，医院可进行资源合理分配，提高资源利用率，增加医疗服务的供给能力，从而满足患者不断增长的需求。

配套核算办法有利于提高医疗服务质量。医院配套核算办法对医院的整体服务质量起着重要作用。通过制定和实施一系列与医疗服务相关的评估指标，如时间消耗指数、费用消耗指数、预出院办理率等，可以监测医院的服务质量，并及时发现问题，针对性地开展改进措施。通过追踪医疗服务质量的变化，医院可以持续改进和提升自身的服务品质，减少错误，提高患者满意度和安全性。

配套核算办法有利于增强医院的竞争力。医院配套核算办法可以作为衡量医院绩效的重要标准，有助于提高医院的竞争力。医疗服务市场竞争日益激烈，优质的医疗服务和卓越的绩效表现是吸引患者和合作伙伴的关键因素。通过公开透明、客观公正的配套核算办法，可以增加医院间的比较性，鼓励医院各项工作的改进和创新，有效提高医院的竞争力。

配套核算办法有利于提高患者满意度。医院配套核算办法的特点之一是关注患者满意度。患者满意度是评估医院服务质量的重要指标之一。配套核算办法通过设计相关评价模块，如诊疗流程、对患者的关怀、交流与沟通等方面进行评价，倒逼医务人员从患者角度出发，改善医疗服务流程和质量，提高患者的满意度。

配套核算办法有利于为决策提供依据。医院配套核算办法的指标和数据为管理层提供了重要的决策依据。通过对各项指标的监测和分析，管理层可以及时获取医院在各个方面的表现情况，找出问题，并提出相应的对策。这样可以使管理层做出更加科学合理的决策，提高管理效率和决策的准确性。

综上所述，医院配套核算办法在提升管理水平、优化资源配置、提高医疗服务质量、增强医院竞争力、改善患者满意度以及为决策提供依据等方面具有重要的意义和作用。因此，医院应重视制定和实施科学合理的绩效核算办法，并不断完善和优化，以推动医院的可持续发展和为患者提供更优质的医疗服务。

医院床位配置是一个复杂而重要的管理课题。合理配置医院床位资源并提高患者就诊效率，配套的核算办法必不可少，同时它也是激励和管理医护人员的重要方式。医院床位配置配套的绩效核算办法对于提高医院的床位利用效率、优化医疗服务质量、降低医疗成本、调动医护人员工作积极性等方面都具有重要意义和作用。

中山市人民医院为鼓励各科室积极配合医院床位调配工作，鼓励医护人员提高床位的使用效率，保障对医疗系统及护理系统收治患者工作量、工作难度、风险程度等的合理体现，针对全院科室开展跨科收治患者的实际工作情况，结合政策导向和医院的可持续发展，医院借鉴平衡计分卡和关键绩效指标等先进绩效管理方法和核心理念，设立指标和评价考核体系，每月对其进行评价、考核和反馈，并于2020年在绩效上实行了医疗和护理相互分离的模式。

1. 医疗方面

（1）无论患者收治在哪个病区，其工作量和绩效都会计入该医疗单元，如跨科收治的患者的医疗服务收入按非跨科收治患者的核算模式一并计入专科。

（2）使用"出院人次"等指标考核科室的服务量，采取"总量"与科室历史数据进行纵向比较，避免了横向比较时不同专科、不同病种的影响，充分体现科室整体的工作量，排除因人员变动所带来的干扰。

（3）将DRGs引进医院进行医疗质量和效率的评价，并同时用于评价病床的工作效率，如考核临床科室"时间消耗指数""费用消耗指数"，引导科室与省内同级医院比较，将以往复杂程度不一的病例聚类整合到同质可比的DRG组，运用少而精的几个指标用于医院的质量管理，大大降低了平均住院日，提高了医疗效率，减少患者经济负担；全力引导医疗单元多收危急重症、促进学科发展的患者，增大了CMI值，提高了服务的难度，易于分级诊疗的实行；通过低风险组死亡率和中低风险组死亡率指标的剖析，提高了医疗安全；同时合理地分配病床，将有限的资源运用到更需要的科室里，大大提高了病床工作效率，为医疗工作的精细化管理提供了支持与帮助。

（4）在科室实际诊疗活动中，部分危急重症或疑难手术的患者会超出科室运营要求，此类患者往往住院时间长、医疗资源消耗大、医保亏损严重，在综合考评分评价体系里会给各项效率和效益指标"拖后腿"。然而，此类病例也是医院顶尖诊疗技术的体现，是医院展示核心竞争力的重要途径。所以，为了体现这部分工作的难度和风险，同时激励医务人员提升诊疗能力，促进技术和学科发展，医院专门设置了专项奖励，使绩效考评作为一项有力的工具，灵活推进医院向既定目标发展。

医院通过专项考核引导临床科室积极收治疑难重症病例，并与薪酬直接挂钩，强化并实现三级公立医院的功能定位和学科发展，在重症病例、四级手术、病例权重（RW）、CMI值、DRG组数等体现高、精、尖技术的项目上加大绩效鼓励的力度。

2. 护理方面

（1）护理单元无论收治哪个专科的患者，其工作量和绩效也会计入该护理单元。如护理单元综合考评分部分和护理级别部分绩效会结合患者所在专科的综合考评分、护理床日数、护理单元级别进行核算。

（2）将护理单元床位使用率与护理编制人数挂钩，当床位使用率超过当前应配备的护理人数标准时，医院会优先为其护理单元增配护士，若暂时未有人员到位，相应的绩效工资也会发放至护理单元，从而鼓励了护理单元能收尽收，并且愿意多收治患者。

三、编制床位动态管理

编制床位动态管理需建立床位监控和调度系统，对床位的使用情况进行实时监测和跟踪。通过监控系统，可以及时了解床位的占用情况、空置情况以及预计的床位需求，进而做出相应的调度决策。这有助于提高床位的利用率，优化床位的分配和调整。除此以外，还需定期对床位动态管理的效果进行评估和改进。根据实际情况，调整床位管理政策和标准，完善床位分配和调整的流程，优化床位资源的利用效率。同时，通过与其他相关部门的协作和沟通，建立起有效的床位资源共享机制，为患者提供更好的就医服务。

中山市人民医院于2021年2月上线"床位预约系统"，智能化分配全院床位资源，11月中旬，又推出了新的版本《中山市人民医院"床位预约系统"管理办法》，并成立了"床位预约中心"，新的措施办法更加全面、更加系统、更加规范。2022年，医院又推出"周末手术"方案，鼓励外科科室周末安排手术，进一步提高了医院周末的床位利用率。医院定期在专科发展需求、床位使用率情况、相关行业规范等方面论证分析编制床位的使用和管理，根据论证分析结果进行循环改进。专科也可根据科室工作需要，通过OA流程向运营管理部发起床位变更申请，由运营管理部牵头与医务部、护理部、医院感染管理科、设备科、基建工程科、后勤管理科等相关部门一同展开论证，并将论证结果提交医院审议决策，相关部门按照医院决定落实调整工作。与此同时，医院的床位预约系统、住院床位调整管理办法及相关工作流程在使用过程不断完善更新，目前已经成立了初步的长效机制，并将在探索实践中持续改进。

中山市人民医院编制床位动态管理至今为止达成了以下成效。

（一）床位使用率提高，医疗技术水平提高，经济效益提高

从 2021 年"全院一张床"改革项目实施至今，对床位管理的观念实现了"从医生管床，到科室管床，到医院管床、全院共享"的转变，床位从供给侧创新性地提供服务，利用率有效提高，项目实施前后对比，2022 年月床位使用率为 86.29%，较 2020 年分别提高了 7.81 个百分点，各个病区的床位使用率也渐趋平衡，全院仅综合科的床位使用率低于 70%，仅脑血管介入科的床位使用率超过 100%，出院人次较 2020 年增长 13.16%。

同时，"全院一张床"改革项目在运行机制上优先筛选出急危重症患者进行收治，使我院的医疗技术水平进一步提升。近三年我院 CMI 逐渐提高，RW > 2 的患者占比逐年上升（见图 9 - 24），四级手术次数逐年增加（见图 9 - 25），经济效益也得到明显提升（见图 9 - 26）。

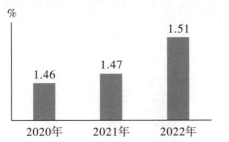 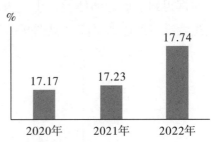

图 9 - 24 2020—2022 年全院 CMI 和 RW > 2 的患者占比

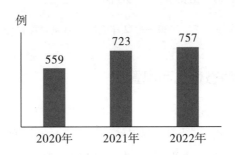

图 9 - 25 2020—2022 年全院月均四级手术例数

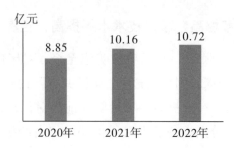

图 9 - 26　2020—2022 年全院医疗服务收入

（二）患者满意度提高

2021 年改革项目实施，患者无须在医院排队候床，只需密切关注床位预约系统推算的候床动态信息即可及时了解候床进度，在"院前候床、来院提醒"等方面都得到了更好的体验，患者更能体会到安全感、获得感，2020—2022 年全院患者满意度逐渐提高（见图 9 - 27）。

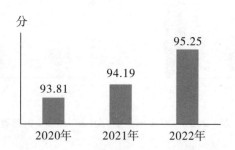

图 9 - 27　2020—2022 年全院患者满意度得分

（三）资源得到动态优化和配置

中山市人民医院项目系统和制度在使用过程不断完善更新，目前已经成立了初步的长效机制，并将在探索实践中持续改进，巩固项目实施成果，2022 年10 月，医院通过分析研究，选取跨科借床最多和借出床位最多的部分科室进行供需平衡分析，并实行了床位调拨，进一步加强了床位管理和合理使用，优化了床位资源的配置，统筹兼顾院内专科发展和资源供需平衡。

通过编制床位动态管理，在充分考虑各科室业务需求与床位工作效率的基础上科学、动态地对科室床位进行调整配置。床位精细化管理帮助医院提升了资源利用效率以及对科室工作情况进行更加精细、公平的考核，可以避免床位过剩或紧张，减少患者等待时间，优化床位的使用效果，避免了资源闲置与浪费并存现象，还可以提升医院的运营效益，提高医疗资源的利用效率。因此，在公立医院高质量发展布局中，医院通过不断创新现代化管理方式，加强管理活动与业务活动的有机统一是推动转型、提质增效的关键举措。在深化资源合理配置领域中，医院要始终坚持控规模、强内涵的发展模式，善于利用数据技术支持，在不断提升资源使用效率同时保证其使用效益，确保医疗资源发挥最大效用。

第七节　手术室资源配置的管理与优化

医院手术室是实施手术治疗和抢救危重症患者的重要场所，它不仅担负着医治患者的作用，更为急救患者和手术正常进行等提供保障。1846 年美国牙科医生 Willianm. T. G. Mortom 在图书馆演示乙醚麻醉下实施无痛拔牙，从此揭开了手术室发展的序幕。手术室经过近 80 年的发展，从简易工作间逐渐发展为智能多功能手术平台。

（1）第一代简易型手术室。随着时代的进步，外科学得到飞速发展，而外科学的发展又带动了无菌技术和消毒技术的发展，到 19 世纪麻醉学诞生，首例麻醉手术完成。

（2）第二代分散型手术室。进入 20 世纪，近代手术学得到普及，推动了手术室的发展，每个诊疗科室都建有手术室，以分散的形式存在于医院，根据不同科室的需要，专科手术室内配置相应的医疗器械。

（3）第三代集中型手术室。20 世纪中期以来，外科手术学有了进一步的发展，手术室由分散形式逐渐转变为集中形式，1937 年在法国巴黎召开的万国博览会上，展示了集中型的手术室，现代模式的手术室正式创立。

（4）第四代洁净手术室。随着当代发达国家的医院感染管理工作的迅速发展，手术室作为医院感染管理的一个重点，引起了医院管理者的重视，要求医务人员提高技术水平，组织合理的工艺流程及严格的消毒程序。虽然对手术前室内及各类器械进行了严格的消毒灭菌，但由于细菌附着在空气尘埃粒上，很难被杀灭，因此要控制外源性的感染就很困难。为建立洁净的手术环境，洁净手术室采用现代空气洁净技术，组织科学的气流形式，对手术室内的空气进行循环过滤，除去空气中的尘埃和微生物，为手术部位提供洁净的环境。现代空气洁净技术的使用明显降低了术后感染率，提高了手术质量，且其操作简便，消毒灭菌时间较短，提高了手术室的利用率，是手术室消毒灭菌技术的一次革新。洁净手术室的出现是医学技术同工程技术相结合的一项成果，是手术室发展过程中的一次重大进步。

（5）第五代数字化手术室。随着科技的进步，现有设备的数字化功能不断提升，利用其数字化功能，结合计算机技术，从软硬件上进行整合集成，使设备的使用功能更优化，更符合手术条件的需要，更适合现代手术技术和手术室操作规定的需求。

手术室的五次革新进化，都是侧重手术室的功能及手术质量的提升，但是大部分医院手术室的资源有限，手术室无法满足快速增长的医疗需求。手术室的每一环节均与患者生命有密切的关系，手术室工作效率的高低直接影响患者的预后甚至生命安全，影响患者的周转情况，关系患者的经济负担，影响医疗和护理的质量，关系到医疗、护理效果，影响医院的经济效益，甚至影响医院的社会效益。想高效地利用手术室有限的医疗资源，减少手术的周转时间及浪费现象的发生，就不仅要求手术室有较高的硬件条件，同时对手术室中的流程和规范化管理也有着较高的要求，需不断提高和增强手术室的综合管理质量，提高手术安全性及护理质量。

一、手术室资源配置优化的涵义与意义

随着医疗水平及技术的不断发展，传统手术转微创手术、各种危重手术的开展等因素导致医院手术量增加、手术时间延长，手术医生、患者对手术室的需求增加，手术室的固有资源难以满足临床专科及患者日益增长的卫生服务需求。近年来，国家卫生健康委三级公立医院绩效考核领导小组下发的《国家三级公立医院绩效考核操作手册》，不断提及"出院患者手术占比""出院患者微创手术占比""出院患者四级手术占比"。手术室的工作情况直接反映一家医院的医疗服务能力，影响患者的就医体验，关系到医院的社会效益等重要问题。因此，如何合理地配置及优化手术室资源，提高手术资源的使用率，提升患者的就医体验，已成为各家医院急需解决的问题。

（一）手术室资源配置优化的意义

作为医院的重要部门，手术室能否高效运作对于保障患者安全、提高手术效果、完成国家绩效考核、增加医院的经济效益和社会效益等都至关重要。但是医院传统的管理思路往往侧重手术室功能的提升及手术室规模的扩大，而忽视手术延迟、接台时间久、流程不合理等问题，致使手术室有效使用率低，医院资源浪费。只有软硬件共同提升才能保证医疗资源的高效运作，在保证有可用手术室的前提下，医院需要进行手术资源的优化配置，提升手术室的有效使用率。

实施手术资源配置优化，使手术资源得以高效率地为医院及患者服务，直接关系到医院的运营和患者的就医体验，直接影响医院的经济效益和社会效益。合理的手术室资源配置，对于优化医院管理及缓解就医压力、缓和医患关系等都具有重要的意义。

1. 提高手术室的使用率

医院进行手术资源配置的精细化管理，合理、科学地将医院的手术资源分配到各个手术室及临床科室。医院通过科学的规划与管理，保证各个手术室、各临床科室高效运行，提高手术室的使用率，以有限的医疗资源，服务更多患者。

2. 降低平均住院日

外科手术患者的理想住院状态为：当天住院、次日手术、术后恢复即可出院，但是往往由于手术室的限制，导致部分手术患者无法在住院后及时手术，需要在医院住院等待手术台，造成患者无效的住院时间延长，患者的平均住院日增加。随着手术室资源配置优化及流程的管理，医院的手术更加合理、高效的安排，患者住院后等手术台的现象逐渐减少。手术的高效开展，既降低了患者术前的等候时间，又可以因为医院亚专业等的设置，保证患者高质量地完成手术，良好的术后效果为患者的快速康复出院提供了有力的支撑，减少患者术后的康复时间，降低患者的平均住院日。

3. 减少资源浪费，降低成本

对医院而言，手术室资源配置及流程的优化使手术室使用率得到提高，手术环节各阶段（人力占用、仪器占用、手术室占用等）的浪费随之减少，手术成本降低，医院的经济效益得到提升。对患者而言，手术室资源配置及流程的优化使手术室使用率得到提高，患者手术得以快速完成，更多患者可以得到有效的救治，住院日减少，患者经济负担减少，就医体验得到提升，医院的社会效益增加。

4. 提升职工满意度

不合理的手术资源配置及流程，往往导致医护人员工作时间的浪费，医护人员会花费大量时间处理与手术不相关的各种工作，加班现象普遍，疲于应对因流程不合理导致的各种问题，职工工作疲惫，满意度低。手术室资源配置的优化及流程的管理，可以使手术按时开台，手术衔接更加紧凑，在保证手术质量的前提下缩短手术时间，提高手术室的手术效率，提升医护人员有效工作时间的效率，减少非必要加班情况的发生，提升职工的工作满意度。

5. 提升患者满意度

手术室使用率的提升，使患者住院后可以及时接受手术治疗，患者的病情及时得到缓解治疗，并且住院天数的减少使患者花费更少的钱得到更好的服务，患者就医体验得到提升，患者满意度增加。

由此可见，手术室的工作效率直接关系到外科手术的周转，直接影响医院的经济效益和社会效益，但是部分医院按照传统的发展思路，盲目扩建手术室，造成医疗资源的浪费。伴随着现代医学的不断发展，手术室的工作也涉及多学科、多科室，工作效率的提高需要多学科共同的努力、协调等。我院为了提高手术室的工作效率实施了一些措施，提升了手术室的经济效益和社会效益。

（二）手术室资源配置优化的方法

我院通过在人员管理、设备管理、材料管理、手术流程优化、手术室设置等方面的不断优化，通过保证首台的开台时间、缩短接台时间、提升默契配合度等方面，不断提高手术室的工作效率，提升医院的社会效益及经济效益，具体措施如下：

1. 人员层面

（1）在手术、麻醉医生管理层面医院执行《中山市人民医院亚专业建设管理办法》《中山市人民医院手术分级管理制度》等规定。要求根据学科未来发展前景和方向，各专科的高级职称人员须明确亚专业发展的方向，形成"学科有特长、医师有专长"的新局面，促进学科的整体建设，保证医疗质量，提升工作效率。

在临床科室区分亚专业、主攻手术的前提下，手术室也积极响应医院的政策，设立手术室11个亚专业方向，各麻醉医生在掌握常见的病种麻醉技术后，按科室设置的亚专科主攻本亚专科患者的手术麻醉。长期及大量手术的开展经验，让各麻醉医生对本亚专业患者的麻醉经验更加丰富，各种突发状况的处理更加从容。长期重复的工作帮助麻醉医生在处理本亚专业的患者时，可以更快速、更精准地完成患者的麻醉，高质量、高效率地配合临床科室完成手术（见表9-11）。

表 9 - 11 医院医生亚专业方向及诊疗方向一览

序号	亚专业方向	诊疗方向
1	体外生命支持	体外循环、ECMO、血液保护、心室辅助装置
2	心胸外科麻醉	胸科手术麻醉、心脏手术麻醉、大血管手术麻醉
3	腹部外科麻醉组	腹部外科麻醉
4	麻醉术后检测与治疗	术后患者复苏、术后并发症防治
5	围手术期麻醉	常规骨科麻醉、围手术期骨科重症超声、肌骨治疗
6	产科麻醉	常规及危重症产科麻醉、快速康复产科麻醉
7	耳鼻喉头颈麻醉	耳鼻喉头颈外科手术及困难气道患者的麻醉
8	小儿麻醉	新生儿及早产儿麻醉、小儿麻醉
9	麻醉诊疗学（舒适化医疗）	无痛检查、无痛治疗
10	急性疼痛管理	分娩镇痛、围手术期创伤患者镇痛
11	麻醉治疗学	ERAS 麻醉的辅助治疗，为手术期疼痛与并发症治疗

（2）护理实行手术类型—麻醉护理亚专业组的工作方式，麻醉护理各亚专业组长根据组员的业务特长对护理排班及医院手术的拍台，保证每台手术可以在相关麻醉亚专业护理组配合下完成。

护理实行亚专科分组工作模式后，手术室护士相对固定亚专科，通过同种手术的反复磨合，巩固手术配合的技巧、深化记忆，可以独立配合医生完成手术，减少器械商跟台的不规范操作引起手术感染的风险。搭班护士的配合更加默契，手术类型与护士相对固定的搭配，使器械护士了解每类手术、每位手术医生的特点。术前可以依据手术类型及主刀医生的习惯准备好该手术所用台次的手术物品，巡回护士准备好手术体位用品，减少术中巡回护士往返储物间拿取物品的次数。亚专业组的设置、实施，提高了医护的专业技能，提升了医护之间的配合默契程度，从而保证手术可以高质量、高效率地完成。

（3）在改进前手术室仅仅配备 3 名左右的工人，手术室内除手术外的各项工作也大部分需要护理人员完成，这会分散护理人员精力，造成人力资源浪费。在医院优化手术室后，为手术室配备清洗工人等专业技术人员，既保证工作可以高质量完成，又解放了麻醉护理人员的精力，使手术室医护更专心投入麻醉工作中，保证麻醉工作高质量完成。

2. 设备仪器层面

在设备管理方面，医院实行临床科室购买、使用，手术室维护、管理的工作模式。手术室内除通用的手术仪器由手术室购买外，各专科专用的手术仪器由专科购买并承担仪器成本，成本的分摊促使各专科减少不必要设备的购置，提高已购买设备的使用率。

手术室设备由手术室统一管理及维护，传统的手术室运行模式，各专科医生管理各专科的手术设备，各专科间手术设备的使用需要烦琐的借用流程。而我院手术设备全部集中在手术室，手术室可以在保证设备所属科室的正常使用前提下，调配手术内的各种仪器设备，统筹医院全部手术设备的使用，减少仪器设备闲置情况的发生，医院引进智能手术设备管理系统，实施监控各设备的使用及保养情况，提高医院的设备使用率，提升经济效益。

3. 耗材管理层面

医用耗材指医院在开展医疗工作中不可或缺的消耗性材料，例如植入物和一次性卫生材料等。随着医疗技术水平的提升，各种医疗技术手段不断提高与创新，各种新型耗材和使用技术应用于临床工作，医院所用消耗性材料的需求品种和数量日益增多，于是医疗耗材的管理难度也越来越大，对其管理水平的要求也越来越高。

特别是对于传统的管理模式，临床专科的耗材管理各自为营，每个专科都设有科室内部的二级耗材库，耗材的请领、收费、核查全部在专科内完成，仅使用环节，在各个科室开展手术时，术中使用的专科高值耗材由专科医生带入手术室使用。由于我院设置临床科室较多，医院划分24个外科科室，各科室对于耗材的使用无统一的标准，各个专科根据科室的特点及喜好选用耗材，每天大量不同种类、不同型号、不同规则、不同收费的材料充斥着手术室。由于品种繁多，型号各异，器械护士难以掌握各种耗材的使用情况，对部分耗材的使用生疏，需要花费更多的时间去熟悉、了解、使用各专科不同的手术材料。护理人员对耗材的生疏，直接导致手术质量存在风险，手术室效率下降，不利于医院手术室资源优化及效率提升。

为了手术室高效合理地运行，使手术室工作效率最大化，我院先后制定了《关于禁止自带医用耗材进入手术室使用的通知》《中山市人民医院医用耗材管理办法（试行）》《中山市人民医院医用耗材临时采购制度》等制度，"为规范医院医用耗材的使用管理，经相关部门会议讨论，现决定：自2022年6月15日起，禁止手术科室自带医疗耗材进入手术室使用。所有手术中使用的耗材必须由手术室统一申请领用和收费。由于需根据耗材品规和备货数量进行库房改造、采购智能柜等，请各手术科室将此前自带进入手术室使用的耗材信息上报设备科汇总，统一由手术室申领备货"。医院通过授权麻醉科集中管理手术耗材，使我院手术耗材的目录得以精简，手术耗材的出入库全部由手术室护士管理，手术护士更容易掌握手术室耗材的使用情况，为医生手术提供合理性的建议，促进手术的高效开展，提高手术室的使用率。在医院耗材优化整合的同时，麻醉科集中管理术中耗材，使全院的耗材一直处于一个低库存并且又能保证临床手术使用的需求，医院用耗材的高效运转来减少资金的占用，使医疗成本降低，让患者从中受益。

4. 手术流程层面

（1）增加手术的预约发单申请限制，科学合理地安排次日择期手术，充分利用手术室资源。具体措施为：除急诊手术外所有的手术均需预约完成后才可占用手术室开展手术，手术室接收到次日手术申请后，在保证急诊手术可正常开展的情况下，根据各手术科室、手术医生、各类手术的手术时长、手术台数等指标，科学、合理地将手术安排到手术室的各个手术间。尤其对于手术较多的手术科室及手术医生的手术，需提前将次日手术有计划地错峰分至各个手术间。保证当日所有手术间的手术基本可以同时完成，加快手术周转，减少被动分台的发生，降低手术分台的频率，降低潜在的风险，缩短工作人员加班时长，提升医护人员的工作质量及工作效率。

（2）增加术前、术后的访视工作。术前访视，由于大部分患者并不十分了解手术的治疗过程，会对未知的手术存在紧张和恐惧，难以积极乐观地对待，并且作为参与者的麻醉科医护人员，对患者的病情了解程度不够，难以制订十分合理有效的麻醉及围手术期的护理方案，难免存在缺陷，增加手术治疗的风险。我院增加术前访视的管理规定后，麻醉科医护人员访视患者时，向患者介绍手术的必要性及手术方案实施的过程，使患者对麻醉及手术有了基本认识，树立手术康复的信心，缓解患者的紧张情绪。术前访视不仅缩短了医护与患者间的差距，更增强了患者对于手术治疗的信心，为手术的顺利进行奠定了良好的基础。

术后访视。手术结束后，医务人员在1～2天内需要对患者进行术后回访，了解患者手术的恢复情况，收集患者术后的各项指标及患者对手术过程及手术室的意见与建议，针对患者提出的问题具体分析。并针对患者提出的合理性意见与建议及时做出调整，改进工作中存在的不足，以最优的方案来为患者服务，使患者得到更完善的术后护理，加快患者的术后恢复，提升患者的就医体验。

（3）增加预麻间的设置，预麻间是手术室与临床各科室及手术患者间联系的重要桥梁和纽带，预麻间的医护人员需要完成术前的各项准备工作，包括：①快速完成手术患者的术前核查，有效避免不必要的意外、差错及事故的发生；②高效地完成患者的心理疏导及安全管理，对等待中的部分患者出现的一些特殊情况，能做到早发现、早排查、早处理，使患者能以较好的身体、心理状态进入手术，大大提高日常麻醉工作的效率和质量，保障后续手术及术后复苏的顺利进行；③高效地完成术前的准备工作及建立静脉通路、超声引导线的神经阻滞等操作，完成相对简单的麻醉工作，有效减少术中麻醉不良事件。

预麻间的建立可以保障手术效率和提升围手术期的患者安全，并规避各个手术环节中由于衔接不畅导致的工作效率下降、操作流程不严谨等问题。预麻间的存在不仅缩短了接台患者的术前等候时间，又让非手术间内的必要准备工作提前在手术间外全部准备完成，有效提升了接台效率，使手术室的使用效率尽量最大化，减少有限的手术间的不必要浪费，提升手术的周转并保证患者的安全。

（4）加强首台手术开台及接台手术接台的管理规定。首台手术准时开始是保证手术室使用率的重要因素，是确保手术室效率的首要条件，同时也是医院外科及手术室人力及医疗资源充分利用的基础。若首台手术的开始时间不能保证，首台手术开台出现延迟，会导致后面接台手术全部延迟，造成手术室空置、患者不满、接台医生有情绪、医患矛盾加大、医院成本增加等各种问题。只有第一台手术准时开始，才能提升手术室的整体使用率，降低手术室使用成本，避免患者遭受更长时间的痛苦，还可以提升医院的服务质量，增加经济效益。接台手术的延迟导致医院收入减少及打击外科医生的手术积极性，减少这些延误不仅对患者的治疗很重要，而且有利于手术室资源的最大限度使用。

为此我院成立专项小组，并下发《中山市人民医院手术分级管理制度》《中山市人民医院手术分级管理制度》等规定，医院层面要求如下：

一、首台手术麻醉前核查时间的规定

（一）周一至周四第一台手术麻醉前核对时间为 8：00，周五为 8：30，调整上班工作按照周一时间执行。

（二）麻醉前三方核查由手术医师主持，参与人员包括麻醉医师、手术医师和巡回护士。手术医师须按规定准时到达手术室主持麻醉前核查，手术医师未到位执行麻醉前三方核查，麻醉师不得麻醉。手术医师迟到 10 分钟以上视为违反规定：1 个自然月内科室违规累计达 3 次，停当事科室首台择期手术资格 1 周，连续三次为同一诊疗组者，除停当事科室首台择期手术资格 1 周并停该诊疗组首台手术资格 1 个月。具体监管时，专科违规发生达 2 次时，手术麻醉科即发邮件并电话当事科室主任，确认科主任知晓。累计次数达 3 次时，次日手术麻醉科执行停当事科室首台择期手术。在此期间，该专科的接台时间由手术麻醉科决定，手术室落实统计，每月第一周将统计数据上报医务部，医务部将在院内公示。

二、首台择期手术开台及手术接台时间的规定

（一）周一到周四第一台手术开始时间为 8:30，周五为 9:00。带教老师须全程指导住院医师或护士实施缝合皮肤、麻醉、护理等后续工作，确实落实带教工作，同时提高手术效率。

（二）本规定关于手术开始时间的定义：情景一：下级医师进行第一步操作（如切皮等），且主刀医师于第一步操作开始后 15 分钟内上台，手术开始时间定义为下级医师第一步操作时间；情景二：下级医师进行第一步操作（如切片等），主刀医师于第一步操作后超过 15 分钟上台，手术开始时间定义为主刀上台时间；情景三：如主刀医师开始就主持第一步操作，则主刀医师第一步操作（如切皮）时间定为手术开始时间。

（三）接台手术准备时间定义为：上一台转出至下一台开始麻醉前核对时间。接台手术准备须在 30 分钟内完成。麻醉核对完成后 20 分钟须开始手术。重大手术及其他特殊手术可以适当延长。

（四）为提升效率，手术科室须提前安排手术序号，通知手术室提前准备手术相关物品。

（五）1 个自然月内第一台手术未按规定时间开始手术的科室累计达 3 次，停当事科室首台择期手术资格 1 周，连续三次为同一诊疗组者，除停当事科室首台择期手术资格 1 周外，同时停该诊疗组首台手术资格 1 个月。具体监管时，当违规发生达 2 次时，手术麻醉科即邮件并电话通知当事科主任，确认科主任知晓，累计违规次数达 3 次时，次日手术麻醉科执行停当事科室首台择期手术资格。在此期间，科室接台手术时间由手术麻醉科决定，次月手术室落实统计，每月第一周将数据上报医务部，医务部将在院内公示。

全院自上而下梳理手术接台的流程，规范化各流程节点，明确各岗位的责任，责任落实到人，各岗位责任人严格执行医院的相关规定，在保证手术质量的前提下，减少各个环节的浪费，节省各环节的响应接台准备时间，缩短手术患者接台的时间间隔，持续改进并提高手术室的工作效率，促进外科手术系统的高效运行，保证手术过程正常、平稳、高效，从而可以高质量完成，促进患者的快速康复，增加患者的满意程度，提升患者的就医体验，有效改善医患之间的关系。对医院而言，手术室效率的提升，可以增加手术间的使用频率，减

少患者等候手术的时间，降低平均住院日，提高病床的周转次数，用有限的手术间及床位资源，救治更多的患者，提升医院的经济效益及社会效益。

（5）增加复苏室的设置，复苏室是患者手术结束后仍处于静脉麻醉下的恢复室，是手术室与临床病房间的缓冲区域，也是术后患者转归的中间站。

患者手术结束后的一段时间内，麻醉药物的作用尚未完全消除，患者仍处于麻醉昏迷状态，仍有可能发生气道梗阻、通气不畅、呕吐物吸入或循环功能不稳定等各种并发症。受限于专业分工的不同，临床科室的医护处理此类患者风险相对较高，此时需要麻醉医生及护士严密监护患者，防止意外情况发生。患者需要在复苏室内进行观察、监测、复苏，直至生命体征稳定才可转回病房。由于手术结束后患者全部转至复苏室复苏，术中占用的手术间可以及时进行清洗、消毒等，手术室的有效使用时间得到提升。集中复苏的患者生命体征较术中稳定，患者在复苏室集中复苏可以适当解放部分麻醉科的人力，用有限的手术室资源，服务更多需要救治的患者。

5. 手术室设置层面

我院设置日间手术室、中心手术室、特诊 VIP 手术室，分别完成门诊、日间手术，住院手术，特诊 VIP 患者的手术。

门诊手术一般是以小手术为主，患者病情较轻且稳定，不需要住院留观治疗。患者等候手术时间段，医生对患者病情的处理比较简单，多数患者仅需术前完善简单的检查、化验即可，一般无须麻醉科介入，手术医生可独立完成操作。例如一些清创缝合、体表良性肿物的切除、甲沟炎的治疗和一些体表赘物等的切除，手术操作过程比较简单，手术时间短、可控性强，院内交叉感染较少，手术操作完成后患者即可遵医嘱离院。

住院手术一般都属于中型或者大型手术，患者的病情较门诊患者严重，手术风险也较门诊患者手术大，手术过程较为复杂，一般术前需要完善相关的检查、化验、治疗或者特殊的护理，由于大多数患者手术较为复杂，住院时间长，手术费用高，手术过程通常需要麻醉科的介入、评估并实施麻醉。术前一般会进行健康教育、心理辅导使患者紧张度下降，也需要对患者生理状态进行调整，使患者尽量以较好的生理状态进入手术。

住院手术患者的手术过程需要医护人员密切关注患者的生命体征，手术持续时间长，术后患者仍需要密切观察病情，将术后应激反应降到最低程度，患者的康复仍在医院进行，并在饮食、护理等方面有所限制。患者在院期间需要进行一些特定的运动和康复治疗来帮助患者更好地恢复健康。

日间手术是介于门诊手术与住院手术的中间产物，由于部分患者病情较轻并且状态相对较稳定，入院当天完成手术，术后恢复几小时后如果患者感觉良好即可离院自行恢复。但是患者的手术又比门诊手术复杂，手术风险比门诊手术大，无法在门诊独立完成，患者需办理住院进行手术。相比于住院手术，日间手术又在流程上安排得更加紧凑，手术前的各项检查、化验等工作也可在患者办理入院前全部完成。患者办理入院当天即可手术，由于无须在医院等待各种化验、检查，随着手术的快速安排，患者的就医体验明显提升，患者在院的满意度也进一步增加。

另外日间手术患者恢复较快，患者的心理创伤也进一步降低，医院通过日间手术的开展应用，既能减少患者的手术费用，又能降低患者的恐惧感，对患者的快速恢复非常有帮助，并且日间手术患者无须长时间占用医院的床位，便于为医院节省医疗资源，收治更多重症患者。

由于门诊日间手术、住院手术的特点比较鲜明，并且各类手术的开展差距较大，门诊、日间手术的手术时间短、周转快，对麻醉及设备、手术间的硬件环境等的要求相对比较低，住院手术患者手术较为复杂，手术开展时间长，一般需要多人共同参与完成，手术周转相对较慢，对麻醉及手术间、设备等硬件环境要求较高。如果将三类手术全部放在一个手术室，各类手术交叉进行杂乱无章，影响工作效率。所以我院实行分区管理，将门诊、日间手术独立出去，根据患者的来源，在门诊大楼设立日间手术室，开展门诊、日间手术，让患者尽可能少跑动就近完成手术，提升就医体验。手术室的设立也根据门诊、日间手术的特点，对手术室进行特殊处理及功能分区，在保证医疗质量的前提下，尽量加快手术的周转，提升工作效率。

随着医疗技术的进一步发展、进步及患者对医疗的需求，医院又陆续成立了专科手术室、特诊 VIP 手术室，尽量满足同类手术、同类患者在同类手术室开展手术，同样的医护人员重复同样的工作。大量同种手术的开展，使医务人员积累了丰富的工作经验，既能保证医疗质量的安全，又能最大限度地提升工作效率，质量及效率的提高使患者的就医体验得到改善，医院的经济、社会效益均得到提升。

（三）手术室资源配置优化的成果

医院整改优化发布《关于加强手术过程管理的规定》，规定"周一到周四第一台手术开始时间为 8∶30，周五为 9∶00"，"接台手术准备时间定义为：上一台转出至下一台开始麻醉前核对时间。接台手术准备需在 30 分钟内完成，麻醉核对完成后 20 分钟内须开始手术"。自规定执行后第一台手术开台时间及接台手术准备时间均得到改善，各手术间的手术开展情况及部分科室手术开展情况见表 9-12、9-13、9-14。

表 9-12 优化后各手术科室开展情况

手术科室	手术量/例	改善前首台开台时间	改善后首台开台时间	改善前接台手术准备时间/分钟	改善后接台手术准备时间/分钟
康怡 1	1 062	9:05	8:38	36.8	31.9
康怡 2	1 092	9:03	8:33	38.3	31.7
康怡 3	1 102	9:00	8:34	36.5	29.2
日间 2	1 124	9:20	8:41	39.1	29.6
日间 3	1 017	9:10	8:43	40.6	31.7
日间 5	1 522	9:23	8:50	47.1	40.8
日间 6	1 110	9:16	8:42	34.8	29.2
日间 7	1 151	9:11	8:44	36.1	28.7
日间 8	1 070	9:05	8:37	39.4	29.6
日间 9	536	9:22	9:10	31.5	25.8
日间 10	115	9:31	9:37	40.8	32.1
中心 1	1 068	9:09	8:42	42.4	34.4
中心 2	1 260	9:16	8:48	35.2	28.9
中心 3	910	9:18	8:44	44.1	34.9
中心 4	1 131	9:05	8:37	40.9	34.6
中心 5	1 196	8:55	8:31	35.8	28.3
中心 6	1 375	9:05	8:34	39.2	32.2
中心 7	1 380	9:06	8:35	42.8	32.4
中心 8	1 996	9:01	8:36	34	27.8
中心 9	1 586	8:52	8:28	36.5	30.3
中心 10	1 316	9:15	8:37	41.1	31.5
中心 11	1 547	8:58	8:38	35.5	29.7
中心 12	1 589	9:06	8:38	39	31.4
中心 13	1 545	9:05	8:36	37.4	28.2
中心 14	1 182	9:31	8:47	46	39.1
中心 15	1 176	9:08	8:36	40.9	35.2

表 9 – 13　外科某手术科室手术情况

科室	手术室	手术量/例	改善前首台开台时间	改善后首台开台时间	提前时间/分钟
外科某手术科室	中心手术室	2 794	8:53	8:33	19.92
外科某手术科室	特诊手术室	1 259	9:05	8:33	31.89
外科某手术科室	日间手术室	418	9:05	8:35	30.61
汇总		4 471	8:58	8:34	24.72

表 9 – 14　外科某手术科室各医生手术情况

医生所在科室	手术医师姓名	手术量/例	改善前首台开台时间	改善后首台开台时间	提前时间/分钟
外科某手术科室	× × ×	8	—	8:20	—
外科某手术科室	× × ×	97	8:54	8:22	32.51
外科某手术科室	× × ×	129	9:00	8:24	35.86
外科某手术科室	× × ×	500	8:52	8:27	25.03
外科某手术科室	× × ×	93	9:07	8:28	39.62
外科某手术科室	× × ×	438	9:00	8:28	31.71
外科某手术科室	× × ×	203	8:52	8:29	23.00
外科某手术科室	× × ×	473	8:54	8:29	25.03
外科某手术科室	× × ×	140	9:04	8:29	35.57
外科某手术科室	× × ×	434	8:55	8:33	21.62
外科某手术科室	× × ×	332	8:56	8:34	21.75
外科某手术科室	× × ×	196	9:02	8:36	25.91
外科某手术科室	× × ×	496	8:58	8:37	21.12
外科某手术科室	× × ×	58	8:56	8:38	17.50
外科某手术科室	× × ×	88	8:45	8:38	6.22
外科某手术科室	× × ×	422	9:12	8:43	28.58
外科某手术科室	× × ×	297	9:00	8:53	6.90

在医院的整改下，全院手术室第一台手术开台时间由 9:07 提前到 8:37，开台时间提前 30 分钟；手术接台时间由 39 分钟缩短至 32 分钟，接台时间缩短 7 分钟；各手术室平均关台时间由 19:07 提前到 18:47，关台时间提前 20 分钟。手术室第一台手术开台时间的提前及接台手术接台时间的缩短，均可以提升手术室的使用率，降低患者等候手术的时间，提升患者就医体验，提高患者满意度。手术室关台时间的提前，可以减少医生的加班时间，提升职工的满意度，使医护人员有更多的热情投入工作中。

（四）手术室资源配置优化的绩效管理方案

1. 增加部分专项奖励

例如：为进一步鼓励临床科室开展四级手术，调整"四级手术奖励"专项奖励的核算标准。结合国家绩效考核四级手术目录，将2019—2021年院内开展过的四级手术定为"院内四级手术基础目录"。

对临床科室每月开展的四级手术进行分类，如开展基础目录内的手术，则定义为"已开展四级手术"；如开展基础目录外的四级手术，则定义为"新开展四级手术"。

奖励办法调整为分类分段奖励，具体核算方法及奖励标准如下：

某科室四级手术奖励＝已开展四级手术奖励＋新开展四级手术奖励

已开展四级手术奖励＝（额定例数×单位奖励标准×本科室RW值系数）＋（超额例数×单位奖励标准×本科室RW值系数）

新开展四级手术奖励＝例数×单位奖励标准×本科室RW值系数

相关奖励标准详见表9－15。

表9－15   四级手术相关奖励标准

科室	已开展四级手术		新开展四级手术
适用科室	额定例数单位奖励标准/（元/例）	超额例数单位奖励标准/（元/例）	单位奖励标准/（元/例）
临床科室	×××	×××	×××

各科室四级手术额定例数及RW值系数详见表9－16。其中，四级手术额定例数为各科室2021年月均例数；RW值系数为各科室2021年四级手术患者的平均RW值，2022年7月绩效工资核算起，RW值系数每半年更新一次，取前半年的平均值。

表9－16   四级手术额定例数及RW值系数表

序号	核算科室	额定例数（2021年平均值）	RW值系数（2021年四级手术患者平均值）
1	外科某手术科室	×××	×××

新增"夜间急诊手术奖励"专项奖励。为进一步体现临床科室急诊手术工作量，新增"夜间急诊手术奖励"专项奖励，核算办法为：夜间急诊手术奖励＝∑急诊手术患者RW值×每RW值奖励金额。奖励标准为每RW值奖励 z 元。

2. 调整日间手术的奖扣方案

为进一步优化日间手术管理工作，合理体现专科医生对日间手术患者各项管理工作的工作量，调整日间手术奖励核算办法。原方案为：奖励总金额 = 日间手术费 × 奖励比例 + 每病例 RW 值 × x 元，奖励总金额的 $y\%$ 奖励个人、$(100-y)\%$ 奖励科室。新方案调整为：奖励总金额 = 日间手术病例的 RW 值之和 × $2z$ 元，奖励总金额的 $y\%$ 奖励个人、$(100-y)\%$ 奖励科室（科室按患者收治科室进行区分：①如患者收治在手术专科对应的护理单元，由手术专科医生独立管理，$(100-y)\%$ 奖励核算至手术科室；②如患者收治在日间手术中心病房，由日间手术中心病房医生协助管理，$y\%$ 奖励核算至日间手术中心病房，$(100-2y)\%$ 奖励核算至手术科室）。

增加日间手术绩效工资扣罚项目。按《中山市人民医院日间手术常态化管理办法》文件要求，各科室需按照中山医保发〔2021〕号《关于进一步完善日间手术工作的通知》中日间手术病种/术种目录开展日间手术。各科室 72 小时内出院的中山医保患者，如符合日间手术病种/术种而未按照日间手术管理，当月扣罚科室奖励性绩效工资：RW 值 × $3z$ + 手术服务费 × 奖励比例。

3. 调整手术科室支出核算中的手术室成本核算办法

为进一步提高手术室资源的利用效率，强化手术工作的效率管理，解决日益增长的手术业务需求，调整手术科室支出核算中手术室成本的核算办法，由原来的按手术科室在手术室产生的医疗服务收入进行分摊支出的项目费用（包括水电费、房屋折旧费、运送费、维修费、人力成本等），调整为按手术时长，即按"每分钟的手术室使用成本"核算本科室所需承担的手术室成本。

各手术科室在中心手术室、日间手术室的"每分钟的手术室使用成本" = 该科室 2022 年上半年在手术室产生的医疗服务收入/该科室 2022 年上半年在手术室消耗的手术时长 × 费用比率，其中，中心手术室的费用比率为 $a\%$、日间手术室的费用比率为 $b\%$，自核算 2022 年 9 月绩效工资起实行（见表 9 - 17）。

表 9 - 17 手术科室使用手术室时间成本核算标准

手术科室	中心手术室手术时间成本/（元/小时）	日间手术室手术时间成本/（元/小时）
外科某手术科室	× × ×	× × ×

结　语

随着医药卫生体制改革的不断推进，公立医院运营管理面临着转型升级的挑战。按照国家卫健委、国家中医药管理局《关于加强公立医院运营管理的指导意见》（国卫财务发〔2020〕27号）要求，公立医院要进一步提高运营管理科学化、规范化、精细化、信息化水平，积极推行运营助理员辅助协同临床业务科室加强科室内部运营工作。

中山市人民医院于2016年成立运营管理部，在秉持医院运营管理战略与医院整体发展战略相匹配原则的基础上，新部门积极推动运营管理措施任务落实，探索管理创新。一是推进医院的人、财、物、技术等核心资源合理配置，并配套合理高效的流程，使之得以高效利用；二是探索将医院绩效管理与医院运营管理两者融合协同，把绩效管理融入运营管理全流程，使之成为强有力且有合理导向的管理工具；三是通过对临床科室的标准化管理，实现业务管理与财务管理的深度融合。

2017年，医院引入首批运营助理员，经过6年的实践工作，摸索出一套从组织架构搭建、人员遴选及培训管理、数据分析、流程再造及资源再配置等全系列精细化的、较为成熟的运营助理员协助医院运营的工作模式。其中，借助信息化技术支撑，成功实现从运营数据抽取，到科学、合理的数据分析、利用，并将分析结果用以指导临床医务科室围绕医院发展战略目标提升和改进的工作闭环。

作为较早实行按病种分值付费制度改革试点的地区，中山市人民医院基于按病种分值付费（DIP）制度建立绩效评价体系，紧跟国家、省、市医改政策动态，落实国家绩效考核要求。建立医疗质量、学科建设、患者满意度、工作效率、经济运营五大基础考评维度，划分六大医疗系统分类考核，并围绕医院战略发展目标设立阶段专项考核。运营助理员作为医院绩效评价管理的反馈机制的重要一环，有效推动绩效反馈改进，搭建起专科和职能部门间的沟通桥梁，提升和改进科室的经营绩效，确保科室运营始终围绕医院的战略目标。

　　以患者为中心，作为运营助理员的重要工作内容，现已完成多个流程优化案例及多个专项资源配置论证工作。一方面，实行流程优化与流程再造，通过减少不必要的环节和多余的流程，最大限度减少医疗成本，充分利用现有医疗资源，提高整体工作效率，让患者更加满意。另一方面，促进资源优化配置，通过科学合理的分析方法和流程，促进资源合理分配，避免资源浪费，能够更有效地为患者提供更优质的医疗服务。

　　在本书中，我们从医院管理的发展到现代医院发展正面临的机遇与挑战出发，系统化地梳理医院管理工作的各项要点，深入学习国内外多种医院运营管理模式，并将中山市人民医院近年来在医院运营管理、运营助理员系列工作中的具体经验进行总结及分享，分别从运营管理部门的组织架构搭建模式、运营助理员的岗位设置与定位、运营助理员的招聘遴选及培养体系、运营管理信息化建设与数据治理应用模式、绩效评价体系对医院运营管理的支撑、医院专科运营多维度分析方法与应用案例、运营助理员协助医院服务流程优化的应用案例以及协助资源配置优化的应用案例等方面，具体剖析管理理念和实践经验，展现中山市人民医院的全方位、多角度、系统化的运营助理员体系建设理念及实际工作内容。

　　中山市人民医院始终坚持以人民健康为中心，以改革创新释放发展动能，推进医院高质量发展。在运营助理员模式下，有效提升了医院运营管理效率和质量，为公立医院运营"破局"走出一条新思路。

　　2021 年医院国家绩效考核荣获等级 A＋；DRGs 能力指数排名居全省三级医院第 15 位；CMI 值居全省三级医院第 6 位、全国三级医院第 41 位。

　　中山市人民医院始终致力于基于运营助理员的精细化医院运营管理体系研究，希望能总结出一套具备实操性、可复制、易推广的运营管理员协助医院运营管理的工作模式与同行分享。

附 录
中山市人民医院指标集

一级指标主题	二级指标主题	指标名称	计算公式	分子分母		统计室口径及数据来源	计量单位
运营管理	门急诊运营	急诊抢救成功率	急诊抢救成功率 = 急诊抢救成功人次/急诊抢救人次×100%	分子	急诊抢救成功人次	急诊系统中，急诊抢救室出室人数中抢救成功人次，即去向不为死亡的抢救患者数；统计时间：出室时间；	%
				分母	急诊抢救人次	急诊系统中，急诊抢救室出室人数；统计时间：出室时间；	
运营管理	门急诊运营	急诊抢救室平均滞留时间	急诊抢救室平均滞留时间 = 抢救室患者在抢救室滞留时间总和/抢救室出室人数	分子	抢救室患者在抢救室滞留时间总和	急诊系统内，出抢救室患者在抢救室滞留时间之和，滞留时间 = 出室时间 - 入抢救时间；统计时间：出室时间；	分钟
				分母	抢救室出室人数	急诊系统中，急诊抢救室出室人数；统计时间：出室时间；	
运营管理	门急诊运营	急诊留观人次				急诊系统中，急诊观察室出室人数；统计时间：留观室出室时间；	人次
运营管理	门急诊运营	观察室平均滞留时间	观察室平均滞留时间 = 观察室患者在观察室滞留时间总和/观察室出室人数	分子	观察室患者在观察室滞留时间总和	急诊系统内，出观察室患者在观察室滞留时间之和，滞留时间 = 出室时间 - 入观察室时间；统计时间：出室时间；	分钟
				分母	观察室出室人数	急诊系统中，急诊观察室出室人数；统计时间：出室时间；	
运营管理	门急诊运营	急诊出车人次				从120管理系统中查看填报	人次

（续上表）

一级指标主题	二级指标主题	指标名称	计算公式	分子分母	统计室口径及数据来源	计量单位
运营管理	门急诊运营	总诊疗人次	总诊疗人次＝门诊人次＋急诊人次＋体检人次＋远程医疗服务人次＋互联网医院诊疗量			人次
运营管理	门急诊运营	急诊人次			门诊 HIS 系统中，就诊类型为"急诊"的诊疗人次，按照唯一流水号计数；统计时间：上账时间；科室维度：门诊医生所属考勤科室	人次
运营管理	门急诊运营	门诊人次			门诊 HIS 系统中，就诊类型为"门诊"的诊疗人次，按照唯一流水号计数；统计时间：上账时间；科室维度：门诊医生所属考勤科室	人次
运营管理	门急诊运营	门急诊人次	门急诊人次＝门诊人次＋急诊人次			人次
运营管理	门急诊运营	健康检查人数			体检系统中总检人次＋小体检人次；统计时间：总检时间	人次

（续上表）

一级指标主题	二级指标主题	指标名称	计算公式	分子分母	统计室口径及数据来源	计量单位
运营管理	门急诊运营	远程医疗服务			每月填报	人次
运营管理	门急诊运营	互联网诊疗服务人次			每月填报	人次
运营管理	门急诊运营	专家门急诊人次			门诊 HIS 系统中，就诊类型为"门诊"和"急诊"，且开立医生医师职称为主任医师和副主任医师的就诊人次数；统计时间：上账时间；科室维度：医生所属考勤科室	人次
运营管理	门急诊运营	门急诊特诊人次			门诊 HIS 系统中，就诊类型为"门诊"和"急诊"，且服务类型含"康怡特诊""儿科特需""口腔特诊"的就诊人次数；统计时间：上账时间；科室维度：医生所属考勤科室	人次
运营管理	门急诊运营	门急诊手术人次			HIS 系统中项目编码以 33 开头，及之前编码以的患者数；且剔除 330100017 统计时间：上账时间；科室维度：医生所属考勤科室	人次
运营管理	门急诊运营	日均门急诊人次	日均门急诊人次 = 门诊人次/统计期间工作日数 + 急诊人次/统计期间日历数			人次

（续上表）

一级指标主题	二级指标主题	指标名称	计算公式	分子分母		统计室口径及数据来源	计量单位
运营管理	门急诊运营	中草药治疗人次				HIS系统中账单单码为"中草药费"的门急诊人次数；统计时间：上账时间	人次
运营管理	门急诊运营	中医疗法人次				HIS系统中项目编码以4开头的门急诊人次数；统计时间：上账时间	人次
运营管理	门急诊运营	家庭卫生服务人次				每月填报	人次
运营管理	门急诊运营	外籍患者（含港澳台）门急诊人次				HIS系统中，患者个人信息中证件类型为"02护照""04港澳内地来往居民身份证"和"05台湾居民来往居民身份证"的门急诊人数；统计时间：上账时间	人次
运营管理	门急诊运营	急诊收入院人次				床管系统中，申请科室为急诊科的收入院人数，剔除患者状态为"取消"的患者；统计时间：实际入院时间	人次
运营管理	住院运营	实际开放床位数				统计期间最后一天，病房工作日志中各科室床位数之和	张
运营管理	住院运营	平均开放病床数	平均开放病床数=实际开放床日数/日历数	分子　实际开放床日数	分母　日历数	分子　统计期间，病房工作日志的各科室每日床位数之和　分母　统计期间日历数	张

（续上表）

一级指标主题	二级指标主题	指标名称	计算公式	分子分母		统计室口径及数据来源	计量单位
运营管理	住院运营	入院人数				统计期间，病房工作日志的每日入院人数之和	人
运营管理	住院运营	出院人数				统计期间，病案首页患者数；统计时间：出院日期；科室维度：出院科室	人
运营管理	住院运营	转入人数				统计期间，病房工作日志的各科室每日转入人数之和	人
运营管理	住院运营	转出人数				统计期间，病房工作日志的各科室每日转出人数之和	人
运营管理	住院运营	离院方式构成比	离院方式构成比＝各类离院方式出院人次／出院人次×100%	分子	各类离院方式的人数	病案首页中各类离院方式的人数；统计时间：出院日期；科室维度：出院科室	%
				分母	出院人次	统计期间，病案首页患者数；统计时间：出院日期；科室维度：出院科室	
运营管理	住院运营	不同入院途径的患者构成	不同入院途径的患者构成＝不同入院途径的患者人数／出院人数×100%	分子	不同入院途径的患者数	病案首页各类入院途径的人数；统计时间：出院日期；科室维度：出院科室	%
				分母	出院人数	统计期间，病案首页患者数；统计时间：出院日期；科室维度：出院科室	

（续上表）

一级指标主题	二级指标主题	指标名称	计算公式	分子分母		统计口径及数据来源	计量单位
运营管理	住院运营	患者来源构成比	患者来源构成比＝各类患者来源的人数/出院人次×100%	分子	各类患者来源的人数	病案首页各类患者来源的人数；统计时间：出院日期；科室维度：出院科室	%
				分母	出院人次	统计期间，病案首页患者数；统计时间：出院日期；科室维度：出院科室	
运营管理	住院运营	门诊人次与出院人次之比	门诊人次与出院人次之比＝门诊人次/同期出院人次	分子	门诊人次	门诊HIS系统；就诊类型为"门诊"的诊疗人次，按照唯一流水号计数；统计时间：上账时间；科室维度：门诊医生所属考勤科室	X：1
				分母	出院人次	统计期间，病案首页患者数；统计时间：出院日期；科室维度：出院科室	
运营管理	住院运营	病床使用率	病床使用率＝实际占用床日数/实际开放总床日数×100%	分子	实际占用床日数	统计期间，护理单元工作日志的现有人数之和，剔除日间患者和产科婴儿；科室维度：护理单元	%
				分母	实际开放总床日	统计期间，护理单元工作日志的每日床位数之和；科室维度：护理单元	

（续上表）

一级指标主题	二级指标主题	指标名称	计算公式	分子/分母	分子分母	统计室口径及数据来源	计量单位
运营管理	住院运营	专科实际占用床日数与开放床日数之比	专科实际占用床日数与开放床日数之比=专科实际占用床日数/实际开放总床日数	分子	实际占用床日数	统计期间，专科工作日志的现有人数之和，剔除同患者和产科婴儿；科室维度：专科	X：1
				分母	实际开放总床日	统计期间，专科工作日志的每日床位数之和；科室维度：专科	
运营管理	住院运营	出院者占用床日数	出院患者住院天数求和			病案首页出院时间；统计时间：出院日期；科室维度：出院科室	床日数
运营管理	住院运营	病床周转次数（全院）	病床周转次数=出院人数/平均开放病床数	分子	出院人数	统计期间，病案首页患者数；统计时间：出院日期；科室维度：全院	次
				分母	平均开放病床数	统计期间，专科工作日志的各科室每日床位数之和/日历天数	
运营管理	住院运营	病床周转次数（科室）	病床周转次数=（出院人数+转出人数）/平均开放病床数	分子	出院人数+转出人数	按病案首页出院日期统计的患者数+转出患者数之和；科室维度：专科	次
				分母	平均开放病床数	专科工作日志的各科室每日床位数之和/日历天数；科室维度：专科	

（续上表）

一级指标主题	二级指标主题	指标名称	计算公式	分子分母		统计室口径及数据来源	计量单位
运营管理	住院运营	平均住院天数	平均住院天数=出院者占用床日数/出院人数	分子	出院者占用床日数	病案首页出院患者住院天数求和； 统计时间：出院日期； 科室维度：出院科室	天
				分母	出院人数	统计期间，病案首页患者数； 统计时间：出院日期； 科室维度：出院科室	
运营管理	住院运营	病床工作日	病床工作日=实际占用床日数/平均开放病床数	分子	实际占用床日数	统计期间，护理单元工作日志的现有人数之和，剔除日同患者和产科婴儿	日
				分母	平均开放病床数	统计期间，护理单元工作日志的各护理单元每日床位数之和/日历天数	
运营管理	住院运营	危重患者抢救成功率	危重患者抢救成功率=出院患者抢救成功次数/出院患者抢救次数×100%	分子	出院患者抢救成功次数	病案首页抢救成功次数之和； 统计时间：出院日期； 科室维度：出院科室	%
				分母	出院患者抢救次数	病案首页抢救次数之和； 统计时间：出院日期； 科室维度：出院科室	

（续上表）

一级指标主题	二级指标主题	指标名称	计算公式	分子/分母	分子分母	统计口径及数据来源	计量单位
运营管理	住院运营	疑难危重收治CD型占比	疑难危重收治CD型率＝收治CD型患者数/出院人数×100%	分子	收治CD型病人数	病案首页病例分型为C或D的患者数；统计时间：出院日期；科室维度：出院科室	%
				分母	出院人数	统计期间，病案首页患者数；统计时间：出院日期；科室维度：出院科室	
运营管理	住院运营	预出院人次占出院人次占比	预出院人次出院人次比＝预出院患者数/出院人次×100%	分子	预出院患者数	统计期间出院患者中，医嘱名称开具了"拟明日出院"的患者数；统计时间：出院日期；科室维度：出院科室	%
				分母	出院人数	统计期间，病案首页患者数；统计时间：出院日期；科室维度：出院科室	
运营管理	住院运营	日均空床数	日均空床数＝每日空床数之和/日历数	分子	每日空床数之和	空床数＝床位数－现有人数，每日24时空床数之和	张
				分母	日历数	日历数	
运营管理	住院运营	日均侯床人数	日均侯床人数＝每日等待入院人数之和/日历数	分子	每日等待入院人数之和	床管系统中，每日24时等待入院患者数之和	人
				分母	日历数	日历数	

（续上表）

一级指标主题	二级指标主题	指标名称	计算公式	分子分母		统计室口径及数据来源	计量单位
运营管理	住院运营	一级护理患者数				收费项目名称含"Ⅰ级护理"的出院患者数；统计时间：出院日期；科室维度：护理单元	人
运营管理	住院运营	一级护理床日数				出院患者中，收费项目名称含"Ⅰ级护理"的收费数量；统计时间：出院日期；科室维度：护理单元	床日数
运营管理	特诊运营	特诊中心出室人次				开具了特诊床位费，执行科室为特诊中心护理单元的出院患者数；统计时间：出院日期；科室维度：护理单元	人
运营管理	特诊运营	特诊中心病床周转次数	特诊中心病床周转次数＝特诊中心出室人次/平均开放病床数	分子	特诊中心出室人次	开具了特诊床位费，执行科室为特诊中心护理单元的出院患者数；统计时间：出院日期科室维度：护理单元	次
				分母	平均开放病床数	统计期间，病房工作日志中特诊各病区每日床位数之和/日历数；科室维度：护理单元	

（续上表）

一级指标主题	二级指标主题	指标名称	计算公式	分子分母		统计室口径及数据来源	计量单位
运营管理	特诊运营	特诊中心平均住院天数	特诊中心平均住院天数＝特诊中心出室患者住特诊病区的天数之和/特诊中心出室人次	分子	特诊中心出室患者住特诊病区天数之和	执行科室为特诊中心各护理单元开具了特诊床位费的数量；统计时间：出院日期；科室维度：护理单元	天
				分母	特诊中心出室人次	开具了特诊床位费，执行科室为特诊中心护理单元的出院患者数；统计时间：出院日期；科室维度：护理单元	
运营管理	特诊运营	特诊中心病床使用率	特诊中心病床使用率＝特诊中心实际占用床日数/特诊中心实际开放总床日数×100%	分子	特诊中心实际占用床日数	统计期间，护理单元所属工作日志的特诊病区每日现有人数之和，剔除日间患者和产科婴儿	%
				分母	特诊中心实际开放总床日数	统计期间，护理单元所属工作日志的特诊病区每日床位数之和	

（续上表）

一级指标主题	二级指标主题	指标名称	计算公式	分子分母	统计口径及数据来源	计量单位
运营管理	手术运营	手术操作次数			病案首页手术操作组数； 统计时间：出院时间； 科室维度：手术科室，即主刀医生所属的考勤科室； 下钻维度：手术诊疗组； 手术诊疗组的计算逻辑：①比较患者手术时间归属的诊疗组和手术医生所属的诊疗组，如果为同一科室，则按照患者归属的诊疗组计算，也按照患者归属的诊疗组信息；如果手术医生无诊疗组信息，也按照患者归属的诊疗组计算；②比较患者手术时间归属的诊疗组和手术医生所属的诊疗组，如果不为同一科室，则按照手术医生的诊疗组计算；如果手术医生无诊疗组信息，则按照一助所属诊疗组计算	人次
运营管理	手术运营	手术次数			病案首页中符合国家临床版 3.0 手术操作目录，且分类为手术和介入治疗的手术组数； 统计时间：出院时间； 科室维度：手术科室，即主刀医生所属的考勤科室； 下钻维度：手术诊疗组	人次

（续上表）

一级指标主题	二级指标主题	指标名称	计算公式	分子分母		统计室口径及数据来源	计量单位
运营管理	手术运营	无菌手术Ⅰ类切口甲级愈合率（%）	无菌手术Ⅰ类切口甲级愈合率（%）=Ⅰ类切口甲级愈合数/Ⅰ类切口数×100%	分子	Ⅰ类切口甲级愈合数	病案首页中符合国家临床版3.0手术操作目录，且分类为甲级手术组数的手术组数；统计时间：出院时间；科室维度：即主刀医生所属的考勤科室	%
				分母	Ⅰ类切口数	病案首页中符合国家临床版3.0手术操作目录，且分类为手术和介入治疗，手术切口为Ⅰ类的手术组数；统计时间：出院时间；科室维度：即主刀医生所属的考勤科室	
运营管理	手术运营	出院患者手术占比	出院患者手术占比=出院患者手术人数/出院人数×100%	分子	出院患者手术人数	病案首页中符合国家临床版3.0手术操作目录，且分类为手术和介入治疗的患者数；统计时间：出院时间；科室维度：出院科室	%
				分母	出院人数	病案首页患者数；统计时间：出院日期；科室维度：出院科室	

（续上表）

一级指标主题	二级指标主题	指标名称	计算公式	分子分母		统计室口径及数据来源	计量单位
运营管理	手术运营	外科科室出院患者手术占比	外科科室出院患者手术占比＝外科科室出院人数/外科科室出院人数×100%	分子	外科科室出院患者手术人数	病案首页中符合国家临床版3.0手术操作目录，且分类为手术和介入治疗的外科科室患者数；统计时间：出院日期；科室维度：出院科室	%
				分母	外科科室出院人数	外科科室病案首页患者数；统计期间，统计时间：出院日期；科室维度：出院科室	
运营管理	手术运营	出院患者微创手术占比	出院患者微创手术占比＝微创手术人数/手术人次数×100%	分子	微创手术人数	病案首页中符合国家绩效微创手术目录的患者数；统计时间：出院日期；科室维度：手术科室；下钻维度：手术诊疗组	%
				分母	手术人次数	病案首页中符合国家临床版3.0手术操作目录，且分类为手术和介入治疗的患者数；统计时间：出院日期；科室维度：手术科室；下钻维度：手术诊疗组	

（续上表）

一级指标主题	二级指标主题	指标名称	计算公式	分子分母		统计室口径及数据来源	计量单位
				分子	四级手术人数	病案首页中符合国家绩效四级手术目录的患者数；统计时间：出院日期；科室维度：手术科室；下钻维度：手术诊疗组；	
运营管理	手术运营	四级手术占比	四级手术占比=四级手术人数/手术人次数×100%	分母	手术人次数	病案首页中符合国家临床版3.0手术操作目录，且分类为手术和介入治疗的患者数；统计时间：出院日期；科室维度：手术科室；下钻维度：手术诊疗组；	%
				分子	科主任三级手术人数	病案首页中符合国家绩效三级手术目录，且手术医生为科主任的手术人数；统计时间：出院日期；科室维度：手术科室；	
运营管理	手术运营	科主任三级手术占比	科主任三级手术占比=科主任三级手术人数/科室三级手术人数×100%	分母	科室三级手术人数	病案首页中符合国家绩效三级手术目录的手术人数；统计时间：出院日期；科室维度：手术科室	%

（续上表）

一级指标主题	二级指标主题	指标名称	计算公式	分子分母		统计室口径及数据来源	计量单位
运营管理	手术运营	科主任四级手术占比	科主任四级手术占比＝科主任四级手术人数／科室四级手术人数×100%	分子	科主任四级手术人数	病案首页中符合国家绩效四级手术目录，且手术医生为科主任的手术人数；统计时间：出院日期；科室维度：手术科室	%
				分母	科室四级手术人数	病案首页中符合国家绩效四级手术目录的手术人数；统计时间：出院日期；科室维度：手术科室	
运营管理	手术运营	日间手术占择期手术比例	日间手术占择期手术比例＝日间手术人次／择期手术人次×100%	分子	日间手术人次	日间手术病房出院的手术患者数；统计时间：出院日期；科室维度：手术科室	%
				分母	择期手术人次	病案首页中排除入院方式为急诊的手术人数，即符合国家临床版3.0手术操作目录中分类为手术和介入治疗的患者数；统计时间：出院日期；科室维度：手术科室	

（续上表）

一级指标主题	二级指标主题	指标名称	计算公式	分子/分母		统计口径及数据来源	计量单位
				分子	分母		
运营管理	手术运营	日间手术病种的日间病房收治率（医保）	日间手术病种的日间病房收治率=日间手术病种收治的日间病房人数/日间病种出院患者数×100%	日间手术病房收治的日间病种人数	日间病种出院患者数	日间手术病房出院，且符合中山市650个医保日间手术目录的患者数，即病案首页中主要诊断和主要手术符合医保目录的编码要求；统计时间：出院日期；科室维度：出院科室； 符合650个医保日间手术目录的出院患者数，即病案首页中主要诊断和主要手术符合医保目录编码要求；统计时间：出院日期；科室维度：出院科室；	%
运营管理	手术运营	择期手术术前等待时间	择期手术术前等待时间=择期手术患者术前天数之和/择期手术患者数	择期手术患者术前天数之和	择期手术患者数	病案首页中排除入院方式为急诊的手术人数，患者第一台手术时间-入院时间的时间之和；统计时间：出院日期；科室维度：出院科室； 病案首页中排除入院方式为急诊的手术人数，即符合国家临床版3.0手术操作目录中分类为手术和介入治疗的患者数；统计时间：出院日期；科室维度：出院科室；	%

（续上表）

一级指标主题	二级指标主题	指标名称	计算公式	分子分母		统计室口径及数据来源	计量单位
运营管理	手术运营	手术及操作人次占出院人次比	手术及操作人次占出院人次比＝手术及操作人次/出院人数×100%	分子	手术及操作人次	病案首页中符合国家临床版 3.0 手术操作目录的患者数； 统计时间：出院时间； 科室维度：出院科室	%
				分母	出院人数	统计期间，病案首页患者数； 统计时间：出院时间； 科室维度：出院科室	
运营管理	手术运营	手术麻醉次数（手麻）				手术麻醉系统中，状态为已完成的手术台数，包含中心手术室、日间手术室、康恰手术室、介入治疗室、产科手术室； 统计时间：手术时间； 科室维度：手术室	人次
运营管理	手术运营	手术麻醉一科手术室外麻醉次数				产科手术室手术麻醉次数＋介入治疗室手术麻醉次数（剔除局麻）＋病案首页妇科消融术的手术麻醉次数（68.2905）＋病案首页无痛三维后装的手术次数（92.2900x002）	人次
运营管理	手术运营	ASA（三、四、五、六级）手术台数				手术麻醉系统中，状态为已完成，且 ASA 分级为三、四、五、六级的手术台数； 统计时间：手术时间； 科室维度：手术室	台

（续上表）

一级指标主题	二级指标主题	指标名称	计算公式	分子分母		统计室口径及数据来源	计量单位
运营管理	手术运营	麻醉科室三、四级手术麻醉次数（手麻）				病案首页中符合国家绩效三级手术目录和四级手术目录的手术组数，麻醉科室为手术麻醉一科和手术麻醉二科，即麻醉医生所属科室为手术麻醉一科和手术麻醉二科；统计时间：出院日期；科室维度：手术室	人次
运营管理	手术运营	各ASA分级患者麻醉比例	各ASA分级麻醉患者比例=各ASA级别麻醉手术台数/手术麻醉次数×100%	分子	各ASA级别麻醉手术台数	手术麻醉系统中，状态为已完成，手术台数。统计时间：手术时间；科室维度：手术室；且ASA各分级的	％
				分母	手术麻醉次数	手术麻醉系统中，状态为已完成的手术台数，包含中心手术室、日间手术室、康怡手术室，介入治疗室、产科手术室；统计时间：手术时间；科室维度：手术室	

（续上表）

一级指标主题	二级指标主题	指标名称	计算公式	分子分母		统计学口径及数据来源	计量单位
				分子	各ASA级别麻醉死亡患者数	手术麻醉系统中，状态为已完成，ASA各分级的手术中，患者离院方式为"死亡"的患者数；统计时间：出院时间；科室维度：手术室	
运营管理	手术运营	各ASA麻醉分级死亡率	各ASA麻醉分级死亡率＝各ASA级别麻醉死亡患者数/各ASA级别麻醉患者数×100%				%
				分母	各ASA级别麻醉患者数	手术麻醉系统中，状态为已完成，手术台数；统计时间：出院时间；科室维度：手术室	
运营管理	手术运营	手术时间				手术麻醉系统中，状态为已完成，患者手术结束时间－手术开始时间的时间之和；统计时间：手术时间；科室维度：手术室	小时
运营管理	手术运营	麻醉时间				手术麻醉系统中，状态为已完成，患者麻醉结束时间－麻醉开始时间的时间之和；统计时间：手术时间；科室维度：手术室	小时
运营管理	经济管理	医疗收入				抽取财务系统数据	元
运营管理	经济管理	门急诊收入				抽取财务系统数据	元
运营管理	经济管理	住院收入				抽取财务系统数据	元

（续上表）

一级指标主题	二级指标主题	指标名称	计算公式	分子分母		统计室口径及数据来源	计量单位
运营管理	经济管理	医疗服务收入（不含药品、卫生材料、检查检验收入）占医疗收入比例	医疗服务收入（不含药品、卫生材料、检查检验收入）占医疗收入比例=医疗服务收入/医疗收入×100%	分子	医疗服务收入（不含药品、卫生材料、检查、检验收入）	医疗收入-药品收入-卫生材料收入-检查收入-检验收入	%
				分母	医疗收入	抽取财务系统数据	
运营管理	经济管理	药品收入占医疗收入比例	药品收入占医疗收入比例=药品收入/医疗收入×100%	分子	药品收入	门诊药品收入+住院药品收入	%
				分母	医疗收入	抽取财务系统数据	
运营管理	经济管理	门诊药品收入占门诊收入比例	门诊药品收入占门诊收入比例=门诊药品收入/门诊收入×100%	分子	门诊药品收入	抽取财务系统数据	%
				分母	门诊收入	抽取财务系统数据	
运营管理	经济管理	住院药品收入占住院收入比例	住院药品收入占住院收入比例=住院药品收入/住院收入×100%	分子	住院药品收入	抽取财务系统数据	%
				分母	住院收入	抽取财务系统数据	

（续上表）

一级指标主题	二级指标主题	指标名称	计算公式	分子分母		统计室口径及数据来源	计量单位
医院运营管理	经济管理	百元医疗收入（不含药品收入）消耗卫生材料	百元医疗收入（不含药品收入）消耗卫生材料＝卫生材料费用（全院材料支出）/（医疗收入－药品收入）×100	分子	卫生材料费用（全院材料支出）	抽取财务系统数据	元
				分母	医疗收入－药品收入	医疗收入－药品收入	
运营管理	经济管理	门诊收入占医疗收入比例	门诊收入占医疗收入比例＝门诊收入/医疗收入×100%	分子	门诊收入	抽取财务系统数据	%
				分母	医疗收入	抽取财务系统数据	
运营管理	经济管理	门诊收入中来自医保基金的比例	门诊收入中来自医保基金的比例＝门诊收入中来自医保基金的收入/医疗收入×100%	分子	门诊收入中来自医保基金的收入	抽取财务系统数据	%
				分母	医疗收入	抽取财务系统数据	
运营管理	经济管理	住院收入占医疗收入比例	住院收入占医疗收入比例＝住院收入/医疗收入×100%	分子	住院收入	抽取财务系统数据	%
				分母	医疗收入	抽取财务系统数据	

（续上表）

一级指标主题	二级指标主题	指标名称	计算公式		分子分母	统计室口径及数据来源	计量单位
运营管理	经济管理	住院收入中来自医保基金的比例	住院收入中来自医保基金的比例＝住院收入中来自医保的收入/医疗收入×100%	分子	住院收入中来自医保基金的收入	抽取财务系统数据	％
				分母	医疗收入	抽取财务系统数据	
运营管理	经济管理	门急诊次均费用（全院）	门急诊次均费用＝门急诊收入/门急诊人次×100%	分子	门急诊收入（全院）	抽取财务系统数据	元
				分母	门急诊人次	总诊疗人次	
运营管理	经济管理	门急诊次均费用（科室）	门急诊次均费用＝门急诊收入/门急诊人次×100%	分子	门急诊收入（科室）	HIS系统中，就诊类型为门诊和急诊的患者收入；统计时间：上账时间；科室维度：考勤科室	元
				分母	门急诊人次	HIS系统中，就诊类型为门诊和急诊的患者数；统计时间：上账时间；科室维度：考勤科室	
运营管理	经济管理	门急诊次均药品费用（全院）	门急诊次均药品费用＝门急诊药品收入/门急诊人次×100%	分子	门急诊药品收入（全院）	抽取财务系统数据	元
				分母	门急诊人次	总诊疗人次	

（续上表）

一级指标主题	二级指标主题	指标名称	计算公式	分子分母		统计学口径及数据来源	计量单位
运营管理	经济管理	门急诊次均药品费用（科室）	门急诊次均药品费用＝门急诊药品收入/门急诊人次×100%	分子	门急诊药品收入（科室）	HIS系统中，就诊类型为门诊和急诊的患者药品收入；统计时间：上账时间；科室维度：考勤科室	无
				分母	门急诊人次	HIS系统中，就诊类型为门诊和急诊的患者数；统计时间：上账时间；科室维度：考勤科室	
运营管理	经济管理	住院次均费用（全院）	住院次均费用＝住院收入/出院人数	分子	住院收入（全院）	抽取财务系统数据	无
				分母	出院人数	统计期间，病案首页患者数	
运营管理	经济管理	住院次均费用（科室）	住院次均费用＝住院收入/出院人数	分子	住院收入（科室）	统计期间，病案首页患者费用之和；统计时间：出院日期；科室维度：出院科室	无
				分母	出院人数	统计期间，病案首页患者数；统计时间：出院日期；科室维度：出院科室	
运营管理	经济管理	住院次均药品费用（全院）	住院次均药品费用＝住院药品收入/出院人数	分子	住院药品收入（全院）	抽取财务系统数据	无
				分母	出院人数	统计期间，病案首页患者数	

（续上表）

一级指标主题	二级指标主题	指标名称	计算公式	分子分母		统计口径及数据来源	计量单位
运营管理	经济管理	住院次均药品费用（科室）	住院次均药品费用=住院药品收入÷住院出院人数	分子	住院药品收入（科室）	统计期间，病案首页患者药品费用之和；统计时间：出院日期；科室维度：出院科室；	元
				分母	出院人数	统计期间，病案首页患者数；统计时间：出院日期；科室维度：出院科室；	
运营管理	经济管理	平均每床日住院费用	平均每床日住院费用=住院收入÷出院者占用总床日数	分子	住院收入	抽取财务系统数据	元
				分母	出院者占用总床日数	病案首页出院患者住院天数之和；统计时间：出院日期；科室维度：出院科室	
运营管理	经济管理	卫生材料收入占医疗收入比例	卫生材料收入占医疗收入比例=卫生材料收入÷医疗收入×100%	分子	卫生材料收入	抽取财务系统数据	%
				分母	医疗收入	抽取财务系统数据	
运营管理	经济管理	重点监控高值医用耗材收入占比	重点监控高值医用耗材收入占比=重点监控高值医用耗材收入÷同期卫生材料收入	分子	重点监控高值医用耗材收入	按照结算时间，符合重点监控高值耗材清单的总费用（清单见SPD系统）	%
				分母	同期卫生材料收入	抽取财务系统数据	

（续上表）

一级指标主题	二级指标主题	指标名称	计算公式	分子分母		统计室口径及数据来源	计量单位
运营管理	经济管理	资产负债率	资产负债率=负债/资产×100%	分子	负债	抽取财务系统数据	%
				分母	资产	抽取财务系统数据	
运营管理	经济管理	收支结余				抽取财务系统数据	元
运营管理	经济管理	人员支出占业务支出比重	人员支出占业务支出比重=人员经费支出/医疗活动费用×100%	分子	人员经费支出	抽取财务系统数据	元
				分母	医疗活动费用	抽取财务系统数据	
医疗质量管理	并发症及死亡	手术患者并发症发生率	手术患者并发症发生率=手术患者并发症人数/手术人次数×100%	分子	手术患者并发症人数	病案首页中符合国家临床版3.0手术操作目录中分类为手术和介入治疗，诊断码中含并发症诊断码且对应的入院情况为无的患者数；统计时间：出院时间；科室维度：出院科室	%
				分母	手术人次数	病案首页中符合国家临床版3.0手术操作目录，分类为手术和介入治疗的患者数；统计时间：出院时间；科室维度：出院科室	

（续上表）

一级指标主题	二级指标主题	指标名称	计算公式	分子分母		统计室口径及数据来源	计量单位
医疗质量管理	并发症及死亡	择期手术患者并发症发生率	择期手术患者并发症发生率 = 有手术并发症的择期手术人数/择期手术人次数 × 100%	分子	有手术并发症的择期手术人数	入院途径为非急诊，符合国家临床版 3.0 手术操作目录，且分类为手术和介入治疗，诊断编码中含并发症诊断目录对应的人院病情为无的患者数； 统计时间：出院时间； 科室维度：出院科室	%
				分母	择期手术人次数	入院途径为非急诊，符合国家临床版 3.0 手术操作目录，且分类为手术和介入治疗的患者数； 统计时间：出院时间； 科室维度：出院科室	
医疗质量管理	并发症及死亡	出院死亡人数		分子	住院患者死亡人数	病案首页离院方式为死亡的患者数； 统计时间：出院时间； 科室维度：出院科室	人
医疗质量管理	并发症及死亡	住院患者死亡率	住院患者死亡率 = 住院患者死亡人数/出院人数 × 100%	分子	住院患者死亡人数	病案首页离院方式为死亡的患者数； 统计时间：出院时间； 科室维度：出院科室	%
				分母	出院人数	统计期间，病案首页患者数； 统计时间：出院日期； 科室维度：出院科室	

（续上表）

一级指标主题	二级指标主题	指标名称	计算公式	分子分母		统计口径及数据来源	计量单位
医疗质量管理	并发症及死亡	门诊入院患者死亡率	门诊入院患者死亡率＝门诊入院的住院患者死亡人数/门诊入院的出院人数×100%	分子	门诊入院的住院患者死亡人数	病案首页离院方式为死亡，且入院途径为门诊的患者数；统计时间：出院日期；科室维度：出院科室	％
				分母	门诊入院的出院人数	按病案首页出院日期，且入院途径门诊的患者数；统计时间：出院日期；科室维度：出院科室	
医疗质量管理	并发症及死亡	急诊入院患者死亡率	急诊入院患者死亡率＝急诊入院的住院患者死亡人数/急诊入院的出院人数×100%	分子	急诊入院的住院患者死亡人数	病案首页离院方式为死亡，且入院途径为急诊的患者数；统计时间：出院日期；科室维度：出院科室	％
				分母	急诊入院的出院人数	按病案首页出院日期，且入院途径为急诊的患者数；统计时间：出院日期；科室维度：出院科室	
医疗质量管理	并发症及死亡	住院患者非医嘱离院率	住院患者非医嘱离院率＝住院患者非医嘱离院人数/出院人数×100%	分子	住院患者非医嘱离院人数	病案首页离院方式为非医嘱离院的患者数；统计时间：出院时间；科室维度：出院科室	％
				分母	出院人数	统计期间，病案首页患者数；统计时间：出院日期；科室维度：出院科室	

（续上表）

一级指标主题	二级指标主题	指标名称	计算公式	分子分母		统计室口径及数据来源	计量单位
医疗质量管理	并发症及死亡	手术患者死亡人数	手术患者死亡人数			符合国家临床版 3.0 手术操作目录中分类为手术和介入治疗，且离院方式为死亡的患者数；统计时间：出院日期；科室维度：出院科室	人
医疗质量管理	并发症及死亡	手术患者死亡率	手术患者死亡率＝手术患者死亡人数/手术人次数×100%	分子	手术患者死亡人数	符合国家临床版 3.0 手术操作目录中分类为手术和介入治疗，且离院方式为死亡的患者数；统计时间：出院日期；科室维度：出院科室	%
				分母	手术人次数	符合国家临床版 3.0 手术操作目录，且分类为手术和介入治疗的手术人数；统计时间：出院日期；科室维度：出院科室	
医疗质量管理	并发症及死亡	围手术期患者死亡率	围手术期患者死亡率＝围手术期死亡患者例数/同期手术人次数×100%	分子	围手术期死亡患者例数	符合国家临床版 3.0 手术操作目录中分类为手术和介入治疗，同时出院日期－最后一个手术的手术日期≤48 小时，且离院方式为死亡的手术人数；统计时间：出院日期；科室维度：出院科室	%
				分母	同期手术人次数	符合国家临床版 3.0 手术操作目录中分类为手术和介入治疗的手术人数；统计时间：出院日期；科室维度：出院科室	

（续上表）

一级指标主题	二级指标主题	指标名称	计算公式	分子分母		统计室口径及数据来源	计量单位
医疗质量管理	并发症及死亡	急诊手术患者死亡率	急诊手术患者死亡率＝急诊手术患者死亡人数/急诊手术患者人数×100%	分子	急诊手术患者死亡人数	入院途径为急诊，符合国家临床版 3.0 手术操作目录，且分类为手术和介入治疗，且离院方式为死亡的手术人数；统计时间：出院日期；科室维度：出院科室	%
				分母	急诊手术患者人数	入院途径为急诊，符合国家临床版 3.0 手术操作目录，分类为手术和介入治疗的手术人数；统计时间：出院日期；科室维度：出院科室	
医疗质量管理	并发症及死亡	择期手术患者死亡率	择期手术患者死亡率＝择期手术患者死亡人数/择期手术患者人数×100%	分子	择期手术患者死亡人数	入院途径为非急诊，符合国家临床版 3.0 手术操作目录，且分类为手术和介入治疗，且离院方式为死亡的手术人数；统计时间：出院日期；科室维度：出院科室	%
				分母	择期手术患者人数	入院途径为非急诊，符合国家临床版 3.0 手术操作目录，分类为手术和介入治疗的手术人数；统计时间：出院日期；科室维度：出院科室	

（续上表）

一级指标主题	二级指标主题	指标名称	计算公式	分子分母		统计室口径及数据来源	计量单位
医疗质量管理	并发症及死亡	择期手术患者围手术期死亡率	择期手术患者围手术期死亡率＝择期手术围手术期死亡患者例数/同期择期手术总人数×100%	分子	择期手术围手术期死亡患者例数	入院途径为非急诊，符合国家临床版3.0手术操作目录中分类手术和介入治疗，同时出院日期－最后一个手术的手术日期≤48小时，且离院方式为死亡的手术人数；统计时间：出院日期；科室维度：出院科室	%
				分母	同期择期手术总人数	入院途径为非急诊，符合国家临床版3.0手术操作目录，且分类为手术和介入治疗的手术人数；统计时间：出院日期；科室维度：出院科室	
医疗质量管理	并发症及死亡	新生儿死亡率	新生儿死亡率＝新生儿死亡人数/新生儿患者人数×100%	分子	新生儿死亡人数	病案首页中，离院方式为死亡的患者数；统计时间：出院日期	%
				分母	新生儿患者人数	病案首页中，入院日期－出生日期≤28天，且离院日期－出生日期≤28天的患者数；统计时间：出院日期	
医疗质量管理	并发症及死亡	ICD低风险组患者住院死亡率				DRG系统低风险组患者住院死亡率	%

（续上表）

一级指标主题	二级指标主题	指标名称	计算公式	分子/分母	分子分母	统计室口径及数据来源	计量单位
医疗质量管理	非计划重返	住院患者出院0~1天非预期再住院率	住院患者出院后0~1天非预期再住院率＝住院患者出院后0~1天非预期再住院人数/出院人数×100%	分子	住院患者出院后0~1天非预期再住院人数	本次住院入院日期与上次住院出院日期差值在0~1天范围内，上次住院病案首页"勾选""是否有出院31天内再住院计划""否"，且本次诊断亚目相同的人数；统计时间：出院时间；科室维度：出院科室	%
				分母	出院人数	统计期间，病案首页患者数；统计时间：出院日期；科室维度：出院科室	
医疗质量管理	非计划重返	住院患者出院后2~15天非预期再住院率	住院患者出院后2~15天非预期再住院率＝住院患者出院后2~15天非预期再住院人数/出院人数×100%	分子	住院患者出院后2~15天预期再住院人数	本次住院入院日期与上次住院出院日期差值在2~15天内再住院，上次住院病案首页"勾选""是否有出院31天内再住院计划""否"，且本次住院主要诊断亚目相同的人数；统计时间：出院时间；科室维度：出院科室	%
				分母	出院人数	统计期间，病案首页患者数；统计时间：出院日期；科室维度：出院科室	

（续上表）

一级指标主题	二级指标主题	指标名称	计算公式	分子分母		统计室口径及数据来源	计量单位
医疗质量管理	非计划重返	住院患者出院后16~31天非预期再住院率	住院患者出院后16~31天非预期再住院率=住院患者出院后16~31天非预期再住院人数/出院人数×100%	分子	住院患者出院后16~31天非预期再住院人数	本次住院入院日期与上次住院出院日期差值在16~31天内再住院计划"勾选""否"，且本次住院与上次住院主要诊断亚目相同的人数； 统计时间：出院日期； 科室维度：出院科室	%
				分母	出院人数	统计期间，病案首页患者数； 统计时间：出院日期； 科室维度：出院科室	
医疗质量管理	非计划重返	住院患者出院后2~31天非预期再住院率	住院患者出院后2~31天非预期再住院率=住院患者出院后2~31天非预期再住院人数/出院人数×100%	分子	住院患者出院后2~31天预期再住院人数	本次住院入院日期与上次住院出院日期差值在2~31天内再住院计划"勾选""否"，且本次住院主要诊断亚目相同的人数； 统计时间：出院日期； 科室维度：出院科室	%
				分母	出院人数	统计期间，病案首页患者数； 统计时间：出院日期； 科室维度：出院科室	

（续上表）

一级指标主题	二级指标主题	指标名称	计算公式	分子分母		统计室口径及数据来源	计量单位
医疗质量管理	非计划重返	住院患者出院后 0～31 天非预期再住院率	住院患者出院后 0～31 天非预期再住院率＝住院患者出院后 0～31 天非预期再住院人数/出院人数×100%	分子	住院患者出院后 0～31 天非预期再住院人数	本次住院入院日期与上次住院出院日期差值在 0～31 天范围内，且上次住院病案首页"是否有出院31 天内再住院计划""勾选"否"，且本次住院与上次住院主要诊断亚目相同的人数；统计时间：出院日期；科室维度：出院科室	%
				分母	出院人数	统计期间、病案首页患者数；统计时间：出院日期；科室维度：出院科室	
医疗质量管理	非计划重返	手术患者非预期重返手术室再手术例数				对电子病历中，对两次手术时间间隔在 31 天内的手术进行判断，形成《非计划二次手术明细》中的患者数；统计时间：出院日期；科室维度：手术科室	例
医疗质量管理	非计划重返	手术患者非预期重返手术室再手术率	手术患者非预期重返手术室再手术率＝手术患者非预期重返手术室再手术总数/同期总手术人数×100%	分子	手术患者非预期重返手术室再手术总数	对电子病历中，对两次手术时间间隔在 31 天内的手术进行判断，形成《非计划二次手术明细》中的患者数；统计时间：出院日期；科室维度：手术科室	%
				分母	同期总手术人数	病案首页，符合国家临床版 3.0 手术操作目录，且分类为手术和介入治疗的手术人数；统计时间：出院日期；科室维度：手术科室	

（续上表）

一级指标主题	二级指标主题	指标名称	计算公式	分子分母		统计室口径及数据来源	计量单位
医疗质量管理	非计划重返	手术患者术后48小时内非预期重返手术室再次手术率	手术患者术后48小时内非预期重返手术室再次手术率＝手术患者术后48小时内非预期重返手术室再次手术人数÷同期手术总人数×100%	分子	手术患者术后48小时内非预期重返手术室再次手术人数	对电子病历中两次手术时间间隔在48小时内的手术进行判断，形成《非计划二次手术明细》中的患者数；统计时间：出院日期；科室维度：手术科室	％
				分母	同期手术总人数	病案首页符合国家临床版3.0手术操作目录，且分类为手术和介入治疗的手术人数；统计时间：出院日期；科室维度：手术科室	
医疗质量管理	非计划重返	手术患者术后48小时～31天内非预期重返手术室再次手术率	手术患者术后48小时～31天内非预期重返手术室再次手术率＝手术患者术后48小时～31天内非预期重返手术室再次手术人数÷同期手术总人数×100%	分子	手术患者术后48小时～31天内预期重返手术室再次手术人数	对电子病历中两次手术时间间隔在48小时内至31天内的手术进行判断，形成《非计划二次手术明细》中的患者数；统计时间：出院日期；科室维度：手术科室	％
				分母	同期手术总人数	病案首页，符合国家临床版3.0手术操作目录，且分类为手术和介入治疗的手术人数；统计时间：出院日期；科室维度：手术科室	

（续上表）

一级指标主题	二级指标主题	指标名称	计算公式	分子分母		统计口径及数据来源	计量单位
医疗质量管理	VTE管理	VTE风险评估率	VTE风险评估率＝VTE风险评估人数/同期出院总人数×100%	分子	VTE风险评估人数	VTE智能管理系统中，住院期间进行过至少一次VTE风险评估的患者总数；统计时间：出院日期；科室科室	%
				分母	同期出院总人数	统计期间，病案首页患者数；统计时间：出院日期；科室科室	
医疗质量管理	VTE管理	VTE中高风险比例	VTE中高风险比例＝住院期间VTE风险评估结果为中、高风险的出院患者例数/同期进行了VTE风险评估的出院患者总数×100%	分子	住院期间VTE风险评估为中、高风险的出院患者例数	VTE智能管理系统中，VTE风险评估为中高危（分值大于等于3）的出院患者数；统计时间：出院日期；科室科室	%
				分母	同期进行了VTE风险评估的出院患者总数	VTE智能管理系统中，住院期间至少进行过至少一次VTE风险评估的患者总数；统计时间：出院日期；科室科室	

（续上表）

一级指标主题	二级指标主题	指标名称	计算公式	分子分母		统计室口径及数据来源	计量单位
医疗质量管理	VTE管理	VTE中高风险患者出血风险评估率	VTE中高风险患者出血风险评估率＝出血风险评估人数/同期VTE风险评估为中高风险的患者总数×100%	分子	出血风险评估率人数	VTE智能管理系统中，VTE风险评估为中高危，且接受了出血风险评估的出院患者数；统计时间：出院日期；科室维度：出院科室	%
				分母	同期VTE风险评估为中高风险的患者总数	VTE智能管理系统中，VTE风险评估为中高危（分值大于等于3）的出院患者数；统计时间：出院日期；科室维度：出院科室	
医疗质量管理	VTE管理	出血高风险比例	出血高风险比例＝住院期间出血风险评估为高风险的出院患者例数/同期进行了出血风险评估的出院患者总例数×100%	分子	住院期间出血风险评估为高风险的出院患者例数	VTE智能管理系统中，接受了出血风险评估，且任何一次出血风险评估的结果为高风险的出院患者数；统计时间：出院日期；科室维度：出院科室	%
				分母	同期进行了出血风险评估的出院患者总例数	VTE智能管理系统中，接受了出血风险评估的出院患者数；统计时间：出院日期；科室维度：出院科室	

（续上表）

一级指标主题	二级指标主题	指标名称	计算公式	分子分母		统计室口径及数据来源	计量单位
医疗质量管理	VTE管理	VTE规范预防率	VTE规范预防率＝VTE规范预防人数/VTE风险评估为中高风险的总人数×100%	分子	VTE规范预防人数	1次或以上有VTE风险评估且在医嘱系统中有用药或物理治疗的患者总数；统计时间：出院日期；科室维度：出院科室	％
				分母	VTE风险评估为中高风险的患者总数	1次或以上有VTE风险评估，且评估结果为中高危（其分值大于等于3）的患者总数；统计时间：出院日期；科室维度：出院科室	
医疗质量管理	VTE管理	VTE中高风险患者实施静脉超声检查比率	VTE中高风险患者实施静脉超声检查率＝VTE中高风险患者实施静脉超声检查人数同期VTE风险评估为中高风险人数的总人数×100%	分子	VTE中高风险患者实施静脉超声检查总人数	按VTE智能管理系统中评估为中高风险，且住院期间PACS系统中有静脉超声检查的出院患者总数；具体check名称："××静脉超声"；统计时间：出院日期；科室维度：出院科室	％
				分母	同期VTE风险评估为中高风险的总人数	1次或以上有VTE风险评估，且评估结果为中高危（其分值大于等于3）的患者总数；统计时间：出院日期；科室维度：出院科室	

（续上表）

一级指标主题	二级指标主题	指标名称	计算公式	分子分母		统计室口径及数据来源	计量单位
医疗质量管理	VTE管理	出院确诊院内VTE的患者人数				病案首页出院诊断符合VTE编码180.1、180.2、182.8、126.9，且入院病情为"无"的患者数；统计时间：出院日期；科室维度：出院科室	％
医疗质量管理	VTE管理	住院VTE患者实施抗凝治疗比率	住院VTE患者实施抗凝治疗比率＝执行抗凝治疗的总例数/同期确诊VTE的出院患者总例数×100％	分子	执行抗凝治疗的总例数	确诊VTE的患者（病案首页出院诊断180.1、180.2、182.8、126.9，且入院病情为无）统计有开具如下药品：①肝素；②低分子肝素（每日2次）；③磺达肝葵钠；④华法林；⑤利伐沙班；⑥达比加群；统计时间：出院日期；科室维度：出院科室	
				分母	同期确诊VTE的出院患者总例数	病案首页出院诊断符合VTE编码180.1、180.2、182.8、126.9，且入院病情为"无"的患者数；统计时间：出院日期；科室维度：出院科室	

（续上表）

一级指标主题	二级指标主题	指标名称	计算公式	分子/分母	分子分母	统计口径及数据来源	计量单位
医疗质量管理	VTE管理	住院VTE患者实施溶栓治疗比率	住院VTE患者实施溶栓治疗比率=实施溶栓治疗的总例数/同期确诊VTE的出院患者总例数×100%	分子	实施溶栓治疗的总例数	确诊VTE的患者在医嘱系统有开具如下药品：①重组组织纤溶酶原激活剂；②尿激酶；③链激酶的患者数；统计时间：出院日期；科室维度：出院科室	%
				分母	同期确诊VTE的出院患者总例数	病案首页出院诊断符合VTE编码I80.1、I80.2、I82.8、I26.9，且入院病情为"无"的患者数；统计时间：出院日期；科室维度：出院科室	
医疗质量管理	VTE管理	医院相关性VTE发生比率	医院相关性VTE发生比率=医院相关性VTE总人数/同期出院总人数×100%	分子	医院相关性VTE总人数	病案首页出院诊断符合VTE编码I80.1、I80.2、I82.8、I26.9，且入院病情为"无"的患者数；统计时间：出院日期；科室维度：出院科室	%
				分母	同期出院总人数	统计期间，病案首页患者数；统计时间：出院日期；科室维度：出院科室	

（续上表）

一级指标主题	二级指标主题	指标名称	计算公式	分子分母		统计室口径及数据来源	计量单位
医疗质量管理	VTE管理	VTE相关病死率	VTE相关病死率=VTE相关病死人数/同期出院总人数×100%	分子	VTE相关病死人数	病案首页出院诊断符合VTE编码I80.1, I80.2, I82.8, I26.9, 且入院病情为"无"，离院方式为死亡的患者数；统计时间：出院日期；科室维度：出院科室	%
				分母	同期出院总人数	统计期间，病案首页患者数；统计时间：出院日期；科室维度：出院科室	
医疗质量管理	VTE管理	VTE患者平均住院费用	VTE患者平均住院费用=VTE患者总住院费用/同期出院确诊VTE的总人数	分子	VTE患者总住院费用	病案首页出院诊断符合VTE编码I80.1, I80.2, I82.8, I26.9, 且入院病情为"无"的患者的住院总费用之和；统计时间：出院日期；科室维度：出院科室	元
				分母	同期出院确诊VTE的总人数	病案首页出院诊断符合VTE编码I80.1, I80.2, I82.8, I26.9, 且入院病情为"无"的患者数；统计时间：出院日期；科室维度：出院科室	

（续上表）

一级指标主题	二级指标主题	指标名称	计算公式	分子分母		统计口径及数据来源	计量单位
医疗质量管理	VTE管理	VTE患者平均住院天数	VTE患者平均住院天数=VTE患者总住院天数/同期出院确诊VTE的总人数	分子	VTE患者总住院天数	病案首页出院诊断符合VTE编码I80.1, I80.2, I82.8, I26.9, 且入院病情为"无"的患者的住院天数之和；统计时间：出院日期；科室维度：出院科室	天
				分母	同期出院确诊VTE的总人数	病案首页出院诊断符合VTE编码I80.1, I80.2, I82.8, I26.9, 且入院病情为"无"的患者数；统计时间：出院日期；科室维度：出院科室	
医疗质量管理	VTE管理	CTPA实施比率	CTPA实施比率=实施CTPA人数/肺栓塞评估为高风险的总例数×100%	分子	实施CTPA人数	病案首页中诊断为肺栓塞（I26.9），且在PACS系统中实施CTPA（肺动脉CTA）的出院患者总例数；统计时间：出院日期；科室维度：出院科室	%
				分母	肺栓塞评估为高风险的例数	病案首页中诊断为肺栓塞（I26.9），且入院病情为"无"的患者数；统计时间：出院日期；科室维度：出院科室	

（续上表）

一级指标主题	二级指标主题	指标名称	计算公式	分子分母		统计室口径及数据来源	计量单位
医疗质量管理	其他	大型设备检查阳性率	大型设备检查阳性率＝大型设备检查阳性数/同期大型设备检查人次数×100%	分子	大型设备检查阳性数	分母患者中报告的阳性数	%
				分母	同期大型设备检查人次数	金盆系统：MR 检查报告数＋CT 检查报告数＋PET－CT 报告数 3 室（256CT）（门诊和住院合计，不包含体检）	
医疗质量管理	其他	检查阳性率	检查阳性率＝检查阳性数/同期检查人次数×100%	分子	检查阳性数	分母患者中报告的阳性数	%
				分母	同期检查人次数	金盆系统：MR 检查报告数＋CT 检查报告数（以上项目均不包含体检）＋大型 X 光检查报告数（影像科室：放射科，检查部位包含：造影，肠套空气灌肠，食管钡棉检查）＋SPECT－CT 报告数（影像科室：ECT 室，检查部位剔除：131 碘－功能自主性甲状腺瘤治疗，131 碘－甲亢治疗）	

一级指标主题	二级指标主题	指标名称	计算公式	分子分母		统计口径及数据来源	计量单位
医疗质量管理	其他	住院30~60天出院患者占出院患者人数比例	住院30~60天出院患者占出院人数比例＝住院天数为30~60天出院人数/出院人数×100%	分子	住院天数为30~60天出院患者数	病案首页住院天数30~60天（不含30天，含60天）的出院患者数；统计时间：出院日期；科室维度：出院科室	%
				分母	出院人数	统计期间，病案首页患者数；统计时间，出院日期；科室维度：出院科室	
医疗质量管理	其他	住院超60天出院患者占出院人数比例	住院超60天出院患者比例＝住院超60天患者数/出院人数×100%	分子	住院超60天出院患者数	病案首页住院天数超60天（不含60天）的出院患者数；统计时间：出院日期；科室维度：出院科室	%
				分母	出院人数	统计期间，病案首页患者数；统计时间，出院日期；科室维度：出院科室	
医疗质量管理	其他	新生儿产伤发生率	新生儿产伤发生率＝产伤的新生儿出院人数/活产儿人数×100%	分子	产伤的新生儿出院人数	ICD编码为P10－P15，A33的出院人数；统计时间：出院日期	%
				分母	活产儿人数	病案首页婴儿记录表中分娩结果为活产的婴儿数；统计时间：出院日期	

（续上表）

一级指标主题	二级指标主题	指标名称	计算公式	分子分母		统计室口径及数据来源	计量单位
医疗质量管理	其他	阴道分娩产妇产伤发生率	阴道分娩产妇产伤发生率＝发生产伤的阴道分娩产妇出院人数/阴道分娩产妇出院人数×100%	分子	发生产伤的阴道分娩产妇出院人数	阴道分娩手术编码含 72、73.0－73.2、73.4－73.9 其一且 ICD 编码：Z37，且 ICD 编码有 070 或 071 的出院人数；统计时间：出院日期	%
				分母	阴道分娩产妇出院人数	阴道分娩手术编码含 72、73.0－73.2、73.4－73.9 其一且 ICD 10：Z37 的患者数；统计时间：出院日期	
医疗质量管理	其他	每百名出院人次医疗质量安全不良事件报告率	每百名出院人次医疗质量安全不良事件报告率＝医疗质量安全不良事件报告例数/同期出院患者人次×100%	分子	医疗质量安全不良事件报告例数	不良事件上报系统中医疗质量安全不良事件报告例数，状态为已审核；统计时间：上报时间	%
				分母	同期出院患者人次	统计期间、病案首页患者数；统计时间：出院日期；科室维度：出院科室	

（续上表）

一级指标主题	二级指标主题	指标名称	计算公式	分子分母		统计室口径及数据来源	计量单位
医疗质量管理	其他	床均医疗质量安全不良事件报告率	床均医疗质量安全不良事件报告率＝医疗质量安全不良事件报告例数/同期开放床位数×100%	分子	医疗质量安全不良事件报告例数	不良事件上报系统中医疗质量安全不良事件报告例数，状态为已审核；统计时间：上报时间	%
				分母	同期开放床位数	统计期间期末开放床位数	
合理用药	抗菌药物	住院患者抗菌药物使用强度（全院）	住院患者抗菌药物使用强度＝抗菌药物使用DDDS/床日数×100%	分子	抗菌药物使用DDDS	收费明细中，每个抗菌药物累积使用剂量/DDD值的比值之和；其中抗菌药物的给药方式含"输液""静注""静脉滴注""IV""PO""口服""术中带药""冲药"，不含出院带药及自备药；统计时间：出院日期	
				分母	床日数	出院者占用床日数（住院报表）	

（续上表）

一级指标主题	二级指标主题	指标名称	计算公式	分子分母		统计室口径及数据来源	计量单位
合理用药	抗菌药物	住院患者抗菌药物使用强度（科室）	住院患者抗菌药物使用强度＝抗菌药物使用 DDDS/床日数×100	分子	抗菌药物使用 DDDS	收费明细中，每个抗菌药物累积使用剂量/DDD 值的比值之和；其中抗菌药物的给药方式含"输液""静注""静滴""IV""PO""术中带药""冲服"，不含出院带药及自备药；统计时间：出院日期；科室维度：申请科室	
				分母	床日数	床位费和特需费中床位相关费用的收取数量＋当月各日间手术病房出院的人数；统计时间：出院日期；科室维度：申请科室	
合理用药	抗菌药物	住院患者抗菌药物使用率	住院患者抗菌药物使用率＝住院抗菌药物使用患者数/住院用药人数×100%	分子	住院抗菌药物使用患者数	住院患者使用抗菌药物，且给药方式包含"输液""静注""静脉滴注""口服""IV""PO""术中带药""冲服"的用药人次，不含出院带药和自备药；统计时间：出院日期；科室维度：申请科室	%
				分母	住院用药人数	全院为出院人数；科室为使用药品人数；统计时间：出院日期；科室维度：申请科室	

（续上表）

一级指标主题	二级指标主题	指标名称	计算公式	分子分母		统计口径及数据来源	计量单位
合理用药	抗菌药物	门急诊患者抗菌药物使用率	门急诊患者抗菌药物使用率＝门急诊患者使用抗菌药物人次/同期门急诊总人次×100%	分子	门急诊患者使用抗菌药物人次	门诊 HIS 系统中，就诊类型为门诊、急诊和日间，使用抗菌药物且给药方式包含"静注""静脉滴注""IV""PO""口服""术中带药""冲服"的患者数；统计时间：上账日期；科室维度：考勤科室；	%
				分母	同期门急诊总人次	门诊 HIS 系统中，就诊类型为门诊、急诊和日间的患者数；统计时间：上账日期；科室维度：考勤科室	
合理用药	抗菌药物	清洁手术抗菌药物预防使用率	清洁手术抗菌药物预防使用率＝I 类切口手术预防使用抗菌药物的患者数/同期 I 类切口手术患者总数×100%	分子	I 类切口手术预防使用抗菌药物的患者数	出院患者中，手术类别为手术和介入治疗，切口为一类，且关联使用的抗菌药物用药目的为：手术预防用药，且相应的给药方式包含"静注""静脉滴注""IV""PO""口服""术中带药""冲服"；统计时间：出院日期；科室维度：手术科室；	%
				分母	同期 I 类切口手术患者总数	病案首页手术类别为手术和介入治疗，且切口为一类的患者数；统计时间：出院日期；科室维度：手术科室	

（续上表）

一级指标主题	二级指标主题	指标名称	计算公式	分子分母		统计室口径及数据来源	计量单位
合理用药	抗菌药物	介入手术预防使用药使用率	介入手术预防用药使用率＝介入手术预防使用抗菌药物的患者数/同期介入手术患者总数×100%	分子	介入手术预防使用抗菌药物的患者数	出院患者中，手术类别为介入治疗，关联使用的抗菌药物用药目的为：手术预防用药，且相应的给药方式包含"输液""IV""PO""术中带药""静注""口服""冲药"的患者数；统计时间：出院日期；科室维度：手术科室	%
				分母	同期介入手术患者总数	病案首页，手术类别为介入治疗的患者数；统计时间：出院日期；科室维度：手术科室	
合理用药	抗菌药物	住院患者抗菌药物治疗前病原学送检率	住院患者抗菌药物治疗前病原学送检率＝使用抗菌药物前病原学检验标本送检病例数/同期使用抗菌药物治疗病例总数×100%	分子	使用抗菌药物前病原学检验标本送检病例数	按病案出院日期进行统计，住院患者中使用抗菌药物，且给药方式包含"输液""静脉滴注""IV""PO""冲药"（科室），不含出院带药和自备药，如在全院第一次抗菌药物的执行时间晚于第一次标本送检时间，计算患者数；统计时间：出院日期；科室维度：申请科室	%
				分母	同期使用抗菌药物治疗病例总数	住院患者中使用抗菌药物，用药目的不含预防用药，且给药方式包含"静脉滴注""IV""PO""口服""输液"的用药人次，不含出院带药和自备药的患者数；统计时间：出院日期；科室维度：申请科室	

（续上表）

一级指标主题	二级指标主题	指标名称	计算公式	分子分母		统计室口径及数据来源	计量单位
				分子	使用特殊级抗菌药物前病原学检验标本送检病例数	按病案出院日期进行统计，住院患者中使用特殊级抗菌药物，用药目的不含预防用药，且给药方式包含"静滴""静注""IV""输液""PO""冲服"（科室）第一次抗菌药物的执行时间晚于第一次标本送检时间，计算患者数； 统计时间：出院日期； 科室维度：申请科室	
合理用药	抗菌药物	接受特殊使用级抗菌药物治疗的住院患者使用抗菌药物前微生物检验样本送检率	接受特殊使用级抗菌药物治疗的住院患者使用抗菌药物前微生物检验样本送检率 = 使用特殊级抗菌药物前病原学检验标本送检病例数/同期使用特殊级抗菌药物治疗病例总数 × 100%	分母	同期使用特殊级抗菌药物治疗病例总数	住院患者中使用特殊级抗菌药物，用药目的不含预防用药，且给药方式包含"静滴""静注""IV""PO""冲服"的用药人次，不含出院带药和自备药的患者数； 统计时间：出院日期； 科室维度：申请科室	%

（续上表）

一级指标主题	二级指标主题	指标名称	计算公式	分子/分母	分子分母	统计室口径及数据来源	计量单位
合理用药	抗菌药物	接受限制使用级抗菌药物治疗的住院患者抗菌药物使用前微生物检验样本送检率	接受限制使用级抗菌药物治疗的住院患者抗菌药物使用前微生物检验样本送检率 = 使用限制级抗菌药物前病原学检验标本送检病例数/同期使用限制级抗菌药物治疗病例总数×100%	分子	使用限制级抗菌药物前病原学检验标本送检病例数	按病案出院日期进行统计，住院患者中使用限制级抗菌药物，用药目的不含预防用药，且给药方式包含"静注""IV""口服""输液滴注""PO""冲服"，不含出院带药和自备药，如在全院（科室）第一次抗菌药物的执行时间晚于第一次标本送检时间，计算患者数；统计时间：出院日期；科室维度：申请科室	%
				分母	同期使用限制级抗菌药物治疗病例总数	住院患者中使用限制级抗菌药物，用药目的不含预防用药，且给药方式包含"静注""IV""PO""口服""冲服"的用药人次，不含出院带药和自备药的患者数；统计时间：出院日期；科室维度：申请科室	

（续上表）

一级指标主题	二级指标主题	指标名称	计算公式	分子分母		统计室口径及数据来源	计量单位
合理用药	抗菌药物	抗菌药物特殊品种使用量占抗菌药物使用量比例（住院）	抗菌药物特殊品种使用量占抗菌药物使用量比例（住院）＝抗菌药物特殊品种DDDS/抗菌药物DDDS×100%	分子	抗菌药物特殊品种DDDS	收费明细中筛选特殊使用级抗菌药物，（每个抗菌药物累积使用剂量/DDD值）之和； 其中抗菌药物的给药方式含"静滴""IV""PO""静注""输液""术中带药""口服""冲服"，不含出院带药及自备药； 统计时间：出院日期； 科室维度：申请科室	%
				分母	抗菌药物DDDS	收费明细中，（每个抗菌药物累积使用剂量/DDD值）之和，药学部提供各单的药品需要进行剂量的折算； 其中抗菌药物的给药方式含"静滴""IV""PO""静注""输液""术中带药""口服""冲服"，不含出院带药及自备药； 统计时间：出院日期； 科室维度：申请科室	

（续上表）

一级指标主题	二级指标主题	指标名称	计算公式	分子分母		统计室口径及数据来源	计量单位
合理用药	抗菌药物	抗菌药物使用金额占药品总收入比例（住院和门诊）	抗菌药物使用金额占药品总收入比例（住院和门诊）＝抗菌药物使用金额/药品总收入×100%	分子	抗菌药物使用金额	汇总收费系统中抗菌药品收入；统计时间：结算日期；科室维度：申请科室	%
				分母	药品总收入	汇总收费系统的药品收入；统计时间：结算日期；科室维度：申请科室	
合理用药	基本药物及其他	基本药物使用金额占比（全院）	基本药物使用金额占比＝基本药物使用金额/药品总收入×100%	分子	基本药物使用金额	汇总收费系统中基本药品收入，剔除中草药收入，开具的溶媒费用；统计时间：结算日期；科室维度：申请科室	%
				分母	药品总收入	财务报表中的药品收入	
合理用药	基本药物及其他	基本药物使用金额占比（科室）	基本药物使用金额占比＝基本药物使用金额/药品总收入×100%	分子	基本药物使用金额	汇总收费系统中基本药品收入，剔除中草药收入，开具的溶媒费用；统计时间：结算日期；科室维度：申请科室	%
				分母	药品总收入	药品总收入剔除中草药和单独开具的溶媒费用；统计时间：结算日期；科室维度：申请科室	

（续上表）

一级指标主题	二级指标主题	指标名称	计算公式	分子分母		统计口径及数据来源	计量单位
合理用药	基本药物及其他	门诊患者基本药物处方占比	门诊患者基本药物处方占比＝门诊患者基本药物使用人数/门诊人次×100%	分子	门诊患者基本药物使用人数	门诊HIS系统中，就诊类型为门诊（非急诊和体检），使用基本药物和仅开具溶媒的患者数，剔除只收取中草药的患者数；统计时间：上账日期；科室维度：考勤科室	%
				分母	门诊人次	门诊HIS系统中，就诊类型为门诊（非急诊和体检），有药品费用的患者数，剔除只收取中草药的患者数；统计时间：上账日期；科室维度：考勤科室	
合理用药	基本药物及其他	住院患者基本药物使用率	住院患者基本药物使用率＝住院患者基本药物使用人数/出院人次×100%	分子	住院患者基本药物使用人数	住院患者中使用基本药物的用药人次，剔除只收取中草药的患者和仅收溶媒的患者数；统计时间：出院日期；科室维度：申请科室	%
				分母	出院人次	出院患者中，剔除只收取中草药的患者数，药费为0的患者数和仅收溶媒费用的患者数；统计时间：出院日期；科室维度：申请科室	

（续上表）

一级指标主题	二级指标主题	指标名称	计算公式	分子分母		统计室口径及数据来源	计量单位
合理用药	基本药物及其他	住院患者中药注射剂静脉输液使用率	住院患者中药注射剂静脉输液使用率＝住院患者中使用了中药注射剂静脉输液的人数/出院人次×100%	分子	住院患者中使用了中药注射剂静脉输液的人数	给药方式包含"输液""静注""静脉滴注""IV"，不含"膀胱"，使用药品在药品字典中"是否中成药注射剂"为"是"的患者数；统计时间：出院日期；科室维度：申请科室	%
				分母	出院人次	全院按照出院患者数统计；科室按照出院患者中，收取了药品费用的患者数；统计时间：出院日期；科室维度：申请科室	
合理用药	基本药物及其他	急诊患者糖皮质激素静脉输液使用率	急诊患者糖皮质激素静脉输液使用率＝使用糖皮质激素静脉输液的急诊患者数/急诊人次×100%	分子	使用糖皮质激素静脉输液的急诊患者数	给药方式包含"输液""静注""静脉滴注""IV"，不含"膀胱"，使用药品在药品字典中药品分类为"肾上腺皮质激素"的急诊患者数；统计时间：上账时间	%
				分母	急诊人次	HIS系统中，患者类型为"急诊"的患者数；统计时间：上账时间	

（续上表）

一级指标主题	二级指标主题	指标名称	计算公式	分子分母		统计室口径及数据来源	计量单位
合理用药	基本药物及其他	住院患者质子泵抑制剂注射静脉使用率	住院患者质子泵抑制剂注射静脉使用率＝住院患者质子泵抑制剂静脉注射用人数/出院人数×100%	分子	住院患者质子泵抑制剂注射静脉使用人数	给药方式包含"输液""静注""静脉滴注""IV"，不含"膀胱"，使用药品在药典中药品分类为"质子泵抑制剂"的出院患者数；统计时间：出院日期；科室维度：申请科室	%
				分母	出院人数	全院按照出院患者数统计；科室按照出院患者中，收取了药费用的患者数；统计时间：出院日期；科室维度：申请科室	
合理用药	基本药物及其他	住院患者静脉输液使用率	住院患者静脉输液使用率＝住院患者静脉输液使用人次/出院人次×100%	分子	住院患者静脉输液使用人次	给药方式包含"输液""静注""静脉滴注""IV"，不含"膀胱"的出院患者数；统计时间：出院日期；科室维度：申请科室	%
				分母	出院人次	全院按照出院患者数统计；科室按照出院患者中，收取了药费用的患者数；统计时间：出院日期；科室维度：申请科室	

（续上表）

一级指标主题	二级指标主题	指标名称	计算公式	分子/分母		统计口径及数据来源	计量单位
合理用药	基本药物及其他	每床日输液袋数	每床日输液袋数＝输液袋数/床日数	分子	输液袋数	收费项目中"静脉连续输液（第二组及以上）"的收费数量；统计时间：出院日期；科室维度：申请科室	袋
				分母	床日数	床位费和特需费中床位费的数量（1个日同患者1个床日数）；病房出院人数；统计时间：出院日期；科室维度：申请科室	
合理用药	基本药物及其他	辅助用药收入占比（全院）	辅助用药收入占比（全院）＝住院患者辅助用药收入/药品收入×100%	分子	住院患者辅助用药收入	国家重点监控药品的门诊＋住院使用金额合计；统计时间：结算日期；科室维度：申请科室	%
				分母	药品收入	财务报表中的药品收入	
合理用药	基本药物及其他	辅助用药收入占比（科室）	辅助用药收入占比（科室）＝住院患者辅助用药收入/药品收入×100%	分子	住院患者辅助用药收入	国家重点监控药品的门诊＋住院使用金额合计；统计时间：结算日期；科室维度：申请科室	%
				分母	药品收入	HIS系统汇总药品总收入；统计时间：结算日期；科室维度：申请科室	

（续上表）

一级指标主题	二级指标主题	指标名称	计算公式	分子/分母		统计宽径及数据来源	计量单位
合理用药	概况	严重或新的药品不良反应上报率	严重或新的药品不良反应上报率=严重或新的药品不良反应上报例数/同期用药患者总数×100%	分子	严重或新的药品不良反应上报例数	不良事件上报系统，上报事件分类：药学类；事件类型：药品不良反应；报告类型：严重的、新的一般、新的严重的；按报告时间内的报告例数统计，剔除经审核驳回的不良事件	%
				分母	同期用药患者总数	HIS系统中，含门诊、急诊、总诊、肿瘤日间、住院、体检类型中用药人数；门诊按上账时间，住院按出院时间统计	
合理用药	抗肿瘤药物	门诊患者限制使用级抗肿瘤药物使用率	门诊患者限制使用级抗肿瘤药物使用率=门诊患者限制使用级抗肿瘤药物处方数/同期门诊患者抗肿瘤药物处方总数×100%	分子	门诊患者限制级使用抗肿瘤药物的处方数	HIS系统中，就诊类型为门诊，开具了限制级肿瘤药物的处方（限制级抗肿瘤药物见药品字典抗肿瘤药药等级：02限制级）；统计时间：上账日期	%
				分母	同期门诊患者抗肿瘤药物处方总数	HIS系统中，就诊类型为门诊，开具了开肿瘤药物的处方（抗肿瘤药物见药品字典抗肿瘤药品等级为01普通级和02限制级）；统计时间：上账日期	

（续上表）

一级指标主题	二级指标主题	指标名称	计算公式	分子分母		统计室口径及数据来源	计量单位
合理用药	抗肿瘤药物	住院患者限制级抗肿瘤药物使用率	住院患者限制级抗肿瘤药物使用率＝住院患者限制级抗肿瘤医嘱条目数/同期住院患者抗肿瘤医嘱条目总数×100%	分子	住院患者限制级抗肿瘤医嘱条目数	HIS系统中，住院患者开具了限制级抗肿瘤药物的医嘱数（限制级抗肿瘤药物见药品字典表抗肿瘤药等级：02限制级）；统计时间：出院日期	%
				分母	同期住院患者抗肿瘤医嘱条目总数	HIS系统中，住院患者开具了开肿瘤药物的医嘱数（抗肿瘤药物见药品字典表抗肿瘤药等级01普通级和02限制级）；统计时间：出院日期	
合理用药	抗肿瘤药物	门诊患者普通级抗肿瘤药物使用率	门诊患者普通级抗肿瘤药物使用率＝门诊患者普通级抗肿瘤药物处方数/同期门诊患者抗肿瘤药物处方总数×100%	分子	门诊患者普通级抗肿瘤药物处方数	HIS系统中，就诊类型为门诊，开具了普通级肿瘤药物的处方数（限制级抗肿瘤药物见药品字典表抗肿瘤药等级：01普通级）；统计时间：上账日期	%
				分母	同期门诊患者抗肿瘤药物处方总数	HIS系统中，就诊类型为门诊，开具了开肿瘤药物的处方数（抗肿瘤药物见药品字典表抗肿瘤药等级为01普通级和02限制级）；统计时间：上账日期	

（续上表）

一级指标主题	二级指标主题	指标名称	计算公式	分子分母		统计室口径及数据来源	计量单位
合理用药	抗肿瘤药物	住院患者普通级抗肿瘤药物使用率	住院患者普通级抗肿瘤药物使用率=住院患者普通级抗肿瘤药物医嘱条目数/同期住院患者抗肿瘤药物医嘱条目总数×100%	分子	住院患者普通级抗肿瘤药物使用医嘱条目数	HIS系统中，住院患者开具了普通级肿瘤药物的医嘱数（限制级抗肿瘤药物见药品字典表抗肿瘤药等级：01普通级）；统计时间：出院日期	%
				分母	同期住院患者抗肿瘤药物医嘱条目总数	HIS系统中，住院患者开具了开肿瘤药物的医嘱数（肿瘤药物见药品字典表抗肿瘤药等级为01普通级和02限制级）；统计时间：出院日期	
合理用药	抗肿瘤药物	抗肿瘤药物使用金额占比	抗肿瘤药物使用金额占比=抗肿瘤药物使用总金额/同期药物使用总金额×100%	分子	抗肿瘤药物使用总金额	抗肿瘤药物级别标识为01限制级和02普通级的药品使用金额合计；统计时间：结算日期；科室维度：申请科室	%
				分母	同期药物使用总金额	HIS系统汇总药品总收入；统计时间：结算日期；科室维度：申请科室	

（续上表）

一级指标主题	二级指标主题	指标名称	计算公式	分子分母		统计室口径及数据来源	计量单位
合理用药	抗肿瘤药物	限制使用级抗肿瘤药物使用金额占比	限制使用级抗肿瘤药物使用金额占比=限制使用级抗肿瘤药物使用金额/同期抗肿瘤药物使用总金额×100%	分子	限制使用级抗肿瘤药物使用金额	抗肿瘤药物级别标识为01限制级的药品使用金额合计；统计时间：结算日期；科室维度：申请科室	%
				分母	同期抗肿瘤药物使用总金额	抗肿瘤药物级别标识为01限制级和02普通级的药品使用金额合计；统计时间：结算日期；科室维度：申请科室	
合理用药	抗肿瘤药物	普通使用级抗肿瘤药物使用金额占比	普通使用级抗肿瘤药物使用金额占比=普通使用级抗肿瘤药物使用金额/同期抗肿瘤药物使用总金额×100%	分子	普通使用级抗肿瘤药物使用金额	抗肿瘤药物级别标识为02普通级的药品使用金额合计；统计时间：结算日期；科室维度：申请科室	%
				分母	同期抗肿瘤药物使用总金额	抗肿瘤药物级别标识为01限制级和02普通级的药品使用金额合计；统计时间：结算日期；科室维度：申请科室	

（续上表）

一级指标主题	二级指标主题	指标名称	计算公式	分子分母		统计口径及数据来源	计量单位
合理用药	抗肿瘤药物	住院患者抗肿瘤药物严重或新的不良反应报告率	住院患者抗肿瘤药物严重或新的不良反应报告率＝住院患者抗肿瘤药物严重或新的不良反应报告份数/同期住院使用抗肿瘤药物患者人次数×100%	分子	住院患者抗肿瘤药物严重或新的不良反应报告份数	不良事件上报系统，上报事件分类：药学类；事件类型：药品不良反应；报告类型：严重的、新的一般、新的严重的；药品分类：抗肿瘤药物；按报告时间内的报告例数统计，剔除经审核驳回的不良事件	%
				分母	同期住院使用抗肿瘤药物患者人次数	HIS系统中，住院患者并开具了抗肿瘤药物的出院患者数（抗肿瘤药品见药品字典表抗肿瘤药等级为01普通级和02限制级）；统计时间：出院日期	
人力资源	人力资源	卫生技术人员数与开放床位数比	卫生技术人员数与开放床位数比＝卫生技术人员数/开放床位数	分子	卫生技术人员数	从人力资源系统采集	X：1
				分母	开放床位数	统计期间最后一天，床位所属病房工作日志的各科室每日床位数之和	
人力资源	人力资源	医院感染管理专职人员数与开放床位数比	医院感染管理专职人员数与开放床位数比＝医院感染管理专职人员数/开放床位数	分子	医院感染管理专职人员数	从人力资源系统采集	1：X
				分母	开放床位数	统计期间最后一天，床位所属病房工作日志的各科室每日床位数之和	

（续上表）

一级指标主题	二级指标主题	指标名称	计算公式	分子分母		统计室口径及数据来源	计量单位
人力资源	人力资源	固定急诊医师人数占急诊在岗医师人数的比例	固定急诊医师人数占急诊在岗医师的比例＝固定急诊医师人数/急诊在岗医师人数×100%	分子	固定急诊医师人数	从人力资源系统采集	%
				分母	急诊在岗医师人数	从人力资源系统采集	
人力资源	人力资源	固定急诊护士人数占急诊在岗护士人数的比例	固定急诊护士人数占急诊在岗护士人数的比例＝固定急诊护士人数/急诊在岗护士人数×100%	分子	固定急诊护士人数	从人力资源系统采集	%
				分母	急诊在岗护士人数	从人力资源系统采集	
人力资源	人力资源	重症医学科医师人数与重症医学科开放床位数比	重症医学科医师人数与重症医学科开放床位数比＝重症医学科医师人数/重症医学科开放床位数	分子	重症医学科医师人数	从人力资源系统采集	X：1
				分母	重症医学科开放床位数	统计期间最后一天，床位所属病房工作日志的各科室每日床位数之和，科室名称为：内科ICU护理单元、外科ICU护理单元、急诊ICU护理单元、儿科ICU护理单元	

（续上表）

一级指标主题	二级指标主题	指标名称	计算公式	分子/分母	分子分母	统计口径及数据来源	计量单位
人力资源	人力资源	重症医学科护士人数与重症医学科实际开放床位数之比	重症医学科护士人数与重症医学科实际开放床位数=重症医学科护士人数/重症医学科实际开放床位数	分子	重症医学科护士人数	从人力资源系统采集	X : 1
				分母	重症医学科开放床位数	统计期间最后一天，床位所属病房工作日志的各科室每日床位数之和，科室名称为：内科ICU护理单元、外科ICU护理单元、急诊ICU护理单元、儿科ICU护理单元	
人力资源	人力资源	麻醉科医师数与同期医院手术间数之比	麻醉科医师数与同期医院手术间数之比=麻醉科医师数/同期医院手术间数	分子	麻醉科医师数	从人力资源系统采集	X : 1
				分母	同期医院手术间数	统计室填报	
人力资源	人力资源	麻醉科医师数与日均全麻手术台次比	麻醉科医师数与日均全麻手术台次比=麻醉科医师数/日均全麻手术台次	分子	麻醉科医师数	从人力资源系统采集	1 : X
				分母	日均全麻手术台次	手术时间为统计时间，手术麻醉系统中，状态为已完成和待复苏，且麻醉方式包含：非插管全身麻醉、气管插管全身麻醉、喉罩全身麻醉、支气管插管全身麻醉和静脉麻醉的手术台数（中心、日间、康怡、介入、产科手术室）	

（续上表）

一级指标主题	二级指标主题	指标名称	计算公式		分子分母	统计室口径及数据来源	计量单位
人力资源	人力资源	中医科中医类别医师人数与中医科开放床位数之比	中医科中医类别医师人数与中医科开放床位数之比＝中医科中医类别医师人数/中医科开放床位数	分子	中医科中医类别医师人数	从人力资源系统采集	X：1
				分母	中医科开放床位数	统计期间最后一天，床位所属病房工作日志的各科室每日床位数之和，科室名称为：中医科	
人力资源	人力资源	医院中医科护士人数与同期中医科实际开放床位数之比	医院中医科护士人数与同期中医科实际开放床位数之比＝医院中医科护士人数/同期中医科实际开放床位数	分子	医院中医科护士人数	从人力资源系统采集	X：1
				分母	同期中医科实际开放床位数	统计期间最后一天，床位所属病房工作日志的各科室每日床位数之和，科室名称为：中医科	
人力资源	人力资源	康复科医师人数与康复科开放床位数之比	康复科医师人数与康复科开放床位数之比＝康复科医师人数/康复科开放床位数	分子	康复科医师人数	从人力资源系统采集	X：1
				分母	康复科开放床位数	统计期间最后一天，床位所属病房工作日志的各科室每日床位数之和，科室名称为：康复医学科	

（续上表）

一级指标主题	二级指标主题	指标名称	计算公式		分子分母	统计室口径及数据来源	计量单位
人力资源	人力资源	康复科康复师人数与康复科开放床位数比	康复科康复师人数与康复科开放床位数比＝康复师人数/康复科开放床位数	分子	康复科康复师人数	从人力资源系统采集	X：1
				分母	康复科开放床位数	统计期间最后一天，床位所属病房工作日志的各科室每日床位数之和，科室名称为：康复医学科	
人力资源	人力资源	康复科护士人数与康复科开放床位数比	康复科护士人数与康复科开放床位数比＝康复科护士人数/康复科开放床位数	分子	康复科护士人数	从人力资源系统采集	X：1
				分母	康复科开放床位数	统计期间最后一天，床位所属病房工作日志的各科室每日床位数之和，科室名称为：康复医学科	
人力资源	人力资源	麻醉科与手术科室医师人数比	麻醉科与手术科室医师人数比＝医院注册的麻醉在岗医师数/手术科室医师人数	分子	医院注册的麻醉在岗医师数	从人力资源系统采集	1：X
				分母	医院注册的手术科室医师人数	从人力资源系统采集	

（续上表）

一级指标主题	二级指标主题	指标名称	计算公式	分子分母		统计室口径及数据来源	计量单位
人力资源	人力资源	麻醉科医护比	麻醉科医护比=麻醉科医生数/麻醉科护士	分子	麻醉科医生数	从人力资源系统采集	1∶X
				分母	麻醉科护士	从人力资源系统采集	

参考文献

［1］ 徐红芬. 中美两国医院经济管理模式的比较［J］. 卫生经济研究，1998
（3）：27－44.

［2］ 林毅夫. 中国医疗体系的发展历程与改革探索［J］. 国际金融，2021（3）：
12－15.

［3］ 王书平，黄二丹，甘戈，等. 公立医院功能定位与管理运行的国际比较：
疫情后中国公立医院的反思与建议［J］. 卫生经济研究，2021，38（8）：
28－31，34.

［4］ 杨晓虹，石琼辉，魏杰. 风险管理方法及其在医院管理工作中的应用研
究［J］. 中国卫生标准管理，2022，13（2）：23－26.

［5］ 袁勇. 医院绩效管理实践：基于按病种分值付费（DIP）制度的医院绩效管
理探索［M］. 广州：暨南大学出版社，2021.

［6］ 李荣融，朱丽兰，顾秉林，等. 济世有道：解析台湾长庚医院"合理化"
管理［M］. 北京：清华大学出版社，2015.

［7］ 桂克全. 解密华西［M］. 北京：光明日报出版社，2014.

［8］ 周渝霞，王东，何欣，等. 基于 Web Service 技术的医院数据交换集成平台
设计与实现［J］. 中国医学装备，2018，15（1）：99－102.

［9］ 佚名. 《公立医院运营管理信息化功能指引》出炉［J］. 中国数字医学，
2022，17（5）：69.

［10］ 安鹏. 县域医共体平台信息化建设的应用分析［J］. 电子通信与计算机科
学，2022，4（2）：74－76.

［11］ 刘绪清，萧阳，余捷，等. 海上设施投产保运数字化管理研究及其应
用［J］. 现代工业经济和信息化，2023，13（3）：203－205.

［12］ 赵薇，李祎迪. 借助智慧财经系统实现智慧运营［J］. 中国卫生，2022
（7）：55－57.

［13］ 李霞. 刍议公立医院人力资源管理的现状与对策［J］. 经济师，2010

（3）：220 - 221.

[14] 竹青青. 兰州市医疗保险制度分析与评价 [D]. 山西财经大学, 2010.

[15] 杨昕娉. 医保控费与医疗质量提高一致性研究 [D]. 天津医科大学, 2018.

[16] 王志成, 周筱琪, 孙鹏南. 基于协同理论的公立医院运营管理组织体系构建 [J]. 中国医院管理, 2021, 41 (12)：57 - 59, 63.

[17] 秦永方, 张新苹, 韩冬青. 基于综合指数法的 DRG 与 DIP 病种（组）成本核算研究 [J]. 现代医院, 2021, 21 (8)：1197 - 1201.

[18] 唐杭琴. 基于信息化的全面预算动态闭环管理探索：以 Z 中医院"公立医院经济管理年"活动为例 [J]. 中国总会计师, 2022 (10)：123 - 125.

[19] 刘庆, 吕毅, 张高菲, 等. 高质发展的三管治理、五理实践 [J]. 中国医院院长, 2022, 18 (8)：56 - 60.

[20] 王韬. 医院绩效及运营管理信息化发展现状分析 [J]. 中国数字医学, 2021, 16 (10)：1 - 4.

[21] 谢飞. 智慧医院后勤数字化管理实践与分析 [J]. 信息系统工程, 2022 (12)：19 - 22.

[22] 郭潇雅. 智慧财务 转型赋能 [J]. 中国医院院长, 2021, 17 (10)：76 - 78.

[23] 刘文生, 刘宏伟. 公立医院运营管理困中求变 [J]. 中国医院院长, 2021, 17 (7)：39 - 43.

[24] 李瑾, 聂天. 现代医院后勤管理体系的建设实践和应用研究 [J]. 中国医药导报, 2021, 18 (25)：158 - 161.

[25] 吉萍, 祝丹娜, 谢杨晓虹, 等. 健康医疗数据的科研共享应用思考 [J]. 医学与哲学, 2022, 43 (1)：5 - 8.

[26] 高洁. 信息化医疗统计数据质量管理与控制策略 [J]. 质量与市场, 2021 (23).

[27] 夏宇. 基于大数据的医疗数据质量管理模型在病案管理中的应用研究 [J]. 信息与电脑（理论版）, 2022, 34 (5)：10 - 12, 16.

[28] 国家卫生健康委统计信息中心. 医院数据治理框架、技术与实现 [M]. 北京：人民卫生出版社, 2019.

[29] 张昊, 王韬, 白波, 等. 基于运营数据中心的医院资源规划系统建设实践：以大型设备数据为例 [J]. 中国医学装备, 2020, 17 (9)：132 - 135.

［30］ 李雪婉，高昭昇，张晋昕. 区域卫生信息平台数据质量控制策略研究
［J］. 中国数字医学，2017，12（1）：6－8.

［31］ 莫远明，王毅，林琳，等. 基于数据集成平台的医院智能报表系统的构建
［J］. 现代医院，2020，20（4）：568－571.

［32］ 华为公司数据管理部. 华为数据之道［M］. 北京：机械工业出版
社，2020.

［33］ 罗伯特·C. 劳埃德. 医疗质量指标［M］. 郑兴东，俞晔，石璐，译. 天
津：天津科技翻译出版有限公司，2020.

［34］ 吴宏彪. 医院精细化管理［M］. 北京：新华出版社，2015.

［35］ 莇立明，中井美雄. 医疗过误法［M］. 东京：青林书院，1996：31.

［36］ 野田宽. 医事法：上卷［M］. 东京：青林书院，1992：59.

［37］ 李舒丹，陈阳. 医院 RBRVS 绩效分配模式述评及比较分析［J］. 中国卫
生经济，2016，35（3）：82－85.

［38］ 徐志伟，秦成勇，贾莉英，等. RBRVS 绩效管理模式在公立医院应用前
景分析［J］. 中国研究型医院，2018，5（3）：5－8.

［39］ 袁征，金玲，陈琦，等. 构建 RBRVS 的医生绩效考评体系工作研究［J］.
财经界，2014（35）：107－110.

［40］ 李业昆，韩帅，海勤. 公立医院综合绩效奖金计量模型研究：基于 RBRVS
的本土化应用［J］. 卫生经济研究，2021，38（1）：62－66.

［41］ 王丽. RBRVS 绩效分配模式在公立医院的应用初探［J］. 中国总会计师，
2017，（4）：112－113.

［42］ 彭理斌，叶明刚，闵德俊，等. 某三甲医院基于 RBRVS 护理负荷的护理
绩效方案应用及效果评价［J］. 新疆医学，2018，48（10）：1137－
1139，1142.

［43］ 雷震，张波，唐蔚蔚，等. 临床医师个人绩效考核指标体系的构建［J］.
解放军医院管理杂志，2013（6）：587－589.

［44］ 中华人民共和国卫生部. 三级综合医院医疗质量管理与控制指标（2011
版）［S］. 2011：1－2.

［45］ 刘文彬. 中国卫生技术评估决策转化研究［D］. 复旦大学，2014.

［46］ 茅艺伟. 基于研究方视角的中国卫生技术评估决策转化现状和影响因素研
究［D］. 复旦大学，2014.

［47］ 卢靖. 临床医学技术评估指标体系研究［D］. 中国人民解放军军医进修
学院，2006.

［48］倪春霞. 我国卫生技术评估发展研究［D］. 武汉大学, 2017.

［49］宗莉. 我国医疗技术进步与医疗费用增长研究［D］. 西安电子科技大学, 2006.

［50］唐檬. 中国卫生技术评估决策转化现状和影响因素分析—决策方视角［D］. 复旦大学, 2014.

［51］姚保栋, 房良, 江云, 等. 丹麦医院卫生技术评估运行模式研究及启示［J］. 卫生软科学, 2023, 37 (1): 92 – 95.

［52］林夏, 白飞, 覃肖潇, 等. 关于在我国发展医院卫生技术评估的思考［J］. 中国循证医学杂志, 2018, 18 (12): 1376 – 1379.

［53］吴伟栋. 基于医院卫生技术评估的浙江某地级市医院科技成果转化探讨［J］. 内蒙古科技与经济, 2022 (16): 43 – 44.

［54］杨海, 罗莉, 唐密, 等. 基于增量费用比的医用耗材分类的循证评价探索［J］. 中国循证医学杂志, 2020, 20 (3): 340 – 344.

［55］周玉珊, 保芸, 孟敏, 等. 基于 EVIDEM 的医院药品评价流程探索: 医院卫生技术评估的应用［J］. 甘肃科技, 2022, 38 (17): 90 – 92.

［56］吕兰婷. 卫生技术评估走进中国医院［J］. 中国卫生, 2019 (6): 79 – 81.

［57］吕兰婷, 施文凯, 林夏, 等. 我国开展医院卫生技术评估的路径与策略［J］. 中国卫生政策研究, 2019, 12 (8): 14 – 81.

［58］吕兰婷, 施文凯, 林夏, 等. 新医改背景下基于知证决策的医院卫生技术评估功能与机制［J］. 中国循证医学杂志, 2020, 20 (3): 335 – 339.

［59］佚名. 医院卫生技术评估探索循证决策之路［J］. 中国卫生, 2019 (8): 70.

［60］卢静雅, 沈建通, 赵齐园, 等. 医院卫生技术评估的流程与方法新进展［J］. 中国循证医学杂志, 2019, 19 (11): 1367 – 1372.

［61］向前, 杨洪波, 郭怡, 等. 医院卫生技术评估在医疗设备投资决策中的应用与探索［J］. 卫生经济研究, 2021, 38 (2): 54 – 57.

［62］张红. 医院卫生技术评估在医用耗材管理中的运用［J］. 中国医疗器械信息, 2019, 25 (19): 157 – 158.

［63］傅宏伟, 朱一新. 医院卫生技术评估在医院重点学科建设中的应用探索［J］. 中医药管理杂志, 2022, 30 (17): 67 – 69.

［64］林夏, 吕兰婷, 金盾, 等. 在我国推广医院卫生技术评估的可行性分析［J］. 中国医院管理, 2019, 39 (2): 11 – 13.

［65］吕兰婷，傅金澜，林夏，等. 中国医院卫生技术评估的困境与出路［J］. 中国医院管理，2019，39（2）：7-10.

［66］吕兰婷，施文凯. DRG 改革背景下医院卫生技术评估的功能与推行策略［J］. 中国卫生政策研究，2020，13（2）：26-32.

［67］葛国曙，侯建全. "三好一满意" 视角下的门诊服务流程优化研究［J］. 2013（12）：893-895.

［68］张成，徐婕，李春雨，等. 基于精益六西格玛管理的门诊服务流程优化实践［J］. 中国医院管理，2021，41（4）：65-68.

［69］经薇，叶双双，方珍. 基于 DMAIC 模型优化异位妊娠失血性休克患者急救流程价值［J］. 中国妇幼保健，2022，37（23）：4439-4442.

［70］余江，周来新，胡琳，等. 基于 ECRS 法的大型医院门诊服务流程优化［J］. 中国医院，2016，20（11）：79-80.

［71］陈欢. 品管圈 PDCA-SDCA 循环管理法对提高医院高警讯药品管理质量与质控指标的影响［J］. 抗感染药学，2021，18（8）：1230-1235.

［72］李钟仁. 上海大型公立医院门诊服务流程优化对策研究：基于 SJ 医院案例的分析［D］. 上海师范大学，2014.

［73］钟雪青. 临床影像检查预约系统的设计及应用［J］. 信息与电脑（理论版），2016（6）：108-110.

［74］王飞，周琳，王红迁，等. 全流程检查分时段预约系统研究与设计［J］. 医学信息学杂志，2020，41（2）：60-63.

［75］林如. 医院医技检查预约系统建设及流程优化设计［J］. 中国医药科学，2021，11（18）：225-237.

［76］梁娜，张勇，刘永芳，等. 医院预约系统的研发及建设［J］. 中国卫生质量管理，2011（6）：50-53.

［77］沈海洋. 医院预约系统的研发及建设相关探讨［J］. 信息通信，2015，28（9）：102，105.

［78］卢智利. 医院预约系统规则库设计思路和应用技巧的探讨［J］. 中国研究型医院，2020，7（4）：14-17，91-96.

［79］陶博，崔瑾，朱梅，等. 以患者为中心的门诊检查检验预约系统优化研究［J］. 中国数字医学，2021，16（4）：70-74.

［80］郑文明，彭梦晶，李浩. 智能化分时段预约系统的设计与实现［J］. 中国卫生信息管理杂志，2022，19（1）：95-99.

［81］汪兆来. 基于 "互联网+医疗健康" 的医技检查自动预约平台的设计与应

用［J］. 中国医疗设备，2021，36（8）：94－97.

［82］沈俊学，付敬，许崇伟，等. 基于运筹学的医院大型设备检查项目工作流程优化［J］. 中国医院管理，2014（1）：61－62.

［83］豆娟，傅春瑜，顾翔，等. 基于智慧医院的医技检查预约排程智能系统的实践［J］. 中国医疗设备，2022，37（12）：114－118.

［84］季克峰，赵凯，李慧杰，等. 排队论在体检导检中的应用研究［J］. 中国数字医学，2021，16（1）：60－62.

［85］王忠，詹长春. 社会经济背景下卫生管理运筹学的教改与实践［J］. 现代营销（经营版），2019（2）：245－246.

［86］张艳娥，刘国义，孙建平，等. 医院管理决策中的运筹学思想［J］. 河北职工医学院学报，2004，21（2）：66－66.

［87］张可聪. 运筹学模型在医院技术经济工作中的应用［J］. 中国医院管理，2003，23（3）：21－22.

［88］丰维加. 运筹学在卫生防疫管理中的应用［J］. 中国公共卫生管理杂志，1995（4）：214－216.

［89］范正浩，谢小磊. 中国医疗管理前行：从数据和系统视角出发［J］. 清华管理评论，2020（C1）：84－89.

［90］马千云，周立涛. 运用运营数据推动医院精细化管理的探讨［J］. 中国医疗管理科学，2021，11（2）：38－41.

［91］桑磊，王科，林书艺，等. 医院信息中心一体化监控平台研究与实现［J］. 中国数字医学，2021，16（5）：65－69.

［92］李海燕，鞠磊，卢月，等. 2009—2015年山东省公立医院资源配置效率分析［J］. 中国卫生统计，2019，36（2）：264－266，269.

［93］朱丰年，杨仁明，张洪英. 达州市医院资源配置与运行现状研究［J］. 卫生经济研究，2007（11）：37－39.

［94］龙芸. 弹性预算：价值医疗下的一种医院资源配置模式［J］. 卫生经济研究，2019，36（10）：18－22.

［95］郑琳莎，刘臻，姚远，等. 战略成本管理在公立医院资源配置中的应用研究：基于C医院的实践案例［J］. 中国总会计师，2022（8）：47－49.

［96］廖凯举，侯建林，由由，等. 2002—2018年我国临床医师人力资源与人才培养情况的研究［J］. 中国卫生政策研究，2020，13（11）：63－69.

［97］黄莉，何云飞. 公立医院学科建设探究：基于人力资源聚类分析［J］. 卫生经济研究，2021，38（4）：69－71.

［98］ 程丽丽，范金利. 医院人力资源供需管理研究［J］. 现代经济信息，2016
　　　（34）：138.

［99］ 许平. 医院人力资源供需预测分析［J］. 人力资源管理，2015（7）：
　　　243 - 244.

［100］黄亚新，王长青. 从失配到适配：农村医疗卫生服务可及性的逻辑转
　　　换［J］. 学海，2022（5）：90 - 97.

［101］谭华伟，张培林，阳光，等. 基于供需视角的我国政府卫生支出区域均
　　　等化研究［J］. 卫生软科学，2017，31（6）：7 - 11，15.

［102］于洪帅，谭英花，史健勇. 我国人均卫生总费用增长的实证分析［J］.
　　　社会保障研究，2012（5）：43 - 48.

［103］周建，周丽. 我国医疗资源供需矛盾与医疗支出增长的关联性探究［J］.
　　　价格理论与实践，2009（4）：45 - 46.

［104］马一超. 医疗机构经济的发展现状与分析［J］. 经济管理文摘，2020
　　　（19）：193 - 194.

［105］王琳，王岚，周淑玲，等. 医疗卫生公共投入的政府责任研究：以天津
　　　市为例［J］. 中国卫生经济，2011，30（10）：18 - 20.

［106］吴天. 政府卫生支出研究：以江苏省为例［J］. 卫生经济研究，2015
　　　（4）：5 - 8.

［107］吴辉群，翁霞，王磊，等. 南通市互联网 + 医疗资源配置优化策略思
　　　考［J］. 中国卫生信息管理杂志，2016，13（2）：128 - 132.

［108］范宪伟，王阳. 我国医疗服务供需矛盾及发展建议［J］. 宏观经济管理，
　　　2018（8）：40 - 46，53.

［109］孟庆跃. 医改应解决医疗服务供需失衡问题［J］. 卫生经济研究，2014
　　　（10）：65 - 67.

［110］黄瑛. 医疗卫生资源配置的经济学分析［J］. 财经界（学术版），2017
　　　（7）：137.

［111］何易洲，陈昭悦，夏英华，等. 2020—2025 年广东省医疗机构床位需求
　　　预测［J］. 中国卫生资源，2021，24（2）：203 - 207.

［112］林丹淳，刘凯，谭敏，等. 广州市医疗机构空间分布特征及服务能力分
　　　析［J］. 医学与社会，2020，33（2）：1 - 5.

［113］宋鸿芳，褚宏睿，张文思. 基于患者两阶段医疗服务过程的病床资源优
　　　化［J］. 中国管理科学，2020（3）：93 - 102.

［114］彭超. 医院床位资源利用现状与供需分析［J］. 产业与科技论坛，2019，

18（19）：111 – 112.

[115] 邓绍平，刘小明. 以发达国家经验分析我国医院病床供需变化趋势 [J].
卫生经济研究，2015（4）：28 – 36.

[116] 邵军，曾艳，王敏，等. PDCA 循环在缩短肺功能患者等候时间中的作
用 [J]. 江苏卫生事业管理，2019，30（3）：322 – 324.

[117] 张欣，张晨，朱声荣，等. 基于数据中心的住院患者等候时间分析与利
用 [J]. 中国医院，2020（8）：40 – 46.

[118] 孙晓芳，文政伟，陈杰珠. 广东省某三甲医院门诊满意度测评结果分
析 [J]. 现代医院，2020，20（5）：665 – 668.

[119] 曾绍颖，田野，刘波. 医院床位资源动态调整机制的构建与实践：以武
汉市 XH 医院为例 [J]. 现代医院，2022，22（7）：1071 – 1074.

[120] 原刘平. 医院病床工作效率分析及影响因素研究 [J]. 中国卫生标准管
理，2014，5（17）：53 – 54.

[121] 王晓成，贺亚琴，刘王斌. 床位利用模型与工作效率指标在床位管理中
的应用 [J]. 中国卫生统计，2016（3）：468 – 470.

[122] 王桂榕，宁加玲. 病床工作效率在评价医院病床使用中的意义 [J]. 广
西医学杂志，2004，26（6）：887 – 888.

[123] 高丽娟，孙大军，岳增文. 应用病床工作效率指标分析医院病床设置情
况 [J]. 中国医院统计，2009，16（1）：25 – 26.

[124] 郭建新，陈静. 应用病床工作效率指标对床位设置的分析 [J]. 中国病
案，2010（11）：39 – 40.

[125] 戴卉，高雯，鲁磊，等. DRGs 与传统指标在病床工作效率评价中的比
较 [J]. 中国医院，2018，22（9）：4 – 6.

[126] 李时春，黄丹平，梁志翔，等. 门诊中心化管理模式的特点和优势 [J].
医院管理论坛，2009（10）：31 – 32.